中医的生命力在于临床疗效
疗效是检验医学真理的唯一标准

医论医话及疑难重症
中医临证思辨录

张玉龙　著

全国百佳图书出版单位
中国中医药出版社
·北京·

图书在版编目（CIP）数据

医论医话及疑难重症中医临证思辨录 / 张玉龙著 . —北京：中国中医药出版社，2023.7

ISBN 978-7-5132-8131-7

Ⅰ . ①医⋯ Ⅱ . ①张⋯ Ⅲ . ①急性病—医案—汇编—中国—现代②险症—医案—汇编—中国—现代 Ⅳ . ① R278

中国国家版本馆 CIP 数据核字（2023）第 098126 号

中国中医药出版社出版

北京经济技术开发区科创十三街 31 号院二区 8 号楼
邮政编码 100176
传真 010-64405721
天津图文方嘉印刷有限公司印刷
各地新华书店经销

开本 710 × 1000 1/16 印张 27.75 彩插 0.75 字数 431 千字
2023 年 7 月第 1 版 2023 年 7 月第 1 次印刷
书号 ISBN 978 - 7 - 5132 - 8131 - 7

定价 149.00 元
网址 www.cptcm.com

服 务 热 线 010-64405510
购 书 热 线 010-89535836
维 权 打 假 010-64405753

微信服务号 zgzyycbs
微商城网址 https://kdt.im/LIdUGr
官 方 微 博 http://e.weibo.com/cptcm
天猫旗舰店网址 https://zgzyycbs.tmall.com

如有印装质量问题请与本社出版部联系（010-64405510）
版权专有 侵权必究

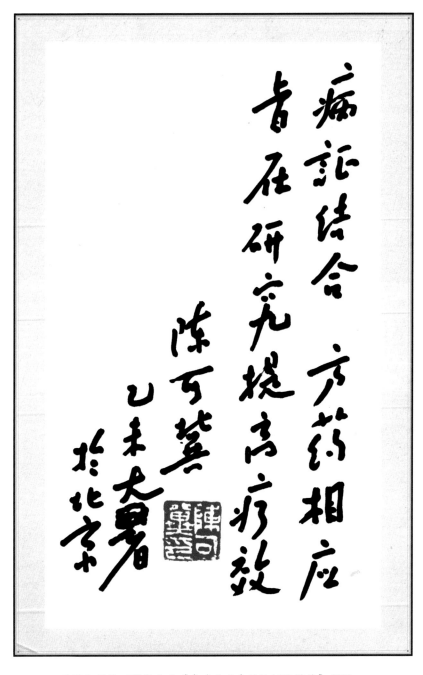

病证结合 方药相应
皆在研究提高疗效

陈可冀
乙未大暑
于北京

国医大师陈可冀院士为《急难重症中医临证思辨录》题词

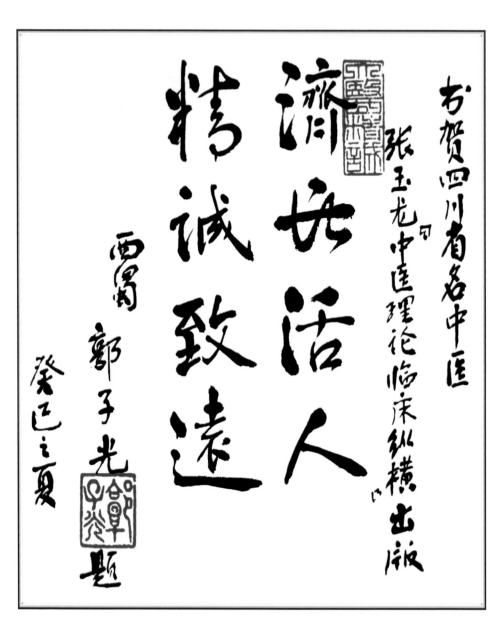

国医大师郭子光教授为《中医理论临床纵横谈》题词

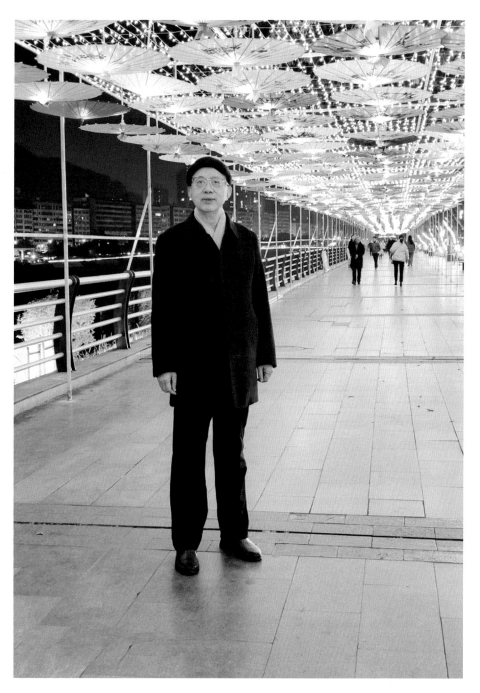

张玉龙近照

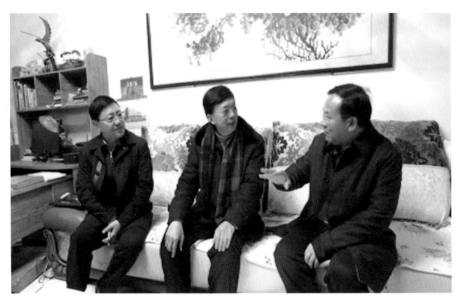

四川省原副省长杨洪波（左）、巴中市委书记何平（右）春节前来家中慰问中医药专家张玉龙（中）

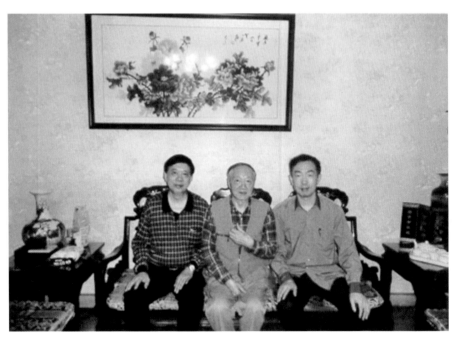

张玉龙（左）与国医大师郭子光教授（中）及师承弟子苟中富（右）合影

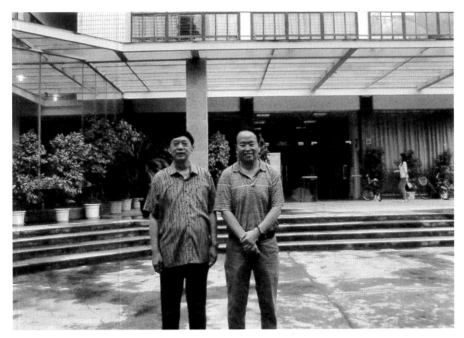

张玉龙（左）与中华中医药学会副会长、四川省中医药学会会长杨殿兴教授（右）合影

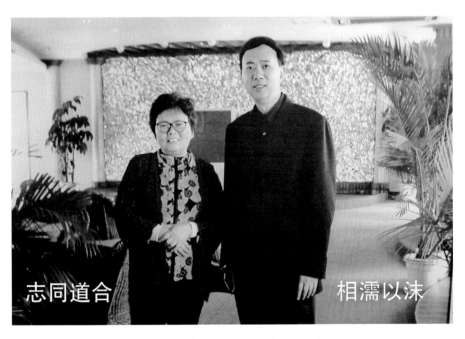

志同道合　　　　相濡以沫

张玉龙与爱人周艳华医生在重庆留影

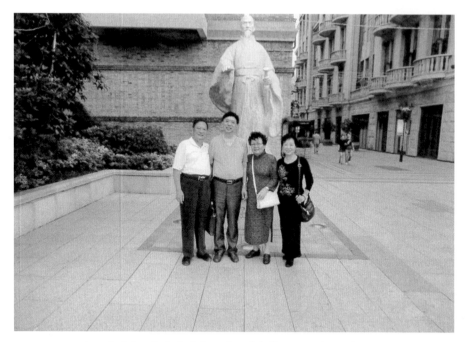

张玉龙（左二）与湖北中医药大学成肇仁教授（左一）合影

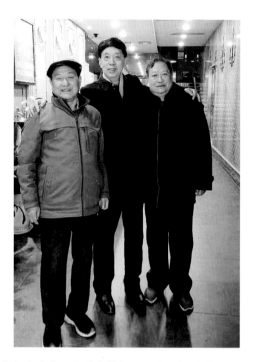

张玉龙（中）与湖北中医大学成肇智教授（左）、成肇仁教授（右）合影

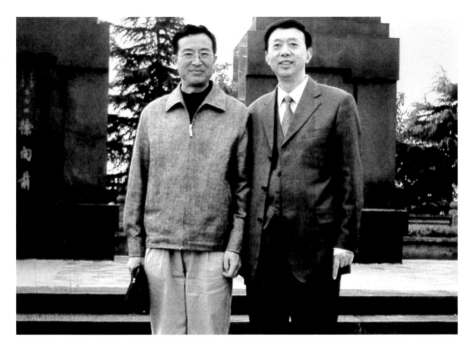

张玉龙（右）与成都中医药大学瞿慕东教授（左）合影

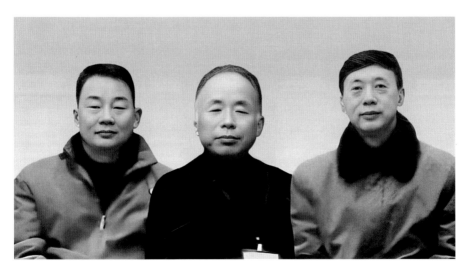

张玉龙（右）与成都中医药大学张家礼教授（中）、陈钢教授（左）合影

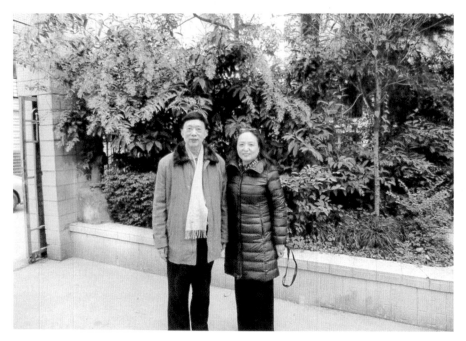

张玉龙（左）与中国中医药出版社华中健编审（右）合影

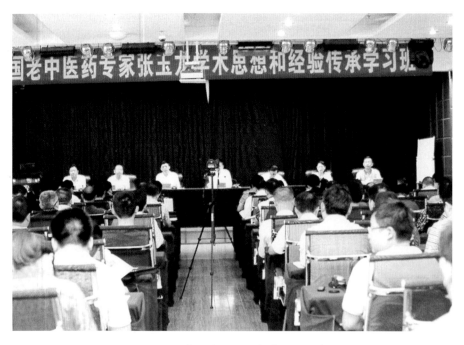

张玉龙为四川省中医药继续教育学习班做学术讲座

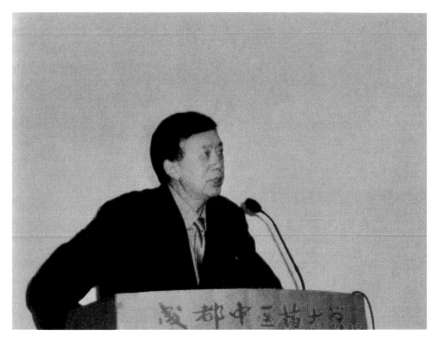

张玉龙应邀在成都中医药大学讲学

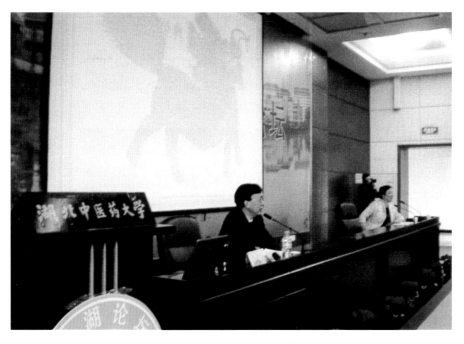

张玉龙应邀在湖北中医药大学讲学

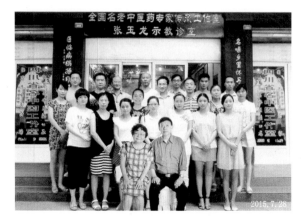

张玉龙（前排右）与传承工作室部分弟子合影

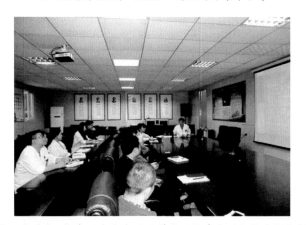

张玉龙（右1）在巴中市中医院学术厅给青年医师做案例分析

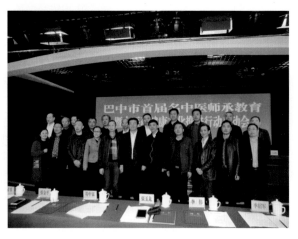

巴中市首届名中医师承教育师带徒拜师（张玉龙前排右5）仪式合影

前　言

本人自 1963 年执业以来，迄今已一甲子。中医历经沧桑，随国运沉浮，终于迎来了开明盛世。阳光普照，春风和煦。中医正以其强大的生命力自立于世界医学之林，为人类的健康作出越来越多的贡献。

中医作为一门自然科学与社会科学相交融的学科，其哲学思想及理论架构是以人为本、整体观念、形神合一、辨证施治、与天地共生、与自然和谐，是名副其实的生命科学。中医的生命力在于其临床疗效，疗效是检验医学真理的唯一标准。任何一门医学，如果没有疗效，就失去其存在的价值。作为一名医生，就应在临床疗效上下工夫，在前人研究的深邃理论及丰富经验的基础上，努力探索，不断总结，提高疗效。中医应在不断发展着的科学技术、变化着的社会条件及自然环境中与时俱进，守正创新，发扬光大。

六十年的风雨历程，对人生是一种磨砺，更是难得的宝贵财富。环境虽然艰辛，但我对中医事业的执着矢志不移。读书多有感悟笔录，临证常有案例记载，日积月累，点点滴滴，聚沙成塔，集腋成裘。耄耋之年，始将这些年来临证所得及读书心悟，整理成文，编纂成册，在已出版发行的《中医理论临床纵横谈》《急难重症临证中医思辨录》的基础上，增添了更多的医论、医话及疑难重症验案，书名为《医论医话及疑难重症中医临证思辨录》，冀能较为全面地反映本人的学术观点及临床经验。以疗效为依归，总结得失，探索新知。

全书主要分三个部分，即医论医话、方药杂谈及疑难重症验案 111 例临证思辨录。

第一、二部分是医论医话及方药杂谈，主要涉及对中医药一些基本理论、治疗方法的认识理解及在实践中的体会、感悟、再认识。书中提出了中医学应是生态医学，正邪共生是生命活动的基本特征等医学新识；阐释了中医对肿瘤（癌症）的认识和治疗原则，应是在扶正固本的基础上祛邪（痰、浊、湿、瘀、毒），以维持人体组织器官的功能稳定（阴阳平衡）和生命的最佳状态（阴平阳秘），其治疗原则为内外兼治、重在调内，病证结合、重在辨证，标本兼及、重在固本，扶正祛邪、重在平衡，延续生命。探讨了仲景学说及历代一些名家的理论观点和学术思想，如研究《伤寒论》中辨证施治及病证结合的治疗方法；探讨刘河间的玄府理论及其在临床的运用；探讨李东垣脾胃论思想及其在临床的运用，如对内分泌及新陈代谢性疾病、眩晕、失眠、肠易激综合征及五官科疾病等的治疗运用，并对其"阴火"学说做了新的诠释；论郁病一文，是根据朱丹溪"百病多生于郁"的观点，提出了郁病的治疗应根据其病因、病机、病位的不同，而采取与肝、心、脾等脏腑相联系的不同治疗方法。对一些疑难性疾病，运用中医的优势，探索出一些有效的治疗方法，积累了一定的临床经验。如中医对肿瘤（癌症）的认识及治疗原则；对扩张型心肌病的分期辨证施治；对心身疾病、神经精神性疾病等，采取按脏腑分类的证治方法；对小儿抽动症按小儿生理病理特点辨证分型；百日咳从胆论治，玻璃体混浊的五型辨证施治，中医保健的特色和优势等，都从理论和实践上做了一些有益的探讨。对中药的毒性和不良反应也做了较为全面的客观论述，认为严格的中药质量控制和掌握正确的使用方法，是避免不良反应发生的主要环节。这部分还对中、西医的优势做了较为客观的分析比较，认为中、西医各有特色，可以优势互补并探索中西医结合的途径。

　　第三部分是疑难重症临证思辨录，详载医案111例。从古至今，中医因其整体观念的认识论、辨证施治的方法论及其所处环境条件的客观性，凡中医执业者，除少数为专科者外，大多为全科医生。本人从事中医临床已逾半个世纪，不少病家来此就诊，已历三代。病者万千，病种繁多，内、外、妇、儿、肿瘤及五官各科，无不涉及，其中不乏能够反映中医特殊疗效的典型案例。耄耋之年，始将这些年来的临证记录及治疗感悟详加整理，遴选其具有代表性、范例性，较能反映中医特色和优势的案例（包括已陆续在有关医学期刊报道及本人专著中涉及的案例），编纂汇集，供业内人士临床、教学及学术研究时参考。

案例的选择,悉遵精、难、验、实的原则。精,是不泛、不杂、精专、典范,选择具有代表性、能给人以启迪获益或警示防范的典型案例;难,是较多地选择危急重症及疑难病例,其中不少属于现代难治性疾病,如扩张型心肌病(AMD)、颅脑术后持续昏迷抽搐、IgA肾病、多囊卵巢综合征(PCOS)、成人斯蒂尔病(AOSD)、非霍奇金淋巴瘤(NHL)、视神经脊髓炎谱系疾病(NMOSD)、无精症等;验,是疗效显著,着重选择一些已经多种治疗方法而未取得疗效或效果不佳的案例;实,即真实,所选案例必须是自己亲身经治的病例,其病情诊断、治疗经过、治疗结果务必真实。全书共选医案111例。其中外感发热疾病8例;内科疾病48例;外科疾病7例;肿瘤及癌症疾病6例;妇科、男科疾病12例;儿科疾病5例;五官科疾病25例。

案例的分类,除第一条外感发热疾病为中医内科病名外,其余各条悉以西医疾病名称按系统大致分类,并在西医病名后,列有中医的相关病名及证候。外感发热疾病为中医内科病证名,是指已患有某种或多种内科疾病,又复感六淫之邪或温热疫毒之气而出现以高热持续不降为主要临床表现的一种病证。西医则将其发热作为一种伴发症状或体征,归类于相关疾病之中。这种发热,特别是高热持续不退,因其可致神昏、谵语、抽搐、厥脱等多种危候,为中医内科急症。治疗必须及时有效,防止变生他证,故历代医家对此极为重视。从《内经》《伤寒论》到明清时期之疫病、温热,各家学说,异彩缤纷,流派纷呈。因此,热病治疗是中医学中理论研究较为深入、临床疗效较为显著的一朵奇葩。故单列此条,选案数则,以示中医治疗发热性疾病的特殊优势和巨大潜力。

每则医案的内容均有病名诊断(含中医、西医病名)、中医辨证、治疗经过、治疗结果(包括治疗后随访)及临证思辨。西医的病名诊断除少数为本人及本院检查外,大多为患者在省内外三甲西医综合性医院的检查结果。按语及临证思辨中,对病例大多做了中、西医对该病的概述,重点是对所选案例进行了辨证分析,突出中医的思辨过程。遵循以证为据,辨证施治的原则,对同一疾病的治疗,往往因人而异,因时而异,因疾病发展的不同阶段而异,没有固定的治疗方药，这就是中医临床的个体化治疗特色。

本书文前的照片及题词，是作者终身从事中医临床、教学、科研、传承等工作及生活的缩影。反映了各级党政及卫生部门领导对中医事业的关心、支持及其对本人的鼓励与关爱，见证了业内一些学术交流以及我与医界同仁的深厚情谊。

书后跋文，是本人在编写此书时的感言及对目前中医面临诸多问题的思考，冀能有助于中医学术的研究和临床经验的传承，使那些被西化了的中医人回归中医，把中医发扬光大，造福人类。

在全书的编写过程中，曾有幸得到中华中医药学会副会长、成都中医药大学博士研究生导师杨殿兴教授的鼓励支持；承蒙成都中医药大学博士研究生导师张家礼教授的指导支持；幸得湖北中医药大学成肇仁教授支持鼓励并为书作序，同时与其兄成肇智教授共同撰文，对本人的中医学术特点及临床经验做了较为全面的评述；幸获国医大师郭子光教授、国医大师陈可冀教授题词鼓励；更得中国中医药出版社有限公司华中健编审、邬宁茜编辑的大力支持，使本书能及时出版。对上述领导和专家的诚挚帮助，谨此表示由衷感谢。限于学识所及，谬误在所难免，亟盼各位同仁提出宝贵意见，以便再版时修订提高。

张玉龙

2022 年 4 月 30 日于四川省巴中市

大医精诚善领悟，守正创新疗效奇

——试论全国名老中医张玉龙的中医学术特色和临证经验

张玉龙，四川巴中人，出身于中医世家，乃我俩表兄。玉龙兄自幼聪慧过人，但高中毕业前不幸遭遇坎坷而辍学，但他在逆境中砥砺前行，自学中医，矢志不渝，终于完成了对中医学院全部教材及西医大专院校基础和主要临床课程的学习。参加工作后，他勤于临床，锐意探索，在长期给贫困山区的林业工人及当地农民的诊疗过程中，积累了丰富的临床经验。此后，时逢改革开放之良机，遂宏图大展，曾任达县地区南江伐木厂职工医院业务院长、四川省巴中市中医院院长，不但为中医的振兴和发展贡献力量，而且医术精进，声誉日隆，终成学验俱丰的四川省和全国名医，享国务院政府特殊津贴。近日，有幸得窥其即将付梓的新作《张玉龙医论医话及疑难重症中医临证思辨录》，感悟颇深，受益良多。为方便读者理解和认识玉龙兄的中医学术特色及临证实用经验，拟从以下五方面展开论述。

一、学宗仲景，博采众长

玉龙兄自学中医，始于诵读《医学三字经》《医宗必读》及《内经知要》，不久即转入对中医四大经典及临床各科的深入学习，尤其推崇和潜心于包括《伤寒论》和《金匮要略》在内的仲景学说的钻研。他同意柯琴"伤寒钤百病"的观点，主张伤寒六经辨证已"成为一种独立完整而又相互联系的辨证施治体系，是一切辨证施治的基础"；认为仲景"将伤寒、杂病合参并论，深寓辨证施治及病证结合之奥义"，强调此两者乃"探索疾病规律及本质的有效途径，是《伤寒论》的精髓"。他还指出学习经典的"三要"，即要熟读（包括背诵经文）、要精思、要质疑；提倡学习中医的"三早"，即早临床、早体验、早跟师，"最好能有名师指点，'心传口授'，'耳提面命'，这是通向成功的有效捷径"。他亲身经历并总结出的钻研中医的体验，对于今天中医院校的教学及其改革，仍具有借鉴意义。

玉龙兄身体力行仲景"勤求古训，博采众方"的教诲，不仅熟读经典，而且对后世各学派、各医家的学术观点、诊疗技术及创制方药，均有研究心悟。凡能指导临床实践、提高疗效者无不兼收并蓄而采用之。例如，李东垣《脾胃论》中所载的"元气阴火论"，历来争论不休，玉龙兄结合自己的临床经验，提出李氏所述"阴火"，实因饮食劳倦、情志过激，损伤脾胃元气，导致心、肾等脏功能失调，清浊相干，郁久化热的内生之火，脏为阴，脾属阴中之至阴，故称"阴火"。他还明确指出此火"与痨瘵或阴虚火旺之骨蒸热不同"，临床表现主要为"自觉心胸烦热，或伴有手足心发热"，"不任风寒（即易感冒）"，"或头痛心烦，或喘或渴，神疲气弱，怠惰嗜卧，四肢困乏，或自汗，大便泄泻"等，既有脾胃、元气之虚证，又有气滞内热之象。他认为此种病机可见于临床上多种气虚体弱、清浊相进、九窍不利的病证，因此东垣才有"内伤脾胃，百病由生"的著名论点，而玉龙兄用《脾胃论》所载诸方加减施治此类病证常获奇效。本书还引用朱丹溪、虞抟等的郁病理论诊治许多心身性疾病，应用王泰林治肝八法治疗肝胆诸病等，都是玉龙兄博采众长而有所发挥的例证。无论古训时方，他始终坚持临床疗效才是检验真理的唯一标准。

二、生态平衡，正邪共生

这是本书最为重要的两大医学思想。作者认为它们集中体现了中医学的特点和优势，应引起中医学术界的足够关注。

张氏认为，生态医学是研究人的生存状态、影响因素，以及人们对自然、社会适应性的科学。中医是这一医学模式的践行者，因为中医学的基础理论和学术特征，诸如天人合一、以人为本、整体观念、辨证施治等，都"着眼于人体生命的最佳状态"，从整体上把握生命的规律，从功能上概括生命的本质，而不像西医学那样偏重于人体各组织器官实质结构的研究。人体生命的最佳状态，就是《内经》所说的"阴平阳秘""形与神俱"，其核心精神为"致中和"。

这种生命活动不偏不倚的中和平衡状态，对内表现为人体各组织器官之间结构和功能的动态平衡，对外则表现为人体与自然、社会环境的和谐适应。中医防治疾病的出发点和归宿是维持和重建人体的生态平衡，此即《内经》所谓"仅察阴阳之所在而调之，以平为期"的经旨。玉龙兄认为，此种生态医学模式不仅指导着中医关于人体生理、病理、诊断、治疗、养生等领域的研究，而且中药皆属于原生态的植物、动物和矿藏，为大自然的生态系统所孕育和蕴藏，这正是中药能够简、便、效、廉而副作用相对较小的主要原因。

正气与邪气，是中医研究人体生命过程中相互对立、相互依存的矛盾着的两个方面。张氏从唯物辩证法和矛盾论的基本观点出发，阐述了正和邪在人体生命活动中的复杂关系和不同作用。首先，他提出了正气有狭义与广义之分的新概念，他认为狭义的正气"是指人体正常的组织器官及其功能活动，包括脏腑、经络、四肢、百骸、气、血、精、津、液及其抗病御邪、调节适应、稳定修复等功能"，而广义的正气"应是包括能够维持机体组织器官正常生理功能、促进人体生命最佳状态的所有影响因素的总和，其影响因素包括外部环境（自然环境和社会环境）、内部环境（人体内部一切组织结构、功能及与之相应的物理、化学、微生态环境）的各个方面"；而"邪气，简称邪，泛指各种致病因素，包括外部环境或人体内部产生的能够损伤正气、使人致病的一切影响因素"，简言之，"邪"是基本的致病因素，"正"是人体固有的抑制、驱逐邪气以恢复健康的因素总和。因此，"我们治疗疾病的基本原则总是扶正祛邪"，"必须细审邪正斗争态势，力求攻邪勿伤正、扶正勿助邪"，强调正气"对疾病的发生、发展及转归有着决定性的影响"。这些论点皆源于正邪之间的对立及消长。

然而玉龙兄更认为，正和邪"共处于一个统一体中，互为存在前提，并在一定条件下可以互相转化。没有正气，就不会有生命的存在，也就无所谓邪气了，反之亦然"。他赞同张介宾"气得其和则为正气而生物，犯其和则为邪气而伤物"的论点，倡导"正邪共生是生命活动的基本特征"，"人之体内，不可无正，亦不能无邪"。有鉴于此，他提出治疗时"勿求除邪务尽，反致其害，贵在正邪相安，阴阳平衡"的新见解。

张氏实事求是地指出了传统"四诊"的局限性。许多无症状体征的疾病，中医难于知晓，例如乙肝健康带毒者、高脂血症、无痛性胆囊结石、癌症初期等，中医认识常处于盲点，治疗无从入手，"未见其邪，何以攻疾？无证可辨，难于施治"。因此，他主张"中医应当与时俱进，人类的一切科技成果，都应当为我所用"，认为现代检测手段是"四诊"的延伸。另外，鉴于现代高科技检测手段在医疗中的广泛应用，已很难见到无"病"之人。为此，他主张虽检测发现有"病"，却不能一味地攻邪祛病，而需要针对具体病情和中医辨证的结果，或攻补兼施，或暂不施治以维持其"正邪共生"的常态。

三、精研方药，圆机活法

张氏擅用仲景经方治大病，而对后世时方亦广集博采，择善而从；同时师古而不泥古，常随患者实际病情，对前贤效方增损化裁之；若无方可选用时，则自拟处方以应不时之需。无论其方来自何处，如何加减，前提皆是辨证施治的法则，"谨守病机"，丝丝入扣。这就是他用方如神的诀窍。

观本书的重症医案，计有 83 个病种，111 个疑难重症的成功治疗案例，异彩纷呈，彰显了中医药的特殊疗效。诸如生姜泻心汤重用干姜另加附子乃仿仲景附子泻心汤之法，寒温并用，于辛开苦降中寓回阳救逆之功，而挽扩心病之危症案，以及大黄黄连泻心汤加味治疗胃溃疡大出血案、风引汤配大定风珠治疗小儿抽动症案、甘麦大枣汤合越鞠丸加减治疗抑郁症案等，张氏往往遵仲景之旨，酌情予时方或据自己的用药经验化裁运用，既坚持效不更方，又绝不胶柱鼓瑟、一成不变，而是善于灵活变通，随症加减。玉龙兄对于时方，选用较多者有《太平惠民和剂局方》及李东垣、朱丹溪、张介宾、吴鞠通等的效方。例如，他深研东垣脾胃学说，亦擅长东垣补中、升阳、泻阴火诸方之运用，但却和而不同，指出"李氏当年时值灾荒战乱，饥民遍地，故用药补而兼升者多；今之所见，物欲横流，膏粱丰腴之人，比比皆是，故用药补而兼降者众"，真是拨云见日，一语中的，证实其选方用药已臻"活泼圆通医家诀，不离不泥是津梁"的境界。

本书客观地论述了药物的副作用、毒性反应、过敏性反应和继发性反应，对于可引起体内不同系统毒性反应的各类中药做了初步的归纳整理。另外，张氏又指出，如果因为中药有一定的毒副作用就弃之不用，人类将会处于"无药可施"的绝境，岂非"自取灭亡"？为"趋利避害"，他提出预防、减少中药毒副作用的三个基本环节：严格中药的质量控制（基原、产地、采收、贮藏、炮制等），正确、合理用药（辨证审机用药和药物的配伍、禁忌、剂量、剂型、疗程及服用方法），以及用药应三因制宜，注重个体差异。

四、中西互鉴，西为中用

本书作者早年自学了中医教材，后又兼修西医，还进修外科手术，因此对中医和西医的学术特色、优势和不足了然于胸。对此，他在"中西医的优势比较及中西医结合的探讨"一节中有详细的论述。他的核心论点："中医和西医是在完全不同的历史背景及人文环境下形成的两个不同的医学体系。其理论框架不同，对人体结构及其生理病理的认识，也存在着极大的差异，两者各有优势及不足，相互不能替代。"指出中西医结合"不是用西医来改造中医"，中医"要在继承的基础上有所扬弃，不断创新，发挥中医药的优势，扩大中医阵地"。至于如何处理中医和西医的关系，他也有自己独到的见解，值得医学界讨论。

其一，中医和西医"都把防治疾病、恢复和保护人的健康作为终极目标，各有其特点及存在价值"，"两者可以互补、互相促进、共同发展"，因此我们既要看到两者的差异乃至对立的一面，也要重视它们互补和统一的一面，而后者正是中西医结合的基础。其二，中医突出辨证施治和病证结合，西医主张辨病（因）治疗，而前者的"病"既指中医的病名，更指西医的病名，因为"西医的病名均有其明确的客观指征"，即以各种现代检测的阳性指标为首要依据，因而张氏主张现代中医"在病名上可趋同西医，以此作为中西医交流的平台和疗效评价的参考因素"，换言之，中医的诊断结论中应有西医病名。其三，病证结合时要以证为主，他坚持"中医在治疗中，主要还是注重证的分析，因为这对于治疗具有更大的指导意义"，这就意味着"中西互鉴"虽有必要，然而"西为中用"尤其重要，换言之，西医的"病名"诊断最终还是为中医的辨证施治服务的。

五、宅心仁厚，德技双馨

玉龙兄不仅医术精湛，而且心怀仁慈，医德高尚，不愧是"德技双馨"的一代名医。他治病不论富贵贫贱，皆一视同仁。20世纪六七十年代，他日夜奔波在巴中、南江等贫困山区，救治穷苦百姓，多次免费用金针拨障术使盲人获得光明。从医60年来，已救治患者无数。20世纪90年代，巴中市某小学发生楼道拥堵踩踏事故，导致50余名小学生受重伤（包括挤压伤、骨折、胸腹腔出血、脑损伤等），他立即组织巴中市中医院各科技术骨干就近抢救，自己亲临现场指导，守护着这些孩子们，三天三夜未能合眼，终于取得无一人死亡、无一人致残的最佳结果，得到学校师生及家长的广泛赞誉，并获得政府嘉奖。世纪之交退休后，他仍上午诊病带教，下午读书立说，至今已入耄耋之年，还乐此不疲。

张氏以振兴中医为天职。20世纪80年代初，他受命于危难，被派到巴中市中医院担任首任院长。他带领全院职工艰苦创业，开拓进取，当年即在达县地区所辖11所县市级中医医院的年终评比中，荣获第一名，受到了地、市卫生主管部门的嘉奖。在担任繁重行政工作的同时，他坚持门诊和查房，视解除患者痛苦为己任；突出中医特色，抓中医院内涵建设，大力培养各科中医人才。自2002年国家拨款建立起"全国名老中医药专家传承工作室"后，他更是毫无保留地言传身教，培养出一大批功底过硬的中医事业接班人。

玉龙兄本着对患者负责和继承发扬中医的初心，直面中医的严峻形势，批评某些医疗机构的歪风邪气，为政府建言献策，为振兴中医而大声鼓与呼。在本书的跋后语中，他就此提出了七项建议。值得庆幸的是，近几年来，中央已经和正在出台一批新的政策及规定，上述问题正在逐步解决之中。

以上诸点，仅是我俩的初步看法，不妥之处，敬祈医道同仁指正。

湖北中医药大学　　成肇智
成肇仁
2022 年 5 月 15 日写于武昌

目　录

第一篇　医论医话⋯⋯⋯⋯⋯⋯⋯⋯⋯⋯⋯⋯⋯⋯⋯⋯⋯⋯⋯　001

中医学是生态医学⋯⋯⋯⋯⋯⋯⋯⋯⋯⋯⋯⋯⋯⋯⋯⋯⋯⋯　003

正邪共生是生命活动的基本特征⋯⋯⋯⋯⋯⋯⋯⋯⋯⋯⋯⋯　009

辨证论治及病证结合是《伤寒论》的精髓⋯⋯⋯⋯⋯⋯⋯⋯　014

经典是根基，临床育英才⋯⋯⋯⋯⋯⋯⋯⋯⋯⋯⋯⋯⋯⋯⋯　018

论玄府学说⋯⋯⋯⋯⋯⋯⋯⋯⋯⋯⋯⋯⋯⋯⋯⋯⋯⋯⋯⋯⋯　021

谈中医的临证思维⋯⋯⋯⋯⋯⋯⋯⋯⋯⋯⋯⋯⋯⋯⋯⋯⋯⋯　025

谈中医对肿瘤（癌症）的认识和治疗原则⋯⋯⋯⋯⋯⋯⋯⋯　029

李东垣《脾胃论》思想在临床上的运用⋯⋯⋯⋯⋯⋯⋯⋯⋯　032

论郁病⋯⋯⋯⋯⋯⋯⋯⋯⋯⋯⋯⋯⋯⋯⋯⋯⋯⋯⋯⋯⋯⋯⋯　042

中医治疗心身疾病⋯⋯⋯⋯⋯⋯⋯⋯⋯⋯⋯⋯⋯⋯⋯⋯⋯⋯　048

扩张型心肌病的分期辨证施治⋯⋯⋯⋯⋯⋯⋯⋯⋯⋯⋯⋯⋯　060

小儿抽动症的辨证施治⋯⋯⋯⋯⋯⋯⋯⋯⋯⋯⋯⋯⋯⋯⋯⋯　072

中医治疗重症肌无力的理论与实践⋯⋯⋯⋯⋯⋯⋯⋯⋯⋯⋯　075

中医治疗玻璃体混浊的临床研究⋯⋯⋯⋯⋯⋯⋯⋯⋯⋯⋯⋯　079

百日咳从胆论治的临床观察⋯⋯⋯⋯⋯⋯⋯⋯⋯⋯⋯⋯⋯⋯　085

张永清眼科六经辨证要略⋯⋯⋯⋯⋯⋯⋯⋯⋯⋯⋯⋯⋯⋯⋯　089

中医保健，别具特色风采⋯⋯⋯⋯⋯⋯⋯⋯⋯⋯⋯⋯⋯⋯⋯　093

中西医的优势比较及中西医结合的探讨⋯⋯⋯⋯⋯⋯⋯⋯⋯　102

谈中药的毒性及其不良反应⋯⋯⋯⋯⋯⋯⋯⋯⋯⋯⋯⋯⋯⋯　110

医贵精诚　德为医魂⋯⋯⋯⋯⋯⋯⋯⋯⋯⋯⋯⋯⋯⋯⋯⋯⋯　127

　　艰难困苦　玉汝于成 ······························· 131

　　自信自强，守正创新，谱写中医药新篇章 ············· 136

第二篇　方药杂谈 ································· 141

　　张仲景五泻心汤临床运用辨析 ····················· 143

　　甘麦大枣汤的临床运用 ··························· 145

　　小柴胡汤在眼科的临床运用体会 ··················· 146

　　补中益气汤的临床运用 ··························· 148

　　六味地黄丸的临床运用 ··························· 152

　　生脉散的临床运用 ······························· 156

　　金水宁络丸的临床应用 ··························· 159

　　四藤饮的临床应用 ······························· 161

　　中药"三宝"的异同及临床运用 ··················· 162

　　人参、太子参、西洋参的异同及运用 ··············· 164

　　附子、乌头与天雄的运用体会 ····················· 167

　　黄芪杂谈 ······································· 170

　　山药杂谈 ······································· 172

　　牛黄杂谈 ······································· 173

　　麝香杂谈 ······································· 175

第三篇　疑难重症验案 ··························· 177

　一、外感发热疾病 ······························· 179

　　1. 成人斯蒂尔病（AOSD）反复发热

　　　（热痹　风寒湿邪郁久化热） ··················· 179

　　2. 糖尿病继发感染发热（湿温　邪居膜原，湿遏热伏） 182

　　3. 结核性脑膜炎（伏暑　湿重于热，痰瘀阻络） ····· 184

　　4. 乙脑高热昏迷（伏暑　热重于湿，逆传心包） ····· 187

　　5. 风湿性关节炎伴高热（痹证　复感风寒，邪犯三阳） 189

　　6. 夜间发热（热病　热郁少阳，痰湿蕴阻） ········· 192

7. 产褥热　案1（产后郁冒　邪在少阳，热入血室）················194

8. 产褥热　案2（产后郁冒　热入血室，血热夹瘀）···············195

二、内科疾病··197

（一）循环系统疾病··197

9. 冠心病不稳定型心绞痛　案1（胸痹　气阴两虚）··············197

10. 冠心病不稳定型心绞痛　案2（胸痹　痰瘀互结）············198

11. 风湿性心瓣膜病伴心衰（水肿　脾肾阳虚，风邪外袭，水气凌
心射肺）··200

12. 扩张型心肌病伴顽固性心衰　案1（水肿　肾阳衰微，水气凌
心）··202

13. 扩张型心肌病伴顽固性心衰　案2（水肿　脾肾阳虚，水湿泛
滥）··205

14. 扩张型心肌病伴顽固性心衰　案3（心悸　阴阳两虚，精枯厥
脱）··207

15. 扩张型心肌病伴全心衰及腹泻（厥证　脾肾阳虚，热郁胃肠）
··210

16. 扩张型心肌病伴心律不齐（心悸　怔忡　气阴两虚，心脉失
养）··211

（二）内分泌及代谢性疾病···214

17. 2型糖尿病（消渴　气阴两虚，痰湿蕴阻）·····················214

18. 高脂血症（肥胖　痰湿蕴结，膏脂瘀积）·······················216

19. 痛风性关节炎（热痹　湿热下注，痹阻关节）·················218

（三）消化系统疾病··220

20. 慢性真菌性肠炎（泄泻　阴虚肝郁，肠胃不和）··············220

21. 十二指肠壅积症（腹痛　脾虚不运，清浊逆乱）··············222

22. 胃溃疡大出血（呕血　胃火上炎，灼伤络脉）·················225

23. 肝硬化并发上消化道大出血（鼓胀　痰血瘀阻，络脉损伤）···226

24. 小肠出血（便血　心脾两虚，络伤血溢）·······················227

25. 十二指肠溃疡大出血（便血　脾胃虚寒，气虚不摄）………… 231

26. 习惯性便秘（便秘　脾胃虚弱，升降失司）………………… 231

27. 中毒性痢疾（疫毒痢　湿热疫毒蕴蒸，邪蔽心包）………… 232

（四）神经精神系统疾病 …………………………………………… 234

28. 丛集性头痛（头痛　痰热瘀阻，经脉挛急）………………… 234

29. 顽固性头痛（头痛　瘀血阻络）……………………………… 237

30. 眩晕头痛（痰厥头痛　脾虚痰气上逆）……………………… 238

31. 脑出血　案1（中风闭证）…………………………………… 240

32. 脑出血　案2（中风脱证）…………………………………… 242

33. 脑梗死后遗嬉笑无常（失神　气血瘀滞，痰热扰神）……… 245

34. 颅脑术后持续昏迷抽搐（中风　痰热蒙蔽心包，肝风内动）… 247

35. 颅脑术后继发性癫痫（痰血瘀阻，蒙蔽神明）……………… 248

36. 癫痫（痰热蕴伏，蒙蔽心窍）………………………………… 252

37. 失眠（不寐　脾胃虚弱，痰热扰神）………………………… 254

38. 发作性睡病（多寐　嗜卧　脾虚湿困，心神逆乱）………… 255

39. 抑郁症　案1（郁病　肝郁络滞，心神被扰）……………… 257

40. 抑郁症　案2（郁病　心脾两虚，肠胃不和）……………… 259

41. 抑郁焦虑综合征　案1（郁病　肝脾不调，神气逆乱）…… 260

42. 抑郁焦虑综合征　案2（郁病　肝胃不和，心气不宁）…… 262

43. 更年期综合征　案1（郁病　肝郁气滞，心神惑乱）……… 264

44. 更年期综合征　案2（郁病　肝肾阴虚，相火扰神）……… 266

（五）泌尿系统疾病 ………………………………………………… 267

45. IgA肾病　案1（水肿　脾肺气虚，风水泛滥）…………… 267

46. IgA肾病　案2（水肿　肺肾阴虚，痰热蕴阻）…………… 270

47. IgA肾病　案3（尿血　风邪袭表，热入膀胱）…………… 273

48. 尿毒症（关格　脾肾衰败，湿浊阻遏）……………………… 276

49. 前列腺增生急性尿潴留　案1（癃闭　精血不足，下元虚惫）… 279

50. 前列腺增生急性尿潴留　案2（癃闭　肾阴亏虚，湿热蕴阻）… 280

51. 神经性排尿困难（癃闭　心脾两虚，气化不行）…………… 281

（六）血液系统疾病及结缔组织疾病 ……………………………… 283

52. 过敏性紫癜　案1（发斑　风邪犯肺，热灼营阴）………… 283

53. 过敏性紫癜　案2（紫癜风　风寒袭表，营热络伤）……… 285

54. 原发性血小板减少性紫癜（肌衄　鼻衄　阴精匮乏，营热络
　　损）……………………………………………………………… 287

55. 地中海贫血合并不明原因黄疸（虚劳　黄疸　气血亏虚，湿热
　　蕴阻）…………………………………………………………… 290

56. 系统性红斑狼疮（红蝴蝶疮　阳毒　热痹）………………… 293

三、外科疾病 ………………………………………………………… 297

57. 腰椎间盘突出症（腰痛　寒湿痹阻，经脉挛急）…………… 297

58. 半月板损伤（膝损伤　寒湿痹阻，气血失和）……………… 298

59. 肋软骨炎顽固性胸痛（胸痛　寒邪乘袭，痰浊凝聚）……… 301

60. 急性阻塞型黄疸（黄疸　湿热蕴阻，胆腑瘀结，上郁下闭）… 303

61. 胆总管结石嵌顿（黄疸　湿热蕴阻少阳，兼阳明腑实）…… 308

62. 胆道结石嵌顿并发急性胰腺炎（脘痛　脾心痛　黄疸
　　肝胆湿热，阳明腑实）………………………………………… 311

63. 蛔虫性肠梗阻（腹痛　紫癜　蛔虫闭阻肠道，邪毒灼伤营阴）… 313

四、肿瘤及癌症 ……………………………………………………… 315

64. 非霍奇金淋巴瘤（瘰疬　瘿瘤　岩证　失荣　肾虚肝郁，
　　痰火凝聚）……………………………………………………… 315

65. 甲状腺髓样癌术后复发（瘿病　阴虚肝郁，痰瘀凝滞）…… 319

66. 急性白血病大出血（血证　失血气脱）……………………… 322

67. 宫颈癌放化疗后下肢局限性水肿（癥瘕　水肿　脾肾两虚，
　　痰血瘀阻）……………………………………………………… 323

68. 绒毛膜上皮癌化疗后综合征（痿证　精血亏耗，肌萎不荣）… 326

69. 颅脑肿瘤术后动眼神经麻痹（上胞下垂　痰血瘀凝，
　　络阻筋弛）……………………………………………………… 329

五、妇科、男科疾病·······331

70.继发性不孕 案1（不孕 气虚血弱，瘀阻胞脉）······331

71.继发性不孕 案2（不孕 瘀血留滞，冲任失养）······334

72.胎儿畸形复发性流产不育（气血亏虚，瘀血留滞）······336

73.多囊卵巢综合征 案1（闭经 肾虚肝郁，痰瘀互结）······340

74.多囊卵巢综合征 案2（闭经 月经不调 肾虚肝郁，
痰血浊瘀，蕴阻胞宫）······342

75.外阴慢性单纯性苔藓（阴蚀 肝热脾湿，邪毒蕴结）······345

76.外阴白斑并尖锐湿疣（阴痒 阴蚀 阴蜃 肝肾阴虚，
湿热下注）······348

77.复发性尖锐湿疣（阴蚀 阴虚肝郁，湿热下注）······350

78.男性不育 案1（不育 脾肾阳虚，精血不荣）······352

79.男性不育 案2（不育 相火燔灼，阴精耗竭）······354

80.男性不育 案3（不育 下焦湿热，精气不化）······356

81.无精症（不育 肾精亏虚，命门火衰）······359

六、儿科疾病·······361

82.百日咳（顿咳 胆热迫肺，痰浊蕴阻）······361

83.小儿抽动症 案1（目劄 脾虚肝热，食积虫扰）······362

84.小儿抽动症 案2（目劄 心脾两虚，神气怯弱）······363

85.小儿抽动症 案3（目劄 肺肾阴虚，肝风内动）······364

86.小儿先心病重症肺炎伴急性腹泻（肺炎喘嗽 邪热内郁，
上逆下泻）······366

七、五官科疾病·······369

87.泡性结膜炎（金疳 邪在少阳，痰气郁结）······369

88.病毒性角膜炎（花翳白陷 胃虚气陷，邪毒留恋）······370

89.先天性梅毒性角膜实质炎（混睛障 邪毒蕴伏肝胆，
浊瘀凝聚风轮）······370

90.干燥综合征 干眼症（目涩症 阴虚燥热，目失濡养）······373

91. 交感性眼炎（物损真睛　肝火夹痰浊上逆，郁闭清窍）……… 375

92. 重症肌无力　案1（胞垂　脾胃虚弱，肾精匮乏）…………… 378

93. 重症肌无力　案2（睢目　肝阴不足，筋痿不荣）…………… 380

94. 重症肌无力　案3（睑废　脾肾亏虚，精血不足）…………… 382

95. 脑外伤后遗上睑下垂（上胞下垂　痰瘀阻络，筋弛肉缓）…… 384

96. 玻璃体混浊　案1（云雾移睛　湿热蕴阻，痰浊郁积）……… 386

97. 玻璃体混浊　案2（云雾移睛　湿热蕴阻，阴虚肝郁）……… 387

98. 玻璃体混浊　案3（云雾移睛　热郁肝肺，络滞湿遏）……… 389

99. 玻璃体混浊　案4（云雾移睛　肝郁脾虚，气滞湿阻）……… 390

100. 玻璃体混浊　案5（云雾移睛　阴虚火旺，痰浊凝聚）……… 390

101. 中心性浆液性脉络膜视网膜病变（视直如曲　脾虚不运，
　　气液郁积）………………………………………………………… 391

102. 特发性脱髓鞘性球后视神经炎（暴盲　精血亏虚，痰浊瘀阻，
　　玄府闭塞）………………………………………………………… 392

103. 急性球后视神经炎　案1（暴盲　肝郁气滞，玄府闭塞）…… 396

104. 急性球后视神经炎　案2（暴盲　肝郁化火，玄府闭塞）…… 398

105. 癔症性黑蒙（暴盲　肝气郁结，神光失用）…………………… 400

106. 视网膜中央静脉阻塞（暴盲　痰瘀阻络，郁闭清窍）………… 402

107. 视网膜色素变性伴眼底出血（高风雀目　肝肾亏虚，
　　玄府郁闭）………………………………………………………… 405

108. 神经性耳鸣（耳鸣　脾胃虚弱，上气不足，清窍不利）……… 408

109. 复发性口腔炎（口糜　脾胃湿热，浸淫溃腐）………………… 410

110. 灼口综合征　案1（舌痛症　湿热蕴阻，胃火上炎）………… 410

111. 灼口综合征　案2（舌痛症　肝郁化火，热灼营阴）………… 413

跋 ………………………………………………………………………… 417

参考文献 ………………………………………………………………… 421

第一篇

医论医话

中医学是生态医学

进入 21 世纪，世界卫生组织提出了人类的健康应是以稳定医学、生态医学、健康医学为主的宗旨。未来的医学模式应是一种包括人体的功能状态和所有影响因素在内的医学模式。

生态医学就是研究人的生存状态、影响因素，以及人们对自然、社会适应性的科学。其影响因素包括外部环境（自然环境和社会环境）、内部环境（人体内部一切组织结构、功能及与之相应的物理、化学、微生态环境）。这一理想的医学模式，是医学发展的必然趋势和最高境界。

中医是追求和实践这一理想模式的先行者。中医的理论框架及学术特征是天人合一、以人为本、整体观念、辨证施治、与天地共生、与自然和谐。它着眼于维系和促成人体生命的最佳状态，注重研究人体组织、系统、器官的功能开展、稳定和联系，整体地把握生命规律，辨证地分析生命活动，融生命现象与自然现象于一体，而不是偏重于人体各组织器官实质结构的研究，是从功能上概括生命的本质。

什么是人体生命的最佳状态？就是《内经》中所说的阴平阳秘、阴阳平匀、形与神俱。其核心精神为"致中和"。正如《中庸》所云："中也者，天下之大本也；和也者，天下之达道也；致中和，天地位焉，万物育焉。"宋代理学家朱熹说："中者不偏不倚，无过不及之名。"这种不偏不倚的中和平衡，就是中医追求的最佳生命状态。它表现为生命活动的适应、平衡与协调。适应是人体与自然、社会环境的和谐适应；平衡是人体内部各组织器官结构及其功能的动态平衡；协调是机体对适应与平衡的能动作用。《素问·至真要大论》说：

"谨察阴阳所在而调之，以平为期。"协调人体组织器官对内外环境的适应与平衡，促成与维系生命的最佳状态，是中医防治疾病的出发点和归宿。

中医的生态医学内涵主要反映在以下几个方面。

1. 重视外部环境的影响，强调人与外部环境的和谐与适应。

人是大自然的产物并与社会环境紧密联系，具有生物与社会的双重属性。这种自然与社会的外部环境，是人类生存的必要条件。自然环境和社会环境，与人的生命活动及其生、老、病、死息息相关。中医对人体生理、病理的研究，从来就是将其与大自然的变化、社会环境的影响紧密联系起来的，探求其预防、保健、治疗的方法。早在 2000 多年前的《黄帝内经》中已有较为详尽的阐释。如《素问·宝命全形论》说："天覆地载，万物悉备，莫贵于人。人以天地之气生，四时之法成。"《灵枢·岁露论》说："人与天地相参也，与日月相应也。"指出了人是大自然的产物，人的生命活动及其生老病死与大自然的运动变化，都遵循着相同的自然规律。《素问·四气调神大论》说："阴阳四时者，万物之终始也，死生之本也，逆之则灾害生，从之则苛疾不起……从阴阳则生，逆之则死，从之则治，逆之则乱。"人类必须适应阴阳变化的规律，遵从自然法则，才能减少疾病，获得健康。

同时，中医对人体生命的研究，也非常重视社会环境对其生理、病理的影响。社会环境包括社会状态、人际关系、个人地位、经济状况、工作条件、宗教文化等。这些都会对人的生理、心理产生影响。《素问·疏五过论》说："凡欲诊病者，必问饮食居处，暴乐暴苦，始乐后苦，皆伤精气，精气竭绝，形体毁沮。"又说："诊有三常，必问贵贱，封君败伤，及欲侯王。故贵脱势，虽不中邪，精神内伤，身必败亡。始富后贫，虽不伤邪，皮焦筋屈，痿躄为挛。"社会经济环境及人际关系的变化所带来的心理及生理上的影响，是许多疾病发生的重要原因。要有与社会环境相适应的生活方式和良好的心态，才能消除或减轻环境变化对人体健康的不良影响。正如《素问·上古天真论》所说："虚邪贼风，避之有时，恬淡虚无，真气从之。精神内守，病安从来……故美其食，任其服，乐其俗，高下不相慕，其民故曰朴。"

2. 形神合一，五脏一体。

形指有形之体。神有广义与狭义之分。广义的神是指人体生命活动外在表现的总称，包括一切生理性或病理性外露的征象，是形体功能及其表现；狭义的神是精神意识思维活动。形之与神，相互依存，相互影响，不得相失。神本于形，神能驭形。"形与神俱"，和谐与共，是健康的象征；形神相失，不相维系，是疾病的标志。《素问·上古天真论》说："故能形与神俱，而尽终其天年。"《灵枢·本神》亦说："故生之来谓之精，两精相搏谓之神。"阴精与阳精相合，形具而神生，形神乃成。这种形神合一的生命观，贯穿在中医研究人体生理病理及其生命全部过程的始终，是反映人的生存状态的重要内容。

中医的整体观强调人是一个有机的整体，整体状态是生命状态的集中体现。中医学认为，人体各组织器官在结构上不可分割，相互沟通，相互联系；在功能上相互协调，相互为用；在病理上相互影响。五脏一体，相生相制，相互依存，不得相失，强调人体功能结构的完整性。这种整体观的认识，能有效地指导中医临床，对疾病的预防和治疗具有西医偏重局部的分析方法不可企及的优势。

3. 体质因素是中医"三因制宜"治疗原则的重要组成部分。

对人体生存状态的研究，体质影响是不可忽略的因素。体质主要是指遗传禀赋、生理特征等方面。"禀赋于先天，充养于后天"，体质反应是一种非疾病状态下的个体特殊性。如对外界反应的个体差异，对某些疾病的易感性，以及病症转归的倾向性。《灵枢·通天》曾根据人的形态、脏腑、气血多少等体质特点，以及相应的行为倾向、态度和情感特点等，将人分为"太阳""太阴""少阳""少阴""阴阳和平"五类，称为"五态之人"。如太阳之人，其体质特征为"多阳而少阴，必谨调之，无脱其阴，而泻其阳，阳重脱者易狂，阴阳皆脱者，暴死，不知人也"。这就是说，太阳型的人，体质是多阳少阴，对这类患者的治疗必须谨慎调治，不得伤其阴，以防阴脱，只能泻其阳，又要避免泻之太过，否则阳外脱易狂。如果阴阳皆脱，就会暴死或不知人事。太阳之人的性格特征是"居处于于……无能而虚说，志发于四野，举措不顾是非，为事如常自用，事虽败，而常无悔……其状轩轩储储，反身折䐃，此太阳之人也"。意思是说这类型的人常常到处乱忙，好说大话，无能而喜空谈，雄心壮志发乎四野，行为举止不顾是非，常意气用事，虽屡遭失败，但不知悔改。外貌表现出高傲自满，常见仰腰挺胸、身躯向后、两胭曲折的姿态。《内经》的这种分类方法有一个重要的特点是既注重阴阳的定性分析，还注意了阴阳的定量分析，并且总结出阴阳和平的性质类型，显然对更准确地划分体质的不同类型具有重要的指导意义。

这种体质差异是中医制定"三因制宜"治疗原则的重要依据。临床上，只有遵循"因人制宜"的个体化治疗，准确把握不同体质在其病理状态下的辨证施治，才能达到 WHO 生物医学专家所提出的"个体化的具体治疗是临床试验的最高层次"的境界。

4. 合理开发利用大自然的原生态物种作为治疗疾病的基本药物。

中医在"天人合一"理论思想的指导下，认为"人与天地相应"，人是大自然的产物。人的生命与整个大自然的生存状态紧密相关。大自然的生态系统是由生物（植物、动物、微生物）和非生物环境（如阳光、空气、雨露、山川、土壤、矿藏等）组成的，这种生态系统不但构成了种类繁多、气象万千、生生不息的大千世界，而且蕴藏和孕育着许多有益于人体生命的原生态预防和治疗药物。

这些天然药源，主要是植物、动物和矿藏。全国中草药普查结果表明，我国天然药物资源库有 12772 种，已鉴定可药用植物有 9000 多种。中医在 2000 多年前的《黄帝内经》及其稍后的《神农本草经》等经典著作中，就提出了如何采集、加工、炮制和利用这些自然药源。利用其有"毒"的偏性，以纠正人体在"阴阳失调"时所出现的各种病理状态，重建和恢复机体组织器官的功能平衡与协调，从而达到"阴平阳秘""精神乃治"的健康目的。正如明代医家张景岳所说："药以治病，因毒为能，所谓毒药，是以气味之有偏也。盖气味之正者，谷食之属也，所以养人之正气；气味之偏者，药饵之属是也，所以去人之邪气……是凡可辟邪安正者，均可称为毒药，故曰毒药攻邪也。""毒药"一词，在古代中医药文献中，常是药物的总称。

中医正是合理地利用了这些原生态的天然药物资源，研究其多种多样的性质和作用，总结出了药物的性、味、归经、升降浮沉，以及有毒、无毒等药物学理论，用以指导临床，并对这些天然药物做到了合理的开发和利用。只要做好严格的质量控制、采取正确的使用方法，就能发挥这些药物所具有的疗效显著、副作用较少、费用较低的巨大优势。这就是有着广泛开发前景的自然药源。

综上所述，中医学应是一种生态医学的模式，其宇宙观及方法论充满着辩证唯物主义的科学思想。中医学不但与远古的本能医学、古代的经验医学、近代的实验医学有着显著的不同，而且与现代的生物—心理—社会医学亦有着质的差异，是真正的人体生命科学。它注重的是人的整体，而不是局部，是生命最佳状态的存在和延续，而不是局部组织结构的形态及变异；注重的是人体内外环境的和谐、稳定与适应，而不是以对内外环境的干预或破坏求生存。在这种理论思想指导下的中医临床，对疾病的认识和治疗自然就与西医有很大的差异。譬如对癌症的治疗，中医虽注意局部的病变，但更重视患者的整体状态和生命的延续。其治疗原则总是在扶正固本的基础上祛邪（痰、浊、湿、瘀、毒），以维持组织器官的功能稳定（阴阳平衡）和生命的最佳状态（阴平阳秘）为要务，而不是像西医那样高度重视局部病变，而忽略整体状态，试图通过手术、放疗、化疗等治疗方法，达到"除恶务尽""彻底解决"的根治目的。西医这一比较理想却难以实现的治疗方法，常见于不少癌症患者，在过度地放疗、化疗后全身衰竭，肿瘤未已，生命已去。未死于病，先死于医。临床上，一些癌症患者，在发现癌症以前大多全身情况良好，有的是在体检时才偶然发现。实施放疗、化疗后，生命状态迅速恶化，使其"提前"死亡。癌症并不是一个单纯的局部病变问题，而是与机体内部许多不良因素，如神经、精神、内分泌、免疫等病理改变有关。这才是"本"，"癌"只是"标"。我们认为对癌症患者的放疗、化疗，并非绝不可用，关键是要全面了解患者的全身情况，高度重视放疗、化疗过程中的不良反应。应根据每个患者的个体差异，在整体治疗的同时，掌握好放疗、化疗的适宜与适度，始终以保存患者生命为第一要务。如果全身情况较差，"带瘤（癌）生存"又未尝不可。此类情况，并非鲜见。我曾见到本市两位膀胱癌患者，经手术切除后，拒绝化疗，回家调养。此后未再做其他治疗，存活时间均在 10 年以上。其中 1 例刘某，为老年女性患者，至今健在，现已 89 岁，精神矍铄，耳聪目明，行动自如。坚守整体大于局部，维持生命最佳状态，这就是中医学的学术特征。

更有学者认为"中医是原汁原味的生态医学，是超前的人体生态医学"。就是因为中医以其"天人合一"的整体观，通过对人整体生态环境的调控以达到防病治病的目的。应该承认，中医学从其理论和实践方面来看是一种生态医学，但又属于不完善的生态医学。生态医学涉及面十分广泛，从宏观的自然、环境、物种到微观的细胞、基因，从生存空间因素到个体组织量化，从内因到外因。而中医的研究重在整体、宏观和联系，缺乏对人体组织结构及微观生态的探知和佐证。所以真正理想的生态医学，必须是运用科学的世界观和方法论，融汇中、西医之精华，吸取其他相关学科的研究成果，在宏观与微观方面不断探索和完善，才能逐步达到这一医学发展的最高境界。

正邪共生是生命活动的基本特征

正气与邪气，是中医研究人体生命过程中相互对立、相互依存的矛盾着的两个方面，也是自然界中一切物质运动基本规律在人体生命活动中的体现。正确认识正气与邪气及其相互关系，对疾病的预防、治疗有着重要的意义，是中医在其临床中必须掌握好的基本原则。

一、正气与邪气及其相对性

正气，简称正，有狭义、广义之分。狭义的正气是指人体正常的组织器官及其功能活动，包括脏腑、经络、四肢、百骸、气、血、精、津、液及其抗病御邪、调节适应、稳定修复等功能。广义的正气，应是包括能够维持机体组织器官正常生理功能、促进人体生命最佳状态的所有影响因素的总和。其影响因素包括外部环境（自然环境和社会环境）、内部环境（人体内部一切组织结构、功能及与之相应的物理、化学、微生态环境）的各个方面。邪气，简称邪，泛指各种致病因素，包括外部环境或人体内部产生的能够损伤正气、使人致病的一切影响因素。伏邪，是邪气在体内的一种存在形式，是邪气伏藏于体内，不即时发病的致病因素，是正邪斗争过程中相对稳定的状态，但在一定条件下，也是一种能够致病的潜在威胁。如春温、伏暑、伏热、伏寒、伏饮等。

正气与邪气是一个相对的概念。正如金代医家张子和在《儒门事亲》中所说："病之一物，非人身素有之也，或自外入，或由内生，皆邪气也。"明·张景岳在《素问·疏五过论》的"治病之道，气内为宝"句下注云："气失其和则为邪气，气得其和则为正气，亦曰真气。"并在其所著《类经》中言："气得其和则为正气而生物，犯其和则为邪气而伤物。"汉·张仲景在《金匮要略》中亦云："夫人禀五常，因风气而生长，风气虽能生万物，亦能害万物，如水能浮舟，亦能覆舟……客气邪风，中人多死。"文中所言风气，实为六气之概称，即指自然界中各种不同的气候变化，能使万物得以生长者即为正气；如果六气淫胜则为"六淫"，亦能伤害万物而为邪气。故正气与邪气应是一个相对的概念，是与人体生理、病理相关的相互依存、相互对立，并在一定条件下可以相互转化的矛盾着的两个方面。

二、正气与邪气是互为存在前提的统一体

唯物辩证法认为，世间任何事物发展的源泉和动力在于事物内部的矛盾性，对立统一规律是唯物辩证法的实质和核心。正邪斗争及其发展变化，是自然界中一切物质所共有的矛盾运动规律在人体生命活动中的体现。中医学即运用了这一规律，将正气与邪气作为代表人体生命活动中相互依存的矛盾着的两个方面，研究其运动变化规律。它们共处于一个统一体中，互为存在前提，并在一定条件下可以互相转化。没有正气，就不会有生命的存在，也就无所谓邪气了，反之亦然。正邪共生是生命活动的基本特征，是人体生、老、病、死变化的内在依据。中医的基本理论阴阳学说认为，万物皆为阴阳二气对立统一运动的结果。世界是物质性的整体，如以阴阳提纲而论，则正气为阳，邪气为阴，它们共同构成了矛盾着的统一体。所以正气与邪气也必须遵循自然界中一切物质运动的基本法则。正如《素问·阴阳应象大论》所说"阴阳者，天地之道也，万物之纲纪，变化之父母，生杀之本始，神明之府也"。

三、中医应当与时俱进，充分运用各种现代科技，延伸"四诊"，审谛邪正盛衰

中医诊病的基本方法，就是"望""闻""问""切"四诊。但传统的"四诊"有其一定的局限性，有些能够致病的"邪"，用传统的"四诊"是无法察知的。尤其是许多无症状体征的疾病，中医难于知晓。如乙肝健康带毒

者、高脂血症、高黏血症、无痛性胆囊结石、不明原因的肝酶增高或甲胎蛋白（AFP）升高等，在其未出现临床症状前，中医认识常处于盲点，治疗无从入手。未见其邪，何以攻疾，无证可辨，难于施治。我认为中医应当与时俱进，人类的一切科技成果，都应当为我所用，借以拓展"四诊"。现代科技运用声、光、电、磁、核辐射、超导、细胞基因等各种物理、化学、生物研究的医学检测技术，都可以用作中医"四诊"的延伸，并在中医基本理论的指导下，明确诊断，辨别证候，正确施治。譬如用彩超、CT检查发现体内器官组织的渗出、积液、积血、肿块，亦可按照中医的理论视作湿、痰、瘀、癥的证候，结合病因、体质、环境影响及全身情况，进行辨证施治。通过这些现代科技的运用，不但能够帮我们获得更多精准的四诊信息，结合中医基本理论得知"邪"之所在，"正"之强弱及正邪斗争的态势，正确地辨证施治，而且还能帮助我们把一些疾病遏制或消灭在萌芽之中，防患于未然。如出血性中风与失血性中风，是两个在病理上完全不同的临床类型，对这种急性脑血管病变，无论是西医或中医，在其治疗上都存在着很大的差异。但其鉴别诊断，只有通过CT、MRI等现代物理检查才能确定，其检查结果，必然有助于我们精准地辨别微观证候，明确诊断并在中医基本理论的指导下，制订更好的治疗方案。让现代科技的各种医疗检查，都能成为我们的耳、目，令中医的四诊与时俱进，更好地服务临床，救治更多的疑难重症患者。

四、正确处理正邪关系，避免临床误区，追求生命最佳状态

1. 正确认识健康与疾病

健康与疾病，是一个相对的概念，其本质就是正邪关系的反映。健康是机体对内外环境的适应与平衡，中医谓之"阴阳匀平"，正如《内经》所云"阴阳匀平，以充其形，九候若一，命曰平人"，"平人者，不病也"。这种人体与外部环境（自然环境和社会环境）、内部环境（人体内部一切组织结构、功能及与之相应的物理、化学、微生态环境）的协调适应，中医称之为"阴阳匀平""阴平阳秘"，是健康的标志；反之，如果人体在一定的致病因素（包括体内外的各种致病因素）作用下，破坏了正邪之间的动态平衡，阴阳失调，就会

发生疾病。在生命活动中，正邪斗争始终存在，平衡却是相对的、动态的。李玉林教授曾在其主编的《病理学》中说："人类无论是个体还是群体，自其诞生之日起，始终与疾病共存。"健康与疾病是共存于生命活动中的矛盾统一体，并且不断进行着此消彼长的矛盾运动。中医的整体观念强调人是一个与内外环境相适应的整体，而整体状态才是生命状态的集中体现。

2. 把握正邪斗争势态，勿犯"虚虚实实"之戒

正邪共生是生命活动的基本特征，正邪之间总是不停地发生着斗争运动，并不断取得动态平衡，以维持生命的延续，这是生命运动的常态。一旦这种平衡被打破，阴阳失调，就会发生疾病。我们治疗疾病的基本原则总是扶正祛邪，平衡阴阳。但临证之际，必须细审邪正斗争态势，力求攻邪勿伤正、扶正勿助邪。勿犯"虚虚实实"之戒。所以《素问·五常政大论》说："无盛盛，无虚虚，而遗人夭殃；无致邪，无失正，绝人长命。"意指不要用补法治实证，那会使邪气更盛，用攻法治虚证，而令正气更虚。这是我们在临床上处理邪正关系时必须掌握好的分寸。

3. 专于查病，忽视辨证，治多乖误

随着现代科技的快速发展，各种高、精、尖的医疗检查手段日新月异。许多过去难于查知的疾病，不断被发现，如乙型肝炎的健康带毒者（乙肝表面抗原阳性者）、长期无症状体征的十二指肠憩室、脂肪肝、肝血管瘤、肝囊肿，以及原发性血小板增高症、真性红细胞增多症、白细胞减少等血液学检查异常尚未出现临床症状者，还有许多无临床症状的老年癌症患者，在未查出之前"健康"地生活着。解放军305医院抗衰老医学中心首席专家、我国在瑞士联邦政府最高博士奖唯一获得者黄又彭博士，曾在某高层专家论坛上介绍说"医学家曾在瑞士日内瓦对280个并不是死于肿瘤的尸体解剖发现，这些平均年龄75岁的死亡老人中，居然有48%的尸体内发现有恶性肿瘤，但他们生前没有任何肿瘤临床表现""由于免疫平衡系统有足够的能力控制它，人体这个时候就是健康的，也不会有任何症状"。

对于此类患者的治疗，不少中医多按照西医的检查结果，以"病"为据，中药西用，采取辨病组方的治疗方法。此举极易忽视邪正盛衰的态势，与中医

的基本理论相悖，犯"虚虚实实"之戒，影响机体内环境的稳定，破坏了阴阳之间的相对平衡，并由此带来诸多不良后果。亦有不少患者，西医查其有"病"，但患者身无不适，中医无证可辨，特别是无临床症状的老年癌症患者，往往在体检时偶然发现，用药亦须谨慎。因为在正邪斗争中无证可辨的"平人"，反映了机体与内外环境的适应，这种阴阳平衡的整体状态，是生命状态的集中体现。正气存内，法乎自然，以平为期，促成与维系生命的最佳状态，是中医防治疾病的出发点和归宿。如果过度治疗或误治，极易伤正助邪，反致诸多不良反应。面对现代科技的检查发现，需要我们在整体观念、天人合一等中医基本理论的指导下，运用中医的大智慧，去不断探索具有时代气息的有效治疗方法。

4.勿求除邪务尽，贵在正邪相安，阴阳平衡

正气与邪气是存在于体内的矛盾着的统一体，正邪共生是生命活动的基本特征。人之体内，不可无正，亦不能无邪，勿求除邪务尽，反致其害，贵在正邪相安，阴阳平衡。正如《素问·至真要大论》所说："谨察阴阳所在而调之，以平为期。""谨道如法，万举万全，气血正平，长有天命。"人之生、老、病、死，正是正邪斗争的矛盾运动结果。面对现代科技在医疗中的广泛应用，在各种高、精、尖的医疗检查中，已很难见到无"病"之人。但由于免疫系统在体内的预防、监视、稳定与平衡，虽有其"病"，却未能为害，使人处于"健康"状态。所以《内经》中特别强调"正气存内，邪不可干""邪之所凑，其气必虚"的发病机理，明确指出在正邪共生及其斗争的内环境中，正气起着主导作用，对疾病的发生、发展及转归有着决定性的影响。故《素问·疏五过论》云："治病之道，气内为宝……能行此术，终身不殆。"存得一分正，便留得一分命。只有更好地保存正气，才能达到保护健康、延续生命的最终目的。

辨证论治及病证结合是《伤寒论》的精髓

《伤寒论》是我国第一部融理法方药于一体、理论联系实际的临床著作。它开辨证论治之先河，被历代医家奉为圭臬。其六经辨证，极为严谨，系统地揭示了外感热病及部分杂病的诊治规律。病证脉治，纲举目张，井然有序。千百年来，人们对《伤寒论》六经辨证的研究，较为深入，而对其辨病论治及病证结合的论述相对较少。应该看到，《伤寒论》不仅六经辨证方法是辨证论治的纲领，而且其病证结合也是临床医学的典范。

一、《伤寒论》的六经病证是相对独立又相互联系的

《伤寒论》中所言伤寒，是广义的伤寒，即《内经》"今夫热病者，皆伤寒之类也"之义，为一切外感热病的总称。仲景立六经辨证，意在辨识伤寒的病、证、脉、治。而以六经名病，是因涉及三阴三阳及所属脏腑（六脏六腑）气血津液的生理病理变化，反映伤寒的六种具有不同病因、病位、病机、病势、转归的证候特点而确立的病名，即太阳病、阳明病、少阳病、太阴病、少阴病、厥阴病。故各篇立题，均以"辨某病脉证并治"的模式加以阐述。先明其病，后辨其脉证，再随证治之。以太阳病为例，先辨明太阳病的基本证候和临床特点，即太阳病篇所述"太阳之为病，脉浮，头项强痛而恶寒"（《伤寒论》第1条，后同）。凡是具有头痛、项强、恶寒（发热）、脉浮等脉证的病，就是太阳病。若太阳病出现发热、汗出、恶风、脉缓（浮）的证候，即为太阳病的"中风证"；若太阳病出现体痛呕逆、脉阴阳俱紧的证候，即为太阳病的"伤寒证"（狭义）。至于太阳病中，伤寒表实兼经输不利的葛根汤证，伤寒表实兼阳

热内郁的大青龙汤证,伤寒兼水饮内停的小青龙汤证,以及太阳病的膀胱蓄水证、蓄血证,皆为太阳病目下之证治。

二、六经病证是疾病的一种特殊分类方法

"病"与"证"有其不同的概念,不能混淆。病代表某一具体疾病全过程的特点及规律,"病"反映着特异的病因所引起的特异性反应,具有特定的发病规律、临床表现及转归的病理过程。而"证"是对机体在疾病发展过程中某一阶段病理本质的概括,是病机的反映,是疾病在某一阶段的病因、病位、病性、病势等病理特征,是正邪之间阶段性的主要矛盾,反映着疾病的共性。而"病"却是反映疾病全过程的根本矛盾,反映了疾病的个性,其共性寓于个性之中。若人健康无病,阴平阳秘,何证之有。反之亦然。

六经病证的实质是什么?从古至今,众说纷纭,莫衷一是。自晋代以降,大多围绕在六经辨证论治体系的内涵、外延两个方面争论。前者主要是关于六经的实质,后者是六经辨证的适用范围。对第一个问题有两种截然不同的认识,北京中医药大学著名专家刘渡舟教授曾对此进行了概括:"一种认识,他们承认《伤寒论》继承了《素问·热论》的六经分证方法,以经络脏腑的生理病理变化作为辨证的根据;另一种认识则恰恰相反,他们认为《伤寒论》六经,已非《热论》六经之旧,与经络六经丝毫无关。即所谓"非经"观点。"对第二个问题,也有两种不同认识。一是认为六经辨证是仲景专为伤寒热病而设;二则认为仲景之六经为百病立法,提出"伤寒钤百病"的观点。就目前对《伤寒论》的研究成果来看,病证研究涉及各经的具体证候,研究指标涉及组织形态学、细胞学、分子生物学、生物化学、流体力学、生物电学、光学、电磁学等内容。研究结果表明,六经病及其证候涉及多系统、多脏器、多层次的病理改变,某一特定证候的病理变化,除与病种相关外,可在某些方面呈现出一定的共性特征。由于《伤寒论》中的六经辨证,涵盖了八纲辨证、脏腑辨证、卫气营血辨证等内容,具有很大的泛应性,所以六经病证是一种特殊的疾病分类方法和辨证论治体系。它包括了辨证论治的基本法则,是一切辨证论治的基础。纵观仲景《伤寒杂病论》全书,可以看出所谓六经病实赅百病,六经辨证

实际上是以阴阳作为辨证论治的总纲，赅表、里、寒、热、虚、实，经络脏腑、营卫气血，以及疾病的因、性、位、势，邪正消长等诸多方面，成为一种独立完整而又相互联系的辨证论治体系，是一切辨证论治的基础。虽然从全书篇幅的主要内容来看，该书仍是以论述人体感受风寒之邪所致疾病的辨证论治为主，但这并不影响它作为一切辨证论治基础的学术地位。

三、病证结合是探索疾病规律及本质的科学方法

仲景《伤寒论》不仅是中医辨证论治的典范，也是病证结合的楷模。由于六经病涉及手足三阴三阳、五（六）脏六腑及气、血、津、精、液、营卫等的病理变化，各经既有相对独立的病理特征，又有相互联系的病理变化。如三阳经病，太阳、阳明、少阳之间的传变及合病、并病；三阴经病，太阴、少阴、厥阴，亦可相互影响，阳病可转阴病，阴病亦可兼见阳证。同一经病可表现不同的证，如厥阴病可以出现寒证、热证、寒热错杂证；而不同的经病又可出现一些相同的证候，如太阳中风脉浮缓（12 条）与太阴病兼表脉浮（276 条），均属桂枝汤证。又如阳明病出现中寒欲呕证（243 条）与少阴病出现吐利，手足逆冷，烦躁欲死，中阳不足，寒浊中阻证（309 条）又均属吴茱萸汤证。

仲景《伤寒论》原书为《伤寒杂病论》，将伤寒、杂病合参并论，深寓辨证论治及病证结合之奥义。不仅六经辨证严谨完整，而且病证结合，理法周全。如伤寒六经病证各篇，均以"辨某病脉证并治"的模式阐述。全书列举了太阳病、阳明病、少阳病、太阴病、少阴病、厥阴病及百合病、狐惑病、黄疸病、淋病、胸痹病、心痛病、消渴病、肺痿病、虚劳病、霍乱病、肠痈、肺痈等各类疾病。辨病与辨证相结合，在前人实践的基础上创拟了各类有效的辨证施治方剂及专病专方。如治痢疾（热痢）的白头翁汤，治湿热黄疸的茵陈蒿汤，治肠痈的大黄牡丹汤，治脏躁的甘麦大枣汤等。病证结合，优势互补，既体现了各种疾病在病理变化过程中证的共性，又针对了不同疾病所具有的特殊规律的个性。用经方治病，只要辨证识病准确，则效如桴鼓。故仲景所创造的六经辨证及病证结合的诊疗方法，是我们探索疾病规律及本质的有效途径，是《伤寒论》的精髓。

　　辨病与辨证是相辅相成的，只有在辨证的基础上识病，在识病的过程中辨证，才能体现中医独特的理论体系和临床疗效，把中医的理论和实践推向新高。

经典是根基，临床育英才

一、为什么要特别重视中医经典的学习

中医学的四大经典究竟是哪几部？历来看法不尽统一。但目前较为公认的，仍然是《黄帝内经》《难经》《伤寒杂病论》《神农本草经》。这四部著作的问世，形成了中医学完整的理论体系，奠定了中医学发展的理论基础。

《黄帝内经》成书于战国至秦汉时期，是我国现存最早的一部以论述医学为主的百科全书，正如明·张景岳在《类经·序》中所说："《内经》者，三坟之一……发明至理以遗教后世，其文义高古渊微。上极天文，下穷地纪，中悉人事。大而阴阳变化，小而草木昆虫。音律象数之肇端，脏腑经络之曲折，靡不缕指而胪列焉。"《内经》是奠定中医学基础的旷世巨著，它全面地阐述了中医学理论的系统结构，反映了中医学的理论原则和学术思想。该书确立了天、地、人三才一体的整体医学模式，标志着中医学由单纯的积累经验阶段发展到系统的理论阶段，为中医学的发展提供了理论指导和依据。

《难经》是继《黄帝内经》之后的又一部中医经典著作，相传由秦越人（扁鹊）所著。该书内容丰富，在生理、病理、诊断、治疗等各个方面，对《黄帝内经》做了进一步的阐释、补充和发挥，更加完善了中医的基础理论。

《神农本草经》是我国现存最早的药物学专书，所载 365 种药物的主治功效，大多确有其验。书中提出了上、中、下三品的最早药物分类方法，概括地论述了君臣佐使、四气五味，七情和合等药物学理论，为后世中药学、方剂学的发展，奠定了理论基础。

《伤寒杂病论》是东汉末年张仲景所著，经宋代林亿等整理后，分为《伤寒论》和《金匮要略》两书，是医学史上成功地运用辨证论治的第一部专著，为中医临床医学的发展，奠定了坚实的基础。该书理论联系实际，病证结合，融理法方药为一体，系统地揭示了外感热病及部分杂病的证治规律，是一切辨证施治的基础，在临床上具有极大的指导意义。书中所列方剂，配伍严谨，方证互涵，疗效显著，临床应用十分广泛。

中医的四大经典，是中医完整理论的集中体现，是中医学赖以生存发展的根基。千百年来，中医名家荟萃，流派纷呈，枝繁叶茂，无不由此而发扬光大。从古至今，凡有所成就的名医高手，无不谙熟经典，精究方证，并大加发挥。既拓展了经方的应用范围，又加深了对经文的理解和阐释。

二、如何学好中医经典

学习好中医经典，贵在精读、活用。精读，是指对中医经典的学习方法，即要在泛读的基础上求精，在理解的基础上能背。"读书百遍，其义自见"，不读不背，记忆哪会持久。宋代理学家朱熹说："观书，必须熟读，使其言皆出于吾之口；继之精思，使其意皆出于吾之心。然后可有得耳。"这是学好中医必须经过的艰苦过程。正如古人所说："大抵为学，虽有聪明之资，必须做迟钝工夫始得。"要克服浮躁的心态、急功近利的学风。下迟钝的工夫诵读经文。读多了，背熟了，在以后的医疗实践中，才能做到胸有成竹，左右逢源，操之在我。并逐步加深对经文的理解，知所扬弃，由博返约，由泛达精。

活用，是指对经典著作的领悟和运用。应知常达变、触类旁通，不能死于句下。要善于推导求证、演绎和延展。仲景在《伤寒论》中立397法，113方，《金匮要略》中有398条，205方，方证不多，但极为精严。它概括了六经、八纲、脏腑、经络、气血津液、卫气营血等各种辨证方法及其基本治疗法则，提纲挈领，执简驭繁，是辨证施治的纲领，也是病证结合的典范。异病可以同治，同病也可以异治，无病先防，既病防变，善治未病。在疾病种类不断变异、增多的今天，其辨证论治的方法及其有效方剂，仍然具有极大的指导意义和实用价值。

对经典的学习，还有一个重要的方法，就是质疑。古代有位学者张载说过："于不疑处有疑，方是进矣。"赵孟頫说："大凡读书，不能无疑，读书而无疑，是盖于心无所得故也。"要在熟读和精思的基础上，敢于提出疑问和探索，敢于扬弃和创新。不如此，学术就不会发展，中医就没有生机。金元四大家以及后来的温病学派，哪一个不是在中医经典基础上的创新和发展。如果大家都墨守成规，抱残守缺，不思进取，就不可能有中医后来的发展与辉煌。

三、重视理论和实践的结合，早临床，早体验，早跟名师

以上谈到对中医经典的学习方法，我提出了"三要"，即要熟读，要精思，要质疑。但中医毕竟是一门临床医学技术，一切中医理论（包括经典著作）都是为了指导临床、防病治病。所以必须理论与实际结合，以中医的理论为指导，去探索、发现、处理医疗实践中的各类问题。中医的理论，博大精深，虚多实少，不易在临床中准确掌握。一个患者来诊时，往往叙述了从头到脚、从外到内、从精神到形体的一大堆症状。表里相与，虚实相兼，常常使人迷茫，不知所措。但对于一个有经验的医生，通过四诊他能很快地从千头万绪中，抽丝剥茧，抓住重心，施以方药，并取得预期的疗效。这种功夫，绝非短期可以获得，而是需要在长期的临床摸索中积累。这是其他任何方法都替代不了的。所以有人说"书读过王叔和，不如见证多"，是有一定道理的。不读书不行，不临床更不行。中医的脉这么多，证这么繁，真真假假，"大实可有羸状，至虚反见盛候"。差之毫厘，失之千里，一旦有误，祸不旋踵，甚至带来法律纠纷。所以学习中医，应提倡"三早"：早临床，早体验，早跟师。临床体验，最好能有名师指点，"心传口授""耳听面命"，这是通向成功的有效捷径。

论玄府学说

玄府之名，首见于《内经》，原指汗孔。至金元刘完素倡玄府之说，认为"万物尽皆有之，乃气出入升降之道路门户"。后世医家对此鲜有涉及，至明代傅仁宇著《审视瑶函》引刘完素玄府之说，用以阐释眼科生理病理，玄府学说遂成为研究人体生理病理的重要组成部分。笔者曾于 1989 年撰文，对玄府的实质进行了探讨。近年来，随着包括医学在内的现代自然科学突飞猛进发展，特别是分子生物学的迅速崛起，使我们有可能把这些成果及时融入对人体微观结构的研究，作为中医学发展的重要途径。深入研究玄府学说，更具有现实意义。

一、玄府的概念及实质

玄府，又名元府。《内经》中共有三处言及玄府，皆指汗孔。《素问·水热穴论》云："勇而劳甚，则肾汗出，肾汗出逢于风，内不得入于脏腑，外不得越于皮肤，客于玄府，行于皮里，传为胕肿。本之于肾，名曰风水。所谓玄府者，汗空也。"《素问·调经论》云："玄府不通，卫气不得泄越，故外热。"又《素问·六元正纪大论》云："目赤心热，甚则瞀闷懊侬，善暴死，刻终大温，汗濡玄府。"玄，《中华大辞典》释："幽远也，深隐也。"杨雄《太玄·玄摘》云："玄者，幽摛万类而不见形者也。"府者，聚也，处所也。玄府，《简明中医词典》释："以其细微幽玄不可见，一说汗液色玄，从孔而出，故名。"总之，玄府就是泛指人体内幽隐玄微的孔穴，是卫气泄越及水津运行的通道。但从东汉到金元，主要还是指汗孔。至金元刘完素，则对玄府之义大加发挥，延伸其内涵，用以阐释人体的生理病理，已不仅指汗孔了。他在《素问玄机原病式》的六气为病"火类"中指出："玄府者，谓玄微府也，然玄府者，无物不有。人之脏腑、皮毛、肌肉、筋膜、骨髓、爪牙，至于世之万物，尽皆有之，乃气出入升降之道路门户也……人之眼耳鼻舌身意神识，能为用者，皆由升降出入之通利也。有所闭塞者，不能为用也。"刘氏对玄府的认识已从皮肤的汗孔扩展到人体的一切组织器官，乃至"世之万物"，是一种广义的玄府。从古代哲学的高度做出微观延伸，是一种朴素唯物主义的时空观。刘氏认为这些幽微的孔穴，不断发生着"气"的升降出入的运动变化。这里所说的"气"是具有物质性的，此即宋代哲学家张载的"虚空即气"之理，一切有形的物质都是气聚的产物。运行于人体玄府中的物质是什么呢？刘完素说："若目无所见，耳无所闻，舌无知味，筋痿骨痹……悉由热气怫郁，玄府闭密而致。气液、血脉、营卫、精神，不能升降出入故也。"可见人体玄府内运行的物质，既有肉眼看不见的某些微粒，也有为其所依附的血及津液的运动变化。

归纳起来，玄府应是存在于一切物质内部的细小"孔穴"，为肉眼所不见的幽微空间，是物质存在和运动的形式。

人体的玄府，广泛存在于全身各组织器官，内而脏腑、骨髓，外至皮毛、肌腠、筋膜、爪牙，尽皆有之。其间充满着气的物质运动和变化。玄府是气出入升降之门户，为运行元气，流通津液的道路，玄府的开阖，对调节气液的运行及灌注具有极其重要的作用。

二、玄府与腠理三焦的关系

1. 玄府是"腠"的概括和延展

"玄府"在《内经》中仅有三处可见，均指汗孔。而"腠"在《内经》中却广泛涉及，包括皮腠、肉腠、肌腠、理（骨）腠、节腠、分腠、腠理等。遍及体内皮肉筋骨五脏六腑之中，是对气液流通具有选择性控制的微观结构。正如仲景《金匮要略》中云："腠者，是三焦通会元真之处，为血气所注；理者，是皮肤、脏腑之纹理也。"刘完素认为，玄府即腠，是"气液出行之腠道"。这是刘氏在《内经》理论基础上对玄府概念的拓展，使对玄府的认识向前跨越了一大步，从而对中医微观结构的研究作出了贡献。清·周学海在《读医随笔》中云："人身肌肉筋骨，各有横直腠理，为气所出入升降之道。"玄府与腠，名异实同。玄府学说，由此奠定了发展的基础。

2.玄府与三焦是相互为用、互相制约的统一体

玄府即腠，是气液出入的隧道"孔穴"，职司气液之开阖，主枢；三焦主持诸气，为气液运行的道路，周身灌体，和内调外，导上宣下，溉濡五脏六腑，为渎。《灵枢·本脏》曰："三焦、膀胱者，腠理毫毛其应。"三焦通会元真，灌注血气，皆在玄府（腠）。故玄府隶于三焦，司开阖，为气液运行之枢。玄府与三焦在结构上相互联系，在功能上相互影响，共同完成气液的输布运行。

三、玄府病理

玄府为气液运行之枢，其病理变化主要是开阖不利，气之升降出入失调和津液的运行障碍，并使相应的组织器官发生功能及结构的改变。引起玄府不和的原因，不外虚实两途。实者，为外邪侵袭或痰食热瘀，致令玄府闭塞；虚者，多因精气衰竭，导致枢机无权或玄府自闭。

玄府功能的正常，必须依靠肾阳的温煦，肺气的宣发，三焦的气化，运行气液不休，开阖方能有度。故玄府的病理变化多与肾肺及三焦有关。一有怫郁，则变症生焉。正如刘完素所云："人之眼、耳、鼻、舌、身、意、神识，能为用者，皆升降出入之通利也，有所闭塞者，不能为用也。若目无所见，耳无所闻，鼻不闻臭，舌不知味，筋痿骨痹，爪退齿腐，毛发堕落，皮肤不仁，肠胃不能渗泄者，悉由热气怫郁，玄府密闭而致，气液、血脉、营卫、精神，不能升降出入故也。各随郁结微甚，而为病之重轻。"

四、玄府学说与分子生物学

人体玄府的主要生理功能是调节控制气液及其代谢产物的运行。这与细胞膜的结构功能极其相似。现代分子生物学对生物膜结构和功能的认识，已相当深入，以至于发展成为一门单独的分子生物学分支——膜学。现代分子生物学认为，细胞是"生命"的单位，细胞膜是一个具有特殊结构和功能的半透膜，它允许细胞外液中的物质或离子有选择性地通过，又能限制或阻止其他一些物质的进出，借以进行细胞内外的物质交流，能量转换，细胞膜表面受体功能的调节，以及某些膜结合酶的活性等，以维持正常的生理功能。如果细胞膜的这种流动控制性失常，细胞及其组织就难以维持正常功能而成为病理状态。

玄府与三焦的结构及功能关系密切。三焦与西医学中的人体各组织器官的细胞间隙或组织间隙相似，是细胞外液循行的通道，是机体生活的内环境，是供给组织细胞各种营养物质和氧气、水、盐、酶、激素等，以进行新陈代谢及能量转换的场所。而这些细胞内外物质的交换都必须在细胞膜的控制调节下进行。这就是玄府与三焦在结构及功能上密切联系、相互依存的机理。

综上所述，玄府学说是对人体组织及其功能认识的重要发展，运用分子生物学的研究成果，积极开拓中医生理病理研究的微观领域，揭示气、血、精、津、液、营、卫等物质在体内输布及转化的各个环节及机理，可以有效地指导临床。深入研究玄府学说，拓展理论纵深，必将使中医的生理、病理在微观领域的研究获得新的进展。

谈中医的临证思维

中医临床是一个漫长的实践过程，也是一种艰苦的探索。由于中医在思维方式上与西医截然不同，是一种非对象性的思维方式，即对事物的看法从未将人与自然万物分离开来，主客体是同一性的，通过取类比象，司外揣内的方法实现感性与理性融合，中医的临证思维应是按中医的基本理论为指导，以主症为中心，详细采集相关病史和体征，辨明证候，分清标本缓急，确立治则，遴选方药。临证时应做到有条不紊，主次分明，以证为纲，灵活施治。

我在临床诊治疾病的步骤是以主症为中心步步深入。第一步辨病诊断（包括中、西医的病名诊断）；第二步中医辨证（包括病因、病位、病性、病势）；第三步审体质状态；第四步定标本缓急；第五步论治选方。

辨病很重要，不能忽视。"病"是对疾病病理变化全过程的整体认识，强调的是固有的病理变化规律，是疾病的根本性矛盾。而"证"是机体在疾病发展过程中，某一阶段的病理概括，包括病因、病位、病性、病势及邪正盛衰等的综合概括，是当前的主要矛盾。辨病宜以西医的病名为主，中医的病名为辅，这是因为中医病名，虽有一部分具有特定内涵和规律并对治疗具有指导意义（如风温、湿温、百合病、消渴、疟疾、痹证等），但大多是以症状命名，不能反映病理过程的特异性和确切性，如头痛、胸痛、眩晕等病，而西医的病名均有其明确的客观指征。当代中医必须具有对西医病名的诊断意识，应该熟悉西医对病的诊断方法。在西医知识已经十分普及的今天，很难想象一个对西医疾病及其诊断毫无所知的中医，怎么能进行医患沟通，取得患者的理解和依从。我认为在病名上可趋同西医，以此作为中西医交流的平台和疗效评价的参考因素，这也是社会发展的必然，中医必须与时俱进。当然，中医也有辨病论治的内容，但这些病名不是西医诊断的"病"，而是一些传统中医的病名，它与辨证论治相辅相成。如《伤寒论》中的六经病，温病学中的风温、湿温、暑温，内科中的肺痈、肠痈，以及儿科的痘、麻、惊、疳等，不过中医在治疗中，主要还是注重证的分析，因为这对于治疗具有更大的指导意义。

辨证的方法很多，临床常用的有八纲辨证、脏腑辨证、气血津液辨证、六经辨证、卫气营血辨证和三焦辨证等。在应用时，一般是把八纲辨证作为基本的辨证方法，可以从总体上把握其病位、病性，其余辨证是八纲辨证的深化。内科杂病一般以脏腑辨证为主，结合病因与气血津液辨证进行；而外感时病，一般选用六经辨证、卫气营血辨证及三焦辨证。临床上证候的表现复杂多样、千变万化，"症"不等于"证"，但辨证必须以"症"为据，要抓住主症，以主症为中心进行资料收集，厘清思路，通过对各种临床表现进行分析、综合、推理与判断，运用类比、归纳、演绎等辨证思维方法，做出完整而规范的证候诊断（证候要简洁，包括病位、病性、病机等内容）。

体质状态也是我们临床辨证必须审视的重要因素，是"三因制宜"中的因人制宜。因人，不仅要分男女老幼、心境、居处，还要辨其体质状态。体质反映的是一种非疾病状态下的个体特异性，是人体在先天遗传和后天获得基础上所形成的功能和形态上相对稳定的固有特性。"禀赋于先天，充养于后天"，表现为个体在形质、功能和心理方面的特殊性。体质的特征往往表现出对外界刺激反应等的个体差异性，对某些病因和疾病的易感性，以及病证转归中的倾向性。它充分体现了中医学关于内外环境相统一的整体观念及形神合一的体质观。

中医根据阴阳五行、脏腑、气血津液等基本理论来进行体质分类，其具体的分类方法有阴阳分类法、五行分类法、脏腑分类法、体形肥瘦分类法等，《灵枢》曾根据人的形态、脏腑、气血等体质特点和相应的习性行为、态度及情感特点等，将人分作"太阳""少阳""太阴""少阴""阴阳和平"等五类，称作"五态之人"。

临床上我们多按偏阳质、偏阴质、阴阳平和质分类，较为简捷实用。偏阳质具有偏热、亢奋、多动、怕热、喜冷等特性，受邪后易表现为阳热、实证，易化燥伤阴，易化生痰火、阳亢、溢血；偏阴质具有抑制、偏寒、多静等特性，畏寒喜热，对寒、湿之邪易感性强，受邪后多从寒化，易表现为里、寒、虚证，易发生水饮、痰湿、血瘀等证；阴阳平和质，身体强壮，肥瘦适度，精神饱满，性格随和，适应力强，易获高寿。

标、本是分析疾病主次先后、轻重缓急的中医理论，为确定治疗原则提供依据。《素问·标本病传论》说："知标本者，万举万当，不知标本，是谓妄行。"疾病的表现错综复杂，常有不同层面，涉及多个组织器官，要善于在复杂多变的证候中，分清标本。"本"是疾病的本质，是主要矛盾；"标"是疾病的外在表现，是次要矛盾。一般情况下，治病应针对疾病的根本进行治疗，即《内经》所言"治病必求于本"。这是一个重要的治疗法则。但是，标、本又是一个相对的辩证概念，临证施治，应当权变。《灵枢·病本》说："病发而有余，本而标之，先治其本，后治其标；病发而不足，标而本之，先治其标，后治其本。谨察间甚，以意调之，间者并行，甚者独行。"张景岳在《类经》中对此的解释："此以病气强弱而言标本，如病发之气有余，则必侮及他脏他气，而因本以传标，故必先治其本；病发之气不足，必受他脏他气之侮，而因标以传本，故必先治其标。盖亦治所从生也。"间甚，言病之轻重。间者，病情轻浅，可以标本兼治，谓之"并行"；甚者，为病势急重，标本就应单独施治，以求精专，是谓"独行"。

例如治疗各类血证大出血，无论为何种原因所致，首当止血治标，冀有生机。血止后，再治其本。故清·唐容川在《血证论·吐血篇》中，把止血列为治血四法之首，待出血得止，再予消瘀、宁血、补血诸法，以治其本。这就是"急则治标""缓则治本""间者并行""甚者独行"的运用。标本缓急的理论，看似容易理解，但临床运用，很难精准。正如《素问·标本病传论》所说"言标与本，易而勿及"。

论治是辨证以后所采取的治疗方法，包括治法及方药。应是先定其法，后择其方，以法统方。治疗之法，多以汗、吐、下、和、温、清、补、消八法概之。但病无定势，治无常法，法中有法，往往随证而异。汗有辛温辛凉之别；吐有寒热缓峻之异；下有寒逐温润之途；和兼温清补消之殊；温有救逆散寒之用；清有五脏气营之分；补有气血阴阳之辨；消有痰食血气之择。所以清·程钟龄在《医学心悟》中说："论病之源，以内伤、外感四字括之；论病之情，则以寒、热、虚、实、表、里、阴、阳八字统之；而论治病之方，则又以汗、吐、下、和、温、清、补、消，八法尽之。盖一法之中，八法备焉。病变虽多，而法归于一。"

治法确定，再议选方，但是中医的方剂，计以千万，分类各别。历代医家，各有取义。如《内经》有大、小、缓、急、奇、偶、复七方之制，成无己《伤寒明理论》列宣、通、补、泄、轻、重、涩、滑、燥、湿十剂之别；寇宗奭加寒、热则为十二剂；明·张景岳制新方以"八阵"为类；清·汪昂立补养、发表、涌吐、攻里等二十一剂以分之。而现代方书，多在汪氏《医方集解》基础上，制定了更加完善的分类方法。临证之时，选方用药，一定要根据病情，因证择方。例如，治疗上消化道出血，应分清是胃火上炎，迫血妄行，或是气虚不摄，血溢脉外。前者属实、属热，法当清胃泻火，宁络止血，治用《金匮要略》泻心汤加味；后者属虚、属寒，法宜健脾益气，温中摄血，治用《金匮要略》黄土汤加减。总之，中医临证思维，一定要在辨证的基础上论治，以法统方，才能切中病情，取得疗效。在选方时，除应与证相适、与法相宜外，还应特别注意患者个体的差异及本人用药的经验，对不熟悉的方药，用之宜慎，勿存侥幸心理、冀望出奇制胜，要认真学习和借鉴古今名家的用药经验，不断探索总结，提高临床疗效。

总之，中医临床，一定要有中医的临证思维，用中医的基本理论去分析病情，寻找病因，辨别证候，确立治则，选方用药。不能丢掉中医的基本理论和辨证方法，而以西医的诊断为依据去寻找中医的治疗套方，中药西用，不但难以祛疾，而且必将铸成大错，这与中医的辨证施治可谓南辕北辙，相去甚远！

谈中医对肿瘤（癌症）的认识和治疗原则

一、中医对肿瘤（癌）的认识

中医对肿瘤（癌）的认识和研究早有文献记载，可谓历史悠久，独具特色。从 2000 多年前《内经》及至历代名家，均有不少肿瘤（癌症）诊治涉及。如 7 世纪《晋书》记有"初帝目有大瘤疾，使医割之"，即为今之肿瘤切除术。隋代《诸病源候论》所载"癥瘕"，宋代《三因极一病证方论》所论"瘿瘤"均为肿瘤之病。1171 年宋代《卫济宝书》首次提到"癌"病。在此之前的隋代《巢氏病源》、唐代《备急千金要方》《外台秘要》等书均有类似癌症的记载。不过当时称之为"岩"，谓其坚硬如石，故谓之岩。"其色不变""皮核相亲""不作脓""至牢有根"或作"石痈"。金元时期《丹溪心法》亦有"乳癌"之病，故在宋、元、明、清不少医著中，对乳癌、肾癌、舌癌（舌菌）、唇癌（茧唇）、失荣（颈淋巴癌）等症均有许多相关论述及有效方药的介绍。癌症并不是一个单纯的局部病变问题，而是与机体内部许多不良因素，如神经、精神、内分泌、免疫等病理改变有关，这才是"本"，癌只是"标"。我们常常见到一些无临床症状的老年癌症患者，在未查出之前仍"健康"地生活着。由于免疫平衡系统有足够的能力控制它，人体这个时候就是健康的，也不会有任何症状。中医学认为发生肿瘤的基本病机是正虚邪实。正虚是指气、血、阴、阳亏损并导致机体的防御、调控、稳定、修复能力减弱；邪实是指体内外的各种致病因素，致使痰血浊毒瘀阻、闭塞络道，凝结积聚，渐生肿块。中医学认为肿瘤（癌）的发病总是与全身的状况紧相联系，只有在整体观念等中医基本理论的指导下去认识肿瘤（癌）的病理过程，才能找到正确的治疗方法。

二、中医对肿瘤（癌）的治疗原则

对癌症的治疗，中医虽也注重局部的病变，但更重视患者的整体状态和生命的延续。其治疗原则总是在扶正固本的基础上祛邪（痰、浊、湿、瘀、毒）消癥，以维持组织器官的功能稳定（阴阳平衡）和生命的最佳状态（阴平阳秘）为要务，而不是像西医那样高度重视局部病变，而忽略整体状态。试图通过手术、放疗、化疗等治疗方法，达到"除恶务尽""彻底解决"的根治目的。所以中医治疗肿瘤（癌）的基本原则：内外兼治，重在调内；病证结合，重在辨证；标本兼治，重在固本；扶正祛邪，重在平衡，延续生命。

三、正确辨证施治，争取最佳治疗效果

对肿瘤患者的辨证，主要是全身辨证（如八纲辨证、脏腑辨证、气血津液辨证等）及局部辨证（辨别病变组织的寒热、肿痛、坚软、缓急、逆顺等）。特别是辨明阴阳属性最为紧要。

阴阳为八纲辨证之总纲。外科中的肿瘤、痈疽患者在其辨证施治时，亦当首别阴阳。正如《疡医大全》所说："凡诊痈疽，施治必须先审阴阳，乃医道之纲领。阴阳无谬，治焉有差，医道虽繁，可以一言以蔽之曰，阴阳而已。"所以对肿瘤的治疗，须在正确辨证的基础上施以适当的方药，才能取得良好的治疗效果，避免或减少不良反应的发生。

四、介绍中医治疗肿瘤的两个成方

中医治疗肿瘤的方药甚多，只要辨证准确，临床殊有效验。现介绍清·王维德所著《外科证治全生集》书中二方。以管窥豹，时见一斑。

1. 犀黄丸

由犀黄、麝香、乳香、没药等组成。黄米饭为丸，每服 6g，陈酒送下。功效：解毒消痈，化痰散结，活血祛瘀。适用于肿瘤属于阳、热、实证之患

者。方解：犀黄入心经，清热泻火、解毒化痰为君，麝香通经开闭、宣壅散结为臣，乳香、没药活血祛瘀，消肿止痛为佐，黄米饭养胃，陈酒助活血之力，合而用之，共奏泻火解毒、消壅散结之功。

2. 小金丹

组方：木鳖子、乳香、没药、地龙、白胶香、制草乌、五灵脂、当归、麝香、墨炭、糯米粉。作水丸，每服3g，陈酒送下。功效：化痰散结、祛瘀通络。适用于肿瘤之属于阴寒凝结，痰浊瘀阻之患者。方解：方中草乌逐寒通经，地龙、五灵脂、乳香、没药活血通络、消肿止痛，当归益血，白胶香调气，墨炭化瘀，麝香通经开闭，木鳖子祛皮里膜外凝结之毒瘀，合而用之，功能化痰祛湿，散瘀通络，消肿散结。

上二方在辨明阴阳的前提下，可用于乳腺癌、甲状腺癌、甲状腺髓样癌（MTC）、非霍奇金淋巴瘤、脑神经胶质瘤、视网膜母细胞瘤等的治疗。

李东垣《脾胃论》思想在临床上的运用

　　《脾胃论》一书为金元时期李东垣的代表著作，共三卷。卷上载医论 7 篇，方论 4 篇；卷中载医论 12 篇，方论 7 篇；卷下载医论 18 篇，方论 52 篇。全书共载医论 37 篇，方论 63 篇，自制方剂 61 首。书中提出了"脾胃为清浊升降之枢，元气之本""内伤脾胃，百病由生""百病皆由脾胃虚衰而生"等论点。清·叶天士称"脾胃为病，最详东垣"。后世称之为补土派，为"金元四大家"之一，对中医学的发展影响极大。《脾胃论》著成于 1249 年，时值金元战乱时期，兵燹灾祸连绵，百姓饱受饥馑劳役之苦，颠沛流离之痛，内伤脾胃者甚多。有人认为，当年李东垣所处战乱饥荒、民不聊生的艰苦年代，与当今盛世丰衣足食、国泰民安的社会环境，迥然有别。时过境迁，李东垣的《脾胃论》及其医疗实践，今天还能否指导临床？为此，我想谈谈自己的认识和临床体会，以期更加明辨李东垣《脾胃论》的学术思想及其实用价值。

一、遵古而不泥古，创脾胃论新说

　　《脾胃论》一书，最能反映李东垣的脾胃学术思想。其理论源于《内经》《难经》《伤寒论》等经典，并继承发挥其师张元素"运气不济，古今异轨，古方新病，不相能也"的革新主张。遵古而不泥古，主张治病先辨明脏腑虚实，施治应三因制宜，灵活用方。重视对药物升降浮沉理论的研究，创立新方；认为"脾胃为生化之源，后天之本""土为万物之母""内伤脾胃，百病由生"；倡元气阴火说，开创了对脾胃生理、病理及其治疗方法研究的新纪元。

　　李东垣《脾胃论》的主要学术思想如下。

1. 脾胃为生化之源，后天之本，万物之母

李东垣根据《素问·经脉别论》"食气入胃，散精于肝，淫气于筋；食气入胃，浊气归心，淫精于脉，脉气流经，经气归于肺，肺朝百脉，输精于皮毛，毛脉合精，行气于腑。腑精神明，留于四脏""饮入于胃，游溢精气，上输于脾。脾气散精，上归于肺，通调水道，下输膀胱。水精四布，五经并行，合于四时五脏阴阳，揆度以为常也"等理论，提出了"土为万物之母，滋养元气""脾胃为生化之源，后天之本"等著名论点。只有脾健胃和，才能完成对水谷的消化吸收、清浊升降，使精微化生营血，滋养真元，上输心肺，下归肝肾，溉濡四旁，外达四末。其糟粕废物，借六腑之通降传化，排输体外。并进一步提出了"养生当实元气，欲实元气，当调脾胃"的理论思想。

2. 创元气阴火论

元气之说，始于《难经》。元气根于肾，含元阴元阳，与《内经》的所谓真气，异名同类。《灵枢·刺节真邪》云："真气者，所受于天，与谷气并而充身也。"元气是人体生命活动的原动力。元气受于先天，赖后天水谷之气滋养。李东垣提出："元气、谷气、营气、清气、卫气、生发清阳之气，此六者，皆由饮食入胃，谷气上行，胃气之异名，其实一也。"又说："真气又名元气，乃先身生之精气也，非胃气不能滋之。"他把元气与胃气（即谷气、脾胃之气）紧密地联系起来。元气无胃气则无以养，胃气无元气则无以化。深刻地阐明了元气与胃气这种先天与后天之气，是一种相依相存，互根互用的共生关系。李东垣在《脾胃论》中，提出了"阴火"说，对后世也产生了很大影响。他在《脾胃论·安养心神调治脾胃论》中说："凡怒、忿、悲、思、恐、惧，皆损元气。夫阴火之炽盛，由心生凝滞，七情不安故也。心脉者，神之舍，心君不宁，化而为火。火者，七神之贼也。故曰阴火太盛……若心生凝滞，七神离形，而脉中唯有火矣。善治斯疾者，惟在调和脾胃，使心无凝滞。"他又在《脾胃论·饮食劳倦所伤始为热中论》中说："既脾胃气衰，元气不足，而心火独盛。心火者，阴火也。起于下焦，其系系于心，心不主令，相火代之；相火，下焦胞络之火，元气之贼也。火与元气不两立，一胜则一负。脾胃气虚，则下流于肾，阴火得以乘其土位……此皆脾胃之气不足所致也。"由此可见，李氏所述阴火，实为饮食劳倦，以及喜、怒、忧、思、悲、恐、惊等，情志过极，郁而内生之火。此火虽与五脏相关，但与心、脾、肾更为密切，是五脏功能失调的病理反应。阴火的主要临床表现为五心烦热，即自觉心胸烦热，或伴有手足心发热，可为低热，体温多在 38±0.5℃，但与痨瘵或阴虚火旺之骨蒸热不同。或"不任风寒，乃生寒热"，或头痛心烦，或喘或渴，神疲气弱，怠惰嗜卧，四肢困乏，或自汗大便泄泻，或毛枯发脱。脉虚弱或洪缓，重按无力。阴火的产生必须具有两个条件，一是元气受损，二是脾胃虚弱。因脾胃为全身气机升降出入之枢，主运化、主肌肉四肢。脾胃一伤，则清浊相干，乱于胸中、发于四末。元气失于滋养，心生凝滞，脾胃之气下流于肾，阴火得以乘其土位。此关乎先天后天之气的盛衰与相济，为产生阴火之源。李氏何以名之"阴火"，一则此火为人体病理变化所生之邪火，邪为阴，而元气所生之正火（少火），为阳；二则此火的产生关乎五脏，由脏而生。尤其是心脾与肾，脏为阴，脾为阴中之至阴，故称"阴火"。元气阴火论是李东垣脾胃学说的重要理论思想，对临床具有极大的指导意义。

3. 内伤脾胃，百病由生

脾胃为后天之本、生化之源，受纳水谷，化生营血，滋养真元，溉濡四旁，五脏六腑皆以受气。脾胃虚衰则元气受损，五脏失于滋养，百病由此而生。李氏认为，百病皆由脾胃虚衰而生，故提出了"内伤脾胃，百病由生"的论点。所谓内伤，主要是指饮食居处、阴阳喜怒所伤。他在《脾胃论·脾胃虚实传变论》中说："故夫饮食失节，寒温不适，脾胃乃伤……脾胃之气既伤，而元气亦不能充，而诸病之所由生也。"又在《脾胃论·脾胃胜衰论》中说："夫饮食不节则胃病……形体劳役则脾病……脾禀气于胃，而灌溉四旁，荣养气血者也。今饮食损胃，劳倦伤脾，脾胃虚则火邪乘之，而生大热……胃乃脾之刚，脾乃胃之柔，表里之谓也。饮食不节，则胃先病，脾无所禀而后病。"他在《内外伤辨惑论》中也说："苟饮食失节，寒温不适，则脾胃乃伤；喜怒忧愁，劳役过度，而损耗元气。"并且指出，凡怒、忿、悲、思、恐、惊，皆损元气。由此说明，过饥过饱，过劳过逸，七情过激，都是内伤脾胃的主要致病因素。

4.创立治疗脾胃病的新方

李东垣时值金元时期，医界兴"新学肇新"之风。他继承其师张元素"运气不济，古今异轨；古方新病，不相能也"的思想，主张治病先察脏腑虚实，结合气候风土及体质差异，灵活用药。东垣根据当时所处战乱饥馑的社会环境，认识到因恐惧劳役、饥饱不匀、起居不时、寒温不调等因素引起的诸多疾病，大多为元气耗损、内伤脾胃所致，需要探索新的治疗方法。他在"内伤脾胃，百病由生"的学术思想指导下，创立了许多行之有效的新方。这些新方，多以补脾益气为主，执中央运四旁，兼顾上、中、下三焦元气。他在制方用药方面，非常重视药物在气味及升降浮沉上的配合，药多而量轻。其代表方剂甚多。如补中益气汤，用以健脾和胃，升阳举陷，甘温除大热。治疗气虚感冒，头痛发热，膈咽不利，神疲懒言；或气虚下陷所致子宫脱垂、脱肛、久痢诸症。黄芪人参汤补脾益气，滋肺生津，助元气，调治庚辛之不足。清暑益气汤益气生津，除湿清热，治暑伤气阴，脾湿不化。升阳益胃汤补脾益胃，升阳气，泄湿热，治脾肺气虚而兼见湿热诸症。升阳除湿汤升阳益胃，燥湿健脾，治阳明湿胜、脾胃虚弱所致不思饮食、肠鸣腹泻、四肢困乏等症。补脾胃泻阴火升阳汤，治脾胃虚而心火炽动，阴火独炎，上走空窍，燎于周身，形消体弱、气短、喘咳、痰盛、肌热、心中烦满等症，用以补泻兼施。升阳除湿防风汤，治脾胃虚，升降失司，大便闭塞、里急后重，用之升清降浊。半夏白术天麻汤健脾化痰，治足太阴痰厥头痛，风虚眩晕。

上述诸方，皆以补脾益气、升阳调中为主，同时根据不同的季节变化及证候特点，注意他脏对脾胃的影响，兼用升阳泻火、清热除湿、滋肺敛津、理气散寒诸法，标本兼顾，扶正祛邪。李氏所制诸方，其治虽不离乎脾胃，其法亦不泥乎脾胃，总是围绕着"土为万物之母""胃虚则脏腑经络皆无所受气而俱病""内伤脾胃、百病由生"等理论思想而制方，从而达到补脾胃、运四旁、安五脏的目的。

我国实行改革开放以来，国家日渐繁荣昌盛，物质丰富，社会开明。人们在充分享受着现代文明成果的同时，也因不良的生活方式严重损害了健康。七情过度，嗜酒纵欲，逸多动少，因而损害脾胃，耗伤元气。清浊升降失常，痰湿浊瘀凝聚，影响其运化传导。因恣食肥甘厚味而伤胃，劳倦多欲而伤脾。今与李氏所处社会环境，虽有大异，但内伤脾胃、损耗元气，其理则同。调治之法，亦当健脾益气助运化，和胃降浊泻阴火。总以调理脾胃为要。古今所异者，李氏当年时值灾荒战乱、饥民遍地，故用药补而兼升者多；今之所见，物欲横流，膏粱丰腴之人，比比皆是，故用药补而兼降者众。但总不离乎调理脾胃，执中央以运四旁，传化物而清浊瘀的治疗原则。故李东垣的《脾胃论》思想，在今天仍有极大的指导意义和临床实用价值。

二、李东垣《脾胃论》思想在临床上的运用

（一）调理脾胃治疗内分泌及新陈代谢疾病

1. 黄芪人参汤治疗 2 型糖尿病

糖尿病是一组由多种原因引起的糖、脂肪、蛋白质紊乱，以高血糖为共同特点，进而导致多个系统、多个脏器损害的综合征。并可在应激时发生酮症酸中毒，诱发昏迷，危及生命。

WHO 根据是否依赖胰岛素把糖尿病分为 1 型（IDDM）、2 型（NIDDM）和营养不良相关糖尿病及其他类型。1 型糖尿病多于青少年起病，2 型糖尿病多见于成年人，往往大于 40 岁。临床所见，以非胰岛素依赖的 2 型为多。引起糖尿病的原因很多，包括遗传因素、生活方式、胰岛素受体及受体后因素异常等。但最常见的原因还是与不良生活方式、体力活动减少及肥胖等致使胰岛素抵抗有关。

中医学认为，本病属消渴、虚劳等病的范畴，其中 1 型糖尿病多见于虚劳；而其诸多并发症则常见于眩晕、中风、胸痹、水肿、痿证、痹证、暴盲、如银障症、疮疖等病症中。本病的病因是素体禀赋不足，五脏柔弱，气阴亏虚；加之饮食不节，恣嗜肥甘，劳欲失度，情志失调，内伤脾胃，耗伤肾精。内热伤阴，元气亏虚，水津不能敷布，直趋膀胱，津消而渴，故名消渴。在诸多致病因素中，"饮食不节，内伤脾胃"是造成糖尿病日趋增多的基本病因病理。年纪稍大的人都知道，在中国实行改革开放以前的那些年月，大多数人衣食不丰，生活不裕，患糖尿病及肥胖病、高脂血症、痛风等代谢性疾病的人，

十分少见。20世纪70年代，糖尿病的发病率还不足1%，到1996年，已上升为3.2%，2011年则飙升至9.7%，是70年代发病率的近10倍。如今，我国糖尿病的患者数已达9200余万人。糖尿病的前期患者占全国总人口的15.5%，有1.4亿的高危人群。有人把这类疾病戏称是不文明的"富贵病"，就是因为这些患者，大多由嗜欲不节、劳逸失度的不良生活方式所造成。所以我们对糖尿病的认识和治疗，不能忽视李东垣提出的"饮食不节，内伤脾胃，百病由生"的发病因素和病理特点。其治疗法则应在益气养阴的同时，重视调理脾胃。土载万物，运布五津，溉濡四旁，以奉生身。实际上，脾胃的运化及升降过程，就是对进入体内各种营养物质的新陈代谢过程，是维持人体生命活动的"后天之本"。

典型病案（见本书17案例）。

2. 平胃散加减治疗高脂血症

高脂血症是指血浆中脂质含量升高（在正常高限以上）的一种代谢性疾病。由于血浆中的大部分脂质是与蛋白质结合成脂蛋白的水溶性复合物而运转全身，故高脂血症常表现为高脂蛋白血症。本病的主要诊断依据是实验室检查血中脂类增高。根据各种脂类增高的不同，可分为高胆固醇血症、高甘油三酯血症、高胆固醇高甘油三酯血症，有的还加上低高密度脂蛋白胆固醇血症等临床类型。主要证候是眼睑、肌腱、皮下黄色素瘤及动脉粥样硬化的体征，伴有肥胖、脂肪肝、眼底脂质沉着等。

引起本病的原因很多，主要是进食脂类食物过多、运动较少、营养过剩和肥胖。此外，年龄、性别、遗传、某些疾病与药物（如肾病综合征、糖尿病、绝经后妇女、服用皮质类固醇等）、妊娠、吸烟与精神情绪，也能影响血脂和脂蛋白的代谢异常。

根据高脂血症的临床表现、病程演变及转归，本病属于中医膏粱、膏脂、痰浊、血瘀等病的范畴，并可引发胸痹、真心痛及中风等病症。如《素问·通评虚实论》中说："肥贵人，则高粱之疾也。"脂过多，则为膏为疾，纵腹垂腴，多气蕴热。高脂血症的发生，主要是脾虚、肝郁、肾亏，肝脾肾失调。肝郁则气血水湿不能疏泄，脾虚则食湿无以运化，清浊相逆，肾虚则精无以化，水火升降失常。《内经》说"味伤形",形伤则臃肿;又说"气伤精",精伤则无以化。由是而形成水湿痰浊瘀积,变生诸证。引起高脂血症的原因甚多,但临床所见,却以"饮食不节,内伤脾胃"者过半。每遇此症,本人常用加减平胃散,调理脾胃,化痰降浊,多能取得降脂减肥的良好效果。平胃散出自宋代《太平惠民和剂局方》,本方原为燥湿运脾,行气导滞而设,主要用于脾胃湿滞,脘腹胀满,倦怠呕恶,大便溏泄等症。李东垣《脾胃论》中,用此方加减,调理脾胃,化宿食,消痰饮,治胸满短气及"五噎、八痞、膈气反胃"诸症。本人遵东垣之旨,用平胃散加减,调理脾胃,平中土之敦阜,化痰燥湿行瘀浊,故能获祛脂减肥之效。

典型病案(见本书 18 案例)。

3. 升阳益胃汤加减治疗痛风

痛风是由于嘌呤代谢紊乱导致血尿酸持续增高,并造成组织或器官损伤的一组代谢性疾病。多发于中年以上男性。临床上以高尿酸血症、反复发作的关节疼痛、晚期关节僵硬畸形,可伴有痛风石沉积,痛风性肾病和尿酸性尿路结石等为主要特征。痛风患者常伴有肥胖及高脂血症、糖尿病、冠心病等。累及的关节,以第一跖趾关节最为多见,一般下肢多于上肢,小关节多于大关节。

本病属中医痹证范畴,与热痹、历节、白虎历节相似;如尿路形成结石,属石淋。中医文献虽早有"痛风"记载,但与今日西医所称之"痛风"有别。明·虞抟《医学正传》因其疼痛较剧,认为此即痛痹;明·张景岳《景岳全书·杂证谟》及清·张璐《张氏医通·痛风》,均因疼痛走注不定,认为此病即为风痹。痹者,为外邪所袭,风寒湿三气杂至,合而为痹。唯有元·朱丹溪在《格致余论·痛风》中认为本病病因主要在内而不在外,是自身"血受热已自沸腾",复感风寒湿邪,"寒凉外搏,热血得寒,污浊凝涩,留滞隧道,所以作痛"。此述与今日西医痛风,较为相似。

本病的主要证候是关节红、肿、热、痛。多因饮食失节,恣食肥甘厚味,嗜酒纵欲,伤及脾肾。脾失健运,则升清降浊无权;肾乏气化,则分清别浊失司。痰湿蕴阻,郁久化热,流注经络,凝聚关节,本虚标实,发为此病。治疗当须辨别标本缓急,急则治标,缓则治本,或标本兼顾。攻邪重在痰、湿、浊、瘀，扶正重在脾肾。临床所见，因饮食不节，内伤脾胃者为多。故调理脾胃、清热除湿通络，是治疗痛风的重要法则。本人常用东垣升阳益胃汤加减，健脾除湿，清热通络，取得佳效。

典型病案（见本书 19 案例）。

（二）调理脾胃治失眠

失眠一症，古称不寐、不得卧、目不瞑。引起失眠的病因甚多。情志失调、饮食不节、劳逸过度、体弱神衰等，均可导致失眠。临床常以心脾两虚、心肾不交、阴虚火旺、胃中不和、心胆气虚等证候较为多见。明·张景岳将其概括为"有邪""无邪"两类。他说："不寐证虽病有不一，然唯知邪正二字则尽之矣。盖寐本乎阴，神其主也，神安则寐，神不安则不寐。其所以不安者，一由邪气之扰，一由营气之不足耳。有邪者多实证，无邪者皆虚证。"无邪为虚，是脏腑功能失调；有邪为实，多为痰、湿、热、瘀；虚实兼见，亦复不少。脾胃虚损，痰热烦扰者，更为多见。所以，调理脾胃，也是治疗失眠的一种重要方法。

《灵枢·营卫生会》说："人受气于谷，谷入于胃，以传与肺，五脏六腑，皆以受气。其清者为营，浊者为卫，营在脉中，卫在脉外，营周不休……夜半而大会，万民皆卧……壮者之气血盛……营卫之行不失其常，故昼精而夜瞑。老者之气血衰……其营气衰少而卫气内伐，故昼不精，夜不瞑。"《灵枢·大惑论》说："夫卫气者，昼日常行于阳，夜行于阴，故阳气尽则卧，阴气尽则寤……卫气不得入于阴……不得入于阴则阴气虚，故目不瞑矣。"《素问·逆调论》又说："阳明者，胃脉也。胃者，六腑之海，其气亦下行。阳明逆，不得从其道，故不得卧也。《下经》曰：胃不和则卧不安，此之谓也。"

上述经文说明，失眠的发生，与卫气的运行、营卫的调和及全身气机的升降运动，关系极大。

调理脾胃所以能够治疗失眠，一是健脾益气安五脏，滋养营卫助运行；二是培土化湿消痰热，和胃降浊宁心神。使五脏安和，阴阳匀平。清阳自脾而升，浊阴由胃而降，升降有序，方能助卫气之入阴，制阳明之上逆，睡卧自然得安。

本人治脾虚痰热内扰，胃失和降，虚烦不眠者常用温胆汤加减，其效甚佳。

典型病案（见本书 37 案例）。

（三）补中益气汤治疗习惯性便秘

习惯性便秘属功能性便秘，引起的病因主要是不良的饮食习惯、排便习惯，精神忧郁或年老体弱，胃肠功能紊乱，大肠蠕动力减弱。中医学认为，本病为大肠传导失司、糟粕运化迟滞造成。《素问·灵兰秘典论》说："大肠者，传道之官，变化出焉。"传化无力，糟粕不下，即生便秘。但大肠传导正常与否，与肺、脾、肾、肝关系密切。肺主降，与大肠相表里，肺气清肃，敷布水津，能助大肠传导以排泄；脾主运化，升清降浊，胃气和降，能促大肠传导以下行；肾主水液，开窍于二阴，能司大肠传导之开阖；肝主疏泄，调畅气机，能利大肠传导之输运。

自金元时期，张洁古论便秘首倡实秘、虚秘之说，主张实秘责物，虚秘责气。这种以虚实分类的方法沿用至今，为便秘辨证之大纲、施治之圭臬。实秘有燥、热、气、冷之分，虚秘有阴、阳、气、血之别。临床所见，虚秘以老年或病后体弱，活动较少者为多。本人常用补中益气汤加减，治疗气虚便秘，调理脾胃，升清降浊，其效甚佳。

典型病案（见本书 26 案例）。

（四）补脾胃、升清开窍法治疗五官疾病

眼、耳、鼻、舌、口，中医谓之五官，分属五脏，为五脏之外候，即苗窍。开七孔，古谓之"七窍"，加上前后二阴，即为"九窍"，其生理病理与五脏息息相关。故《灵枢·脉度》说："五脏常内阅于上七窍也……五脏不和，则七窍不通。"由于脾胃为生化之源，后天之本，全身气机升降之枢，故与五官疾病更为密切。

《素问·玉机真脏论》说："脾为孤脏，中央土以灌四旁……其不及则令人九窍不通。"《素问·通评虚实论》说："头痛耳鸣，九窍不利，肠胃之所生也。"故李东垣在《脾胃论》中说："九窍者，五脏主之，五脏皆得胃气，乃能通利……胃气一虚，耳、目、口、鼻，俱为之病。""夫脾胃不足，皆为血病。是皆为阳气不足，阴气有余，故九窍不通。""饮食入胃，先行阳道，而阳气升浮也……升者，充塞头顶，则九窍通利也。"故五官为病，凡因于脾胃虚弱、清阳不升、浊阴不降者，用补脾胃、升清降浊法治疗，可以取得很好的疗效。如补中益气汤加减，可以治疗过敏性鼻炎、病毒性角膜炎、视网膜色素变性；升阳益胃汤加减，治疗中心性浆液性脉络膜视网膜病变；益气聪明汤加减，治疗神经性耳鸣及耳源性眩晕；黄芪人参汤加减，治疗糖尿病视网膜病变；助阳和血补气汤加减，治疗干眼症及慢性结膜炎；东垣蔓荆子散加减，治疗化脓性中耳炎；通气防风散加减，治疗卡他性中耳炎等，大多为《脾胃论》所列方剂，用以治疗五官类疾病，可获佳效。

典型病案（见本书 108 案例）。

（五）健脾益气、化痰降浊法治眩晕头痛

脾主运化，为气血生化之源，清浊升降之枢。如饮食不节，寒温不适，七情过极，劳欲失度，均可损及脾胃，耗伤元气，百病由生。气血亏虚，清阳不升，头窍失养；痰湿蕴阻，浊阴不降，阻遏络道；上气不足，清窍不利，均可发为目眩头痛。《灵枢·口问》说："故邪之所在，皆为不足，故上气不足，脑为之不满，耳为之苦鸣，头为之苦倾，目为之眩。"此即东垣所谓"足太阴痰厥头痛"。正是因为这种头痛为脾虚元气不足，内虚生痰，痰浊上逆所致，故其治疗大法，总以健脾益气、化痰降浊、平肝息风为要，制半夏白术天麻汤方。该方半夏、天麻，最为紧要，为君药。东垣说："此头痛苦甚，谓之足太阴痰厥头痛，非半夏不能疗；眼花头旋，风虚内作，非天麻不能除。"本人常用此方加减治疗脾虚痰湿蕴阻所致目眩头痛，效果甚好。

典型病案（见本书 30 案例）。

论 郁 病

一、郁病是一个综合征

郁者，滞而不通，阻滞闭塞之义。郁病是由于情志不舒、气机郁滞所致精神抑郁、情绪不宁、胸满胁肋胀痛或易怒易哭、咽中如有异物梗塞等为主要临床表现的病症。郁病不是一个独立的疾病，而是代表一组综合征，是指人的精神情志或血气津液郁滞不得发越所致疾病。它既属于中医病因学及病理学的概念，又是一个综合征，其含义具有广泛性。故朱丹溪说，病之属郁者，十之八九，故人生诸病多生于郁。金元以前，所论郁证，皆是泛指多种致病因素，包括外感内伤、六淫七情所致之郁。明·虞抟著《医学正传》一书，始将郁证作为一个独立的疾病命名，主要是指情志不舒，气机郁滞，导致气血津液及脏腑功能失调的病症。金元以后直至今天，我们所说的郁病均指此。本病以心情抑郁，情绪不宁，胸胁满胀，易哭善怒，头痛失眠，或咽中如有异物梗塞等为主要临床特征。

郁病的临床表现，它既是一个独立的综合征，又是多种疾病的致病因素及病理过程。许多疾病都与郁病相关。有他病因郁而生，因郁而甚，或他病而兼郁。在现代社会中，精神心理性疾病日益增多。据有关统计，类属郁病的病例，占综合性医院内科门诊人数的10%左右；在内科住院病例中，有肝郁证表现者占21%左右。本人也曾对自己近20年来的门诊病例做过统计，约有15%的患者以郁病为主或兼有郁病。

21世纪以来，郁病的发生已呈快速上升趋势，并导致了多种新疾病的发生或病情的变化，应引起高度重视。正如《丹溪心法》所述"气血冲和，万病不生，一有怫郁，诸病生焉。故人身百病，多生于郁"。这是一种因精神心理因素而导致的疾病，西医学称为"心身疾病"。但中医的郁病却包括了因情志过极，气血逆乱，痰湿蕴阻，火热内郁而造成脏腑功能失调或实质性损害的多种全身性疾病，其内涵远比心身疾病更为广泛而深刻。

西医学在 20 世纪中叶，开始由"生物医学模式"向"生物－心理－社会医学模式"转变，逐渐重视了精神、心理、社会因素对人体健康及其疾病发生发展的影响。中医有关七情致病的理论与实践已历 3000 余年，积累了丰富的临床经验，故受到越来越多的医界同仁及世界各国的高度重视。

21 世纪以来，医学面临三大问题：一是人类已进入心理疾病的时代；二是现代难治性疾病日益增多；三是对亚健康的干预。特别是精神心理性疾病，使疾病谱正在发生许多与精神心理因素相关的新的变化。WHO 专家断言：到 21 世纪中叶，没有任何一种灾难，能像心理危害那样给人们带来持久而深刻的痛苦。从疾病的发展史来看，人类已进入了心理疾病的时代。而中医在这方面的研究和临床经验，有着不可比拟的优势，蕴藏着巨大的潜力。

二、郁病的病因病机

郁病为情志不舒，气机郁滞所致的内伤疾病。正常情况下，怒、喜、思、忧、悲、恐、惊是人体脏腑功能活动的情志反应和应答形式。《素问·阴阳应象大论》说："人有五脏化五气，以生喜、怒、悲、忧、恐。"若七情过度，五志过极，则可导致气血运行失常，伤及五脏阴阳。《素问·举痛论》说："百病生于气也。怒则气上，喜则气缓，悲则气消，恐则气下……惊则气乱……思则气结。"一般认为，七情致病，除与精神心理刺激的强弱及其持续时间有关外，还与脏气弱的内在因素，即所谓患者的"气质"有关。《杂病源流犀烛·诸郁源流》说："诸郁，脏气病也，其源本于思虑过深，更兼脏气弱，故六郁之病生焉。"说明郁病的发生与脏气的强弱有着密切的关系。我们又如何认识脏气的强弱呢？根据《内经》的藏象理论，脏气的强弱主要反映在其情志方面。因为不同的情志反应，是与不同脏气的强弱相联系的。《素问·阴阳应象大论》说：

"人有五脏化五气，以生喜、怒、悲、忧、恐。"又说："心在志为喜，肝在志为怒，脾在志为思，肺在志为忧，肾在志为恐。""怒伤肝，喜伤心，思伤脾，忧伤肺，恐伤肾。"说明五脏各有其不同的情志反应。因不同脏气虚实之异，故五志过极，就会出现相关脏腑的损伤及其病理变化。脏气的虚实，也是有其不同的情志表达形式。正如《灵枢·本神》所说："肝气虚则恐，实则怒……心气虚则悲，实则笑不休。""必审五脏之病形，以知其气之虚实，谨而调之也。"由此可见，诸脏气的强弱，是与所表现出来的情志反应及其调节适应能力相联系的。不同脏气的强弱，对不同情志的应答与调节具有一定的相关性。如肝气实的人易怒，易冲动，情绪激昂；而肝气虚的人则易恐，易消沉失落。脾气虚的人易发忧思，且调节适应性较差，容易产生抑郁焦虑、情绪低落、肢体不安等症状。但五脏之中，心最重要。因心主神明，为五脏六腑之大主，各种情志变化，都统摄于心，反映在心。故《灵枢·邪客》说："心者，五脏六腑之大主也，精神之所舍也。"主明则下安，主不明则十二官危。所以不同的人对于精神心理的刺激，有着不同的调节适应能力，是与不同脏气的强弱有着密切关系的，这就是郁病产生的内在原因。

三、郁病的治疗经验

郁病是情志怫郁，气机郁滞而致气、血、痰、湿、食、火的郁遏或蕴结，表现出来多种证候的综合征。临床表现常见其心情抑郁，或焦虑失眠，情绪不宁，胸胁胀满，善惊易恐，喜怒无常，或咽中如有异物梗阻，或头痛、呕逆、心悸，四肢麻木失用；或短暂失忆、失聪、失明，甚则晕厥。西医学的许多神经症，如抑郁症，焦虑症，癔症的分离性障碍或转换性运动和感觉障碍，均属于中医郁病的范畴。

郁病的主要病位在肝与心脾。因肝主疏泄，能调畅气机，流通气血；心主神明，主宰人体精神情志活动；脾主运化，输化水谷精微，运利水津。所以，郁病的病机主要是肝失疏泄，脾失健运，心失所养。根据郁病的病因、病机、病位的特点，治疗上应以肝、心、脾为主，辨明气、血、痰、湿、食、火的病理变化，审谛虚实，疏其壅滞，而令条达。

1. 从肝论治

郁病为情志内伤，气机逆乱所致。其发病与否，与肝的疏泄最为密切。从肝治郁，疏理气机为第一要务。肝为风木之脏，主升主动，又最易化火生风。清·王泰林在《西溪书屋夜话录》对肝病的治疗中，特别重视对肝气、肝风、肝火的证治，其中有关治疗肝气八法的论述，有助于对郁病的认识和治疗的指导。临床用之，亦多效验。

王氏主要方法有疏肝理气法、疏肝通络法、柔肝法、缓肝法、培土泻木法、泻肝和胃法、泻肝法、抑肝法等。其中，疏肝理气、疏肝通络、泻肝、抑肝等法，多为实证之施；而柔肝法、缓肝法、培土泻木法，多为虚证之用。肝为刚脏，体阴而用阳。实为肝气实，虚为肝阴虚，疏肝、泻肝、抑肝是泻肝气之实，柔肝、缓肝是滋肝阴之虚。刚柔相济，冲和条达，才能气畅血行，使水谷之精气布五脏、运六腑、注四肢百骸，养护神明。郁病属肝气郁结者，症见胁肋胀痛，胸满呕呃，情绪抑郁或焦躁不安，舌苔薄白或微腻，脉弦等。用柴胡疏肝散合王氏疏肝理气法甚效。即用柴胡疏肝散加郁金、苏梗、青皮、橘叶、合欢皮。胸中烦热者加栀子，胃寒加吴茱萸、砂仁。肝郁日久，络脉瘀阻，胁肋刺痛，宜兼通络行瘀，上方可加旋覆花、茜草、当归尾、桃仁、橘络、全蝎；郁病气郁化火者，宜疏肝解郁兼清肝泻火，方用四逆散合越鞠丸。其肝火盛者，应防其冲心凌肺；肝气冲心者，多因五志过极，发为热厥心痛。临床常见于冠心病患者，在精神情绪剧烈波动时，心绞痛急性发作。此时急当泻肝解郁，宁心通脉。用金铃子散合丹参饮加黄连、吴茱萸，兼用速效救心丸舌下含化，行气止痛。若肝气冲肺，猝然胁痛胸闷，气急而喘咳，可用黛蛤散加桑白皮、苏梗、陈皮，抑肝制木，清金宁肺。郁病日久，肝阴亏耗，五心烦热，胁肋胀满，舌质红绛，治宜柔肝养肝，可用一贯煎加白芍、砂仁、糯稻根。血虚肝郁，虚烦不得眠，用《金匮要略》酸枣仁汤加龙骨、牡蛎养血安神，清热除烦。

2. 从脾论治

脾主运化，它与胃同居中焦，共同完成水谷之清浊升降。若忧思过度，气郁伤脾，脾气虚则运化失常，水湿停聚，形成痰饮浊瘀，变生诸症。脾虚难以化谷，则纳呆腹满便溏，四肢乏力。久之，心失所养，则心悸健忘，失眠多梦。治疗方法：实证应在解郁行气的基础上，化痰除湿，散瘀降浊，常用温胆汤加味；虚证应在健脾解郁的基础上，益气养血，常用归脾汤加味。

具体运用时，应随症加减。如痰浊中阻，抑郁倦怠，胸闷纳差，失眠多梦，苔腻脉弦滑，用温胆汤加黄连、酸枣仁、苍术、神曲；心烦懊恼不安，加栀子；若气滞血郁，痰热蕴阻，用前方合越鞠丸加黄连、酸枣仁，解郁化痰，行气活血，宁心安神。

若七情郁结，咽中痰凝气滞，发为梅核气者，咽喉如有异物梗塞，吞之不下，吐之不出，抑郁胸痞，用《金匮要略》半夏厚朴汤，化痰散结，行气解郁。若郁久脾虚，症见腹满便溏，不思饮食，失眠健忘，用归脾汤加黄连、砂仁、石菖蒲，补益心脾，厚肠止泻。若胸膈满闷，痰多纳呆，用香砂六君子汤合甘麦大枣汤，加佛手、酸枣仁、合欢皮，健脾化痰，行气解郁，养心宁神。若脾肺气虚，头昏神疲纳差，自汗畏风，易感冒，常觉头昏头痛，宜补中益气汤加防风、川芎、葛根、蔓荆子，尿频者，加龙骨、牡蛎、益智仁。

3. 从心论治

心为君主之官，主神明，为五脏六腑之大主，是人体精神情志活动的中心。《灵枢·口问》说："心者，五脏六腑之主也……故悲哀愁忧则心动，心动则五脏六腑皆摇。"郁病心伤，则神明失主，甚则失用。故从心论治是郁病的重要治疗方法。治心，重在解郁护心，养心宁神。所谓解郁护心，是消除痰、火、湿、瘀之郁结及其对神明的侵扰，调摄情志，护心神之安谧；养心宁神主要是益心气，滋心阴，济水火，交心肾。使五脏安和，神明彰显，精神乃治。

若痰热上扰或饮邪内伏，致心神不宁，虚烦不寐者，用温胆汤加酸枣仁、茯神，化痰和胃，清胆宁神；或用六郁汤，合甘麦大枣汤，行气解郁，养心宁神。若心阴亏耗，心悸失眠健忘，五心烦热，用天王补心丹，滋阴清热，补心安神。若心烦不寐，阴虚水火不济，心肾不交，可用黄连阿胶汤，滋阴泻火，交通心肾。若血热夹瘀，焦虑不安，神志逆乱，谵语健忘，舌质紫暗或有瘀点者，用桃红四物汤加龙骨、牡蛎、琥珀，活血化瘀，清热宁神。若郁久伤神，神明惑乱，精神恍惚，善惊易恐，悲伤欲哭，时作欠伸，名为脏躁。用甘麦大枣汤加酸枣仁、柏子仁、茯神、龙骨、牡蛎，甘润缓急，养心宁神。亦有郁久而致气阴两虚、心悸气短、失眠健忘、不能安卧，用生脉饮合甘麦大枣汤益气养心、滋阴宁神。

4.验案举例

见本书39、40、44案例。

中医治疗心身疾病

一、心身疾病及心身医学的概念

心身疾病（psychosomatic diseases）是由 Halliday 于 1943 年提出的，是指发病与心理社会因素密切相关，临床上出现人体器官结构及功能改变的症状、体征，发病后心理因素和躯体因素相互影响，经过身心综合治疗可获缓解的一类疾病。

心身医学（psychosomatic medicine）是由 Felix Deutsch 于 1922 年提出的，主要是研究心理与躯体相关医学问题，探讨疾病防治规律的一门学科。应属于医学与心理学的交叉学科。

20 世纪中期以来，随着医学模式的转变，人们逐渐重视了心理、社会及环境因素对健康的影响，认识到许多疾病的病因都与心理社会因素有关。因而在医学领域出现了专门研究心理与躯体相关医学的学科——心身医学。随着研究的深入，发现人体各个器官、系统越来越多的疾病，几乎都与心理、社会因素有关。心身疾病包括了人体各大系统的 200 多种疾病。如心血管系统的冠心病、阵发性室上性心动过速、神经性心绞痛、原发性高血压、短暂性脑缺血发作（TIA）、雷诺综合征（Raynaud's syndrome）；消化系统的胃和十二指肠溃疡、胃下垂、慢性胃炎、溃疡性结肠炎、神经性呕吐、神经性厌食、肠易激综合征；神经系统的偏头痛、肌紧张性头痛、自主神经功能紊乱；内分泌系统的甲状腺功能亢进、艾迪生病、肥胖病、糖尿病；泌尿生殖系统的神经性尿频、夜尿症、经前期紧张综合征、更年期综合征、月经紊乱、痛经、子宫功能性出血、性功能障碍；呼吸系统的支气管哮喘、过度换气综合征、神经性呼吸困难；皮肤系统的神经性皮炎、瘙痒症、荨麻疹、湿疹、多汗症；骨骼肌肉系统的类风湿关节炎、全身性肌痛、痉挛性斜颈、书写痉挛、面肌痉挛、颈腕综合征；儿科的心因性发热、异食癖、站立性调节障碍、小儿抽动症；耳鼻咽喉科的梅尼埃病、神经性耳鸣、过敏性鼻炎、"癔症球"咽部堵塞感；口腔科的特发性舌痛症、复发性慢性口腔溃疡、口臭、咀嚼肌痉挛；眼科的原发性青光眼、急性视神经炎、眼底出血、中心性视网膜病变、眼肌痉挛、癔症盲等。此外，许多临床研究发现，恶性肿瘤的发生与心理社会因素有密切的关系。有人曾对245例癌症住院患者做过调查，66.9%的病例在病前有负性情绪，而对照组仅有15.5%。故艾勒希德在其名著《心身医学》中，也将癌症列入心身疾病。长期以来，心身疾病对人类健康构成严重威胁，是造成死亡率升高的主要原因，日益受到医学界的重视。深入研究心理、社会因素与躯体器官的相互关系及其对疾病发生、发展、转归的影响，寻求有效的治疗方法，是医学界面临的重要课题。

二、中医治疗心身疾病的优势

有学者说，中医治疗心身疾病具有与生俱来的优势，我认为此说十分中肯。中医无论从其理论架构或临床实践，都能充分显示其对心身疾病治疗的巨大优势。

中医学是一门自然科学与社会科学相交叉的学科。它强调人具有生物和社会的双重属性，将人体置身于社会、自然之中，是研究其生、老、病、死及防病治病的一门学科。其理论框架是以人为本，整体观念，辨证论治，形神合一，与天地共生，与自然和谐。强调人体内部的完整统一，人与自然、社会的和谐适应，形体与精神的相依并存。这种把生物、心理、社会、自然高度联系起来的医学模式就是中医天、地、人三才一体的整体医学模式，是一种生态医学模式。这种模式反映了中医鲜明的学术特征和认识世界的科学方法，从而为心身疾病的治疗提供了坚实的理论基础，是中医治疗心身疾病的优势所在。

（一）形神合一的生命观

中医的形是指形体，包括躯体的一切生理结构；神是精神，指心理、意识和思维，属中医狭义的神的范畴。两者相互为用、相依并存。神本于形，神能驭形。故《素问·上古天真论》说"故能形与神俱，而尽终其天年"。

这种形神合一的生命观，是中医理论的重要指导思想，与现代心身医学的"心身合一"观十分相似，但比西方心身医学概念的提出者 Deutsch（1922 年）却早了 2000 多年。

形神之生成，源于先天之精而生，本于后天之精以养。故《灵枢·经脉》说"人始生，先成精，精成而脑髓生。骨为干，脉为营，筋为刚，肉为墙、皮肤坚而毛发长。谷入于胃，脉道以通，血气乃行"。《灵枢·本神》说"故生之来谓之精，两精相搏谓之神"。《灵枢·平人绝谷》亦说"神者，水谷之精气也"。阴精与阳精相合，形具而神生，形神乃成。这种形神合一的生命观，贯穿在中医研究人体生理病理及其生命过程的始终，是中医治疗心身疾病的理论基础。

（二）天人合一的整体观

中医学的整体观念，包括人体自身的整体性及其与自然、社会、环境的统一性。这种把人体内部及其与外部环境完整统一的思想，就是中医学的整体观念。它是中国古代哲学天人合一的整体观在中医学中的应用和发展，是古代唯物论和辩证法思想在中医学中的体现。它贯穿于中医学的生理、病理、诊断和防治养生之中，对认识和处理现代心身疾病，具有极大的启示和帮助。

首先，中医学强调人是一个有机的整体，人体各组织器官，在结构上不可分割、相互沟通、相互联系；在功能上相互协调、相互为用；在病理上相互影响，构成了以五脏为中心，通过络经系统"内联脏腑，外络肢节"，把六腑及五体、五官、九窍、四肢百骸等全身组织器官，联系成一个整体。同时，天人合一的整体观，还强调人与外界环境的统一性。外界环境包括自然环境和社会环境。《灵枢·岁露论》说："人与天地相参也，与日月相应也。"季节气候、昼夜晨昏、日月星辰、山川地貌、鱼虫鸟兽、草木植被、地域风土等生态环境，无一不与人类生存相关，影响着人体的生理病理。机体能与之相适应者，属生理范围，不相适应者，即产生病理反应。社会环境包括社会状态、人际关系、个人地位、经济状况、工作条件、宗教文化等，都对人体的生理、心理产生影响。特别是社会动荡、政治腐败、饥馑战乱、不良习俗，为害更深。人的本质在现实上是一切关系的总和。社会环境因素的变动与人们的心身健康及疾病的发生有着密切的关系。故《素问·疏五过论》说："凡欲诊病者，必问饮食居处，暴乐暴苦，始乐后苦，皆伤精气，精气竭绝，形体毁沮。"又说："诊有三常，必问贵贱，封君败伤，及欲侯王。故贵脱势，虽不中邪，精神内伤，身必败亡。始富后贫，虽不伤邪，皮焦筋屈，痿躄为挛。"强调了医生诊病时，应注意患者因社会经济环境及人际关系的变化所带来的心理和生理的影响。这种影响，往往是许多疾病发生的重要原因。治疗上就应当有符合病情的诊治措施。故明·李中梓《医宗必读》说："大抵富贵之人多劳心，贫贱之人多劳力，富贵者膏粱自奉，贫贱者菽藿苟充……故富贵之疾，宜于补正，贫贱之疾，利于攻邪。"

（三）内伤七情致病论

七情，即喜、怒、忧、思、悲、恐、惊七种情志变化。情是情感和情绪，为人的生理本能，是人体对客观事物的不同反映，是脏腑功能正常活动的体现。《素问·天元纪大论》说："人有五脏化五气，以生喜、怒、思、忧、恐。"喜、怒、忧、思、恐，即为五志，为五脏精气所化生。《素问·阴阳应象大论》说：心"在志为喜"，肝"在志为怒"，脾"在志为思"，肺"在志为忧"，肾"在志为恐"。悲与忧近，同归于脾，惊与喜近，同归于心。把特定的心理活动及情绪变化，归属于特定的脏腑，深刻地反映了人的情志变化与脏腑生理的内在联系。

七情致病，只有在过于强烈或持续时间过久的不良情绪刺激下，超过了人体自身所能承受的正常生理活动范围，才使气机逆乱，气血失调，伤及脏腑，变生诸症。此谓之"内伤七情"。不同的情志刺激，可直接伤及不同的脏腑。《素问·阴阳应象大论》说："怒伤肝""喜伤心""思伤脾""忧伤肺""恐伤肾"。但是，人是一个有机的整体，不但各脏之间相互联系、相互影响，更受制于心。因为心主神明，为五脏六腑之大主，神之所舍，主宰着人体的一切精神情志活动。正如《灵枢·口问》所说"心者，五脏六腑之主也……故悲哀愁忧则心动，心动则五脏六腑皆摇"。故而明·张景岳在《类经》中说："情志之伤，虽五脏各有所属，然求其所由，则无不从心而发……可见心为五脏六腑之大主，而总统魂魄兼赅意志……此所以五志惟心所使也。"

（四）中医的人格体质观

人格包括个性倾向性和个性心理特征两个方面，体质主要是指遗传禀赋、生理素质等方面。中医历来非常重视人格、体质的差异，对心身疾病的防治有十分重要的意义，并且把两者做了非常科学的分类。《灵枢·通天》将人分为太阴之人、少阴之人、太阳之人、少阳之人、阴阳和平之人五种。又在《灵枢·阴阳二十五人》中，把人按五行分为五类，再按五音类比，分为五个亚型，共计二十五种类型。有学者将上述有关人格体质学内容，填写在著名英国心理学家艾森克的人格维度图中，结果发现两者有很大程度的吻合。说明《内经》有关人格理论的论述，与现代心理学的研究方法不谋而合。中医这种对体质、人格特点的认识和分类，对治疗身心疾病有着重要的指导意义。1988年，国内学者薛崇成、杨秋莉等，根据《内经》有关内容，制作了《五态性格测验表》，提供了量化指标，具有可操作性。从而为中医人格体质学说在临床的应用，提供了更加广阔的途径。

（五）辨证施治的方法论

辨证施治是中医学理论体系的重要组成部分，是中医学学术特征的集中体现。中医的证不同于病，但与病有着内在的联系。证即证候，是疾病在发展过程中某一阶段病理本质的概括，是机体与内外的环境之间关系紊乱的综合表现。证候是病机的反映，它反映了疾病的病因、病性、病位、邪正消长及转归趋势等病理本质。

施治，是在辨证的基础上实施治疗的过程。辨证和施治是中医诊治疾病过程中，相互联系不可分割的两个方面，是理论和实践的有机结合，是理、法、方、药在临床上的具体运用，为指导中医临床工作的基本原则，是辩证法思想在诊断和治疗上的集中反映。

中医的辨证施治为现代心身疾病提供了有效的诊断方法和治疗途径。心身疾病是心理与躯体相关的疾病，是人体的生理心理活动与外界环境之间动态平衡受到破坏的病理反应。它涉及全身各个脏腑、器官组织，具有病类多、治疗难、易反复的特点。中医运用辨证施治的方法就能执简驭繁，从人体对疾病复杂变化的反应中，通过四诊所获信息，进行分析、归纳、综合，达到"由此及彼，由表及里，去粗取精，去伪存真"。辨明证候，抓住疾病的本质，从而施以恰当的治疗，"谨察阴阳之所在而调之，以平为期"。

不同的心身疾病，只要出现了相同或类似的证候，就可以采取相同的治疗方法。神经性耳鸣与子宫脱垂是两个不同的疾病，如果都是由于中气下陷、清阳不升，就可以都用补中益气汤加减治疗。这就是"异病同治"。反之，相同的心身疾病，如果在其发病及变化过程中，反映的病机及所表现出的证候不同，其治法亦当随之而异。胃和十二指肠溃疡病，在出现疼痛、泛酸、呕血、便秘、舌红苔黄、脉滑数等症时，应是胃火上炎、灼伤络脉所致，治当清胃泻火、宁络止血，可用《金匮要略》泻心汤加减治疗。但如果同是胃和十二指肠溃疡病，甚至是同一患者在不同的阶段出现了面色苍白、脘腹胀满、腹痛喜暖喜按、大便色黑如柏油状（隐血）、舌淡、苔薄白、脉沉细弱等症，当属脾胃虚寒，气不摄血。宜用《金匮要略》黄土汤加减，温中摄血。这就是"同病异治"。现代心身疾病，无论多么复杂、繁多，中医治疗，只要辨证准确，就能执简驭繁，合理施治而取效。这就是为什么对同一心身疾病有时会用不同的方药，而不同的心身疾病有时会用相同的方药治疗的原因。关键就在于辨证施治。"证"是疾病发展过程中的主要矛盾，对不同质的矛盾，只有用不同质的方法去解决，才能收到事半功倍的效果。

三、中医治疗心身疾病的常用方法

中医治疗心身疾病的方法很多，基本原则是心身同治，谨守病机，各司其属，疏其血气，令其条达，而至和平。主要方法包括药物治疗及非药物治疗两个方面，两者常结合使用。

（一）药物治疗

心身疾病，多由七情内伤所致。疾病虽多，总不离乎五脏，尤其关乎心与肝、脾。证候虽繁，概由气机逆乱，心神被扰，气血不和，阴阳失调所致。治疗之法，悉以疏畅气机，调和气血，燮理阴阳为要。治疗重点亦在心肝脾三脏。因心主神明，为五脏六腑之大主；肝主疏泄，调畅气血；脾主运化，为全身气机升降之枢，故药物治疗，重在心与肝脾而兼顾他脏。

1. 从心论治为主的治疗方法

（1）养阴宁神法：症见惊悸、怔忡、惊惕不安、心烦失眠、口燥咽干、烦热盗汗、舌红少津、脉细数。为心营亏耗，虚热内扰所致。方用天王补心丹、酸枣仁汤、朱砂安神丸等。可用于治疗具有此种证候的心身疾病。如：室性心律失常、冠心病、神经症、眩晕、更年期综合征等。

（2）益气宁心法：症见面色淡白、神疲倦怠、惊悸怔忡、短气自汗、舌淡苔白、脉虚弱或结代。为思虑伤神或久病失养，心气不足所致。方用养心汤加减。可用于治疗具有此种证候的心身疾病。如：惊悸、怔忡、冠心病、健忘、眩晕、亚健康状态等。

（3）镇心安神法：症见心悸、善惊易恐、癫狂躁急、舌红苔薄黄、脉弦滑。多为七情所伤，气滞痰聚，上扰神明所致。方用磁朱丸、珍珠母丸或生铁落饮。可用于治疗具有此种证候的心身疾病。如：精神分裂症、癫痫、阵发性室上性心动过速等。

（4）涤痰开窍法：症见神志异常、昏蒙不语，或悲喜无常、啼笑无时，或突然昏倒，不省人事，四肢抽搐，舌苔白腻，脉滑或濡缓。此为痰浊内盛，蒙闭心窍。方用温胆汤、顺气导痰汤加减，或用紫雪丹等。可用于治疗具有此种证候的心身疾病。如：癫痫、精神分裂症、抑郁症、焦虑症等。

（5）化饮宁心法：症见形寒肢冷、心悸、眩晕、下肢浮肿、纳呆肠鸣，或咳喘吐涎沫，舌淡苔白，脉沉迟无力。此为心阳虚，水气凌心之候。方用苓桂术甘汤。甚则用真武汤加减。可用于治疗具有此种证候的心身疾病。如：心源性哮喘、充血性心力衰竭、房室传导阻滞等。

（6）活血通脉法：症见心悸不宁、胸闷胁痛或痛引肩背、唇甲青紫，舌质暗红或有斑点，脉细涩或见结代。此为心脉痹阻，络滞血瘀。方用血府逐瘀汤合丹参饮。可用于治疗具有此种证候的心身疾病。如：冠心病心绞痛、高血压病、病态窦房结综合征、血管性头痛、周期性精神病、突发性耳聋、急性视神经炎、玻璃体积血等。

（7）交通心肾法：症见心悸健忘、虚烦不得眠、遗精耳鸣、舌质红、脉细数。此为心肾不交之候。方用黄连阿胶汤加减。可用于治疗具有此种证候的心身疾病。如：顽固性失眠、焦虑症、抑郁症、血管神经性头痛、灼口症、更年期综合征等。

（8）补益心脾法：症见气短神怯、面色萎黄、纳差腹满、头昏目眩、怔忡健忘、妇女月经不调、舌质淡、苔薄白、脉细弱无力。此为心脾两虚之候。治宜补益心脾。方用归脾汤加减。可用于治疗具有此种证候的心身疾病。如：神经衰弱、心脏神经官能症、顽固性失眠、上消化道出血继发性贫血、血小板减少性紫癜、隐匿性肾炎、甲亢、特发性水肿、冠心病心律失常、更年期综合征、胃溃疡等。

2. 从肝论治为主的治疗方法

（1）疏肝理气法：症见胁肋胀痛、胸满呕逆、腹痛纳差、便溏不爽、苔薄、脉弦。此为肝气郁结，疏泄无权。治宜疏肝理气。方用柴胡疏肝散加减。可用于治疗具有此种证候的心身疾病。如：冠心病心绞痛、肠易激综合征、偏头痛、乳腺增生病、慢性胃炎、胆囊炎等。

（2）清肝泻火法：症见头痛、眩晕、胁痛、呕吐、目赤、耳鸣、呕血、衄血、口苦、大便秘结、舌苔黄、脉弦数。此为肝火上炎。治宜清肝泻火。方用龙胆泻肝汤或当归龙荟丸。可用于治疗具有此种证候的心身疾病。如：高血压病、血管神经性头痛、甲亢、中风、面神经麻痹、咯血、吐血、衄血、多囊卵巢综合征、小儿口疮、阴囊湿疹等。

（3）平肝息风法：症见头痛眩晕、甚则昏厥痉挛、口眼㖞斜、舌强言謇、舌质红、苔薄黄、脉弦。此为肝风内动。治宜平肝息风。方用羚羊钩藤汤或天麻钩藤饮加减。可用于治疗具有此种证候的心身疾病。如：出血性脑卒中、偏头痛、面肌痉挛、眩晕、更年期综合征等。

（4）养肝柔肝法：症见眩晕头痛、耳鸣耳聋、两目干涩、虚烦不眠、胁肋隐痛、口干不欲饮、舌红少津、脉细弦数。此为肝阴不足，失于滋养。方用杞菊地黄丸或归芍地黄汤、一贯煎加减。可用于治疗具有此种证候的心身疾病。如糖尿病、灼口症、干眼症、中心性浆液性脉络膜视网膜病变、更年期综合征等。

（5）养血祛风法：症见面色少华、肢体麻木、皮肤干燥、脱屑瘙痒、瘾疹时发、甚则爪甲枯槁、毛发脱落。此为肝血不足，血燥生风。方用当归饮子加减。可用于治疗具有此种证候的心身疾病。如慢性荨麻疹、过敏性鼻炎、老年皮肤瘙痒症、干眼症、斑秃等。

（6）调和肝胃法：症见胸腹满闷、胁肋窜痛、食入不化、呕吐嘈杂、舌苔薄黄、脉弦。此为肝胃不和，气机郁滞。治当泻肝和胃，理气解郁。宜四逆散加减。可用于治疗具有此种证候的心身疾病。如：慢性浅表性胃炎、胆汁反流性胃炎、慢性萎缩性胃炎、十二指肠球炎、消化性溃疡、肠易激综合征、肝脾曲结肠综合征、急慢性胆囊炎、结肠炎、高脂血症等。

（7）温经暖肝法：症见手足厥冷、少腹隐痛、阴囊坠胀、控睾而痛、妇女阴缩阴吹、肢端皮肤青紫冷痛、舌润苔白、脉沉迟或细微欲绝。此为营血不足，寒滞肝脉。治当养血通脉，温经散寒。宜当归四逆汤或暖肝煎加减。可用于治疗具有此种证候的心身疾病。如：腹痛、腹股沟痛、疝痛、阴缩、阴吹、痛经、闭经、雷诺病、过敏性鼻炎等。

3. 从脾论治为主的治疗方法

（1）补中益气法：症见面色萎黄、气短懒言、四肢乏力、纳差便溏、肠鸣腹胀、动则气坠腰腹、脱肛、肌削瘦弱。此为脾胃虚弱，气虚下陷。治当补中益气、升阳举陷。宜补中益气汤加减。可用于治疗具有此种证候的心身疾病。如：胃下垂、子宫脱垂、直肠黏膜脱出、重症肌无力、慢性结肠炎、血管紧张性头痛、梅尼埃病、低血压、尿道综合征、尿失禁、产后尿潴留、习惯性便秘等。

（2）健脾化湿法：症见面色萎黄、形体羸瘦、头身困重、脘腹满闷、肠鸣腹泻、舌质淡、苔白微腻、脉虚濡缓。此为脾虚夹湿。治当健脾化湿。宜参苓白术散加减。可治疗具有此种证候的心身疾病。如：浅表性胃炎、慢性结肠炎、慢性肝炎、慢性肾炎、肠易激综合征等。

（3）和中安神法：症见惊悸、失眠、头重目眩、胸胁胀满、呕恶嗳气、舌红苔黄腻、脉滑数。此为脾胃失和，痰湿中阻，上扰心神。治当和中化痰，宁心安神。宜黄连温胆汤加减。可用于治疗具有此种证候的心身疾病。如：顽固性失眠、焦虑症、血管神经性头痛、内耳眩晕症、精神分裂症、癫痫、梅核气、神经官能症等。

（4）温中摄血法：症见面色萎黄、神疲懒言、四肢不温、先便后血、下血紫暗、腹部隐痛、舌淡脉细。此脾胃虚寒，统摄无权。治当健脾温中，养血摄血。宜《金匮要略》黄土汤加减。可治疗具有此种证候的心身疾病。如：上消化道出血、功能性子宫出血、恶性肿瘤出血、出血性小肠炎等。

（5）调和肝脾法：症见腹痛腹泻，每于情绪激怒或焦虑时发作；胸胁痞闷，嗳气食少，舌质偏红，苔少，脉弦。此为肝木乘脾，肝脾不调，运化失常。治当抑肝扶脾，补土泻木。宜痛泻要方加减。可治疗具有此种证候的心身疾病。如：肠易激综合征、溃疡性结肠炎、胃肠神经官能症、耳源性眩晕等。

（二）非药物治疗方法

非药物治疗是中医对心身疾病的重要治疗方法，为历代医家所重视。《素问·汤液醪醴论》说："针石，道也。精神不进，志意不治，故病不可愈……嗜欲无穷，而忧患不止，精气弛坏，荣泣卫除，故神去之而病不愈也。"强调了心理精神因素对疾病的治疗效果，有着重要的影响。正如元·滑寿所注："药非正气不能运行，针非正气不能驱使，故曰针石之道，精神进，志意治，则病可愈。若精神越，志意散，虽用针石病亦不除。"因而中医治疗心身疾病，强调"上工守神"，心身同治的原则。采用了许多非药物的治疗方法，与药物治疗配合，更能取效。其主要方法有祝由开导法、移情易性法、暗示诱导法、气功疗法、自然康复法、静心调神法等。

1. 祝由开导法

"祝"是咒的意思，"由"指病的缘由。祝由就是祝说病由，是一种以语言开导为主的心理疗法。古人用祝由法治疗某些心理精神性疾病，确有其效。明·张介宾曾在《类经》祝由一章中，列举了他经治的案例后说："此知其病所从生，而微言以释之也。诸如此类，皆鬼从心生，而实非鬼神所为，故曰似鬼神也。然鬼既在心，则诚有难以药石奏效，而非祝由不可者矣。"古代将"祝由科"列为治疗疾病的十三科。祝由的概念很广，包括禁法、咒法、祝法、符法，以及暗示疗法、心理疗法、催眠疗法、音乐疗法等内容，并非仅仅祝其病由而已，而是通过对患者心理情绪的有效引导、干预，消除负性情绪，调畅气机，调节整体功能，从而促使病情向好的方面转化。如何祝说和开导？《灵枢·师传》说："人之情，莫不恶死而乐生，告之以其败，语之以其善，导之以其所便，开之以其所苦。"要根据患者的病情和个性特征，循循善诱，才能取效。所以《素问·移精变气论》说："毒药不能治其内，针石不能治其外，故可移精祝由而已。"这种对患者心理的治疗常常可以取得药物、针刺不能达到的效果。

2. 移情易性法

即情志疗法。它与现代的行为疗法有很多相似之处。相比之下，它却是一种理论更完整、内容更丰富的心理疗法。它有两个主要内容：一是遵循五脏五志的相关理论，把不同的心理情绪反应与五脏分别联系起来；二是按照五脏的不同属性，运用五行法则，提出了以情制情的治疗方法，即以一种情志去消除或抑制另一种情志，以排解不良的负性情绪，恢复良好的精神状态。如：怒伤肝，悲胜怒；喜伤心，恐胜喜；思伤脾，怒胜思；忧伤肺，喜胜忧；恐伤肾，思胜恐。这种情志相胜的治疗方法多为历代医家所沿用，并有大量的案例记载。如清·叶天士《临证指南医案·郁》中所述案例，均属情志之郁。他特别强调精神治疗对郁证具有重要的意义，认为"郁证全在病者能移情易性"。

3. 暗示诱导法

本法主要是通过含蓄间接的方式，把某种观念暗示给患者，诱导患者在无形中接受医生的治疗意见，使这些观念在患者的意识或下意识中发挥作用，从而影响患者的心理、生理活动，以达到治疗的目的。一般采用语言、表情或手势。在《素问·调经论》中有这样的记载："按摩勿释，出针视之，曰：我将深之，适人必革，精气自伏，邪气散乱，无所休息，气泄腠理，真气乃相得。"即是一种对患者的暗示和诱导。

4. 气功疗法

气功即导引行气法。其功法虽多，总不外乎"调心""调身""调息"三法。练功的基本要领是"放松"和"入静"。从其本质看，包含着一定的心理治疗因素。通过气功，静心调神，使"精神内守，真气从之"，从而达到治疗心身疾病的目的。

5. 自然康复法

本法就是通过改变环境因素，促进心身健康，达到治疗疾病目的的一种方法。许多心身疾病都与外部环境有着密切的关系。环境包括自然的环境和社会的环境。如气候条件、地域山川、工作居处、人际关系，都与人的心身健康息息相关，与疾病的变化转归紧密相连。在条件许可的情况下，对某些心身疾病患者，适当选择有利于促使疾病痊愈的生活环境，也是一种有效的自然疗法。临床上，某些心身疾病，在改变外部环境后，不药而愈的例子是很多的。如：让患有心身疾病的孤独老人与子女同住，享受天伦之乐；把久居潮湿环境的风湿病患者迁到干燥暖和的地域生活；让某些患者离开曾给他（她）留下巨大精神创痛的地方，改变外部环境，这些都有利于心身疾病的治疗和康复。

6. 静心调神法

就是安排一定的时间，让患者处于安静状态，排除纷扰，宁心调神，做到如《素问·上古天真论》所说的"恬惔虚无，真气从之，精神内守，病安从来"，使气血通畅，五脏安和，进而影响人体的生理功能，治疗某些心身疾病。

典型病案（见本书 43 案例）。

扩张型心肌病的分期辨证施治

一、中医对扩张型心肌病的认识

扩张型心肌病，简称扩心病（DCM），是心肌病的一种类型。主要特点是以左心室或两侧心室明显扩大，伴有不同程度的心肌肥厚，心室收缩功能减退，临床表现以心脏扩大、心力衰竭、心律失常、栓塞为基本特征的一种慢性疾病。扩张型心肌病是多种因素长期影响，从而导致心肌损害的最终结果。扩张型心肌病的病因主要与病毒感染及自身免疫反应、中毒、代谢及遗传等因素有关，病毒的持续感染及免疫反应损伤学说是目前较为公认的扩心病主要的发病学说。在对病毒性心肌炎的随访报道中，有30%的患者转变为扩心病，最高比例可达50%。由于本病原因未明，除心脏移植外，尚无彻底或特效的治疗方法，病死率可达50%。治疗目标主要在于控制心衰和心律失常，减轻心脏损害，提高患者的生活质量及生存率。

根据扩心病的主要症状体征及预后，中医把它列为心悸、怔忡、喘证、水肿、心水、虚劳等病范畴。病位主要在心、肺、脾、肾。基本病机是正虚邪恋，营阴受损。虚，多为气阴两虚，并可发展为阴阳两虚；邪，主要是痰、湿、毒、瘀。初起多见脾肺气虚，邪毒外袭，继之正虚邪恋，营阴受损，渐及心肾。终至"阴阳离决，精气乃绝"。

二、治疗原则及辨证施治

扩心病是一种呈渐进性的慢性疾病，本虚标实，病死率高。中医在其治疗过程中，应做到辨病分期与辨证施治相结合，分清标本缓急，正确施治。急则治标，缓则治本，或标本兼顾，才能达到较好的治疗效果。

本人从事扩心病的临床研究已逾 10 年，治疗本病患者近百人之多，单用中药或中西医结合治疗的临床效果非常显著。大多数患者都能取得心功能改善、心脏缩小、病死率降低的效果，生活质量及生存率显著提高。10 年生存率在 85% 左右。

中医学认为，扩心病的发病及其发展有一个由表入里、由气及血、由阴及阳的过程。初期多为脾肺气虚，卫外不固，心脉失养；继之邪毒羁留，营阴受损，心脉痹阻；后期阴损及阳，水湿停聚，毒浊瘀闭；终至心阳暴脱，阴阳离决，精绝猝死。

扩心病是一个由西医命名的疾病，中医治疗本病应采取辨病、分期、辨证相结合的诊治方法，充分利用现代科技及各种西医理化检查，根据扩张型心肌病发展的病理过程，在不同的阶段确立不同的治疗重点，并按照中医的辨证方法正确施治。本人对扩心病治疗的分期为临床前期、慢性进展期、危急症期三个阶段，分期辨证施治。

（一）临床前期

扩心病初期心脏症状多不明显，患者常反复"感冒"，出现发热，咽痛，唇口疱疹，乏力，多汗等症状，少数患者有心悸、胸闷、脉数等症。理化检查常有心肌炎的临床征象，血沉增快，血清心肌酶活性增高，特别是磷酸肌酸激酶同工酶（CK-MB）增高，意义较为重要。因为 CK-MB 活性灵敏度高，假阳性及假阴性少，且持续时间长，细胞免疫及体液免疫测值异常。少数患者可出现心脏扩大，心律不齐。此时是中医治疗扩心病的最佳时期。治疗应扶正祛邪，调和营卫，固护气阴，防微杜渐。中医分三个临床类型辨证施治。

1. 肺卫不固，外邪侵袭

主症：面色㿠白，自汗畏风，气短神疲，反复感冒，咳嗽，胸闷纳差，大便不实，舌淡苔白，脉浮细弱。

治法：益气解表，调和营卫，祛邪护心。

方药：加味补中益气汤。人参 20g，白术 15g，黄芪 30g，当归 15g，柴胡 6g，升麻 10g，桂枝 10g，防风 10g，陈皮 6g，连翘 20g，炙甘草 10g，大枣 10g，生姜 10g，水煎服，2 日 1 剂。发热恶寒者，去人参加泡沙参 20g，葛根 20g，淡竹叶 10g；形寒肢冷者加制附子 10g，另服金匮薯蓣丸，早晚各 1 粒（大蜜丸 10g），服用 3 ～ 6 个月。

辨治要点：

（1）扩心病的早期，临床症状多不明显，心脏形态及功能尚无异常改变，医患双方均易疏忽，致使该病逐渐发展。此时，可借助现代理化检测，若发现患者细胞免疫及体液免疫的测值异常，应引起重视。查血清心肌酶是否异常，若心肌酶活性增高，特别是 CK-MB 活性灵敏度高，因其假阳性及假阴性少，且持续时间长，CK-MB 增高意义较为重要，西医的各项理化检查，对本病的早期诊断及治疗十分重要。

（2）本病初期患者多为元气虚弱，脾肺气虚，肌表不固，本虚标实，致令邪毒侵袭。中医治疗应扶正祛邪，标本兼顾。扶正用补中益气汤、保元汤等补益脾肺；祛邪常加连翘及少量牛黄（冲服），入心清热解毒，其效甚佳。并服金匮薯蓣丸 3 个月至半年，补脾益肺，实表固卫。可提高患者抗病能力，防止外邪侵袭。

2. 风热犯肺，邪毒侵扰

主症：反复感冒，身微热，恶风，头痛，咽痛，鼻干，唇口疱疹，口渴，舌苔薄黄，脉浮细数。

治法：辛凉解表，清营护心。

方药：银翘散加减。金银花 20g，连翘 20g，牛蒡子 15g，淡豆豉 15g，薄荷 6g，芦根 20g，桔梗 10g，淡竹叶 10g，犀角（水牛角代）1g（锉末服），丹参 20g，牛黄 0.1g（研服）。水煎服，2 日 1 剂。

辨治要点：

（1）风热外袭，首先犯肺，肺卫失宣，故见上述诸症。或因患者素体阳热偏盛，一遇六淫侵袭，极易化热，犯及上焦，影响肺卫，渐及心营。若反复发作，应予警惕。宜做理化检查，对免疫及血清心肌酶的检测尤为重要，以期早发现，早治疗。

（2）本证型的中医治疗，应以辛凉解表为主，兼用清营凉血之药，清营护心。银翘散辛凉解表，祛风散邪，加牛黄、犀角（水牛角代）、丹参，意在凉血消瘀，解毒护心。

3.痰湿蕴阻，脉道壅塞

主症：常见胸闷呕恶，脘痞纳呆，夜卧不安，大便黏滞不爽，口苦，溺黄，苔腻，脉濡缓。

治法：化痰和胃，清胆宁心。

方药：温胆汤加减。姜半夏10g，竹茹10g，枳实10g，陈皮6g，茯苓15g，炙甘草10g，黄连10g，丹参20g，山楂20g，三棱10g，莪术10g。水煎服，2日1剂。

辨治要点：

（1）此类患者多为体胖之人，常有高脂血症。平时恣食肥甘及辛辣厚味，痰热内蕴，壅阻脉道。故常见胸闷、身困、心悸、疲劳、脘痞呕恶。理化检查常有代谢异常，如高脂血症、高血压病、冠心病、糖尿病等，这些也是导致特异性扩心病的潜在危险因素。

（2）中医对本证的治法，应是消积行滞，化痰和胃，清胆宁神。用温胆汤，理气化痰，清胆和胃。加黄连泄心胃之邪热，丹参、山楂、三棱、莪术消积化滞，通利血脉。诸药合用，共奏清热化痰，宁心安神之效。

（二）慢性进展期

扩心病在本期的主要临床特征是心脏（主要是左心室或双室）逐渐扩大，且有不同程度的心肌肥厚。由于心室收缩力下降，顺应性降低和体液潴留，导致心排出量不足，心室充盈压过度增高，可出现左心功能不全，射血分值下降。血清检测出抗心肌肽类抗体阳性，或发生各种快速或慢速的心律失常，甚至发生栓塞。主要表现为心悸，气促，疲劳，乏力，胸闷，咳喘，尿少，浮肿。中医分三个临床类型辨证施治。

1.脾肺气虚，邪毒羁留

主症：面色㿠白，心悸，气短，动则息艰，形寒肢冷，胸闷脘痞，纳差便溏，小便清长，舌淡苔薄白，脉弦细而弱。

治法：补脾益肺，御邪宁心。

方药：补气运脾汤加减。人参20g，蜜制黄芪50g，白术15g，茯苓20g，炙甘草10g，防风10g，法半夏10g，砂仁10g，丹参20g，桂枝15g，紫河车20g（研服），牛黄0.1g（研服），白芍15g。水煎服，2日1剂，兼服心康1号蜜丸，每次10g，早晚各服1次。

辨治要点：

（1）扩心病在慢性进展期的临床特点是心脏呈进行性扩大，且有不同程度的心肌肥厚，心功能不全或心律失常。这种心脏结构及功能的病理改变，呈进行性加重。临床表现为心悸，气促，劳力受限，胸闷，脘痞。多为脾肺气虚，营血亏耗，心脉失养所致。

（2）治疗选用补气运脾汤加减，本方为香砂六君子汤去木香加黄芪而成。意在补脾益肺，固表御风。加桂枝、白芍、防风调和营卫，祛风祛邪。《难经·十四难》谓"损其心者，调其营卫"。紫河车为血肉有情之品，能大补气血，填精培元。少佐牛黄一味入心，清营中邪热。是方补中有泻，温中有清，标本兼顾，故能获效。

心康1号蜜丸为本人治疗扩张型心肌病的专方用药。临床使用已十余年之久，屡获奇效。方由人参、丹参、茯苓、五味子、砂仁、黄连、麦冬、黄芪、牛黄等药组成，治在益气养阴，强心复脉，能有效改善心功能，控制心脏扩大，延长生存时间。其功效可能与本方能改善心肌缺血，调整心肌代谢，保护心肌细胞及骨架结构等作用有关。

2. 气阴两虚，邪伤心脉

主症：心悸，气短，动则息艰，胸闷乏力，口干咽燥，潮热，多汗；舌红少津，脉细数无力，或有结代。

治法：益气养阴，宁心复脉。

方药：三参黄芪汤加味。制黄芪50g，人参20g，丹参20g，太子参50g，麦冬30g，五味子15g，炒酸枣仁20g，茯苓20g，连翘心20g，炙甘草10g，黄连10g。水煎服，2日1剂。另服心康1号蜜丸，每次10g，早晚服。

辨治要点：

（1）扩心病在这一阶段，常见心脏扩大，心功能减退，并可出现各种类型的心律失常，以室性早搏最为常见，房性、交界区性期前收缩及各种传导阻滞、心动过速均可发生，甚则出现室性心动过速、心室纤颤，乃至猝死。同一患者可多种心律失常并存是其重要特征。临床所见心悸、气短、胸闷多汗、神疲乏力、口干咽燥、舌红少津、脉细数等，皆为气阴两虚、邪毒侵扰、心脉失养之候。

（2）中医治疗用三参黄芪汤加味。本方系本人治疗扩心病自拟的益气养阴方剂。方中以人参、太子参、丹参为君，大补元气，养阴生津，散瘀益脉；黄芪助人参补肺固表之力，五味子、麦冬助太子参养阴敛津之功；茯苓、酸枣仁宁心定志；连翘心、黄连入心，清热解毒，祛邪热之侵扰，甘草调中和胃。诸药合用，共奏益气养阴，宁心复脉之效。兼服心康1号蜜丸，有助于减轻心肌损害，控制心脏扩大，改善心功能。与煎剂配合治疗，其效相得益彰。

3. 痰热蕴阻，心气郁遏

主症：心悸，气短，痰喘息粗，胸闷脘痞，躁烦不安，口渴，溺短赤，大便秘或黏滞不爽，舌质红，苔黄腻，脉弦滑。

治法：清化痰热，养阴宁心。

方药：金水六君煎加减。茯苓20g，姜半夏10g，陈皮10g，熟地黄20g，当归15g，丹参20g，炒酸枣仁15g，黄连10g，葶苈子10g，檀香10g，甘松10g，砂仁15g，炙甘草10g，水煎服。2日1剂，兼服心康1号蜜丸，每次10g，早晚服。

辨治要点：

（1）此类患者多为阳热素盛，痰湿蕴阻，气阴亏耗，本虚标实。虚，为脾肾两虚，实，系痰湿热瘀。患者多系平素饮食不节，恣嗜肥甘及辛辣厚味，体胖少动。脾虚不运，不能溉濡四旁，肾虚精亏，不能气化济阴，心肾不交。故见心悸气短，痰喘息粗，胸满心烦诸症。

（2）本证治法，选用金水六君煎加减，意在清热化痰，养阴复脉，滋肾宁心。金水六君煎为明·张景岳"肾水成痰"制方，对肺肾阴虚，痰热蕴阻之证甚宜。本方滋而不腻，故不碍脾，清而不寒，故不伤胃。标本兼顾，故用此方。加黄连泄心胃之邪热，葶苈子泻肺中之痰湿，丹参活血化瘀，行脉中之滞，檀香、砂仁、甘松理气解郁，散胸膈之结。诸药合用，共奏清热化痰，养阴宁心之效。

（三）危急症期

扩心病在本期的主要临床特征是心脏呈普遍性扩大，反复出现充血性心力衰竭或顽固性心律失常，甚至发生心脏骤停、栓塞或猝死。病情十分危急，是本病发展至后期的危重阶段。主要症状是心悸，心累，气喘，端坐呼吸，动则息艰，面色晦暗，下肢或全身浮肿，胸闷，纳呆，呕恶或肠鸣腹泻，舌质紫暗或有瘀点，舌苔薄白或薄黄，脉沉弦细弱或细数而微。治疗急当回阳护阴，救逆防脱。中医分三个临床类型辨证施治。

1. 肾阳衰微，水气凌心

主症：神疲困乏，面色晦暗，心悸喘满，动则息艰，咳逆倚息不得卧，四肢厥逆，甚则清冷至肘膝。腹满纳差，大便溏薄，或下利清谷，小便色清，量少，舌质紫暗，苔薄白而润，脉沉微细数。

治法：回阳救逆，化饮行水。

方药：真武汤合人参汤加减。制附子20g，人参30g，白术15g，干姜30g，茯苓20g，白芍30g，葶苈子10g，茯苓皮15g，大腹皮10g，北五加皮10g，炙甘草10g，陈皮10g，生姜10g，生姜皮10g。水煎服，1日1剂。另服心康Ⅱ号，每次3g，日2～3次，待病情缓解后，逐渐减量，直至停用。

辨治要点：

（1）本证主要病机为肾阳式微，水气凌心。故见胸满心悸，怦怦而动，喘息抬肩，全身或见浮肿，为元阳衰惫、心肾阳虚之重症，患者随时都有厥脱之虞。西医诊断多为充血性心力衰竭，予强心利尿等治疗。中医用回阳救逆，逐水护心之法，与西医治法有异曲同工之妙。

（2）治疗用仲景方真武汤合人参汤加减，意在益元暖肾，回阳救逆，镇北方之水。附子、干姜，破阴寒之痼冷而救阳，人参、白芍，救元气之耗散而敛阴，白术、甘草，健脾厚土而御水，五皮饮加葶苈子利水道而祛邪，北五加皮能强心利尿。诸药合用，故能收回阳救逆，化饮宁心之效。其中，附子、干姜、人参用量宜重，方能取效，否则易致厥脱不救。

（3）心康Ⅱ号系本人治疗扩张型心肌病危重阶段的专方用药，主要由人参、制附子、丹参、琥珀、麝香、蟾酥等药制成散剂，收藏备用。本方主要功用是益元固脱，活血开窍，护心生脉。扩心病危急时，特别是在发生充血性心力衰竭时用之，常可立救垂危，取得较好效果。其效可能与该药能强心利尿，改善心功能，消除微循环障碍有关。但方中有少数药物具有一定毒性，故此药不可久服、常服，只作急救时用，待病情好转，即应减量或停用。

2.心阴耗竭，心神逆乱

主症：胸闷气短，心悸怔忡，动则息促，烦躁不安，口干咽燥。舌红苔薄黄或光剥紫暗，脉细数疾，或见促脉。

治法：益气救阴，宁心复脉。

方药：黄芪生脉饮加减。蜜制黄芪50g，人参30g，麦冬50g，北五味子20g，玉竹30g，当归20g，生地黄30g，丹参30g，甘松10g，琥珀10g，三七10g（研服）。水煎服。日3～5次，1日1剂。亦可兼服心康Ⅱ号，每次3g，每日2～3次，病瘥即止。

辨治要点：

（1）胸闷气短，心悸怔忡，烦躁不安，为心血不足，营阴枯竭。气无所附而耗散，神无所主而失宁。心为君主之官，体阴而用阳，阴竭则神明乱，脉道涩，气息艰，喘呼欲脱。扩心病此时的临床表现除心力衰竭外，常见心律失常，甚则室性早搏，室性纤颤，易发猝死。

（2）中医治疗，急当益气救阴，宁心复脉，用黄芪生脉饮加减。其中，黄芪、人参，益气固脱；玉竹、麦冬、五味子、生地黄，滋肺益肾救阴；当归、丹参、三七、琥珀活血化瘀；甘松调气行滞。诸药合用，共奏益气救阴、活血化瘀、宁心复脉之功效。

3.阴阳两虚，精枯厥脱

主症：心悸不宁，汗出如油，喘呼欲脱，抬肩撷肚，甚则神识不清，四肢厥冷至肘膝。舌暗青紫，脉微欲绝，或散乱，或疾，甚则累累如转豆。

治法：回阳救阴，益气固脱。

方药：参附汤合右归饮加减。人参30g，制附子20g，山萸肉30g，熟地黄30g，枸杞30g，菟丝子30g，丹参20g，炮姜20g，肉桂10g（冲服），生龙骨50g，生牡蛎50g，北五味子15g，紫河车50g（研服），炙甘草20g。浓煎取汁1000mL，每次服100mL，2～3小时1次。每日1剂。亦可兼服心康Ⅱ号，每次3g，日2～3次，病情缓解后，逐渐减量，直至停服本药。

辨治要点：

（1）肾藏精，为水火之宅，内含元阴元阳。为先天之本，性命之根。扩心病晚期多见心阴耗竭。先损其阴，后伤其阳，及至阴阳两虚，元气衰惫，五脏俱伤，遂致厥脱。正如《灵枢·本神》所说："五脏主藏精者也，不可伤。伤则失守而阴虚，阴虚则无气，无气则死矣。"

（2）中医治用大剂参附汤合右归饮加减。人参、附子、干姜、肉桂回阳救逆，益气固脱；熟地黄、山萸肉、枸杞、菟丝子、五味子补肾敛阴；紫河车益精培元；龙骨、牡蛎镇心潜阳，敛汗防脱；甘草益气和中，调和诸药。此为益气固脱、扶阳救阴之法，冀救生命于垂危。

三、关于扩张型心肌病的中西医结合治疗问题

中医和西医，是在完全不同的历史文化及人文环境下形成的两个不同的医疗体系，其理论框架不同，对人体结构及其生理病理的认识，也存在着极大的差异。但是两者有其共同之处，存在着相互借鉴、启发、促进的巨大潜力。首先，中医、西医都是以防病治病、保护人类健康为目的，都是研究人体生命规律的科学。两者各有其特点和价值、优势及不足。中医不能代替西医，西医也代替不了中医。两者可以互补，互相促进，共同发展。本人在扩张型心肌病的治疗实践中对此深有体会。我认为中西医结合治疗扩心病，是较任何一种方法都更为有效、更为安全的方法。1996年6月～1999年3月，曾由国家"九五"攻关基金资助，由复旦大学医学院附属中山医院、南京医科大学附属第一医院等全国十一家大型综合性医院组成的专家，对扩张型心肌病进行了中西医结合治疗的临床研究，并将研究结果论文"中西医结合治疗扩张型心肌病的临床观

察"发表在《中国中西医结合杂志》上。据临床观察结果，中西医结合治疗组与单纯用西药治疗的对照组比较，治疗组的病死率明显低于对照组。最后结论为"由于扩心病的详尽发病机理尚未完全阐明，在目前无特效药物治疗的情况下，采用中西医结合治疗，可以考虑作为一种可取的药物治疗手段"。

这十一家国家大型综合性医院对中西医结合治疗扩心病的临床研究，虽取得了一定的成果，显示了中药在其治疗中的较好优势。但可惜历时太短，样本较少，且忽视了中医认识和治疗疾病的基本原则，即整体观念和辨证施治。中医对同一疾病，由于"证"的不同，治疗也会有异。辨证施治是中医对疾病的一种特殊的研究认识和处理方法。中医的"证"，是机体在疾病发展过程中某一阶段的病理概括，包括病性、病因、病位及邪正消长，是一个动态的过程。中医在辨证的基础上施治，因而十分重视患者个体的差异及病理变化的阶段性。中医的治疗，又多为复方。复方是由多味中药按中医的组方规律，包括药物的"七情"配伍、升降浮沉机理、"君臣佐使"组合，严谨制方，联合用药。所以复方不是简单的药物组合，其效果更不是各种药物效果简单相加之和。复方是一个复杂的体系，是产生疗效的物质基础。复方是在药物经过炮制、煎煮等加工后，进入人体，产生了十分复杂的化学成分，包括无机物、小分子有机物及生物大分子等，对机体起到有主次的、多靶点的整体协同治疗效果。如果仅从单味中药的化学成分去研究其治疗作用，中药西用，其结果必然有很大的局限性。

扩张型心肌病是一个建立在西医学诊断基础上的疾病名称，具有它特定的病因、病理及其变化规律，有较为统一的诊断标准及疗效评定方法。所以开展中医或中西医结合治疗本病的临床研究，应当注意以下几个方面的问题。

1. 扩张型心肌病既然是一个以西医命名的疾病，就应严格按照西医目前统一的标准做出诊断及疗效评定（见附后：1995 年武汉会议标准）。但其疗效评定应注意分析治疗后的综合效应。不但要观察其对于替代终点的作用，观察对主要器官的影响，有无医源性损害；要观察 5 年生存率，10 年或更长时间的生存率是否增加，要特别观察其对预后终点的效应；观察其生活质量的改善；还要分析成本效益比等药物经济学指标，才能做出全面的科学的评价。

2. 中医对扩张型心肌病的治疗方法，应当采取辨病分期与辨证施治相结合，不可偏废。辨病与分期，必须充分利用现代科技（包括西医的各种检查方法），准确诊断，合理分期。再按本病的不同阶段，分析其临床特点，审察病机，辨别证候，正确施治。对扩张型心肌病的分期，应以各种理化检查为依据，特别是在临床前期，患者尚未出现心脏的结构及功能的改变，或改变甚小，症状亦不明显，往往容易忽略，而致病情延误。及早发现，及早治疗，特别是中医在本病初期的治疗介入尤为重要，通过中医对患者整体状态的全面调整，协调阴阳平衡，可以防微杜渐，收到事半功倍的效果。

3. 对扩张型心肌病的治疗，在辨病及分期明确后，就要充分地运用中医药的优势，正确施治。中医的辨证施治，应以中医的基本理论为指导，在辨证的基础上施治，即使有一些专病专方的使用，也应与辨证相结合，在不同的阶段，根据其证候特点，适当使用，才能取得较好的效果。

4. 无论是中医、西医或中西医结合的治疗，都应把挽救患者的生命放在首位。特别是在危重症期，出现充血性心力衰竭或心律失常，更应充分发挥中医、西医各自所长，优势互补，全力挽救患者生命。任何一个有良知的医务工作者，都应当在患者性命攸关的时刻，摒除一切偏见，采取最佳治疗方案，争取时间，挽救生命。

5. 对其他原因所致特发性心肌病（如缺血性心肌病、代谢性心肌病、高血压心肌病、围生期心肌病）以及克山病等，可结合其特异性系统性疾病的心肌病变、临床表现，参考本文所述辨病分期及识证方法，辨证施治。这符合中医"异病同治""同病异治"的辨治原则。

我在治疗扩张型心肌病的长期临床实践中认识到，西医西药对危急症期的抢救，较为快捷有效，更能争取时间，稳定患者生命体征；而中医药在把握整体、分析证候的前提下，通过治疗调整阴阳平衡，改善器官组织的功能失衡，保护靶器官，更能产生有主次的、多靶点的协同治疗效应。如果在治疗中，能够做到中西医的恰当结合，疗效会更好。我于2001年曾参与抢救一例重危期扩心病患者。这位患者在左心室扩大，心功能极差（LV62mm，EF21%，FS13%，SV30%；心胸比0.68）的状况下，又因饮食不慎，发生急性胃肠炎，吐泻不止，迅即发生充血性心力衰竭。喘呼欲脱，端坐呼吸，不能平卧，心下痞，腹中雷鸣，干噫食臭，下利清谷，日数十行，四肢厥冷至肘膝。已转某三甲西医医院抢救。入院当天，医院即向家属发出了病危通知书。此时，西医治疗非常棘手。泻痢脱水，急当补液及纠正电解质紊乱，但患者Ⅳ级心功能，心衰已极，静脉补液受限，口服又呕吐不止。我见此状，与主治西医协商，采取中西医结合治疗。西医给氧及用正性肌力药等强心，我予中药四逆汤合生姜泻心汤加减，浓煎取汁，频频呷服。次日厥回利止，手足自温，心衰控制。患者渐能少进糜粥，续用前方加减调服，一周后出院，返回家乡巴中市。后由我用中药继续调治，逐渐康复，至今健在。这是一个中西医结合治疗的成功案例。在这个病例的抢救中，中医、西医都发挥了各自的优势，共同挽救了患者的生命。我认为在患者病情危急时，中医、西医都应怀着至诚大爱，摒弃偏见与狭识，不计名利为苍生，这是一个医务工作者应有的品质和必须遵从的医德。

附：扩张型心肌病的诊断参考标准（1995年武汉会议制订）

（1）不明原因的左心室或双心室扩大，心室收缩功能受损，伴或不伴有充血性心力衰竭和心律失常等临床表现，可发生栓塞等并发症。

（2）左室扩张标准，包括胸片心胸比 $> 0.5 \sim 0.55$，超声心动图检测左心室舒张末期内径 $< 2.7cm/m^2$（体表面积平方）[体表面积（m^2）= 身高（cm）$\times 0.0061+$ 体重（kg）$\times 0.0128-0.1529$]。

（3）心室收缩功能受损的标准为超声心动图（M和B型），检测左心室射血分数 $< 40\% \sim 45\%$，室壁运动弥漫性减弱。

（4）检测患者血清中抗心肌肽类抗体可作为特发性扩张型心肌病诊断的重要指标，包括心肌线粒体 ADP/ATP 载体抗体、抗肌球蛋白抗体、抗 β_1 受体抗体、抗 M_2 胆碱能受体抗体，其中一项或几项阳性。

具有以上四个条件即可做出诊断，若无条件检测抗心肌肽类抗体，须排除其他特异性心肌病，如缺血性心肌病，围生期心肌病，酒精性心肌病，克山病，以及代谢性或内分泌疾病所致心肌病等。

小儿抽动症的辨证施治

　　小儿抽动症，又名短暂抽动障碍，是儿童抽动障碍中的一种。主要表现为不自主地、快速地、无目的地单一或多组肌群的收缩。如眨眼、皱眉、努嘴、耸鼻、点头、吞咽、打呃、咯声等运动抽动或（和）发声抽动，并可共存注意力不集中、多动或其他障碍。上述症状可单独或交替发生。一天出现多次，至少持续两周。儿童抽动障碍，按病程和临床特征不同，可分三类：①短暂抽动障碍；②慢性运动或发声抽动障碍；③抽动秽语综合征，即 Tourette 综合征（简称 TS）。患病率为 0.1%～0.5%，男女发病之比（3～5）：1，多为 4～12 岁儿童。目前病因尚不清楚，可能是由于遗传因素、神经生化因素、环境因素在其发育过程中相互作用所致。

　　中医对此病的认识，最先在儿科"疳积"中有部分描述，一些症状亦与中医"瘛疭"相似。至明代傅仁宇在《审视瑶函》书中始以"目劄"命名，认为此病虽以不自主地眨眼为突出症状，但却是一种与肝、胆、脾、肾相关的脏腑功能失调的儿科疾病。因其频频眨眼、皱眉，故常常就诊于眼科。笔者在眼科门诊，收治此类病儿甚多。据本人较完整的资料统计，从 2001 年 7 月至 2004 年 10 月共收治抽动症患儿 65 例，均系门诊病例。其中男性 51 人，女性 14 人；年龄 3～6 岁 17 人，7～9 岁 39 人，10～12 岁 9 人；年龄最小 3 岁，最大 12 岁，以 7～9 岁最多，占 60%。

　　1. 临床表现

　　本病的临床表现多样，以不自主地面部肌肉抽动及喉中异常发声最为突出。面部肌肉抽动常见有挤眉、眨眼、努嘴、皱鼻，喉中常发出像咯痰一样的咯声。

2.诊断标准

按中国精神障碍分类系统 CCMD-2-R 诊断标准。

（1）通常多在儿童或少年期起病。

（2）有不自主、重复、快速、无目的单一或多部肌群抽动，或单一的发声。抽动可能随意志克制数分钟或数小时。

（3）抽动症状一天内可出现多次，天天如此，持续两周以上，但不超过一年。

（4）排除小舞蹈病、肝豆状核变性、癫痫样肌阵挛以及其他神经系统疾病引起的运动障碍。

3.病因病机

（1）脾虚肝旺，饮食积滞

小儿脾弱胃强，肝常有余。常因饮食不节或饮食偏嗜，伤及脾胃而独旺于肝，肝热脾虚。肝主筋，脾主胞睑，故胞睑抽动最为明显。

（2）心脾两虚，神气怯弱

小儿禀赋不足，神气怯弱或后天失养，化源不足，气血不充。胞睑为眼之肉轮，系"肌肉之精"，故失于约束而抽动。

（3）肾阴不足，肝失濡养

由于先天不足，肾阴不充；或缘于后天失调，损及阴液，肝失濡养，虚火上炎，致胞睑频频抽动。

4.辨证施治

（1）脾虚肝旺，饮食积滞（共 42 例，占 64.6%）

此类患儿最多。主要临床表现，除双眼频频眨动、皱眉、耸鼻、努嘴或喉中咯声外，尚见面黄纳差，饮食偏嗜，形瘦腹胀，烦躁不安等症状，舌红苔薄黄，脉弦细。

治法：健脾消积，清肝解痉。

方药：三甲散加减。甲珠、鸡内金、鳖甲、芦荟、砂仁、焦三仙、全蝎、蝉蜕。

典型病案（见本书 83 案例）。

（2）心脾两虚，神气怯弱（共 13 例，占 20%）

临床表现：瞬目、眼涩、努嘴、耸眉，面色萎黄，神怯善惊，食少纳差，大便溏薄，舌质淡，苔薄白，脉细微数或弦细。

治法：益气健脾，宁心安神。

方药：归脾汤合甘麦大枣汤加减。

典型病案（见本书 84 案例）。

（3）肾阴不足，肝失濡养（共 10 例，占 15.4%）

临床表现：面赤颧红，口燥咽干，躁动不安，频频眨眼、皱眉、努嘴、耸鼻，或盗汗烦热，大便秘结，舌红或绛，苔少，脉弦细数。

治法：滋肾养肝，息风解痉；热盛抽动不止者，先清热平肝，镇惊息风。

方药：大定风珠加减；热盛者，先服风引汤加减。

典型病案（见本书 85 案例）。

中医治疗重症肌无力的理论与实践

重症肌无力（myasthenia gravis，MG）是一种表现为神经肌肉传递障碍的获得性自身免疫性疾病。西医自 1672 年英国牛津 Thomas willis 医生对首例重症肌无力症状的描述，迄今已有 400 多年的历史，但真正认识其本质仅是近 30 年的事。直到 20 世纪 70 年代初，才发现本病的病变部位是在神经–肌肉接头处突触后膜上乙酰胆碱受体。重症肌无力始成为当今抗原、抗体最为明确，免疫学发病机制较为清楚的自身免疫性疾病之一。

本病以横纹肌异常疲劳为特点，可侵犯眼肌、四肢肌、咀嚼肌、吞咽肌，甚至呼吸肌等，并出现眼睑下垂、眼外肌麻痹、复视、斜视、咀嚼无力、吞咽困难、饮水反流、构音不清、四肢无力，甚则呼吸困难，危及生命等临床症状。

重症肌无力属于自身免疫性疾病，其发病机制是病变部位在神经–肌肉接头处突触后膜的乙酰胆碱受体，因其数量不足或功能障碍导致重症肌无力。多数患者有胸腺肥大或其他异常，65%～80% 有胸腺增生，10%～20% 伴发胸腺瘤，常与其他免疫性疾病如红斑狼疮、甲状腺功能亢进等伴发。

本病例临床分型，国际上多采用 1971 年 Qsserman 改良分类法，将重症无力分为以下几型，Ⅰ型：单纯眼肌型；ⅡA 型：轻度全身型；ⅡB 型：中度全身型；Ⅲ型：急性进展型（重度激急型）；Ⅳ型：迟发重症型；Ⅴ型：肌萎缩型。

诊断标准：参照《中药新药临床研究指导原则》中所规定的诊断标准。

（1）药物试验阳性（新斯的明试验或腾喜隆试验）。

（2）受累骨骼肌无力，极易疲劳，早轻暮重。

（3）肌疲劳试验阳性。

（4）肌电图重复电刺激阳性。

（5）单纤维肌电图，兴奋传导延长或阻滞，相邻电位时间差（Jitter）值延长。

以上除第一项为必备条件，其余各项均为参考条件。必备条件加任何1项参考条件即可确立诊断。

一、中医对重症肌无力的认识

中医没有重症肌无力的病名，但在《内经》及历代医家的著述中，类似本病症状体征的相关记载甚多。如隋·巢元方《诸病源候论》中"睢目候"云"其皮缓纵，垂覆于目，则不能开，世呼为睢目，亦名侵风"；宋·《圣济总录》称"眼睑垂缓"；唐·《眼海精微》称"胞垂"；清·《目经大成》称"睑废"，皆相似于重症肌无力之眼睑型。又如《素问·痿论》说"五脏使人痿，何也……肺热叶焦，则皮毛虚弱急薄，着则生痿躄……枢折挈，胫纵而不任地也"，"阳明虚则宗筋纵，带脉不引，故足痿不用也"。《素问·生气通天论》又说："湿热不攘，大筋软短，小筋弛长，软短为拘，弛长为痿。"《素问·脉解》说："所谓入中为瘖者，阳盛已衰，故为瘖也，内夺而厥，则为瘖俳，此肾虚也。"又如近代名医张锡纯在《医学衷中参西录》"治大气下陷方"下说："胸中大气下陷，气短不足以息；或努力呼吸，有似乎喘；或气息将停，危在顷刻……盖胸中之大气，即上焦阳气。此气一虚，呼吸即觉不利，而且肢体酸懒，精神昏愦，脑力心思，为之顿减。若其气虚而且陷，或下陷过甚者，其人即呼吸停顿，昏然罔觉。"此述与重症肌无力危急症相似，为呼吸麻痹所致。上述诸书，述及四肢痿弱无力，颈软头倾，吞咽困难，语言无力，构音不清，相似于重症肌无力之全身型、延髓型。

根据重症肌无力的主要症状、体征，可属于中医"痿证""睑废""喑痱""大气陷下""虚损"等病范畴。

二、病因病机

本病的病因为禀赋薄弱，先天不足，或脾胃虚弱，后天失养，或气机郁滞，肝失条达，或肾精亏耗，筋脉失荣。病在肝脾与肾。因肝主筋，为"罢极之本"，人之筋疲痿软，多与之相关；脾主肌肉，为"仓廪之本，其充在肌"，外应"肉轮"（胞睑），故肌肉痿软，胞睑弛缓，多与之相系；肾藏精，为先天之本，"作强之官"，内含元阴元阳，主骨生髓，润养宗筋，故筋骨痿弱，不能自持，足不胜身，疲惫虚乏，常与之相应。此三脏，涉先天、后天精气之生成与滋养，气机之升降。故先天不足，后天失养，肝失条达，而致筋疲肌痿，是本病的基本病因病机。

三、辨证施治

重症肌无力的发生，主要为脾胃虚弱，肝失濡养，致使肌软筋疲、缓纵不收，而先天不足，肾虚精乏，更令肝脾失养，不得温煦，肌无以荣，故其治疗原则，应在辨别证候的基础上，遵《内经》"虚则补之""损者益之"之旨，对肝、脾、肾三脏进行有主有次的综合治疗。

1. 从脾论治，兼及肝肾

脾主肌肉四肢，开窍于口，外应肉轮胞睑。脾胃为后天之本，气血生化之源，主运化，能升阳举陷。故重症肌无力因脾虚胃弱者最多，特别是以眼睑下垂，眼外肌麻痹为首发症状占本病患者的2/3以上，多为脾虚气弱，升举无力。主要症状为上睑下垂或有复视，四肢乏力，晨轻暮重，面色萎黄或㿠白无华，气短懒言，腹满纳差，大便溏薄，舌质淡，苔薄白，脉沉弱或濡缓。

治法：补中益气，升阳举陷，养肝益肾。

方药：补中益气汤加减。黄芪，人参，白术，当归，陈皮，蔓荆子，葛根，升麻，柴胡，山药，紫河车，豨莶草，狗脊，木瓜，全蝎，炙甘草。

典型病案（见本书 92 案例）。

2. 从肝论治，兼及脾肾

肝主疏泄，性升喜动，为罢极之本，其充在筋，以生血气。肝体阴用阳，若肝血不足，失于滋养，气血津液无以疏泄。症见筋疲肌软，弛缓失用，两眼干涩，胞睑下垂，面色无华，眩晕耳鸣，腰膝酸软。舌淡或干，脉弦细或细涩。

治法：调营养肝，健脾益肾，可以用补肝汤、调营敛肝饮加减治之。

方药：补肝汤加减。当归，白芍，川芎，熟地黄，酸枣仁，木瓜，黄芪，制何首乌，人参，紫河车，炙甘草，山药，全蝎，枸杞，天麻。

若肝阴不足，风气内动，调营敛肝饮加减。当归，白芍，川芎，阿胶，五味子，枸杞，酸枣仁，茯神，天麻，钩藤，制何首乌，全蝎。

典型病案（见本书 93 案例）。

3. 从肾论治，兼及肝脾

肾为先天之本，阴阳之根，水火之宅。肾藏精，主骨、生髓，肾气平匀，筋骨劲强。若肾精不足，则气不能生，血不能营，皮肉、筋骨痿软不用。症见上睑下垂，项软头倾，四肢乏力，腰膝酸软，遗泄健忘。若肾阳虚衰，兼见形寒肢冷，眩晕震颤，纳差便溏，阳痿，小便清长，舌质淡紫，苔薄白，脉沉细而弱；若肾阴不足，兼见眩晕耳鸣，五心烦热，舌红少津，脉弦细数。

治法：补肾填精，疏肝益脾。

方药：大补元煎加减。人参，山药，熟地黄，当归，枸杞，杜仲，山萸肉，黄芪，紫河车，炙甘草，全蝎。

若肾阳虚衰，加附子，肉桂，杭巴戟，狗脊；肾阴不足，加龟板，女贞子，旱莲草，菟丝子。

典型病案（见本书 94 案例）。

中医治疗玻璃体混浊的临床研究

玻璃体混浊是多种眼病比较常见的病理改变，常造成不同程度的视力障碍，甚则失明。西医对此病的治疗效果一般较差。为此，我们运用中医的基本理论，从整体观念出发，结合局部症状和体征，辨证施治，疗效比较满意。本人曾于 1984 年撰写了《中医治疗玻璃体混浊 51 例临床观察》一文（见《湖北中医杂志》1985 年第 3 期）。为了进一步探讨中医对本病的治疗规律，我们在此基础上，重新修订设计，扩大临床观察。现将我院（四川省巴中市中医院）1985 年 2 月～ 1994 年 12 月资料较为完整的玻璃体混浊 134 例共 188 只眼的治疗结果，报告如下。

一、资料和方法

1. 临床资料

全部观察病例为我院门诊及住院患者，共 134 例，188 只眼。男 81 例，女 53 例，单眼发病 80 例，双眼 54 例；病程最长 8 年，最短 3 天，平均 45 天；年龄最大 72 岁，最小 12 岁，其中 20 岁以内 12 例，21 ～ 30 岁 26 例，31 ～ 40 岁 40 例，41 ～ 50 岁 43 例，51 岁以上 13 例。中医治疗组 102 例 148 只眼，随机设西药治疗对照组 32 例，40 只眼。病因：葡萄膜炎 82 只眼，视网膜脉络膜炎 18 只眼，视网膜静脉周围炎 23 只眼，糖尿病性视网膜病变 8 只眼，视网膜中央静脉阻塞 17 只眼，高度近视 12 只眼，高血压眼底病变 12 只眼，眼球挫伤 8 只眼，病因不明 8 只眼。

2.治疗方法

（1）中医治疗

辨病诊断后，根据眼征和全身证候，辨证施治，分为五型。

①热郁肝肺，络滞湿遏：22 例，32 只眼。此型大都具有眼前段炎症表现，如眼痛、流泪、畏光、脸浮肿、睫状充血、房水闪光等，常伴头痛、头晕、口苦、咽干或鼻流脓涕、口渴、溺短赤，舌红苔薄黄，脉弦数等症。治以疏风清热，解毒泻火。用庞氏双解汤加减（庞赞襄《中医眼科临床实践》）。金银花、蒲公英各 15g，天花粉、黄芩、枳壳、龙胆草、荆芥、防风各 10g。风热重，眼痒，睑浮肿加羌活 10g；夜间睛珠胀痛加夏枯草 15g。

②湿热蕴阻，痰浊凝聚：45 例，66 只眼。检查除有玻璃体混浊外，主要临床表现是自觉眼前黑影飘动，视力障碍。眼部无充血或充血已基本消退。头重身困，眩晕，口苦，或口舌生疮，溺黄或热涩刺痛，苔黄腻，脉滑。治以清热利湿，化痰散结。方用《银海精微》猪苓散加减。猪苓 10g，木通 10g，大黄（酒炒）6g，栀子 10g，狗脊 10g，滑石 10g，萹蓄 10g，苍术 10g，车前子 10g（包煎）。肝热甚者，加龙胆草 6g，夏枯草 12g；血热夹瘀者，加生地黄 10g，牡丹皮 10g，赤芍 12g。

③脾虚肝郁，气滞湿阻：10 例，14 只眼。临床表现除玻璃体混浊、视力障碍外，常有情志不舒，胸胁苦满，呕恶善噫，纳差便溏，舌苔白腻或薄黄，脉弦。治宜疏肝解郁，健脾除湿。方用丹栀逍遥散加减。柴胡 15g，当归、白芍、白术、茯苓、牡丹皮、栀子各 10g，甘草 6g，薄荷 6g，生姜 6g。气虚血滞者，加黄芪 15g，丹参 15g；痰浊凝聚，视网膜有渗出者，加苍术、浙贝母、鸡内金各 10g，穿山甲珠 5g（研服）；眼内出血，瘀久不散者，酌加三棱、莪术、鳖甲、三七。

④肝肾亏虚，目失濡养：16 例，23 只眼。多为玻璃体退行性改变或陈旧葡萄膜炎患者。症见黑花茫茫，荧星满目，头晕耳鸣，腰膝酸软，舌红少津，脉细弱无力。治宜滋养肝肾，填精濡膏。方用《眼科六经法要》驻景丸加减。菟丝子 24g，楮实子 24g，茺蔚子 20g，枸杞 10g，车前仁 10g，寒水石 12g，五味子 10g，三七 5g（研服），紫河车粉 10g（冲服），木瓜 10g。眼底有渗出

物者，去紫河车粉、寒水石，选加山楂、鸡内金、郁金、丹参、赤芍、牡丹皮；玻璃体液化者，可加行气化瘀之品，如郁金、丹参、红花、牛膝等。此型患者均同时兼服我院自制的内障复明丸。

⑤络脉损伤，瘀血内阻：9 例，3 只眼。此类玻璃体混浊大多有高血压病、糖尿病或眼外伤史，多为出血性混浊。其中两例伴有高血压眼底改变。治疗先宜止血宁络，待出血停止，再予活血化瘀，行气散结，或滋阴补肾，养血宁络。方用《原机启微》除风益损汤加减。当归、白芍、川芎各 10g，生地黄 15g，藁本、前胡、防风各 6g。瘀滞甚者，加桃仁、红花、三七；瘀血日久机化物形成，加昆布、海藻、穿山甲珠、鳖甲、牡蛎。若肝肾亏虚，眼内蝇翅黑花久不散者，可用《审视瑶函》羚羊羌活汤加减。蜜制黄芪 10g，羌活 10g，羚羊角 5g（锉末服），黄芩 10g，山萸肉 10g，车前子 10g，人参 10g，生地黄 20g，青葙子 10g，决明子（微炒）10g，枸杞 20g，泽泻 10g，茺蔚子 10g，楮实子 10g。

（2）西药治疗对照组

除针对原发病治疗外，常给予 B 族维生素、维生素 C；口服 10% 碘化钾溶液，每次 10mL，每日 3 次；或选用普罗碘胺 0.4g 肌注，每日 1 次，10 次为 1 个疗程。α- 糜蛋白酶，每次 0.5mg，结膜下注射，每周 2 次，6 次为 1 个疗程。

二、结果

1. 疗效标准

治愈：眼前后段炎症及病灶完全消退，裂隙灯检查玻璃体无混浊，视力恢复至正常或发病前水平，随访一年以上未见病情复发者。显效：炎症及病灶基本消退，视力提高 5 行以上，裂隙灯检查玻璃体仍有轻度混浊者。好转：炎症及玻璃体混浊均较治疗前减轻，视力提高 1 ～ 4 行者。无效：治疗 6 个月，玻璃体混浊未减轻，患者自觉症状未改善，视力无进步者。

2. 疗程

中医治疗组 102 例，148 只眼，接受治疗时间最短 8 天，最长 165 天，平均32天；西药治疗组32例，40只眼，接受治疗时间最短21天，最长172天，平均46天。

3. 疗效分析

（1）中医治疗与西药治疗疗效比较见表1-1。

表1-1　中医治疗与西药治疗疗效比较

	眼数	治愈	显效	好转	无效	有效率
治疗组	148	63	45	34	6	95.9%
对照组	40	12	9	11	8	80%

由表1-1可见，中医治疗有效率为95.9%，对照组为80%，两组疗效有显著性差异，x^2检验$P<0.01$。

表1-2　中医辨证各型疗效比较

	例数	治愈	显效	好转	无效	有效率
热郁肝肺型	22	13	6	2	1	95.4%
湿热蕴阻型	45	18	19	7	1	97.8%
脾虚肝郁型	10	4	4	1	1	90%
肝肾亏虚型	16	4	6	3	3	81.3%
瘀血内阻型	9	3	3	1	2	77.85%
合计	102	42	38	14	8	92.2%

由表1-2可见，各证型的总有效率为92.2%，其中热郁肝肺型与湿热蕴阻型相近似，疗效最好；湿热蕴阻型的有效率与肝肾亏虚型比较，统计学处理有显著性差异，$P<0.05$；湿热蕴阻型与瘀血内阻型比较亦有显著性差异，$P<0.05$。

（2）典型病案（见本书96案例）。

三、讨论

1. 玻璃体混浊是指玻璃体的透明度发生混浊性改变，分生理性和病理性两类。其病理性者，除少数系体外性异物外，大多为其邻近组织的炎症、出血或玻璃体退行性改变的结果。患者自觉眼前似有形态各异之黑影移动及不同程度的视力障碍，中医据其自觉症状称之为"云雾移睛""蝇翅黑花"等。多属胆、肾、肝之病变，而以胆为重心。玻璃体古称"神膏"，《审视瑶函》云："此膏由胆中渗润精汁，升发于上，积而成者，方能涵养瞳神。"此种精汁"乃先后二天元气所化，先起于肾，后施于胆，而后及乎瞳神也"。《灵枢·天年》曰："五十岁，肝气始衰，肝叶始薄，胆汁始减，目始不明。"肝胆精微，营运脉中，升发于上，滋养神水，溉濡神膏。若热郁肝肺，络滞湿遏，或风火相搏，热伤络脉，或脾虚肝郁，运化失输，均可导致气机逆乱，疏泄失常，清浊相干，胆中精汁无以升运，目失濡养，眼内津液的滋生、运化、排泄发生障碍，致使水湿留滞，痰浊凝聚，气血瘀阻而发生本病。若肝肾亏虚，精气耗涩，玄府不和，神膏失养，亦可罹患。《审视瑶函》谓本病"乃玄府有伤，其源皆属胆肾"，即此理也。

2. 中医治疗本病虽分五个证型施治，但各型之间，每多兼夹，相互转化。临床所见，变异甚多。此病初期多实，为火郁、络滞、湿阻，治宜清热利水，解郁行滞。后期多虚中夹实，为肝肾不足或脾运不健，痰血瘀阻，治宜滋养肝肾，健脾化痰，消瘀散结。盖玻璃体混浊乃神膏之变，虽系胆肾目病，实与多脏相关。既已"混浊"，则主要症结自在膏内之病理产物上。其凝聚于内者，为水、为痰、为血，此种病理产物，即为邪之所据。《金匮要略》云："夫诸病在脏，欲攻之，当随其所得而攻之。"清·尤在泾云："无形之邪，入结于脏，必有所据，水、血、痰、食，皆邪薮也。"今宣泄其水，化痰消瘀，即令邪无所据，则脏腑安和，精气升运，玄府开通，神膏滋泽矣。

3. 本病属湿热蕴阻者最多，占44.1%。此类患者，用猪苓散加减治疗，效果甚好。原方为《审视瑶函》云雾移睛所用之方。由八正散去瞿麦、甘草，加猪苓、苍术、狗脊而成。有清热、利湿、泻浊之功，能导肝肾邪热以下行，助胆中精汁之升运，养清净之廓，滋润膏脂。对西医学认为眼内炎症所致浆液性渗出物浸入玻璃体而呈雾状混浊者，随症加减，收效最速。《银海精微》谓"此方能顺其肝肾之邪热"，为治"云雾移睛"第一方。其功效可能与加速房水新陈代谢及减轻眼球血管膜炎症这两种作用有关。

4.肝肾亏虚型或其他各型的后期，兼见肝肾不足者，我们用本院自制的内障复明丸治疗，效果甚佳。该方系张永清从事中医眼科30余年之经验方。主要由菟仁、肉苁蓉、紫河车、三七、枸杞、穿山甲珠、菟丝子、女贞子、石菖蒲、淫羊藿等药组成。功能滋养肝肾，开通玄府，益精明目。该方不寒不热，不燥不腻，对诸多内眼疾病因肝肾亏虚者，如中心性视网膜病变、视神经萎缩、玻璃体混浊等，均有较好疗效。

5.对照组原设63例，但前来我处就诊的患者，大多要求中医治疗，且多已在其他医院用西药治疗无效。我们再用西药时，这些患者往往不愿接受，甚至有的自动终止治疗。最后，只能以实际治疗的32例40只眼作为对照组统计。

6.中医治疗组除部分患者用阿托品及可的松滴眼外，均未使用其他西药。无效6例中，2例为视网膜静脉周围炎，玻璃体反复出血，发生增殖性视网膜炎而失明；2例为视网膜脱离，中药治疗无效改行手术；另2例系高度近视致玻璃体退变，治疗3个月无好转。

附:《湖北中医杂志》1985年3期载张玉龙《中医治疗玻璃体混浊51例临床观察》案例

1.热郁肝肺，络滞湿遏：典型病案（见本书98案例）。

2.湿热蕴阻，痰浊凝聚：典型病案（见本书97案例）。

3.脾虚肝郁，气滞湿阻：典型病案（见本书99案例）。

4.肝肾亏虚，目失濡养：典型病案（见本书100案例）。

百日咳从胆论治的临床观察

百日咳又名"顿咳""疫咳",以咳嗽呈痉挛性发作、病程可延至百日而得名,是儿科常见的呼吸道传染病。因其不同于一般外感咳嗽,临证常感棘手。我自 1972 年以来,对百日咳从胆论治,自拟清胆宁嗽汤分期辨证施治,疗效满意。现分析如下。

一、临床资料

一般资料:男 47 例,女 38 例;年龄在周岁以内者 14 例,1～3 岁者 36 例,4～6 岁者 27 例,7 岁以上者 8 例;病程最短者 4 天,最长者 79 天,平均 17 天。

方药组成:青黛(包煎)、黄芩、法半夏、百部、地龙、茯苓各 6g,蛤粉 12g,僵蚕、竹茹各 10g,陈皮、枳壳、甘草各 3g。水煎,分 3 次服。每日 1 剂。连续服药 5 日为 1 个疗程。

二、分期辨证施治

1. 初期

常见发热恶寒,咳嗽流涕,形似感冒,但咳嗽不为热退表解而衰,日轻夜重,渐至挛急,是其异也。此为疫邪自口鼻而入,客于肺系,致令肺中津液搏结,宣肃失司,胆火升腾,扰肺干胃,咳嗽挛急而呕。治宜疏表达邪,清胆肃肺。原方加麻黄、前胡、杏仁;热重者加生石膏。

2. 中期

疫邪蕴伏，胆火灼伤肺津，炼液为痰，阻塞息道。症见咳嗽频作，气急而喘，间有鼻衄，咳后有鸡鸣声，必干呕出稠痰或食物后始安。此时用原方效果最好。鼻衄者加茅根；气喘加苏子；咳嗽挛急甚者加蚱蜢 5 个（焙干研服）。

3. 后期

咳嗽不减，多为迁延失治或误治，致令气阴亏耗，脾肺两虚。症见神疲气短，纳差便溏，或颧红咽干。原方去黄芩、僵蚕，加人参、麦冬、百合、五味子；自汗者加黄芪。

三、疗效观察

治愈：阵发性痉咳消失，无并发症或并发症基本治愈者。好转：阵发性痉咳明显减轻，每日痉咳 3 次以下，咳后无呕吐，并发症未完全治愈者。无效：连续治疗 2 个疗程，痉咳无减少，症状无改善或病情加重者。

四、治疗结果

本组 85 例中，治愈 68 例，占 80%；好转 15 例，占 17.6%；无效 2 例，占 2.4%；总有效率为 97.6%。治疗时间最长 14 天，最短 3 天，平均 7.4 天。

1. 病程与疗效的关系（表 1-3）

表 1-3　病程与疗效的关系

疗效	1 周内		1～2 周		3 周		4 周		5 周		6 周		6 周以上	
	例数	%	例数	%	例数	%	例数	%	例数	%	例数	%	例数	%
治愈 好转 无效	8	100	12 2	85.7 14.3	35 5	87.5 12.5	6 3 1	60.0 30.0 10.0	4 2	66.7 33.3	t 1 1	33.4 33.3 33.3	2 2	50.0 50.0
合计	8	100	14	100	40	100	10	100	6	100	1	100	4	100

从表 1-3 可以看出，发病在 3 周以内者治愈率较高，有效率达 100%，以后随着病程的增加，治愈率亦渐下降。

2. 疗程与疗效的关系（表1-4）

表1-4 疗程与疗效的关系

疗效	5天以内		6～10天		11～15天	
	例数	%	例数	%	例数	%
治愈	8	66.7	50	83.3	10	76.9
好转	4	33.3	9	15.0	2	15.4
无效			1	1.7	1	7.7
合计	12	100	60	100	13	100

本组治愈的68例，均于第1个疗程内即有明显好转，第2个疗程中大都获愈（治愈率为83.3%），服药2个疗程无效者，即应停用本方，多系有并发症发生或加重；好转未愈的15例中，3例为百日咳并发肺炎，另外12例为其他原因中断治疗，服药未达2个疗程；无效2例，1例为百日咳并发重症肺炎，改用西药为主治疗；1例为患儿原有结核病，治疗中又继发结核性脑膜炎。

附　典型病案（见本书82案例）。

五、体会

1.百日咳是以阵发性痉挛性咳嗽和伴有鸡鸣样回声为临床特征的儿科病症。这也是有别于其他咳嗽的显著不同之处。此病为外感时疫，胆热迫肺，痰浊蕴阻所致。疫毒稽留肺络，气液凝聚，胆火升扰，迫肺干胃，遂令息道挛急而咳呕。清·吴鞠通谓此为小儿呛咳，系"木叩金鸣"，深中肯綮。《内经》云："五脏六腑皆令人咳，非独肺也。"本病由肺及胆，痰火内郁，是其要谛。民间常用鸡苦胆一味取效，即以之入肝胆，清热解毒，不治肺而咳自愈。笔者所拟清胆宁嗽汤，系由蒿芩清胆汤化裁而来，原方治少阳热重兼有痰湿之证，加百部苦温润肺止咳，地龙、蛤粉、僵蚕平肝解痉。诸药合用，共奏清胆宁嗽，解痉止咳之功。用以治百日咳，切中病机，故疗效显著。

2.本组85例均系门诊治疗观察，治疗中停用一切西药。用本方分期辨证施治，一般2～5天均见好转，尤其对百日咳痉咳期效果较好。体弱或有并发症者稍差。痉咳甚者，我们常加蚱蜢一味，每获奇效。蚱蜢别名蚂蚱，为蚱蜢科动物稻蝗的全虫，据《本草纲目》载，该药辛平，性窜而不守，善治小儿惊风，百日咳，破伤风。《王氏效方》治鹭鸶瘟（即百日咳），即以之煎汤甚验。蚱蜢在稻田极易捕捉，且无毒副作用，我亦常单用获效。

张永清眼科六经辨证要略

　　按：我的祖父张永清系四川省巴中市已故著名中医眼科专家，毕生致力于眼科六经辨证的研究，积四十余年之心得，疗效显著，声誉甚高。1963年祖父去世后，我于1964年开始整理其临床资料及眼科学术思想，写成《试论中医眼科六经辨证》一文，概述了张永清老中医六经辨证的内涵及方法，并附医案百余例。可惜"文革"中，这些资料多已亡佚，仅存文稿一份，由于诸多原因，一直尚未面世。1996年才在"四川省《伤寒论》学术研讨会"上交流，后被王小平、翟慕东等学者收入《巴蜀中医特色医学史话》一书。此篇拙文，原为旧体，因系"文革"前之原稿，故未做大的改动。

　　《内》《难》而后，迄至隋唐，始有专科。眼科自"龙树论"出，五轮八廓之说渐至盛行，昔者有七十二症、一百零八症之分。察微辨疑，条分缕析，言之凿凿。然分之愈繁，行之愈盲。病变万端，岂可刻舟求剑，胶柱而鼓瑟。观今人业是科者，辄以轮廓之说为囿，无论脏腑病之有无，但行克伐，虚者虚，实者实，目病未已，新病复起，岂上工之事哉。眼不医不瞎之讥，盖源于此。

　　余先大父业中医眼科四十余载，独具匠心。遵仲景法度，执六经辨证。曾受明师指教，得是科秘本，用之临床多有效验。其始，每不解其惑，疑其与诸家之说相悖。寝馈有年，茅塞方启，寻根究底，始得其意。先大父尝与余曰："吾用方虽奇，仍不逾先哲之矩，立意虽奥，亦不悖前贤之旨。"惟历代著述眼科诸家，只察眼之病形，不审脏腑虚实，虽执八纲，辄以火热之说为偏耳。一百零八症，不相干系，固执五轮八廓，印定后人眼目。见风轮星翳，即断肝病；气轮红赤，必究肺疾。但守恒说以定方，恣用苦寒，肆投凉润，冰伏其邪，脾胃之气伤矣！轻者重，重者盲。岂知十二经脉，一气贯通，一百零八症，皆进退相及尔，若以六经辨证，执简驭繁，则一百零八症悉在其中，井井有条，是不离古人之矩，亦不泥乎古人之矩也。

兹就眼科六经辨证，择其要论述之。

1. 仲景约法赅百病于六经之中，只在六经上求根本，不在诸病名目上寻枝叶，开万世之先河。眼科亦遵此旨，悉以六经辨之。症虽繁多，总不离乎六经之外，与五轮之说并存，犹之伤寒、杂病合参并论，使活法中寓有定法，定法之中，亦有活法之变通。是知眼病之六经辨证，亦非专在经络上立说，其中虽有传变可循，然各经分司提纲，自有寒热虚实之异。故外感伏邪、内伤痰食、营卫气血，悉在其中。

2. 人之两目，聚五脏六腑精气而为视。其形似轮，因以名之。五轮分属五脏，是以轮标脏本。验轮以候脏腑生气，其说始于《灵枢·大惑论》，曰："精之窠为眼，骨之精为瞳子，筋之精为黑眼，血之精为络，其窠气之精为白眼，肌肉之精为约束，裹撷筋骨血气之精，而与脉并为系，上属于脑，后出于项中。"五轮辨证，由此而生。惟八廓之说，各家言词纷纭，乖误甚多，不可为训，临证验之亦毫无裨益。彼以八卦合六腑及命门三焦，定位于眼之东、西、南、北及四隅也。验轮上赤脉丝络走向，以辨经脉，出自《灵枢·论疾诊尺》，曰："诊目痛，赤脉从上下者，太阳病，从下上者，阳阴病，从外走内者，少阳病。"由此观之，眼科六经辨证，《内经》已具雏形。若胶柱于八卦，反废活泼圆机。是以余先大父业是科，笃守六经之法，五轮之说，唯独摒弃八廓，而其所辨赤脉走向，尽赅之于六经矣！

3. 眼科六经约言：六经者，太阳、阳明、少阳、太阴、少阴、厥阴是也，虽权用《素问》之名，实未拘于《素问》之义也。病在三阳，悉是外障，虽有寒热之途，虚实之异，营卫之殊，总不离乎三阳主外之旨。邪入三阴，则内障成矣。虽有膏、脂、水、血之辨，究不逾三阴主内之法。病在三阳，多自外扰，或六淫所犯，或痰热上攻，或新感引动伏邪，或疫疠直走中道，皆可犯及五轮；或为赤脉贯睛，星翳集聚，或凝脂翳，或混睛障，或赤膜、胬肉，所犯不一，变症多端，总属外障之患，细审形症，更别经络，谨守病机，各司其属。汗、吐、下、和，随其所宜，以平为期。三阴为病，有自表传来，有里气自伤，或为精亏，或为热壅，或血虚，或络阻，损及轮内神膏、神脂、神水、神光。为瞳神变形，为莹星满目，为视瞻昏渺，为蝇蛇飞伏。或幻视，或青盲，或反背瞳人。虽自觉目荒荒如无所见，外则常无形症可察，若按三阴提纲，辨证分经，审因论治，庶无刀圭妄投之弊。尽中虽未敢必，去的亦不远矣。

三阳为病，首犯气轮。外感多从太阳始，痰热每从阳明生，以太阳主开属表，阳明主阖属里，少阳主枢，为半表半里也。其变见于轮，赤脉从上走下者太阳病，从下走上者阳明病，从外走内者少阳病。太阳为目之上纲，阳明为目之下纲，小眥赤脉属少阳虚火，大眥赤脉属少阳实火。

邪在三阳久羁，倘见精血气津亏耗，必传三阴。苟里气充盈，终在三阳。气分之邪不解，必入于营。入于营者，脉络受病，必见风轮之患。以风轮属肝主血之故尔，为星翳、为逆顺障、凝脂翳诸症，所犯不一，为祸匪浅。治疗之法，在太阳宜从表散，更有辛温、辛凉之别；在阳明可清可下；在少阳汗下皆禁，惟以和解为法，然亦有半表与半里之殊，故用药更当权变。入于营者，宜通络疏翳，尤须急解气分之邪，以撤其燔。孰急孰缓，临证细辨。或先解外，或先解内，或兼内外治之，唯神而明之，存乎其人。

三阴为病，病从内生。因精血气液之亏损，或肝胆经络之郁结，始有神水、神膏、神脂、神光之变。临证所见，常为三阳邪气久羁，耗精竭液，伤气损血，始入于阴。苟无内虚，则膏脂水血，绝无毫厘之变。分而论之，太阴、少阴、厥阴又各立一局，各有所合，各有所司，皆有定法。或清而补之，或温而和之，疏气血之壅滞，解肝胆之怫郁，中结者使之旁达，上逆者使之下行，平相火之妄，生少火之微，辨证察经，审因求治，取效益当捷也。

六经辨证，虽源于《内经》，成于《伤寒》，而用之于眼科者，实未多见。先大父精读《伤寒论》，研习眼科四十余载，遵六经法度，执简驭繁，于眼科治疗有莫大裨益。诚如陆渊雷氏所论："病变万端，欲详辨析，虽上智亦所难周，今约其大纲而分为六经，则中人之材亦所优为，岂非治疗上之绝大便利乎。"

六经大意，悉见于此。各经提纲及其证候，此篇不赘，然乎？谬乎？见仁见智，爰书其说以告，待明者赐教。

中医保健，别具特色风采

　　人类的生存，社会的发展，总是伴随着对健康和长寿的追求。这是人类走向文明与进步的标志。如何来实现健康与长寿呢？人人都在关心，各国都在研究。在21世纪初，北京安贞医院洪昭光教授"让健康伴随您"的保健讲座，震撼了京城，风靡了全国。到处是他讲稿的传抄本，一时洛阳纸贵。后来，由《北京晚报》记者关春芳等人把洪昭光、胡大一、向红丁等教授的健康讲座汇集成册，书名《登上健康快车》，其发行销售量居全国同类书籍之冠。可见大家对科学保健知识的需求与渴望。

　　21世纪以后，我们治疗患者的疾病谱出现了一些变化：一是心脑血管疾病仍呈上升趋势；二是神经精神障碍和心身疾病（即因心理社会因素为主要原因引起的躯体疾病）日益增多。心脑血管疾病仍以高血压、冠心病、脑卒中突出。特别是农村人群发病急剧增多，而城市居民渐趋平稳。心身疾病及各类神经精神障碍如抑郁症、焦虑症较多，不少患者在各种器质性疾病中常伴有不同程度的神经精神障碍。

　　究其变化的原因，多与下列因素有关。

　　一是不良生活方式的影响，在缺乏卫生健康知识的农村尤为突出。20世纪八九十年代，城市人口已获温饱，激烈的市场竞争，无节制的酒筵歌舞等不良生活方式的影响及体力活动的减少，使城市人群中心脑血管疾病及各种代谢性疾病（如高脂血症、糖尿病、痛风病等）急剧增加，随着城市居民保健科普知识的增强，上述生活方式逐步改变，故其心脑血管及代谢性疾病渐趋平稳态势。而近十年来，由于农村经济的发展，大多数农民已获温饱。那种认为条件好了，就多吃些酒肉，把"油盐放重些"的高盐高脂饮食习惯，使千家万户农民，重蹈 20 世纪末中国城市居民的健康误区。在我每天接诊的患者中大约有 20% 的患者都有不同程度的心脑血管疾病或代谢综合征（高脂血症、高血糖、高尿酸症）。2006 年我国首部反映国人心血管病流行及防治研究现状的权威报告《中国心血管病报告 2005》正式发布，说它权威是因为由国家组织全国 50 余名心血管权威专家编写（包括胡盛昌、高润露、刘力生等人），入选证据级别达 I 级和 II 级水平，即大样本前瞻性或横断面流行病等调查，大样本随机对照临床研究，大样本疾病注册登记，大样本社区防治典型病例等。报告显示：我国每年死于心血管疾病的人数达 300 万，占总死亡人数约 45%，每年主要用于心血管病的医药费用急剧增加，超过 GDP 和卫生事业的增长速度。

二是社会生产迅速发展，激烈竞争的市场经济，快速的工作生活节奏，必然给人们的精神情绪带来震荡和影响，造成生理功能的紊乱和某些躯体疾病，神经精神障碍和心身疾病呈上升趋势。

中医是一种以"心理、生理、社会、环境"相联系的形神医学模式（即天地人三才整体医学模式），也是一种生态医学模式。它强调天人合一，人体与自然的和谐共生，人与社会的和谐统一，人体各器官系统的协调统一，特别是强调"形与神俱""精神内伤，身必败亡"，即重视形体器官与精神的和谐统一。在生活方式上，主张动静相宜，弛张有度，食饮有节，不过食肥甘炙煿厚味，以杜湿热滋蕴，痰湿阻络，变生诸症。

看来，对广大群众进行卫生保健知识的科普宣传，特别是中医防病保健养生的讲解已刻不容缓，这是 21 世纪我国中医同仁的历史使命，理当责无旁贷！

中医的保健，从古至今都是中医的重要组成部分，别具特色，异彩纷呈。其主要内容为正确的中医理论导向，独特的摄生方法，规戒的行为误区。

20 世纪中叶，世界卫生组织（WHO）在宪章中对健康做了一个科学的定义："健康不仅是没有疾病或不虚弱，而是身体的、心理的健康和对社会适应的完好状态。"1988 年，WHO 在庆祝成立 40 周年时宣称，40 年来，WHO 干了三件大事，对人类健康产生了巨大影响。其中之一，就是对健康下了一个科学的定义。真正的健康人应包括身体健康、心理健康、社会适应三个方面。判断其心理和社会功能主要有三条：一是心理与环境的统一性；二是心理与行为的统一性；三是人格的稳定性。

中医在2000多年前的医学巨著《黄帝内经》中就提出了健康的标准，中医把健康人叫"平人"，即所谓"阴阳匀平，命曰平人，平人者不病也"。一个健康的人应该是"形与神俱"，内外和谐，天人相应，即：躯体无异常，内部功能和谐，对外界环境（包括自然环境、社会环境）适应。中医对健康本质的描述就是和谐。

这与WHO对健康的含义是异曲同工，不谋而合的，但是这个道理却是我们的祖先在2000多年前就提出来了，比西医的认识早了2000多年。

关于长寿的问题：古人叫天年（即天赋之年），为120岁。这是我国古代对人的寿命提出的一个具有重要意义的命题，认为这是人的自然寿命。《养生论》说"长寿百二十，古今所同"。60岁称花甲，为下寿，中寿80。现在中国人的平均期望寿命是77岁。国外测算人的自然寿命有一个系数叫"寿命系数"，是由法国生物学家布丰提出的，认为动物和人的寿命是其生长期的5～7倍，若以动物骨骼停止生长的时间作为生长期的终止，人类生长期为20～25岁之间。因此人类的寿限应达到100～175岁，平均是120岁。这与各国记载的长寿老人的实际是相吻合的。如：中国的孙思邈102岁，马寅初100岁，李元爽136岁，吴云清142岁；奥地利的克查尔腾185岁；前苏联杰齐叶夫166岁；日本有个长寿的家族叫万部，1795年当政宰相召见他时，他已活了194岁，他的妻子活了174岁，儿子152岁，孙子105岁。这就是说人要想活到100岁以上不是梦想，是可以做到的。中国古书中就有不少花甲重开，古稀再度的记载。WHO的划分是65岁以前算中年人，65～74岁为青年老年人（或准老年期），75～90岁为老年人，90～120岁以上为高龄老年人。注意这是指的人的年历年龄，即自然年龄，并不代表其生理年龄或心理年龄。前者反映这个人的生理及其功能的现状（如器官形态、心肺肝肾功能等），后者反映一个人的大脑功能及心理衰老程度（主要是智慧、情感、心理的变化程度）。

一、中医如何保健、养生、防病

中国作为世界文明古国，已有 3000 多年的历史了。几千年来，这么多人的繁衍昌盛，靠的是什么？靠的是我们祖先为了生存而长期同疾病斗争积累、总结出来的医药经验和养生保健方法。并逐渐形成了我国独特医学理论体系——中医药学，包括中医、中药及养生保健。这是我们中华传统优秀文化的重要组成部分。它的许多科学的诊疗和保健方法及理论，仍然闪耀着光辉，为世界瞩目。

保健，中医叫摄生，就是调摄养生的意思。2000 多年以前的战国时代，中医的第一部影响深远的巨著《内经》问世，包括《素问》九卷、《灵枢》九卷。在其卷首即有"上古天真论""四气调神大论"等篇，详细地阐述了养生的意义和方法。《内经》上说"天地合气，命之曰人"，什么意思呢？它是说人是天地自然界的产物，人的生命现象是自然界的一部分。强调人与自然是一个不可分割的整体，它们遵循着同一自然规律。所以应该将人体放在自然环境和社会环境这些大背景下来考察生命运动的规律。这就是中医的"天地人三才整体医学模式"。它要求医生应该做到"上知天文，下知地理，中知人事"，认为这些内容均与人体身心健康有着密切的关系。中医的养生正是根据生命的发展规律为保养身体、减少疾病、增进健康、延年益寿而采取的许多有效措施。如静神、动形、固精、调气、食养及药饵等。而以调饮食，适寒温，慎起居，和喜怒，为其养生的基本内容。中医保健养生的要点是注重人体内外的和谐统一，护养精气神"三宝"。包括：①顺应自然，与天地浮沉共生；②形神兼养，形与神俱；③保精护肾；④调养脾胃。

1. 顺应自然，与天地浮沉共生

《内经》说"人以天地之气生，四时之法成"，这是什么意思呢？就是说人是天地自然界的产物，没有适合人类生存的自然环境就不可能有人类。既然人是自然界的产物，人就要受到自然界的影响（包括物理的、化学的、生物的），不能违背自然法则行事，要顺应四季的寒、热、温、凉及生、长、收、藏的规律，顺应昼、夜、晨、昏的阴阳消长，而调整心理状态及生活行为。春应肝而养生，夏应心而养长，长夏应脾而养化，秋应肺而养收，冬应肾而养藏。所以中医的保健养生方法是根据季节的不同而有所差异的。养生和修为都要顺从天地之道和大自然的规律，这充分体现了中医独具特色"天人合一"的思想。

以春天的保健方法为例，看中医是怎样效法自然界阴阳消长变化来调摄养生的。《素问·四气调神大论》说："春三月，此谓发陈，天地俱生，万物以荣，夜卧早起，广步于庭，被发缓形，以使志生，生而勿杀，予而勿夺，赏而勿罚。此春气之应，养生之道也。逆之则伤肝，夏为寒变，奉长者少。"它说的是春天万物萌生，阳起初始，是"发陈"的时候，人就要按照时令的变化调整心境和生活行为。要睡得晚一点，起床早一点。起床后到大庭或室外大步行走，衣着要宽松，身心要舒缓，胸怀要宽大，要多施与，少敛夺，多奖励，少惩罚。不要伤害自然界的各种有生之物，以顺应春季生长的变化。如果违背了就会伤肝，并且对人体适应夏季气候的进一步变化带来影响，甚至发生寒性的病变，减少夏季对身体生长的奉养帮助。

由此可见，中医养生非常注重人体与自然界季节气候变化的协调与适应，做到春夏养阳，秋冬养阴，以固护人体维持生命活动的根本。中医的养生保健，不仅炼形，而且炼神，尤以精神意志的和谐为首要。这种形神统一的"生养"方法，正是中医学的特色。中国的太极拳、八段锦等运动，是练形体而养心神，既可防病，又可治病，值得在中老年朋友中开展。清代名医张璐著有《张氏医通》一书，书中介绍了一种治疗支气管哮喘的方法，就是根据《内经》"春夏养阳"的理论，采取"冬病夏治"。在炎热的伏天使用白芥子、细辛等药涂敷在背俞穴上。我国中医研究院（现中国中医科学院）在 1955～1978 年20 多年时间里按照张氏的方法制作了消喘膏（白芥子、延胡索、细辛、甘遂等药末），贴在背上治疗喘息型支气管炎和支气管哮喘，共 1074 例，贴后通过现代生化检验，发现患者非特异性免疫大大增强，降低了机体的过敏状态，并且使丘脑－垂体－肾上腺皮质系统的功能得到改善。患者除了咳、痰、喘症状有不同程度的改变外，都有感冒减少，过敏现象减轻或消失，体力增强。这就是用贴药的方法冬病夏治，协助人体"春夏养阳"以保证在冬季仍有较强的抵抗力。

2. 形神兼养

所谓形神兼养是指不仅要注意形体的保养，而且还要注意精神的调摄，使形体强健，精力充沛，保持生命的健康长寿。中医的养生，不外"养神"与"养形"。形神兼养，神为首务，神明则形安，调神为第一要义。通过清静养神、四气调神、积精全神、修性怡神、气功练神等方法，增强心的主宰调控能力，达到调神和强身的统一。形体是人体生命的基础，神依附于形而存在。中医养生学说主张动以养形。应以形劳而不倦为度，用适度的劳动、步行、舞蹈、导引、按摩、太极拳等运动形体，调和气血，流畅经络，通利九窍。静以养神，动以养形，动静结合，刚柔相济，形神相兼，才符合生命运动的客观规律，才有益于强身健体防病。

3. 保精护肾

保精护肾是指利用各种方法和途径来保养肾精，使精气充足，体健神旺，从而达到延年益寿的目的。中医学认为，精是构成人体和促进生长发育的基本物质。精气神是人身之"三宝"，精化气、气生神、神御形，精是气形神的基础，为健康长寿的根本。精禀于先天，养于水谷，五脏安和，精自得养。五脏之中，肾主藏精，故保精重在养肾。中医养生学强调节欲以保精，使精充肾强，有利于心身健康。纵情泄欲，则精液枯竭，真气耗散而未老先衰。保肾之法除节欲保精外，尚有导引补肾、运动保健、按摩益肾、食疗补肾和药物调养等方法。

4. 调养脾胃

中医养生学说十分重视调养脾胃，通过合理膳食、饮食调节、药物调节、精神调节、针灸按摩、气功调节、起居劳逸等调摄，以达到健运脾胃，调养后天，延年益寿的目的。先天之本在肾，后天之本在脾。调补脾肾是培补正气，增强抗病能力，预防早衰的重要途径。

二、正确掌握养生保健方法，避免走入误区

自从《登上健康快车》一书问世，现在许多人都知道健康的四大基石，即"合理膳食，适量运动，戒烟限酒，心理平衡"。这就是 WHO1992 年提出的著

名的"维多利亚宣言"。中医养生法则与四大基石的观点是非常相似的，而且更有其特色。它特别强调调神养性，食饮有节，动静结合，形神兼养，与大自然相适应的生存法则。具体表现在它独特的养生方法中。

1. 清心寡欲、虚静养神

指减少私欲杂念，降低对名利和物质的嗜欲。正如《内经》所云："恬惔虚无，真气从之，精神内守，病安从来。"要学会调神静养，用一定的时间去保持心境的平和、宁静。排除杂念，省思少虑，以恢复体内气血运行之常态，达到神清气和的目的。

2. 乐观开朗、舒畅情志

保持乐观的情绪，开朗的性格，以利心神调和，五脏安定。这是养生健身、延年益寿的必备条件。《内经》云："故美其食，任其服，乐其俗，高下不相慕，其民故曰朴。"要心胸开朗，处事大度，随遇而安，随俗而乐，怡情养性，宁心除烦，保持健康的心态，促进养生长寿。

3. 动以养形，不妄作劳

中医非常重视人体的运动、劳动，以达到流畅气血，健体强身的目的。就像"流水不腐，户枢不蠹"的道理一样。适合老年人强身健体的运动很多，如太极拳、八段锦、延年益智功、气功、散步、竞走、郊游、导引、按摩以及轻度的农活家务等，应根据个人的具体情况选择，但应做到适度、适时并持之以恒，做到"形劳而不倦"。

4. 食饮有节，起居有常

中医非常重视合理的膳食。《备急千金要方·食治》中说"不知食宜者，不足以存生也……夫在生所以多疾，皆由饮食不节故也"。因此历代医家谆谆告诫人们要把握食量，切忌贪食、偏食，以及不良嗜好（如吸烟、酗酒、吸毒）。饮食要有营养，要合理搭配，不能过食炙煿厚味。中医对饮食是讲究气味的，即四气五味。要根据个人的身体情况进行选择和调整。汉代张仲景指出："凡饮食滋味，以养于生，食之有妨，反能为害。"又说："所食之味，有与病相宜，有与身为害，若得宜则益体，害则成疾。"人们吃的食物有酸、苦、甘、辛、咸五味之分，颜色有青、赤、黄、白、黑五色之别。按照中医的理论，五味五色的食物都与人体五脏的功能有一定的联系。酸与肝，苦与心，甘与脾，辛与肺，咸与肾皆相联系。人体需要进食各种味道的食物，才能有益于五脏的健康。过度偏嗜某一味，都会对健康不利，损害五脏功能。譬如"味过于咸，大骨气劳，短肌，心气抑"，就是说盐吃多了，就会发生心脏、肾脏的疾病，骨骼损伤，肌肉短缩，心悸气短胸闷。食物五色是指青、赤、黄、白、黑五种，青色属肝、赤色属心、黄色属脾、白色属肺、黑色属肾。所以食物颜色的选择应与身体情况搭配相宜，不能偏嗜某一种颜色的食物。

起居有常是指生活要规律，房事要有节制，要随季节的寒温而调整自己的生活方式。睡眠要充足，但不能过度，中午应有 30 分钟午睡，调养精神。

三、养生保健中主要注意避免的误区

1. 中医养生保健的意义是追求人体的健康与长寿，促使内外和谐、形神相俱、护养精气神。精气神三者，神为首要，但三者又是相互联系，相互影响的统一体。之所以特别强调养神，是因为心主神明，养神即养心。这与洪昭光教授讲的心理平衡的作用超过一切保健措施的总和的道理是很相近的。但中医的调神是动静结合，包括静心养神和怡情调神（如书画、音乐、养鸟、弄花等）。绝不是叫你整天闭目养神，无所事事。

2. 中医的动形强身应避免强度太大，损害健康。锻炼运动，流畅气血，要因人因时因地而异。运动要适宜、适度、适时。老人的运动量不宜大、不宜早。特别是冬季不宜早起晨练，以防发生心脑血管意外。要根据个人的身体情况及爱好选择，在不同的季节及不同的地域应有不同的运动方式，不能用什么夏练三伏，冬练三九的武功训练方法去锻炼，更不能把运动员对体能、耐力、速度的训练方法用在老年人身上，要做有氧运动（年龄＋心率＝ 170），WHO 推荐最好的运动是步行，竞走就是一种行之有效的最佳有氧运动。

3. 保健不要依赖药物。现在关心身体健康，注意保健养生的人越来越多。一些商家抓住这个商机，大做保健药品的文章。用名人、影星的形象和不实的广告去误导人们消费，特别是一些打着纯中草药无副作用，家传秘方疗效神奇的幌子，更要加倍提防。这是因为任何一种药物（不论是西药、中药）都有一

定的不良反应（包括副作用、毒性、过敏反应、继发反应），所谓"是药三分毒"就是这个道理，应在治疗作用与副作用之间权衡利弊。中医在《内经》中早就告诫人们用药要慎重，"中病则已"，"勿使过之，伤其正也"。另外，每个人的身体情况千差万别，无论是治疗或保养都应辨证用药，因人而异。WHO一位生物学权威专家曾说过：具体的个体化的治疗是临床试验的最高层次。中医就是强调个体化的治疗。要在"三因制宜"的原则下，选择不同的治疗或保健方法（包括药物）。绝没有用一方治万病，用一药养众生的道理。真正最好的医生是自己。

4.劳逸有度，防止五劳所伤。人类的生活是丰富多彩的，但"劳逸"二字可以概其全部内容。劳是指劳动、工作；逸是安闲、休息。两者相交替，构成了人类生活的基本节奏。古人主张"中和"，意即劳逸适度。过度疲劳会损害健康，过度安逸也可致病。

中医在《内经》中说："久视伤血、久卧伤气、久坐伤肉、久立伤骨、久行伤筋，是谓五劳所伤。"

唐代医家孙思邈认为"养性之道，常欲小劳，但莫大疲"。以上"五久"就是"大疲"。要以"小劳"战胜"大疲"。

若能做到这些，都能得到快乐、健康、长寿！

中西医的优势比较及中西医结合的探讨

中医和西医是在完全不同的历史背景及人文环境下形成的两个不同的医学体系。其理论框架不同，对人体结构及其生理病理的认识也存在着极大的差异，两者各有优势及不足，相互不能替代。近十多年来，随着西医的发展及其医疗机构的迅速增多，中医呈逐年萎缩的趋势。不少地区的中医医院，为了自身的生存及发展，日益"西化"。购进大量医疗设备，调进大量西医药人员，不但许多基本的诊断治疗常是西医西药，而且其中中医大夫也以西药治疗为主，不能用中药独立治病。中医整体水平下降，造成中医医院人员思想及管理的混乱。不但影响了医疗质量，而且给可能出现的医疗纠纷埋下隐患。各级中医医院为了生存，付出了沉重的代价。

中医到底是否过时、是否科学？它与西医各有何优势？中西医能否兼容互补？为此，本人谈谈自己的看法，供大家参考。

一、中西医不同的宇宙观及方法论，决定了它们对人体生理、病理及其生命活动有着迥然不同的认识

中医药学历史悠久，源远流长，数千年来，它以其独特而完整的理论体系，丰富的实践经验和卓越的临床疗效而自立于世界医学之林，显示了强大的生命力。它不仅在历史上为中华民族的繁衍昌盛做出了巨大的贡献，而且至今仍然是我国人民防治疾病、保护健康不可或缺的重要手段，并对世界医学的发展产生着深远的影响。

中医药学是在长期的历史发展中形成的，历 3000 年实践的检验和洗礼，具有自然科学与社会科学的双重属性，并有着自己完整的理论体系。它是从时间、空间纬度上考察生命的规律。注重研究的是系统的功能、关系、演化和持续，而不是物质的构成和空间的展开。它强调整体观念并且系统地、发展地、辩证地对人体的生命过程进行综合的动态观察，以把握其生理、病理的变化，强调人与自然、环境，人与社会的和谐统一，以及人体各系统、器官的联系和不可分割，是具有中国特色的生命科学。实质上中医也是一种生态医学，生态医学就是研究人的生存状态、影响因素以及人对自然界和社会适应性的科学。而中医的学术特征是以人为本，整体观念，辨证施治，与天地共生，与自然和谐。它着眼于促进人体最佳生存状态的构建与延续，其内容包括研究人体内部组织器官的联系、和谐及稳定；人体与外部环境（自然环境及社会环境）的协调和适应；开发利用原生态的植物、动物等作为其基本治疗药物。中医不但与远古的本能医学、古代的经验医学、近代的实验医学有着显著的不同，其世界观及方法论与现代的生物－社会－心理医学亦有着质的差异。它符合世界卫生组织（WHO）所倡导的二十一世纪人类健康应以稳定医学、生态医学为主的宗旨，是更高层次的生命科学。这些符合辩证唯物主义理论的科学思想，贯穿中医学发展的始终，是中华民族的大智慧。这不仅在当时历史条件下是难能可贵的，即使在现代科学技术飞速发展的今天，仍然是一种趋前的认识，具有极大的现实意义。正如上海中医药大学李其忠教授说："中医是在考察自然和社会因素对生命过程及其相互作用的各种现象中，认识和把握人体生命和疾病本质的医学科学。尽管在对人体组织的细微结构的了解、对致病病原体的认识等方面，远不如西医来得深入具体，但在整体认识水平上，却具有西医局部分析方法所不可迨及的广阔视野。（《中医基础理论纵横解析》）"

　　西医的发展是近300年的事，西医以"还原论"的方法论，采用分析法，主要从器官、组织、细胞、分子等层次结构上寻找生命的规律。具有微观性、局部性、实验性等特点。它是紧密地依靠科技进步而不断发展。如在显微镜发明后，Pasteur及Koch相继发现了细菌，英国的外科医师Lister于1867年创建了名震欧洲的外科医院。抗菌法及无菌法的发现，奠定了现代外科的基础。在20世纪30年代以后，磺胺类药物和抗生素相继问世，使大量细菌感染性疾病得到了有效的控制。随着声、光、电磁波等各种物理的、化学的现代科学技术的发展，西医对人体结构的认识由组织器官，到细胞，到分子水平的步步深入；借助分子生物学的种种检测手段，对疾病做出精确的诊断，特别是现代外科手术，更具有中医无可比拟的优势。

中医和西医虽然有不同的理论框架，存在着巨大的差异，但都是以防治疾病、恢复人体健康为目的。只要经得起临床疗效的检验，就是科学，就是真理。"实践是检验真理的唯一标准"。总的来说，他们都掌握了一部分真理，但又都存在着自己的缺陷。党中央对中西医都十分重视，并将"中西医并重"写入宪法，是非常英明、正确的。

二、中西医的优势比较

我想从理论架构即哲学思想、诊治方法、临床疗效三个方面对中西医做一比较，探讨其各自的优势。

1.恩格斯在《自然辩证法》中指出："不管自然科学家采取什么样的态度，他们总是在哲学的支配之下。"西医的基本理论框架是以还原论为指导，与分析法相辅相成。还原论方法就是将宏观的事物还原为其微观组成单元，如人体器官，组织、细胞、分子水平及 DNA 的双螺旋结构等，从而研究其单元的结构性质、规律。用分析的方法，实验的方法获取生理、病理的规律，再针对这些原因，寻找药物或手术的治疗方法。但是人是一个有机的整体，局部不能反映整体的联系，一旦割裂开来，就会失真，就会丢失许多信息，不能复制重组。正如中国科技大学博士姜岩在《哲眼看中医》中所说："宇宙是一个不可还原的整体，量子论的一个重要思想是人、物质世界乃至整个宇宙是一个有机的整体。"随着相对论、量子论和复杂性科学的核心思想和结论，20 世纪基础科学三大成就的出现，还原论在宇观、微观和宏观层面上的局限性便逐渐暴露出来；特别是复杂性科学的出现更引起了西医有识之士的反思。现在生命科学都在深刻地反思和酝酿突变，焦点是面向复杂性科学。中医虽然也是研究人体生理、病理及其对疾病的诊断、防治的一门科学，但它却不是西方科学。中医的整体观念正是把人放在自然、社会乃至整个宇宙的大环境中去研究分析，它强调了人与自然、社会的联系与共生、适应与和谐，从整体层次入手，因而更能把握人体生命的规律。正如中国科技大学校长、中国科学院院士朱清时教授所说："实际上中医的科学性是复杂体系的范畴，不能用简单的西医的方法去界定，只是目前条件不够成熟，很多人还无法理解。"他又说："中医治疗人体疾病是一些整体层次的规律，这些经验是人类几千年文明反复实践证明了的，是真理，是科学。这种科学是复杂性系统内的科学，不能否认这些规律的存在，而应使之现代化。"

真正的科学是多元的，西方的那种狭隘的科学一元论思想，实际上是"科学主义"。"科学"一词在《辞海》《现代汉语词典》的解释是"科学是关于自然、社会、思维等客观规律的分科的知识体系"，其范围囊括了自然、社会、思维的所有知识体系，包括艺术、宗教，是一种与经验相区别的知识体系。科学不等于真理，今天的"科学"，也可能会被明天新的认识所否定。2003 年 12 月美国《科学》杂志刊登：2003 年世界 10 大科学成就的第一项就是"科学界公认，人类可以感知到的显在物质宇宙只占宇宙总质量的 4%，其余 96% 是隐能量（占 73%）和暗物质（占 27%）"。我们人类连只占 4% 的宇宙显在物质都没搞清楚，对其余 96% 更是一无所知，那怎么能说今天的科学就是终极真理呢！正如爱因斯坦的"相对论"认为时间与空间是不可分离的，从根本否定了牛顿的绝对时空观；波尔的量子力学否定了"还原论"在微观领域的许多分析方法。我们说科学是多元的，其客观依据是宇宙的无限性，宇宙和任一具体事物，都具有无限多的方面和层面。西方科学体系以空间为主，空间性实，空间统摄时间，部分决定整体，其特性在于广延和并列，主客体相分离；中国科学体系是以时间为主，时间性虚，时间统摄空间，整体决定部分，不能分隔，其特性在于持续和变异。社会科学院刘长林教授说："中医学与西医学的关系，归根究底是时间与空间的关系，而时间与空间是共存关系，不是因果关系。"正如庄子所说"天地与我并生，而万物与我为一"，天人合一，主客体之间呈同一性。令人遗憾的是"科学"一词已被人们偷换成了"完全正确"的代名词。

在世界各国的传统医学中，中医是其中理论最完整、实践内容最丰富、治疗最为有效的医学。故至今长盛不衰，一枝独秀。而其他许多国家的传统医学，因为没有系统的理论指导，其防病治病始终停留在经验性、随机性的阶段，故而大多萎缩和消亡。

西医和中医是在不同历史背景及人文环境下形成的两种医学体系，理论框架不同，但都是研究人体生命的科学，都把防治疾病、恢复和保护人的健康作为终极目标。各有其特点及存在价值，中医不能代替西医，西医也不能代替中医，两者可以互补、互相促进、共同发展。

2.诊疗方法的比较：这个问题的关键是中医、西医对病和证的不同认知及处理方法。

西医重视病的诊断，中医重视证的分析。西医的诊断，要求有确定的病因、病性、病理并因此创造了一系列物理的、化学的、生物的诊断方法，对人体结构及功能的改变，诊断准确、客观，为治疗提供了依据，易被医患双方接受，这无疑是科学的。但却忽视了整体的相关反应，尤其对心理社会应激因素的病谱，就显得苍白无力。从这方面看，它又是不完全的科学。

中医依靠望、闻、问、切的直觉诊察手段所获得的感性资料是全方位的，但较为粗糙，医生不易掌握，医患不易沟通。现在，中医也在利用现代科技，来完善传统诊察手段，这不违背中医的基本理论。由于中医是在辨别证候的基础上分析病因、病性、病位和发展趋势，并结合季节气候、地方风土及患者的年龄、性别、职业等情况去综合判断疾病的本质，所以更能全面地、动态地反映出疾病在某一阶段的病理变化，这就为个性化、个体化的治疗提供了临床依据。WHO生物医学专家指出"个体化的具体治疗，是临床试验的最高层次"。

证与病的概念反映了中医、西医对疾病表现及其变化在时空分布认识上的差异，根据现代对"证"进行病理学、解剖学的对照研究发现，中医的"证"反映了疾病发生时患者在功能、代谢、结构三个方面变化的相关性和不同病种间病理变化的相似性，说明中医的"证"是一种对西医学具有重要启示作用和价值的认识成果。

如邝安堃教授利用环核苷酸的指标，反映了中医阴虚、阳虚的差异，阴虚CAmp占优势、阳虚CGmp占优势；美国明尼苏达大学生物学家Nelson、Goldberg进行实验，将CAmp和CGmp的自成系统双向调节控制现象和我国中医的"阴阳学说"做了联系，认为 CAmp 和 CGmp 的这种控制系统是统一许多不同生物调节现象的阴阳学说的基本原理所在，是作为二元论（Dualism）的阴阳学说的基础。

在治疗方面，西医主要是直接针对病因（病原）、病位治疗，以化学药物、生物制剂或手术为主，同时采用各种现代科技如声、光、电、磁、核辐射等治疗，能对病因病位有的放矢，靶点明确。但存在的问题是易产生赖药性、抗药性及医源性疾病，诊疗费用较高。

中医以天然药物为主，同时兼用针灸、按摩、推拿等治疗方法。药物多用严格配伍的复方，做到方、药、证、治的有机统一。其科学本质在于系统调节，从整体上把握药物的调节效应，调动人体的自我修复能力。

中医由于给药途径的局限，对某些急危重症的抢救缺乏及时有效的手段，但中医的诊疗费用较低，大多数患者能够承受，尤其适于农村及医保人群。

3. 不同疾病疗效上的差异：中医、西医在对疾病的治疗效果上，因病种而异，应当优势互补。

（1）外科：西医现代外科手术优势明显，效果立竿见影。如肿瘤的切除、组织损伤的手术修复、断肢再植、器官移植等，而外科在非手术治疗中，中西医各有千秋。譬如中医对阑尾炎、胆囊炎、泌尿结石、肠梗阻等，均有较好疗效。

（2）急救：西医对急性心衰、肾衰、肺衰、休克、中毒、电解质紊乱等抢救的手段、设施、效果均有较多的优势；中医对上述危急重症也有一些有效的治疗方法，但不如西医快捷，对于学识不够、经验不足的一般医生不易准确掌握。中医对部分出血性疾病、发热性疾病、高热抽搐等，更有独特的治疗方法及效果。

（3）内科传染科：总的来说西医对各种细菌性感染疾病，疗效确切，有一定优势；中医对各种病毒性疾病，疗效突出，有一定优势；对冠心病、心脏病、风湿病、结缔组织病、慢性结肠炎或其他免疫性疾病，中医有较好疗效；西医采用的各种预防、接种疫苗，防治效果明显。

（4）对某些慢性疾病、功能性疾病，以及部分疑难重症中医有较多优势。

综上所述，中西医来源于不同的文化、历史背景，有其完全不同的理论架构，各有其优势及不足。中西医都要努力探索，逐步走向从宏观到微观的结合与统一，创造人类更完美的新医学。广州中医药大学邓铁涛教授说过："未来医学将是西方医学与中医相结合的更加完美的医学。"中西医结合不等于中药加西药，更不是用西医来改造中医，在比较中看到自己的优势和不足，要在继承的基础上有所扬弃，不断创新，发挥中医药的优势，扩大中医阵地。要利用各种媒体大力宣传中医，对中西医做出客观的分析，要让人们在治疗的综合效应、经济成本、医源性损害等方面做出全面的比较，不但要观察它们在使用药物或非药物治疗时，对替代终点的作用，而且更要强调评价它们对预后终点，包括对主要器官的影响，总死亡率，生活质量和成本效益比等药物经济学指标的比较，所以对一种治疗手段如果不进行综合分析、长期观察，那么，对其效果评价就是不全面、不科学的。要用通俗的语言普及中医药知识，让广大人民群众，真正认识中医，信任中医。

三、关于中西医结合的思路

医学是一门实践性很强的学科，也是一门应用技术。临床疗效是医患双方共同追求的价值核心。如果没有疗效，任何医学都会失去其存在价值。如前所述，中医、西医在防治疾病中都具有各自的优势，但也各有其不足。两者源于不同的文化历史及人文背景，各有其不同的理论框架。中医揭示了人体和疾病在整体层次上的规律，但应有现代科技深入研究与整体相联系的微观层次；西医揭示了人体细胞和分子水平的一些规律，但割裂了与整体的关联。中医可以从西医对疾病的某些认识、检查、治疗中得到启迪和联想，两者可以互补，共同促进，但绝不是互相改造和取代。这是一个十分复杂的多学科、多层次的科学探索，要经过漫长的历史过程。我认为当前在基层医院至少可以做这样一些安排和尝试，以促进中医、西医之间的理解、协调和互补。

1.认真贯彻党中央关于"中西医并重"的方针，加强中医专科专病的研究和开发，实行用西医诊病、中医辨证，病证结合的定式，逐步探索中西医沟通的渠道，构建中西医结合的平台。

2.在中医医院，必须保证有50%以上的中医病床，坚持以中医药为主的治疗。在对病的西医诊断明确的情况下，坚持在中医的理论指导下，辨证施治，并采用各种现代医疗设备和手段，帮助对"病"的诊断，监测疾病转归，检验临床效果。不断总结经验，提高中医药的治疗率及治愈率。

3. 在西医综合性医院，应建立中西医的会诊制度，加强交流，优势互补。在条件许可的西医综合性医院可给中医 10% ～ 20% 的病床，进行专科专病的中医临床观察，使中西医的优势、特色，都能得到发挥。

4. 以保证患者的健康和安全为最高宗旨，中西医都应扬长避短，争取最好的疗效。在急救与外科手术方面，目前应以西医为主，但在某些急症，如高热、出血、惊厥、抽搐等，中医也有较好的治疗效果，可以中西医相互配合，外科非手术病例中医大多可以参与治疗，即使是外科手术患者，其术后恢复、功能重建及后遗症的防范，中医都有其独特疗效。传染性疾病，应根据病种及患者的不同情况进行选择。一般来说，细菌性感染西药疗效快，但易产生抗药性；病毒性感染中药效果好，但辨证要求较高，不是每个中医都能掌握得好，治疗能得心应手，应有高年资医师指导。中医对乙脑、肝炎、流感、流行性出血热等疗效较好。而对结核，西药疗效可靠。中医对结核病以全身调整、功能修复、提高机体免疫功能等见长，可以中西医结合，取得最佳治疗效果。

5. 在有条件的中医、西医、中西医结合医院，应选择单病种进行中医、西医治疗的疗效对照研究。按照科研设计要求，对病例随机分组，由中医、西医运用各自的方法，分别治疗。中医组应有高年资中医指导，正确辨证施治，不能以病定方，中药西用，避免出现过去那种"用中药某方治疗某病多少例"的研究方式，以病定方，违背了中医"三因制宜"的基本原则，这不是正确的治疗方法。应在辨病诊断后，辨明证候，审察体质，确立标本，再论治选方。对治疗结果要进行科学评价，尤其要注意对治疗后的综合效应、医源性损害、生活质量及成本效益比等药物经济学指标，进行全面分析，对照评估。借以明确中医、西医在不同病种治疗上各自存在的优势及不足，促进中西医的沟通与反思，也为国家医保工作的改进和完善提供基础性的研究资料。

总之，中西医虽然各有优势，但又各有不足，应当在临床工作中扬长避短，不断探索中西医结合的思路及方法。为建立中华民族最好的新医药学贡献力量。

谈中药的毒性及其不良反应

一、中药"毒"的含义

从历代有关药物的本草著述，到现在的中药学教材，无不在介绍中药的性味、归经后，都标明该药"有毒""无毒"或"大毒""小毒"的字样。中药"毒"的概念究竟是什么呢？按照中医药的基本理论，任何药物都有其治疗某些疾病的偏性，这种偏性就是所谓的"毒"，是中药的基本性能之一。中医治病就是"聚毒药以共医事"（《周礼》），这与我们今天对于"毒"的概念有着本质上的区别。明·张景岳说："药以治病，因毒为能，所谓毒药，是以气味之有偏也。盖气味之正者，谷食之属是也，所以养人之正气；气味之偏者，药饵之属是也，所以去人之邪气……是凡可辟邪安正者，均可称为毒药，故曰毒药攻邪也。"金·张从正也说："凡药皆有毒也，非止大毒、小毒谓之毒。"所以"毒药"一词，在古代医药文献中常是药物的总称。

二、什么是药物的不良反应

无论中药、西药都有其一定的不良反应．不良反应主要有以下几种情况。

（一）副作用

药物在常用剂量时，伴治疗出现的一些与治疗目的无关的作用称副作用。如麻黄碱治支气管哮喘时常导致失眠、心悸、血压升高。服用滋阴补肾中药，如六味地黄丸、大补阴丸等，出现食欲减退、腹胀便溏等。

（二）毒性反应

在用药剂量过大，或用药时间过久，或个体敏感性较高时出现，这类反应对人体危害较大。较严重的毒性反应常见于肝、肾、中枢神经或心血管系统等。其症状有肝肾功能减退、黄疸、血尿、惊厥或昏迷不醒、粒细胞缺乏症、再生障碍性贫血、心律失常等。如使用附子、乌头剂量过大，炮制不善，煎煮不当，可致乌头碱中毒，发生中枢神经系统或心血管系统毒性反应，出现惊厥、抽搐、昏迷或心律失常、血压偏高，甚则死亡。

（三）过敏反应

某些药物对极少数具有过敏体质的患者，在使用常用剂量或低于常用剂量时，药物所发生的一些特殊反应，是一种变态反应。

（四）继发性反应

这是继发于药物的治疗作用之后的一种反应，也称治疗矛盾，实际上也是药源性疾病。如长期应用广谱抗生素时，可导致葡萄球菌肠炎或念珠球菌病等继发感染，即二重感染。《名医别录》所载治疗性功能减退的中药淫羊藿"久服令人无子"，即属之。

上述情况只是对药物主要不良反应的概括。实际上还有一些与用药目的无关的意外的有害反应，如停药后综合征、首剂效应、后效应、特异质反应、药物依赖性，以及某些药物的致癌、致畸、致突变作用。任何药物（包括西药、中药、民族药等）在其使用过程中，都可能存在着不同程度或不同形式的不良反应。所以人们常常说"是药三分毒"，就是这个意思。

三、可引起毒性反应的药物

1. 中药类

（1）可引起中枢神经系统毒性反应的中药：马钱子、川乌、草乌、附子、细辛、朱砂、生南星、黄药子、雪山一枝蒿等。常见中毒症状为唇舌和肢体发麻，头痛，眩晕，烦躁不安，意识模糊，抽搐，惊厥，昏迷，牙关紧闭，甚则死亡。如马钱子因主要含番木鳖碱（士的宁），毒性大，成人服 5～10mg 即可发生中毒，导致抽搐、惊厥、昏迷等症状。30mg 可致死亡。近 30 多年因使用乌头类药物中毒的报告近 200 篇，中毒者达 2000 多例。

（2）可引起心血管系统毒性反应的中药：含乌头碱类药物如川乌、草乌、附子、雪上一枝蒿等；含强心苷的药物如万年青、北五加皮、黄花夹竹桃、罗布麻叶、蟾酥等。常见中毒症状有心悸、胸闷、心律失常、血压升高或降低、循环衰竭，甚则死亡。

（3）可引起呼吸系统毒性反应的中药：苦杏仁、桃仁、李子仁、枇杷仁、银杏、商陆等。常见中毒症状有呼吸困难、咳嗽、咯血、急性肺水肿、呼吸麻痹、窒息，甚则死亡。

（4）可引起消化系统毒性反应的中药：黄连、黄芩、生大黄、芒硝、巴豆、番泻叶、苦参、常山、芫花、北豆根、苍耳子、雷公藤、青黛、秦艽等。常见的毒性反应有恶心、呕吐、腹痛、腹胀、腹泻、消化道出血、肝功能损害，或出现黄疸、肝脏肿大、肝细胞坏死等。

（5）可引起泌尿系统毒性反应的中药：关木通、马兜铃、汉防己、青木香、斑蝥、延胡索、钩藤、雷公藤等。常见的毒性反应主要是肾脏损害，出现浮肿、尿频、尿少、尿闭、尿毒症、肾衰竭等。

（6）可引起造血系统毒性反应的中药：洋金花、芫花、斑蝥、狼毒、雷公藤等。常见的毒性反应是白细胞减少、粒细胞缺乏、溶血性贫血、紫癜、再生障碍性贫血，甚则死亡等。

2. 西药类

（1）可引起神经系统（主要是中枢神经系统）毒性反应的药物：异烟肼、左旋多巴、格鲁米特、氟尿嘧啶、依他尼酸钠、奎林、氯奎、双氢链霉素、庆大霉素、新霉素、卡那霉素、妥布霉素、万古霉素，氟喹诺酮类抗菌药物如替乌沙星、曲伐沙星、格帕沙星和克林沙星，青霉胺、甲硝唑、甲巯咪唑、呋喃唑酮、米帕林、呋喃妥因、巴比妥类、苯妥英钠、氯氮平、氯丙嗪、丙米嗪、利血平、奋乃静、吡嗪酰胺、乙胺丁醇、糖皮质激素、吡喹酮、氨茶碱、甲丙氨脂、氨甲蝶呤、去甲肾上腺素、碳酸锂、长春新碱、甲氧氯普胺、甲基多巴、萘啶酸、吡罗苦康、氟哌啶醇、五氟利多、哌嗪（驱蛔灵）、美卡拉明、丁卡因、三甲双酮、麻黄碱、白消安、地西泮、咖啡因、朴米酮、喹碘方、水杨酸类、吡拉西坦、吲哚美辛等。主要毒性反应是头痛、眩晕、抑郁、精神错乱、惊厥、焦虑、耳鸣、耳聋、视神经炎、视神经萎缩失明、药物热、血压升高或低血压、窒息、昏迷、抽搐，甚则死亡。

筒箭毒碱、氯化筒箭毒碱、氯琥珀胆碱（司可林）等，可引起呼吸困难、呼吸衰竭、窒息，甚则死亡。美国 FDA 于 2011 年 7 月 26 日最新发布：利萘唑胺与 5- 羟色胺类精神药物联合使用可出现严重中枢神经毒性反应。

（2）可引起心血管系统毒性反应的药物：强心苷类（如洋地黄毒苷、地高辛、甲地高辛、去乙酰毛花苷、毒毛花苷 K、铃兰毒苷、黄夹苷等）、奎尼丁、氯喹、多塞平、肼屈嗪、丙咪嗪、维拉帕米（异搏定）、胺碘酮、苯妥英钠、氯化钾、普鲁卡因胺、肾上腺素、去甲肾上腺素、去氧肾上腺素、异丙基肾上腺素、麻黄碱、苯丙胺、多巴胺、酚妥拉明、新斯的明、利血平、乙胺嗪、氨茶碱、钙剂静脉滴注剂、柔红霉素、阿霉素、苯妥英钠等。常见的毒性反应主要有心悸、心律失常、血压升高或过低、室性早搏、室性心动过速、心室颤动、房室传导阻滞、阿－斯综合征、心肌缺血、心力衰竭，甚则死亡。如服异搏安可引起阿－斯综合征，使心率减慢、血压下降乃至休克；头孢噻肟钠静脉滴注致急性心衰；奎尼丁可抑制心肌的传导，使有效不应期延长，但易诱发和产生折返性心律失常，甚至可诱发致命心律失常、室内传导阻滞、心室颤动或窦性停搏、室性停搏等。

（3）可致呼吸系统毒性反应的药物：吗啡、可待因、巴比妥类、地西泮、氨甲丙二脂、萘啶酸、氨基丁三醇、多黏菌素 E、多黏菌素 B、新霉素、卡那霉素、庆大霉素、链霉素、丝裂霉素、阿奇霉素、青霉素、利福平、杆菌肽、对氨基水杨酸、氯丙嗪、磺胺类、呋喃妥类、氢氯噻嗪、白消安、氨甲蝶呤、维生素 K、右旋糖酐、垂体后叶粉、阿司匹林、保泰松、普萘洛尔、氧烯洛尔、吲哚洛尔、博来霉素、金制剂、来氟米特、阿糖胞苷、帕米膦酸二钠、氟康唑、卷曲霉素、乙醚、硫喷妥钠、氯胺酮、硫酸镁、氨茶碱、吡甲四环素等。常见的毒性反应主要是咳嗽、哮喘、呼吸困难、药源性肺炎（如间质性肺炎、过敏性肺炎、系统性红斑狼疮肺炎等）、肺水肿、肺纤维化、咯血、呼吸衰竭，甚至死亡。

如地西泮、氨甲丙二脂、氯丙嗪、水合氯醛及副醛等均能导致呼吸衰竭；金制剂是药源性肺炎的常见致病药物，常在用药 3 个月左右出现症状，病死率为 7% 左右；来氟米特是抗类风湿关节炎药物，据生产该药的法国万安特公司目前称，在 3412 例服用该药的患者中，发生间质性肺炎 16 例，其中死亡 5 例；阿糖胞苷可致成人呼吸窘迫综合征（ARDS）；肺癌患者应用丝裂霉素 C 可引起肺水肿；白消安、氨甲蝶呤、呋喃妥因、青霉胺可导致肺纤维化症；磺胺类抗生素、解热镇痛药、维生素 K 引起过敏反应时常伴发哮喘；右旋糖酐、垂体后叶粉、复方甘草合剂，亦可诱发哮喘。

（4）可致肝脏毒性反应的药物：据国内外大量资料统计，具有程度不同的肝毒副作用的药物有 600 多种。如金属类药物锑、汞、砷等；麻醉镇静药物如乙醚、氟烷、氯仿、吗啡、氯丙嗪、巴比妥类安静药，苯妥英钠、扑米酮等抗癫痫药；解热镇痛药如保泰松、复方阿司匹林、对氨基水杨酸、对乙酰氨基酚、吲哚美辛等；抗菌类药物如磺胺类、呋喃类、四环素族、氯霉素、红霉素、依托红霉素、林可霉素、克林霉素、氨苄西林、头孢菌素、酮康唑等，抗结核药如异烟肼、利福平、对氨基水杨酸钠等；同化激素如甲睾酮、去氧甲睾酮、苯丙酸诺龙等；多数抗肿瘤药都有肝毒性；抗精神病药如氯丙嗪、丙氯拉嗪吩嗪类药物如氯哌斯汀醇、阿米替林等；抗甲状腺药如卡比马唑、甲硫氧嘧啶、硫脲嘧啶、丙硫氧嘧啶等；其他如甲基多巴、胺碘酮、别嘌呤醇、硫唑嘌呤、氯贝丁酯、三甲双酮、奎尼丁、丙戊酸钠、氨苯砜及部分驱虫药、抗癌药、利尿药等。引起肝脏毒副作用主要反应为肝细胞受损、胆管系统损伤、肝坏死，表现为黄疸、转氨酶升高、脂肪肝、肝炎、肝硬化、布–卡特综合征（Budd–chiari）、肝脏肿瘤等。

（5）可致肾毒性反应的药物：抗生素类如四环素族、呋喃类、新青霉素（Ⅰ、Ⅱ、Ⅳ）、氨基糖苷类（庆大霉素、妥布霉素、阿米卡星等）、头孢噻吩（先锋 Ⅰ 号）、头孢噻啶（先锋 Ⅱ 号）、头孢氨苄（先锋 Ⅳ 号）、头孢唑啉（先锋 Ⅴ 号）、头孢拉啶（先锋 Ⅵ 号）、羧苄西林、氨苄西林、新霉素、链霉素、吡哌酸、诺氟沙星、杆菌肽、多黏菌素 B、万古霉素、林可霉素、两性霉素 B、立克菌星等；非类固醇抗炎镇痛药如吲哚美辛、布洛芬、保泰松、吡罗昔康、复方阿司匹林、非拉西汀、安替比林、氨基比林、对乙酰氨基酚、甲氧萘酸等；肿瘤化疗药如顺铂、氨甲蝶呤、普卡霉素、丝裂霉素 C、亚硝基脲类、5- 氟尿嘧啶；抗癫痫药如三甲双酮、苯妥固钠；麻醉剂如乙醚、甲氧氟烷等；金属及络合剂如青霉胺、依他酸盐等；其他如各种血管造影剂、环孢霉素 A、甲氰咪胍、别嘌呤醇、对氨基水杨酸、甘露醇、低分子右旋糖酐等。引起肾毒性反应主要是药源性肾损害并导致肾衰竭。临床表现为贫血、疲倦、嗜睡、血肌酐升高、电解质紊乱、高血压、肌痛性痉挛、恶心、呕吐、胃肠出血、水肿、感觉异常、不安腿综合征、癫痫发作、感染、败血症、意识障碍，甚至死亡等。

（6）可致造血系统毒性反应的药物：氯霉素、锑剂、磺胺类、氨基比林、非那西丁、保泰松、安乃近、复方阿司匹林、吲哚美辛、异丙硫氧嘧啶、甲硫氧嘧啶、氯氮平、苯妥英钠、巴比妥类、呋喃类、阿糖胞苷、甲芬那酸、奎林、甲丙氨脂、氯芬那酸、奎尼丁、呋塞米、螺内酯、卡乌西平、乙胺嘧啶、丙硫氧嘧啶、米帕林、甲基多巴、巯嘌呤、羟基脲、洋地黄、肾上腺素、氨苄西林、扑米酮、白消安、西咪替丁、头孢菌素类、氨甲蝶呤、异烟肼、氨苯砜、环磷酰胺、长春新碱、氟尿嘧啶、利福平、甲丙氨酯等。引起造血系统的毒性反应表现为药异常免疫反应，损伤造血干细胞，造成干细胞减少及功能异常，造血微循环缺陷，而发生急性或慢性药物性再生障碍性贫血。

上述只是列举了可引起毒性反应的部分药物（中药、西药）对人体重要组织器官的影响。实际上，在用药过程中还存在着一些与用药目的无关的、意外的有害反应。任何药物（包括西药、中药、民族药等）在治疗疾病时对人体都存在着不同程度、不同形式的不良反应。甚至连我们赖以生存的各类食物，如谷肉、果蔬、鱼禽、鸟兽等如烹之失宜，食之不当，亦皆可致病。如过食各种动物内脏及其他脂类食品，易患高脂血症、动脉粥样硬化、冠心病、高血压；过食鱼类及豆制食品，易使血尿酸升高而患痛风；食盐过多，可损害肾脏、升高血压；长期饱食米面淀粉类食物，可产生胰岛素抵抗而患糖尿病；蚕豆可使人患溶血性贫血；虾、蟹能使人过敏；河豚易使人中毒。如果因为药物有不良反应，甚至毒性反应，而弃之不用，那么，人类将会处于"无药可施""无食可养"的绝境，岂非人类自取灭亡。应该说药物的不良反应是药物的固有反应，在疾病的预防和治疗中几乎必然出现。人类为了生存，常运用自己的智慧，趋利避害，合理使用药物，做到适宜、适量、适度，就能最大限度地减少药物的不良反应。

四、中医如何避免或减少药物的不良反应

任何药物在其使用过程中，都存在着不同程度、不同形式的不良反应，有的还能对人体组织器官产生毒性反应，这是一个客观事实。从古至今，中医都非常重视这一问题。许多本草书籍均在有毒药物下标注出"大毒""小毒"等字样，表示该药具有一定毒副作用。用之不当，就会导致中毒。如前所述，中药的"毒性"是药物最基本的性能之一，具有双重含义，即治疗作用与毒副作用。在使用这些药物时，如何做到既能较好地发挥其治疗作用，又能最大限度地避免或减少其毒副作用，是中医用药的基本原则。中医药在数千年的临床实践中，形成了较为系统完整的药物学理论及其减毒增效的应用方法，以达到用"毒"不中毒，治病不致病的效果。

中药产生不良反应的原因主要有三个方面。一是药物的质量；二是药物的使用，特别是对毒性较大药物的使用；三是患者的特异质个体差异。而中医正是从这些方面，采取了较为完善的控制措施和正确的使用方法，以减少药物的不良反应。使中医历经 2000 多年而不衰，延绵至今，为中华民族的繁衍昌盛做出了不可磨灭的贡献。

（一）药物的质量控制

药物的质量涉及其效用及毒副作用的大小。质量的好坏直接关系着医疗效果，影响广大群众的健康与疾病的防治，也是中医能否生存下去的大问题。影响药物质量的因素很多，包括药物的基原、产地、采收季节、贮藏、炮制、剂型等。这些因素都会对中药的药理作用、疗效及毒副作用产生明显的影响，特别是品种与炮制，尤为紧要。

1. 品种与产地

中药的品种繁多，据全国中草药普查结果表明，我国天然药物资源库共有 12772 种，多以植物为主。已鉴定可药用植物 9000 多种，其中常用 500 余

种。而需求量大，主要靠栽培的约300余种，中草药在长期的生存竞争及双向选择过程中，与产地生态环境建立了相互适应的紧密关系，特别是土壤对植物药内的成分影响很大。由于产地不同、来源不同、品种不同，所含化学成分、药理作用均有很大差异。正如《本草蒙筌》所言"凡诸草木、昆虫，各有相宜地产。气味功力，自异寻常"。如长白山的野山参，与其他地域人工培植的人参，皂苷的总量、种类及其含量均不相同。川贝母、川黄连、四川中坝的附子、台党、藏红花、秦归、云南的三七，都是与产地有关的质量高、疗效好、副作用少的"道地药材"。有的药物因产地或品种不同，其药效及毒副作用就存在显著的差异。如木通一药，在科属品种、产地、毒性及其认识上，都比较混乱。木通《本经》名通草，《唐本草》后始称木通，故《本草纲目》"通草"条下释名"木通"。今之通草乃古之"通脱木"，《本草纲目》"通脱木"条下释名"通草"，系五加科通脱木 *Tetrapanax papyrifer*（Hook.）K. Koch，与前者为不同科属的植物。当今市集之木通，品种繁多，其科属品种、化学成分、药理作用、毒性反应大不相同，属木通科植物的有五叶木通 *Akebiaquinata*（Thunb.）Decne. 的干燥藤茎、三叶木通 *Akebia trifoliata*（Thunb.）koidz. 的干燥藤茎、白木通 *Akebia trifoliata*（Thunb.）koidz.subsp.australis（Diels）T.Shimizu 的干燥藤茎，分布于陕西、山东、江苏、安徽、江西、河南、湖南、湖北、广东、四川、贵州等省。化学成分：茎含结晶性苷，其苷元是常春苷元（hederagenin，$C_{30}H_{48}O_4$）与齐墩果酸（oleanolic acid，$C_{30}H_{48}O_3$）的混合物。此外，茎中尚含多种钾盐。性味功能：苦、寒，利尿通淋、清心除烦、通经下乳。

属马兜铃科马兜铃属植物关木通 *Aristolochia manshuriensis* Kom. 的藤茎。主产于我国东北各省。此外，山西、陕西、甘肃等省亦有分布。化学成分：茎含马兜铃酸（aristolochic acid，$C_{17}H_{11}O_7N$），并含有齐墩果酸（oleanolic acid，$C_{30}H_{48}O_3$）及常春苷元（hederagenin，$C_{30}H_{48}O_4$）。

属毛茛科的川木通品种甚多，包括小木通 *Clematis armandii* Franch. 或绣球藤 *Clematis montana* Buch.–Ham. 的干燥藤茎。因其藤茎有"细细小孔，两头皆通"而得名。小木通分布于陕西南部、湖北、广西、广东、四川、贵州、云南等地；绣球藤分布于我国西南南部偏北地区。化学成分：根中含挥发油。性味功能：苦、寒，利尿消肿，通经下乳。另外，我国长江以南地区产销的木通大都是取自毛茛科铁线莲属的茎。商品称川木通或怀木通。

考历代本草诸书，所言木通（包括唐代以前之通草），其植物学形态特征、生长环境、分布地域皆与今之木通科植物相同，即五叶木通、三叶木通或白木通，且未见木通"有毒"记载，应为传统药用植物木通之真正品种。今之马兜铃科关木通，历代本草均无从稽考。因此可以认为关木通就是近现代的药用植物品种。直至1935年，在陈存仁的《中国药物学大辞典》中才有"关木通"的记载。由于该品种产于东北诸省，易于成活、产量极高，故被大量种植、采集和使用。直到1964年，常州市第一人民医院关松寒等，首次发表"木通所致急性肾功能衰竭2例报告"后，关于木通中毒死亡病例，不断见诸报道。致死原因主要为关木通中所含主要成分马兜铃酸具有肾毒性，引起肾小管坏死。该药的肾毒性已引起了国内外学者的广泛关注，甚至部分欧美国家已严格限制包括木通及其制剂在内的许多中草药在其国内的使用。辨明木通的真伪，已不是单纯的学术问题，更是涉及对中医总体的认识及其价值地位。我国古代不少方书，对于木通的用量远较今日之限量（3～6g）为多，从未见有关于木通中毒的案例。汉·张仲景《伤寒论》中，当归四逆汤用木通（通草）2两，依东汉的权量折合约30g；清·吴谦等编撰的《医宗金鉴》中有木通汤一方，木通用量2两，按清制度量衡折算，约75g。如此量大之用，却从未有中毒之记载，可见传统中药之木通绝非马兜铃科之关木通。我国现代著名生药学家谢宗万教授，在其著作《中药品种新理论的研究》中，对木通有深入的研究，他认为汉·张仲景《伤寒论》当归四逆汤中通草，应是木通科植物木通，而非五加科之通脱木，而清·吴谦《医宗金鉴》中木通汤之木通，绝非含马兜铃酸之关木通。由此可见，我国传统中药所用之木通，均为木通科之木通，显然近现代木通中毒事件，大都与所用药材品种及产地有关。

2. 炮制

中药须经加工炮制后入药，是中医长期临床实践的总结。炮制后，原来中药的化学成分会发生改变，药理作用及临床疗效也随之而异。炮制是一项复杂的制作工艺，炮制的过程就是对药物实行特殊加工，以达到增效减毒的制作过程。炮制的方法从雷公炮制十七法，到现在对各种高科技的应用，其工艺日臻完善，内容更加丰富，效果更加明显，是中药在使用前不可或缺的加工程序。

中药炮制可以从以下方面影响药理，减毒增效。一是消除或降低药物毒性、烈性或副作用。如川乌、草乌生用易于中毒，炮制后毒性大减；巴豆、续随子，泻下峻烈，去油用霜则缓；常山生用有毒，能催吐，酒蒸炒熟后治疟疾则不呕吐；生半夏有毒，伤胃、堕胎、致突变，而制半夏入药，止咳化痰、和胃降逆治恶阻。实验研究证明，乌头中含有多种生物碱，口服 0.2mg 纯乌头碱即可使人中毒，3～4mg 可以致死。经炮制后，乌头碱水解生成苯甲酰单酯型乌头碱，或进一步水解为氨基醇类乌头原碱，其毒性仅为双酯型乌头碱的 1/200～1/4000。水飞雄黄，可除去很大一部分有剧毒的三氧化二砷；砂炒马钱子，使其所含士的宁减少，毒性降低，且保留或强化了某些生物活性。

二是改变药物的性能，增强疗效。如生地黄凉血，炮制为熟地黄后则可补血；蒲黄生用破血，炒炭则止血；醋制延胡索能增强其镇痛作用；苦杏仁止咳平喘，炮制后其有效成分的煎出率比生品提高 1.73 倍；大黄苦寒，生用攻积导滞，炮制后泻火凉血，生大黄泻下作用强，制大黄更能清热泻火，泻下之力则减。

（二）药物的使用

药物作用的大小及其毒副作用的强弱，除药物本身的功效及质量外，对药物的合理使用是一个重要的因素，包括正确的辨证施治，掌握药物的配伍与禁忌、药物的用量及疗程、药物的服用方法等。历代医家及其著述，都十分重视。

1. 正确的辨证施治

正确的辨证施治是保证疗效及减少药物毒副作用的前提。辨证施治是中医对疾病的一种特殊的研究认识和处理方法。"证"反映了疾病在某一阶段病理变化的本质，是一个动态的过程。医生只有辨明证候，才能正确施治，从而取得较好的疗效，避免或减少药物毒副作用的影响。以八纲辨证为例，八纲即阴、阳、表、里、寒、热、虚、实，八纲之中，阴阳为总纲，寒热定病性，表里别浅深，虚实辨盛衰。如果阳证当阴证施治，表证作里证遣方，寒证以热证用药，实证认虚证施救，辨证不准，治必乖违。不但无以愈疾，反增诸多药物不良反应。

回忆本人在 30 多年前曾收治一乌头碱中毒患者。时值初秋，由经治医生送来救治。患者王某，男，30 多岁，3 天前因腹痛伴水样腹泻，在当地用西药治疗未效。昨日自觉畏寒，手足发凉，某中医见下利清谷，四肢厥逆，认为是少阴虚寒，属四逆汤证。遂投四逆加人参汤煎服。方中用附子 20g，已服 2 剂。今日发热（39.5℃），腹痛，吐泻不止，手足厥冷更甚，心慌心悸，胸闷烦渴，神识尚清，精神萎靡，口角流涎不止，瞳孔散大约 4mm，舌质稍红，苔薄黄，脉弦细滑数。血常规见白细胞增多，中性粒细胞百分比升高。大便常规，为水样便，有大量红细胞、白细胞、脓细胞，并有吞噬细胞。诊断为中毒性痢疾；乌头碱中毒。立即洗胃补液，皮下注射阿托品，并用黄连、甘草、绿豆，水煎取汁，频频服饮。1 小时后，呕停痛减，口角不再流涎，仍有发热恶寒，手足厥冷。遂用仲景四逆散合葛根黄芩黄连汤加减，水煎服，共 3 剂。服后痢止厥回，诸症悉退。返家调治旬日而愈。1 年多后，该患者又因双下肢关节肿痛月余复来就诊。当地医生鉴于 1 年前附子中毒之教训，惧用辛热有毒之乌附，只予一般祛风除湿、宣痹止痛药治疗，效果不佳。患者面色暗黄，唇绀，手足厥冷，双下肢关节肿痛，舌淡苔白，脉沉弦缓。为寒湿痹阻筋节，阳气不通，失于温煦。遂用《金匮要略》桂枝芍药知母汤加制川乌、牛膝、薏苡仁治之。其中有制附子 20g，制川乌 15g。二药先与生姜 30g，同煎 30 分钟后，再入余药煎煮约 20 分钟，取汁服用，共 5 剂。服药次日关节痛减，半月后肿消痛已。后以三痹汤加减，调治月余而愈。该患者去岁所患之疾为湿热痢，手足厥冷，是邪入厥阴，热深厥深，非少阴虚寒证。而妄投辛热重剂四逆汤，治与证违，故虽服常量之附子，却见强烈之毒性反应。今患者关节肿痛，为阳虚寒湿痹阻，不用附子、乌头之辛温，何以散体内久郁之阴霾，逐节中痹阻之寒凝，故用之即效。同一患者时隔 1 年，病证不同，虽同是服用附子，且今时用量较大，更有乌头，何不中毒？因前者药与证反，今日药证相宜，故虽为同一患者，但其药物反应大不相同。

又如半夏辛温有毒，虽能降逆止呕，但对胎气不利，故妊娠用之宜慎。张仲景治妊娠呕吐不止，用干姜人参半夏丸主之。方中半夏之量，倍于姜、参。此证为脾胃虚寒，冲脉之气上逆所致。药证相宜，故无损胎气。正如《素问·六元正纪大论》所说"妇人重身，毒之何如？……有故无殒，亦无殒也"。本人数十年来，治妊娠呕吐，常用半夏止呕，选方如温胆汤、小半夏加茯苓汤等，从未见其伤胎犯逆。

著名医学家陆道培院士单用雄黄治疗急性白血病 38 例，总疗程达两年半，效果良好。其中 35 例的实际 2～3 年生存期为 100%，无中毒反应。还有报道用雄黄青黛胶囊治疗白血病，每日总量 10g（含雄黄 1g），有效率达 100%，而未发生中毒反应。雄黄辛温有毒，主含二硫化二砷（As_2S_2），入丸散一般用量为 0.3～0.9g。上述药物剂量对于非白血病患者，往往产生强烈的中毒反应，可致肾衰竭。而对于白血病患者，却很少中毒。毒药用之得当，能够愈疾，用之不当，反致中毒，关键在于正确的辨证施治。用药治病，有是病则病受之，邪气可去；无是病则身受之，正气受伤。若浪投毒药峻剂，必然会出现诸多不良反应。正如清末四川名医郑钦安所言："病之当服，附子、大黄、砒霜，皆是至宝。病之不当服，参、芪、归、地，都是砒霜。"一语中的，服药之当与不当，正是引起不良反应的重要原因。

2. 合理的药物配伍

人之为病，错综复杂，所以中药治病，常用复方。复方不是简单的药物组合，其效果更不是各种药物效果相加之和。复方是一个复杂的体系，其药物经过炮制、加工、煎煮等过程后，产生了十分复杂的化学成分，能对人体起到有主次的、多靶点的整体协同治疗效果。所以研究中药的复方是研究中药疗效的关键，也是研究中药能够减少或避免其不良反应的重要途径。

中药组方，十分讲究。复方是由多味中药按中医的组方规律，包括药物的"七情"宜忌、升降浮沉机理、君臣佐使配伍，严谨制方，联合用药。其目的不外两条，一是增加药物疗效，特别是主要药物疗效；二是减少药物不良反应，特别是避免毒性不良反应。配伍得当，可以增效减毒，配伍失宜，则减效致毒，反增其害。组方有君、臣、佐、使之别，"七情"有抑扬宜忌之异。何谓方药之君臣佐使，《素问·至真要大论》说："主病之谓君，佐君之谓臣，应臣之谓使。"君药是治疗主要病症的主药；臣药是辅助君药治疗次要病症的协同药；佐药是治疗兼症或制约君臣药偏性的药物；使药为引经药或起调和作用的药物，能够引导靶向，缓和偏激。这种组合原则，极具现代药物使用的合理性。

"七情"包括相须、相使、相畏、相杀、相恶、相反、单行，是药物配伍的基本内容。除"单行"外，它反映了药物之间的相互关系。相须为两种以上功用相似的药物配伍，可以互相增效；相使为两种以上功用不同的药物作为辅药，能提高主药的疗效；相畏、相杀，是一种药物能减轻或消除另一种药物的毒性或烈性或其他不良反应，后者对于前者为相畏，前者对于后者为相杀；相恶，即两种药物合用，致使一药或两药功效降低或消失；相反为两药合用能产生较强的毒性反应或副作用。

治疗疾病，在药物配方时，不但应有主、有次、有制、有引，更应注意以相须、相使而提高疗效，以相畏、相杀而减轻药物毒性及不良反应，避免相恶、相反而导致降低疗效，增加毒副作用。

这些都是临床医生所要遵循的处方原则。如麻黄得桂枝，助其发汗解表之功；石膏合知母，益其清热生津之效；大黄配枳实，增其泻实推荡之力。生姜能消半夏、南星之毒；十枣汤中，芫花、甘遂、大戟，均为峻猛有毒之药，用枣汤调服，可减毒而缓其烈。我祖父张永清系巴蜀中医眼科名家，眼干燥症诊治独树一帜。常以大剂附子治疗角膜薄翳，轻则用生盐附子一两（约30g），重则半斤（约250g）。但煎煮之法，非常讲究。每次用附子时，均嘱病家先用水浸泡，漂去盐后，用等量生姜先煎煮1小时，再下余药入煎，从未发现中毒反应。我在20世纪60年代随其侍诊，曾问其附子用量为何如此之重？答曰：白云遮睛，虽系邪毒凝聚，但多为医家过用寒凉，冰伏其邪所致。阴凝日久，气滞络阻，睛何以明。非益火之源，难消阴翳，故重用附子，破坚冰，散阴云。附子合等量之生姜久煎，可去毒而存性。全国名老中医李可，制"破格救心汤"救治心衰，屡起沉疴。附子之用量极大，轻则30g，重则200g。若遇垂死患者，24小时用附子500g以上者，从无一例中毒。之所以如此，就在于处方的配伍与煎煮的方法得当。他特别强调，此方重加炙甘草与附子久煎，可减其毒。正如《医学源流论》所说"煎药之法，最宜深究，药之效不效，全在于此"。有学者报道，四逆汤中附子佐干姜、甘草，其毒性仅为单用附子毒性的1：4.1。黄芪与苍耳子同煎，黄芪可减苍耳子之毒。但有些药物，就不能相互配伍，或应慎重配伍。如18味相反的药，60种相恶的药，19种相畏的药。正如《神农本草经·序例》所言"勿用相恶相反者"，"若有毒宜制，可用相畏相杀者，不尔，勿合用也"。当然，临床上也有不少相反、相恶配伍的特殊用法，并非绝对不能合用。如仲景治饮证所用"甘遂半夏汤"，以相反的甘草与甘遂同煎。十香返魂丹将相畏的丁香、郁金同用。但用之宜慎，若无充分证据和应用经验，仍须避免。

3. 用量及使用时间

药物的不良反应，除与上述有关药物的基原、产地、加工炮制等质量问题及辨证施治、药物组方的正确与否密切相关外，还与药物的服用剂量、服用时间、服用方法有关。许多药物的不良反应，甚至中毒反应，常因剂量过大或长期服用而造成。中药、西药，大都如此。中医典籍对此早有警示。如《素问·五常政大论》也说："病有久新，方有大小，有毒无毒，固宜常制矣。大毒治病，十去其六；常毒治病，十去其七；小毒治病，十去其八；无毒治病，十去其九。谷肉果菜，食养尽之，勿使过之，伤其正也。"《素问·六元正纪大论》说，即使是大积大聚的实证，"其可犯也，衰其大半而止，过之则死"。这就是说，应根据疾病的久新、处方的大小、使用药物的有毒无毒，而严格掌握服用时间和用量。凡是毒性大的药物病去十分之六，就不可再服；一般毒性的药物，病去十分之七，不可再服；毒性小的药物，病去十分之八，不可再服；即便是无毒性的药物，病去十分之九，亦不可再服。剩下未愈的病，用谷肉果蔬等饮食调养，使邪尽而正复。用药不能过度，免伤正气。对于大积大聚的实证，须用毒药攻治，也只能待病情好转，即应停止使用，否则，过度攻伐会造成病情加重，甚至死亡。当今一些医生，对癌症的治疗为什么屡屡失败，就因为他们总是一味追求除恶务尽，希望能清除所有癌细胞。无论中药、西药、化疗、放疗，往往是病未去而人先倒下，癌肿未尽，人已毙命。这与中医历代先贤的告诫，完全相悖，焉有不败之理。我们也常见到，一些基层医院的医生，用药常常超量，妄图奇效；处方用药，无相制配伍，炮制煎煮，不得其法，因而常有药物不良反应发生，甚则造成器官损害，酿成医疗纠纷。见有麻黄用量多至30g，致大汗亡阳，昏厥，心悸，血压升高；用细辛20g，令唇舌发麻，损及肾脏、肝脏；用远志、白薇至20g，产生恶心、呕吐；马兜铃用20g，造成肾脏损害；人参虽能大补脾肺、益气生津，但服之过久，可出现气滞腹胀、心烦失眠，血压升高。《名医别录》载淫羊藿"久服令人无子"；矾石"久服伤骨"；葶苈子、射干、芫花"久服令人虚"。有的医生为患者制作蜜丸，服药时间过长，常达半年之久，且治疗期间，也不按要求定期复查肝功能、肾功能及血尿常规，给患者造成严重器官损害，医者尚不知情。这种医源性疾病，正是药物不合理使用的结果。不知情者，以为中药有毒害人，实际是医生用药不当，误治害人。是医者之失，非中医之过。凡是有良知的中医临床工作者，都应对此高度警惕，谨慎用药，合理用药，兢兢业业去救治每一个生命。

4. 用药应三因制宜，注意个体差异

三因制宜，是指在施治时要因人、因时、因地而制订适当的治疗方法，为中医治疗的基本原则。这些因素关系着机体对药物的反应，包括药物功效及不良反应。人有男女老幼体质之异，时有昼夜晨昏季节之别，地有高下冷暖燥湿之分。不同的个体差异及其生活环境，都影响着药物的效力与毒性。中医从古至今都非常重视这些影响因素，其中汉·张仲景在《金匮要略》中治疗悬饮用十枣汤的方法就是典范。他在十枣汤的方后云："上三味（芫花、甘遂、大戟），捣筛，以水一升五合，先煮肥大枣十枚，取九合，去滓，内药末。强人服一钱匕，羸人服半钱，平旦温服之，不下者，明日更加半钱。得快下后，糜粥自养。"他在文中强调了安全的服药方法，因为芫花、甘遂、大戟均为逐水峻泻之药，有毒，故必须用十枚肥大枣煮汤送服药末，补脾益气以固正气。对身体壮实的人服量多（一钱匕），身体瘦弱的人服量少（半钱匕），因人而异，是因人制宜；平旦温服之，即在早晨用温热的枣汤服药，是因时制宜；得快下后，糜粥自养，是"中病则已"，免伤其正。悬饮之病，为饮后水留在胁下，咳唾引痛，胁为肝之分野，饮邪阻遏肝气上升之道，肺失肃降。《素问·脏气法时论》谓："肝病者，平旦慧，下晡甚，夜半静。"即平旦之时，肝病者慧安神旺，病情最轻，易于攻邪。此时服药，得肝气之助，有利于祛邪逐饮，而患者此时对药物可引起的不良反应耐受力也最强，反应最小。有学者对药物的疗效和毒副作用，随时间因素变化的差异，做过实验研究。如 3H- 天麻素，戌时（20：00）给药，吸收快，见效快，作用明显；辰时（8：00）给药，血药达峰最迟，药效差；丑时（2：00）给药，血药浓度 - 时间曲线下面积最小，反映生物利用度低。雷公藤的乙酸乙酯提取物急性毒性试验，以中午 12：00 的动物死亡率最高，20：00 至次晨 8：00 给药动物死亡率最低。

患者由于禀赋不同，个体差异，对药物的不良反应也不相同。肥人多痰湿，对滋腻之药，易产生不良反应；瘦人多火，对燥热之药，易产生不良反应。阳热之身，慎用温热，阴盛之体，慎用寒凉。还有一些过敏体质的患者，对某些具有免疫原性的中药，最容易发生过敏反应。轻者出现皮疹、荨麻疹，重者发生剥脱性皮炎、过敏性休克。已知能引起过敏反应的中药达 150 余种之多，较为常见的有天花粉、蜈蚣、僵蚕、斑蝥、狼毒、鸦胆子、黄药子等。所以临床医生，在诊断用药时，应仔细询问患者的药物过敏史，嘱咐患者应及时反馈服后的药物反应，以便在发生不良反应时，能及时做出相应的处理，调整治疗方案。

五、加强对中药不良反应的监测和管理

加强对中药不良反应的监测和管理，是防止或减少中药不良反应的重要行政措施，也是促使中医药能按照自身的学术特点可持续健康发展的保证。国家 2004 年发布的《药品不良反应报告和监测管理办法》，各级医疗卫生机构，有责任按规定报告所在机构发现的药品不良反应。应指定专（兼）职人员负责本单位使用药品的不良反应报告和监测工作，发现可能与用药有关的不良反应，应详细记录、调查、分析、评价、处理，并及时上报。我认为报告固然重要，但毕竟是事后报告。而对于中药质量及其使用全过程的监测管理，才是抓住源头，防止或减少中药不良反应的关键。医疗机构应当在职责范围内做好以下工作。

1. 把好中药质量关。应以国家颁布的最新《中华人民共和国药典》及有关卫生法规为标准，在中药的采购时，从品种、产地、真伪、炮制的优劣，认真进行鉴别和筛选。严防以次充好，以假冒真，影响药物质量。

2.加强临床医药人员对药物使用的安全教育和法制教育。要以保障患者的生命健康为最高使命。一切背离安全原则的医疗行为都应杜绝，对毒性较大的中药使用应当审慎。对使用超出《中华人民共和国药典》规定剂量的药物或使用相反相畏药物的处方，药房调剂人员应及时返回医生再签名，以示提醒。

3.在医疗机构，应建立中药不良反应报告监测管理机构，负责处方事件监测及医院的集中监测。由分管药物领导、药剂科及各临床科室负责人共同组成，其中应有1～2名资深的中医药专家参加。临床医生凡发现与中药有关的不良反应，应及时报告。院内监测管理机构，应立即组织有关人员及中医药专家鉴别、分析，查找原因，采取措施，并上报有关部门。

4.定期或不定期组织中医药人员，参加关于中药不良反应的学术讨论。分析案例，交流经验，总结教训，提高广大中医药人员的安全意识，减少中药不良反应的发生。

医贵精诚　德为医魂

　　医德，是指医务人员在医疗工作中的德行、操守。医德是医生的灵魂，它贯穿医疗行为的始终，体现于医疗活动的全过程。只有医德高尚的人，才能彰显其医术的价值，发挥最大的医疗效果，赢得社会的尊重。

　　古今中外，医学界都非常重视医德。凡是一个有良知的医生，都非常重视自己的德行、操守，应该怀着对患者的关爱，对生命的敬畏，全心全意地去救治每一位患者，挽救每一个生命，并把它作为自己的崇高使命，甚至为此付出生命。如白求恩大夫，南丁格尔奖获得者、抗击"非典"的英雄、广东省中医院护士长叶欣等，都是我们的楷模。2000 多年前，古希腊"医学之父"希波克拉底曾立下了不朽的誓言，要求医生共同遵守："我愿尽我力之所能与判断力之所及，无论至于何处，遇男遇女，贵人及奴婢，我之唯一目的，为病家谋幸福……我要清清白白地行医和生活，不论进入谁家，只要为了治病，不为所欲为，不接受贿赂，不勾引异性，对看到或听到不应外传的私生活，我绝不泄露……"多少年来，希波克拉底誓词一直是西医学界医德的圭臬，是许多西方医学院校学生的入学誓言，被镌刻在校墙上，用以警示后学，陶冶情操。我国是一个文明古国，从古至今，不乏医术精湛、医德高尚、为人传诵的医生，如古代的张仲景、孙思邈、李时珍，近代的孔伯华、施今墨，现代的林巧稚、郎景和、顾顺华、桂希恩、李恒英等，都是我们医界的楷模，学习的榜样。在他（她）们身上，展现出高尚的医德和精湛的技术，看到了医生的仁心仁术。在他们的医疗实践中有如下共同特点。

　　一是以人为本，关爱生命，尊重患者，眷顾人文。如唐代的孙思邈在《备急千金要方》中说"人命至重，贵于千金"，并将其传世著作命名为"千金要方"和"千金翼方"。他要求每个医生在诊治患者时，都应"先发大慈恻隐之心……皆如至亲之至"，这是何等高尚的医德！又如 2007 年全国十大医德楷模、中国医学科学院北京协和医院妇产科主任郎景和教授，曾说过"医生的第一张处方应该是关爱"。全国十大医德模范、重庆市中山医院呼吸内科主任顾顺华，身患肝癌，仍然坚持在临床第一线，"我愿将生命终结在岗位上"，真是震撼人心的肺腑之言！这些医德的楷模，始终保持对医学人文的眷顾，展示了更加完美的白衣天使形象，追求着医学的理想境界。

二是医术精湛，不断进取。为了救治患者，他们总是刻苦钻研业务，在医疗实践中，不断研究总结，勤求古训，博采众方，探索疾病的变化规律。做到穷究其因，洞悉其理，精选其治，追求最佳医疗效果，学无止境，医无止境，"学至乎没而后止"。故历代医家都把"业精""医诚"作为重要的医德标准。如不钻研业务，浅尝辄止，医术不精，反增其害，事与愿违，医者难辞其咎。诚如清·吴瑭在《温病条辨·自序》中所说"生民何辜，不死于病，而死于医，是有医不若无医，学医不精，不若不学医也"。

三是仁心仁术，廉洁自律。医为仁术，必当有仁心大爱，才能怀有对患者高度的同情与关爱，以及对病情变化的深入思考，选择最佳的治疗方法。临证之际，如有杂念，或为利益所惑，治病不能专注，极易错失良机，失去最佳的治疗选择。宋代医家刘昉在《幼幼新书·自序》中说："业医者，活人之心不可无，而自私之心不可有……未医彼病，先医我心。"唐·孙思邈亦谆谆告诫医者："凡大医治病，必当安神定志，无欲无求。"如今，我们看到许许多多的医务工作者，坚守在自己的岗位上，恪守职责，关爱患者，乐于奉献。北京友谊医院专家李桓英教授，深入麻风病区，关爱患者，探索研究出治疗麻风病的新方法，使全国麻风病患者由原来的 11 万人下降到不足万人，年复发率仅为 0.03%，远低于 WHO 的年复发率 1% 的标准，解决了麻风病防治的世界难题。她的这一最佳防治方法，现已在全世界推广。武汉中南医院传染病科专家桂希恩教授亲赴"艾滋村"，为 1000 多名艾滋病患者抽血检查，探索研究艾滋病的有效防治方法，2005 年被美国《时代周刊》评为全球 18 名"医疗英雄"之一。

这些医界楷模，不谋私利，怀着仁心大爱，不断追求着能取得最佳疗效的"仁术"，把自己毕生精力奉献给患者。眷顾医学人文，引领世界新潮。

我从 1963 年从医至今，历经半个世纪，临床用药择方，常秉持三条原则，一是安全，二是求效，三是价廉。在辨证论治的前提下，谨遵《内经》所言，用药审慎，"无盛盛，无虚虚""以平为期""勿使过之，伤其正也"，尽量减少药物毒副作用的影响，确保患者生命安全。不开"太平药"、安慰剂。中医的生命力在于其临床疗效。谨察病机所在，正确施治，争取最佳治疗效果。对不同治疗方案及方药的选择，在确保安全及疗效的前提下，尽量使用廉价有效的药品，减少不必要的昂贵检查，以减轻患者负担，增加患者的依从性，从而取得医患双方的最佳配合。这种临床思维，应该说是我们大多数医生的共识，有的还做得更好。

但是，在我们医疗队伍中，也有少数医务人员，为名所惑，为利所驱，对金钱顶礼膜拜，医德沦丧，失去操守，出现了一些不应发生的医疗行为。其表现甚多，尤其在医生对患者开单、检查、治疗的选择上，不仅能看到其医术，更能反映其医德。

有的医生给患者的治疗方案，毫无选择的余地，剥夺了法律赋予患者的选择权。有的任意扩大手术范围，如盛行一时的剖宫产、Lasek 近视治疗、冠心病的支架安放等。据 WHO 通报，中国的剖宫产率为 50%，远远超过世界15% ～ 20% 的标准，居世界前列。Lasek 治疗近视手术，已经埋下了隐患，也引起了医学界的警惕与呼吁。2010 年，我国对冠心病患者的支架安放已超过30 万个，中华医学会心血管病分会主任委员、全国著名心血管病专家胡大一教授在 2010 年中国心血管代谢医学研究高峰论坛上谈道："很多临床医生以此数据为豪，我却为这些数据的增长感到焦虑，因为这控制不了我国心血管疾病的发病率和死亡率。而且更让人担忧的是，这些支架有相当一部分是被过度安放和滥用的。"有的医院诱导或纵容医生专开有利可图的名贵药、进口药，夸大疗效，隐瞒有可能发生的不良反应，误导患者。有的任意扩大住院指征，借"医保"报销，滥收患者入院，以便反复使用所谓高精尖仪器的昂贵检查，牟取高额利润，浪费卫生资源。特别是对人体器官的切除，本应慎之又慎，能保守治疗得以保留的器官，应尽量保留。有的医生原本学识不深，医术不精，加之医德缺失，便故意夸大病情，诱使患者依从，滥施器官切除，谋取名利。如一些医院医生对胆囊、子宫、扁桃体、胸腺、前列腺等的切除及人工髋关节置换术的实施等，极不审慎，给患者带来终身的损害和痛苦。

　　有这种不良医德的医院、医生，虽然为数不多，但后果严重，影响极坏。有失天理良心，有悖国法纲纪，不但损害了患者的利益与健康，也玷污了白衣天使的美好形象。我相信，随着国家各项卫生法规的深入贯彻和社会的不断进步，良好的医德医风必将蔚然成风，更加彰显中华文明的传统美德。用医生的仁心仁术造福人类，让人们更加健康，让社会更加和谐。

艰难困苦 玉汝于成

——忆学医艰苦历程 谈中医成才之路

1958 年，即将高中毕业走进大学校门的我，由于命运的捉弄，一场"人祸"，使我跌入了人生的谷底，我那直言敢谏的知识分子母亲被错划为"右派"，16 岁的我，风华正茂，品学兼优，被迫辍学。一切来得如此突然，这一变化，彻底改变了我的人生轨迹。我从小生长在中医世家，随祖父、祖母长大。祖父是川东北小有名气的中医眼科大夫，父亲及叔伯姑婶也都以医为业。我自幼耳濡目染，对中医心存向往。时遇当年处境艰难，面临此种厄运，我别无选择，只有继承祖业走学中医这条路了。

一、中医学博大精深，非熟读精思，难入其门

学中医难，自学中医更难。中医学博大精深，集自然科学与社会科学于一体，具有科学与人文的双重属性；中医的书籍浩如烟海，且多为古籍，文辞艰涩，寓意深远。当时，中医尚无一套系统完整的正规教材，我所读医书，甚为杂散。如《内经知要》《医宗必读》以及《汤头歌诀》《药性歌括四百味》《脉诀》《医学三字经》等书。直至 1960 年下半年后，全国中医学院第一版统编教材（试用）出版发行，我才开始系统学习这 15 门中医课程。这套教材虽较简略，但已较系统地勾画了中医学的轮廓，显现了中医学理论体系的全貌。1964 年后，全国中医学院第二版统编教材正式出版发行，这是一套非常经典的、具有浓郁中华传统文化的好教材，系统性强，文辞与医理并茂，深度与广度俱

佳。我如获至宝，用了3年多的时间学习，该读的读，该背的背，写下了大量的读书笔记。其中内科、儿科、妇科、温病学等课程，除了学习领会外，还按书中所列各病的诊断及证治要点自编歌括，便于背诵；上述诸书所涉方剂，在汪氏汤头歌括及中医学院教材《方剂学讲义》书后所附歌括中，大多阙如，我又自编补充。如是一来，前后所背方剂，已逾千首。原所读《药性歌括四百味》，内容过简，不如教材完善，且无归经入句，我亦只能重编自诵。《伤寒》《金匮要略》《难经》必须背诵，自不待言。《内经》则是在《内经知要》的基础上，结合教材所选诵读。至1969年才得以完成中医学院全部课程的学习。1969年后，因工作环境的需要，我又选修了西医大专院校的基础及主要临床课程，进修了外科手术，订阅了《中医杂志》《四川中医》《中级医刊》及外文版《中华医学杂志》等，了解更多的医药信息。

当时自学中医，除了要面临社会、经济压力外，还有两个最大的困难；一是难于购得较好的中医教材；二是缺乏学验俱丰的名师指导。1964年后虽有中医学院二版统编教材发行，但在我们这些边远山区，难于购齐，只能求助亲朋好友，历经曲折，多方寻购。我学中医时，曾拜有两位老师，一位是我的祖父张永清，擅长眼科；另一位是擅长温病及内科杂症的巴中名老中医王好生。两位师尊都是临床经验丰富、誉满一方的中医名家，临床侍诊，受益匪浅。可惜二老当时年事已高，3年后相继离世。跟师学习期间，两位老师"传道""授业"较多，"解惑"较少。学习经典著作中的疑难，我只能勤考注疏，多方求教。曾记得，当年我在学习《金匮要略》中仲景治"肝着"所用的旋覆花汤一方，其中有"新绛"一药，究为何物，本草无从稽考，各家注疏论述不一。遍访当地名医，也不得其解。此时，偶遇一荀姓老中医告之：古之妇人，喜用丝网作发髻，多以茜草汁染之，其色绛，故将新制发髻名为新绛。用新绛为药，茜草之药性尚存，更得女人发气，用以行血化瘀而无耗血之弊。言之成理，指点迷津，让我受益匪浅。窃思仲景治疗"阴阳易"之病，用接触阴部皮肤之裈裆烧灰为药，亦同此理。考《本草纲目》茜草条下"集解"，弘景曰："此即今之染绛茜草也。"《名医别录》亦云"茜草可以染绛"，绛即深红色。随着社会发展，时代变迁，已无新绛一药，多以茜草根代之。读书学医，每遇此类疑难，凡教我者，皆为吾师。当时地处边远小县，见识难广，名师难求，学习经典多靠熟读背诵，不少疑难还是在以后的临床实践和继续学习中，逐步获得认识与理解。

二、临床实践是检验中医理论的唯一标准

中医的临床，不仅是经验的积累，更是一个对中医理论的领悟、再认识及其升华的过程。

理论与临床，是中医生存与发展的两大基石。中医的临床，就是运用中医的基本理论为指导，对疾病进行防治的实施过程。这一过程漫长而艰辛，疾病千变万化，体质千差万别，风险无处不在。"人命至重，有贵千金"。如果没有像大医孙思邈那种"先发恻隐之心，誓愿普救含灵之苦"的情操，是很难做好中医临床的。医生治病，不是每个患者都能治好，其中有疾病本身的原因，也有医生诊治的问题。特别是从事临床不久的医生，易在辨证上出问题，在施治上出差错。辨证施治不当，疗效自然不佳。古人说："大实可有羸状，至虚反见盛候。"临证迷茫，易犯虚虚实实之戒，我们每个中医人都有过类似的教训。临床中应不断总结与反思，逐步提高中医诊治水平。理论指导着临床，临床丰富了理论。临床实践，不但能积累丰富的经验，而且还加深了对中医基本理论的领悟及再认识。我在对"痹证"的长期治疗中，加深了对《内经》关于"风寒湿三气杂至合而为痹"的理解，提出"独邪不成痹，治湿最关键"的观点；根据《内经》的基本理论，结合医学发展趋势，提出了中医应是一种生态医学的模式、正邪共生是生命活动的基本特征等医学新识。我对《金匮要略》"毒药不止者，甘草粉蜜汤主之"中"粉"的理解和运用，对李东垣《脾胃论》中"阴火"的辨析，对刘河间"玄府"实质的探讨，都是在以后的临床实践中，逐渐领悟，而提出的新识。临床是炼就中医人才的熔炉，也是充实中医理论、升华中医理论的摇篮。正如著名中医学家、南京中医药大学黄煌教授所言："说到底，中医药是防病治病的一门技术，看病就要在临床上下工夫，立足临床是中医药所有问题的出发点和归结点。要以临床疗效折服人……要以临床事实创新理论，要以临床经典训示后人……一切从临床出发，临床实践是检验中医理

论的唯一标准。"(《中国中医药报》2007 年 12 月 12 日）

三、中医也有难解的"结"

年少遇挫，终身发奋。逆境中学习中医，必当倍加努力，自强不息。读书不敢稍有懈怠，临证力求思虑周全。历七年之磨砺，熟读经典，认真学习中医学院统编教材，勤于临床，更有诸多名师指教。临证日久，治疗多获效验，渐至名噪乡里，求治者日益增多，所遇疑难及危急患者，亦复不少，有些疾病常令我殚精竭虑，寝食难安。随着临证时间的累积（推移）我始发现中医也有难解的"结"。有我治不好的病，也有中医原本就治不了的病。我治不好，是我学识未深，经验不足，历练不够，正如孙思邈所说："读方三年，谓天下无病（不）可治，及治病三年，乃知道天下无方可用。"中医不是万病能治，也有确实治不了的，不然，仲景《伤寒论》中少阴病篇、厥阴病篇何以各列五条"死证"。"死证"者，不治之症。又如临床所见绞窄性肠梗阻，嵌顿疝肠坏死，胎盘植入致分娩大出血，脑出血颅内高压致脑疝形成等，都是中医难于治愈的疾病。我从 1966 年到 1980 年，一直在大巴山林区的林业职工医院从事医疗工作。数千名林业工人与外来劳务人员及当地农民，久居湿地，终年艰苦劳累，不但所患疾病病种繁多，而且常有工伤、急症，救治不能延误，可地居高山密林，山路崎岖，难于及时转院救治。我是一名中医，当时却担任着业务院长，处境维艰，难于应对。一是对临床所治疾病，不能用西医学做出正确的诊断，这不但需要有各种现代理化检查的支持，而且要求医生应具备一定的西医学理论基础；二是单靠中医救治急危重症，医疗风险太大，特别是难于解决诸多外科急症。有鉴于此，我及时向上级汇报院情，提出建议，在得到领导的支持后，对医院的专业结构和技术力量做出相应调整，选送了一批医护骨干外出进修学习，购置了必需的现代检查设备。我自己也利用业余时间，学习了西医大专院校的基础及主要临床课程，包括西医的解剖、生理、病理、药理、诊断及王培仁主编的《内科学》，黄家驷主编的《外科学》，郭秉宽主编的《眼科学》，还有儿科学、妇科学、传染病学等，后又被单位派送到西医医院进修了外科及手术。通过学习，对过去单用中医难于解决的一些需外科手术的疾病及急危重症，也能得到及时施救，如外伤性脾破裂、肠破裂、嵌顿疝、绞窄性肠梗阻、胎盘植入大出血等。中医、西医各有所长，也有很多西医解决不了的疾病，中医却能取得较好的疗效，对外科非手术治疗的病种或手术后的功能重建，中医仍有其独特的优势。我学习、进修西医后，并未放弃中医，而是西为中用，这有助于病的诊断，深化中医的临床研究，弥补中医在外科及抢救某些急危重症的不足。临床上仍始终以中医为主导，坚持能中不西、先中后西或中西结合的原则。在"病"的诊断明确后，以中医的基本理论为指导，按照中医的临证思维，辨证施治。总结经验与得失，使我的中医临床水平逐渐获得质的飞跃，也为我后来创建和管理巴中市中医医院积累了经验。几十年来，我对中医、西医各自的优势及不足，有较深的体会，故在本书的有关章节，对此做了专题论述。中医、西医只能优势互补，共同促进，不能互相替代，应逐步探索及创建具有中国特色、兼备中西医优势的新医药学，这是中西医同仁共同的历史使命。

四、学无止境，医无止境

中医的理论博大精深，中医的书籍浩如烟海，疾病的变化错综复杂。不读书，无以知其理，不临床，无以广其用。从古至今，凡有所成就的医家，无不谙熟经典、通晓理论、勤于临床。"路漫漫其修远兮，吾将上下而求索"，我们对中医理论的认识和临床的探索永无穷尽。临床实践中不断会有许多新的问题出现，理论认识也会不断深化和创新，医无止境，学无止境，"学至乎没而后止"。人类在进步，中医在发展。现在年轻一代学习中医的条件如此优越，是我们过去根本无法相比的。社会安定，政治开明，信息灵通，名师众多。希望他们能珍惜今天的环境和机遇，学好经典，做好临床，跟好名师，薪火相传。让中医这块中华文明的瑰宝，经过一代又一代的努力，更加发扬光大，造福人类！

自信自强，守正创新，谱写中医药新篇章

　　医学不应是单纯的科学，而是一种特有的生命科学，应属于复杂性科学的范畴。它研究的是人的生存状态、影响因素以及人们对自然、社会适应性的科学。其影响因素包括外部环境（自然环境和社会环境）、内部环境（人体内部一切组织结构、功能及与之相应的物理、化学、微生态环境）。这一理想的医学模式是医学发展的必然趋势和最高境界。中医正是这一理想医学模式的践行者。中医作为一门自然科学与社会科学相交融的学科，哲学思想及理论架构是以人为本，整体观念，形神统一，辨证施治，与天地共生，与自然和谐，是真正意义上名副其实的生命科学，是一种生态医学的模式。中医的生命力在于其临床疗效，疗效是检验医学真理的唯一标准。而中医正是以其完整的理论体系、丰富的实践经验及卓越的临床疗效而自立于世界医学之林，在 3000 多年的历史长河中，为中华民族的疾病防治及繁衍昌盛做出了巨大的贡献，至今仍显示其强大的生命力。

　　西医的发展是近 300 年的事，它起源于埃及、古希腊等地中海医学，随着 18 世纪欧洲工业革命的兴起而迅速发展成为欧美的主流医学——西医。西医的基本理论框架是以还原论为指导，与分析法相辅相成，还原论方法就是将宏观的事物还原为微观的组成单元，如人体的器官、组织、细胞、分子水平及 DNA 的双螺旋结构等，从而研究其单元的结构、性质及规律。用分析的方法、实验的方法获取生理、病理的规律，再针对这些原因寻找药物、手术等治疗方法，取得了一定的临床疗效。但它却忽视了人体的整体性及其与外部环境、内部环境的相关性。所以随着相对论、量子论、复杂性科学的核心思想和结论，

以及 20 世纪基础科学三大成就的出现，还原论在宇观、微观和宏观层面上的局限性便逐渐暴露出来。特别是复杂性科学的出现，更引起了西医有识之士的反思。中医的整体观念正是把人放在自然、社会乃至整个宇宙的大环境中去研究分析，它强调的是人与自然、社会的联系与和谐、适应与共生，因而更能把握人体生命的规律。正如中国科学院院士朱清时教授所说："实际上中医的科学性是复杂体系的范畴，不能用简单的西医方法去界定。"真正的科学是多元的，西方的那种狭隘的科学一元论思想，实际上是"科学主义"，"科学"不等于真理，今天的"科学"也可能会被明天新的认识所否定。正如爱因斯坦的"相对论"认为，时间与空间是不可分离的，从根本上否定了牛顿的绝对时空观。中医学与西医学的关系，归根结底是时间与空间的关系，而时间与空间是共存关系，不是因果关系。进入 20 世纪后，疾病谱发生了显著的变化，心脑血管疾病不断攀升，新陈代谢性疾病、神经精神障碍和心身疾病的日益增多，特别是一些现代难治性疾病的困扰，使医学面临着巨大的挑战。而中医对这些疾病的治疗，正有着极大的优势和潜力。欧美国家也逐渐认识了中医的科学性和实用性。难怪 2007 年 8 月 4 日法国《欧洲时报》载文报道，美国 FDA（食品药品管理局）新近发布一份指南，将中医药学在内的传统医学从"补充和替代医学"中分离，首次认同中医药与西方主流医学一样，有完整理论和实践体系。中医已被 WHO 和 70 多个成员国认同并列为发展医疗保健的战略措施，中医正被越来越多的国家认识、学习和采用。

　　长期以来，欧美等西方国家对以中医学为代表的传统医学视为"非正统""不科学"，而被称为"补充和替代医学"，受到主流医学（西医）的非议、污化和排斥。补充和替代医学（complementary and alternative medicine，简称 CAM），它是首先由西方国家提出的，并由美国国家卫生研究院（NIH）和政府机构统一认可的名称，是指主流医学（西医）以外的其他医学的统称，如中国的中医药学、印度的阿育吠陀医学、欧洲的顺势医学等。进入 20 世纪以来，随着疾病谱的变化和现代难治性疾病的日益增多，西医对健康与疾病的认识及其治疗效果，正面临着极大的挑战和瓶颈。与此同时，一些被欧美国家视为补充和替代医学的传统医学，特别是中华民族的中医药学，却不断地展示其在疾病防治中的特殊疗效和巨大潜力，为医学界瞩目与惊叹。不少西医学界有识之士，开始重新认识中医，反思过去的一些治疗方法和认识理念。目前，西医的医学范式正在发生深刻的变化，"精准医学"及其精准治疗，已成为席卷各国医学发展的世界性潮流。精准医学（precision medicine）是一个建立在了解个体差异、基因信息、环境以及生活方式基础上对疾病的治疗和预防方法，精准医学已开始关注患者个体差异及其相关生活方式、生存环境等体内外因素，对疾病发展过程的影响。西方医学正由还原论的方法论向系统论、整体论的方向转变，这一发展趋势，正与传统的中医药学的一些观点相契合。这将会逐渐缩小中西医之间的鸿沟。

中医药是我们中华民族传统文化的瑰宝，具有引领作用。自新中国成立以来，中医一直受到党和国家的高度重视，不但为中医立法（中医药法），而且把"中西医并重"写入宪法，并对中医工作做出了一系列指示，更好地保护中医、发展中医。

经过党和国家的大力扶持，中医事业得到了较大的发展，各级中医医院规模渐大，效益渐佳，医疗设施与同级西医医院差距逐渐缩小。看似一片繁华景象，可实际上，在"辉煌"后面隐藏着严重的危机。不少中医医院，为了经济效益，为了生存，多已西化，姓"中"非"中"。更有甚者，一些中医医院干脆再挂一块西医"人民医院"的牌子为自己的"西化"而推责。这些以"西"为荣、为"西"张目、压缩中医阵地的行为，严重影响了中医事业的发展。为了这种"辉煌"，各级中医医院付出了沉重的代价。

造成目前这种状况的深层次原因，有认识、体制、学术等方面的问题。一是认识方面的问题，主要是如何对中医定性、定位。中医和西医是不同的学术体系，中医是研究人体生命科学的更高层次，不能用简单的西医方法去界定，其理由前已述及，在此不赘。

二是体制方面的问题。虽然我国现行的是将中医、西医均纳入国家医疗体制，并将"中西医并重"写入宪法，这是党和国家对中医的支持、信任和在法律上的保证，但在具体实施中，由于政策、法规还不配套，亟待完善，所以中医、西医实际上仍处于不平等的地位，包括人、财、物等，大量的医疗卫生资源被西医占有。现在全国西医医院远比中医医院为多，西医人数已达558万多人，而中医仅40余万人（真正的中医恐怕比这个数量更少），约14：1，这种严峻的形势怎不让中医界为之焦虑。

另外，在社会主义市场经济中，公平竞争是最起码的准则，而当前中医和西医其价值与价格严重背离。现行的医疗价格收费，不是以患者为中心，不是以医疗后的综合效应去制定相应的收费标准，而是以商业化的运行成本包括人力、设备、药械及物耗为依据，制定出收费标准。这就严重背离了社会主义经济的公平原则，助长了医药费用的不断攀升。这种体制不利于中医事业的发展，挫伤了中医药的优势（简、便、效、廉），不能以廉养医，让许多医院消耗掉大量的物质财富和卫生资源。当前，有关方面对中医临床、科研、教学的评估，也大多按西医的标准去比照。中医、西医是两种完全不同的学术体系，中医何须西医越俎代庖，以西评中；中医又岂能削足适履，自我矮化！

三是学术的传承与发展问题。人才的培养，学术的传承与发展是中医的生命。只有自强，才能不息。目前中医高校培养的人才，大多不能适应社会的需要。一方面是缺少真正能够治病的临床实用型人才，另一方面又大量流失人才。不少中医学生高校毕业后，学非所用，或弃中学西，或弃医从政，或改行药品营销。学术问题更是令人担忧，名师的学术经验难以为继，能发扬创新者，少如凤毛麟角。以中医高校的课程设置为例，目前大多为中西医各半，重外语，轻古文；重实验，轻临床。一个中医学生毕业后，如果缺乏扎实的经典理论基础，又未真正掌握临床实用技术，临证迷茫，思路不清，就很难处理临床上的各种复杂疾病。至于基层农村中医跟师带徒，除少数有名师指教外，一般都是在低水平上授业，师傅虽有某些专长，但大多缺乏理论基础，知识面窄，对中医一知半解。如此下去，中医怎能传承，学术如何发展，怎能不令人担忧？

总之，中医药目前面临的形势十分严峻，困难较多，市场竞争激烈，后继乏人乏术，步履维艰。但中医历经3000多年的洗礼，从未泯灭，显示了她强大的生命力。我相信，只要有党中央、国务院的正确领导，有广大中医药人员的共同努力，有广大人民群众的信任支持，中医药事业必定会走向新的辉煌，在建设健康中国、为实现中华民族伟大复兴中谱写新的篇章，为人类的健康做出更大的贡献。

第二篇

方药杂谈

张仲景五泻心汤临床运用辨析

张仲景在《伤寒论》"太阳病篇"列了五个泻心汤，皆为"心下痞"而设。痞者，邪气痞塞，天地不交之谓；心下，即胃脘，心下痞者，胃脘不适，心下郁结窒塞，满而不痛为辨证要点。此证病机，历代医家多指因伤寒误治，寒热邪气结于心下，痞塞中焦，脾胃升降失和所致。但致痞之邪是寒是热，或寒热皆是，含义不清。我认为此处所指结于心下之邪，皆热非寒，即误治后内陷之邪热。而寒为中寒，非外邪之寒，应是脾胃虚寒。邪正有别，不容含混，如刘河间云"大抵诸痞皆热也"，故攻痞之药皆寒剂。《伤寒论》泻心汤有五，其中有不用姜、夏、参、草的散痞之法，却无舍芩连而成消痞泻心之方，何也？盖痞本无形之邪热结于心下，若其脾胃未虚者，其证亦轻，只散其邪，勿须温中；若因汗下误治伤及脾胃，则心下之痞必甚，且常兼呕利、硬满或水停食滞，故于苦寒清热之时，更用辛开温补之法，以固脾胃之阳。这就是为什么泻心汤常以寒温并用、辛开苦降为法，意即扶正祛邪，调和肠胃，恢复中焦清浊升降之机。

五个泻心汤方剂中，因邪正盛虚不同，大致可分为两类：一类是邪热壅滞，郁结心下，胃阳未伤，即所谓热痞之类；二是邪热壅阻，脾胃虚寒，即所谓寒热错杂之痞，因误治致虚的程度不同，证亦有呕利、硬满和水停食滞之别。大黄黄连泻心汤证，为无形之邪热壅滞于中，气机郁遏，因中气未虚，故无呕利诸证，为痞之轻者。治以黄芩、黄连、大黄三药，不用煎煮，而仅以沸水浸泡须臾，以薄其味而取其气，意在散无形之邪热，而非荡实。附子泻心汤为热痞而兼表阳虚者，故有恶寒汗出，黄芩、黄连、大黄仍以沸水浸渍取汁，煮附子汁与之混合再服，是在泄热消痞之中，同时顾表扶阳，增效防弊。

《伤寒论》对寒热错杂之痞立有三方，即半夏泻心汤、生姜泻心汤和甘草泻心汤。三方立法相同，治有小异。半夏泻心汤为半夏、黄连、黄芩、干姜、人参、甘草、大枣七味；生姜泻心汤为上方干姜减半、重加生姜而成；甘草泻心汤即为半夏泻心汤加重甘草剂量；故在《伤寒论》书中，于生姜泻心汤条下，有"……半夏泻心汤，甘草泻心汤，同体别名耳"之文。三方均治邪热内郁，脾胃虚寒之"心下痞"，临床辨证要点是半夏泻心汤证为痞、利、呕，满而不实，证较轻；生姜泻心汤证为痞、利、噫，肠鸣食臭，水停食滞，证较重；甘草泻心汤证是痞、利俱甚，肠鸣、呕、烦，为邪实正虚之重症。三个方剂治疗机理，均系寒热并用、辛开苦降、调和肠胃之法。芩、连清邪热，干姜、半夏温中散寒降逆，人参、甘草、大枣补脾安中，共奏清热消痞、健脾和胃、升清降浊之功。生姜泻心汤为干姜减量，重用生姜，更能和胃散水。甘草泻心汤重用甘草，是顾胃气之虚甚，加强甘温补中之力。泻心汤名泻心，以胃脘近心，泻心之意，实则泻胃，泻胃中之邪热。五个方中，虽有部分药味之增减，但芩、连却是不易之药。泻心汤所治之痞，总是邪热郁结之患明矣。

典型病案（见本书 109 案例）。

甘麦大枣汤的临床运用

甘麦大枣汤为《金匮要略》妇人杂病篇中治妇人"脏躁"之方。该方仅小麦、甘草、大枣三味，看似平淡无奇，临床疗效甚佳，不仅用于妇女，男人、小儿亦可用之。本人常以甘麦大枣汤为主，随症组合其他方药，治疗多种神经症及部分精神障碍疾病，如抑郁症、焦虑症、癔症、心或胃肠神经官能症以及小儿抽动症，均取得较好疗效。

脏躁之病多因脏阴不足、虚热躁扰所致，表现为心神不安、情志逆乱，其本在脏，其应在神，其治在心。五脏不同，情志有异，临床表现虽呈多样性，但由于心主神明，为五脏六腑之大主，故治疗仍以治心为主，治他脏为辅。甘麦大枣汤中，小麦甘微寒入心，养心除烦为君，甘草泻心火而和胃为臣，大枣补脾益气，甘润缓急为佐。三药相伍，共奏滋阴养脏、除烦安神之功，故悲伤欲哭，躁扰欠伸诸症悉去。

典型病案（见本书 41、42 案例）。

小柴胡汤在眼科的临床运用体会

　　小柴胡汤为《伤寒论》中治疗少阳病的和解之方。本方寒热并用，攻补兼施，调畅气机，疏理三焦，适用范围极广。少阳经脉起于目锐眦，其气游行三焦，司一身腠理之开阖，启玄府气液之升降，与眼的关系密切。本人常用小柴胡汤加减治疗多种眼病，屡获效验。本方在眼科的临床运用有三：一是治少阳目赤睛痛；二是用于气虚胃弱，少阳升发无力，黑睛翳障留连；三是三焦失枢，玄府郁闭，目暗昏朦。

　　目赤肿痛是眼科常见症状，多为外邪侵袭，经脉不利，气血壅阻所致。《伤寒论》中即有"少阳中风，两耳无所闻，目赤，胸中满而烦者……"，此为邪热郁于少阳经输，胆火上炎，清窍壅滞，赤脉多在外眦与黑睛之间，常兼头痛，胸胁烦满，耳前淋巴结肿大。《内经》云："诊目痛，赤脉从上下者太阳病，从下上者阳明病，从外走内者少阳病。"故少阳目赤并非少见。临床上各种急性结膜炎、泡性结膜炎、急性泪囊炎初期，均可出现。用小柴胡汤酌加疏风清热之药，和解少阳，清利头目，调畅气机，则赤肿迅即消散。

　　在眼科五轮辨证，黑睛属风轮，内应于肝，黑睛疾患多与肝胆相关，其因风火上炎，湿热蕴蒸者固多，但气虚胃弱，少阳生发无力致星翳膜障者，亦不鲜见。更有过用寒凉，伐生身之气，脾胃受伤，肝胆郁结者，每致目赤睛痛之患，翳凝陷下之忧。邪毒留连，久不平复，治用小柴胡汤加羌、防、芎、芷调中和胃，益气举陷，殊有效验。

　　小柴胡汤在内眼疾病的用途亦多。盖三焦主持诸气，运利水津，为人体气液升降出入之通道。如胆气郁结，三焦失枢，玄府闭塞，络间津液阻滞，清纯之气郁遏，则目眩昏朦，变生内障诸症。临床上对于部分急性充血性青光眼、中心性渗出性脉络膜视网膜病变、视神经乳头炎等，常用小柴胡汤加枸杞、生地黄、白蒺藜、菟丝子、羌活等药，运旋枢机，开通玄府，敷布精微，而获效验。

典型病案（见本书 87、88、101 案例）。

补中益气汤的临床运用

补中益气汤为金元李东垣所创方剂，首刊于《脾胃论》。方由黄芪、人参、炙甘草、当归、橘皮、升麻、柴胡、白术等药组成。功用为补中益气，升阳举陷。方中重用黄芪，入脾胃益气固表为君；人参，炙甘草，白术益元健脾为臣；当归补血养血，橘皮理气和胃为佐；升麻、柴胡升阳举陷为使。主治脾胃亏损，饮食劳倦，气虚发热，自汗畏风，短气乏力，头痛身困，以及因中气虚弱、清阳下陷所致脱肛、久痢、子宫脱垂、排尿困难等证，临床应用十分广泛。

本人常用此方加减治疗下列疾病，多有效验。

1. 慢性胃炎，胃下垂

凡因脾胃虚弱，中气不足而见胃脘胀痛，胸腹灼热如焚，纳差便溏等症，可用补中益气汤酌加干姜、黄连、吴茱萸等药调治。腹痛者加白芍、木香；胃黏膜有糜烂者，加三棱、莪术活血化瘀，行气止痛；胃下垂日久，腹胀纳差，宜重用黄芪、升麻，加紫河车、荷叶、葛根，益精培元，升清阳之气。

2. 体虚多汗，反复感冒

此系脾肺气虚，多为虚劳之证。当遵《内经》"劳者温之，损者益之"之法治疗。李东垣说："内伤脾胃，乃伤其气，外感风寒，乃伤其形。伤其外为有余，有余者泻之，伤其内为不足，不足者补之……惟当以辛甘温之剂，补其中而升其阳，甘寒以泻其火则愈矣……盖甘温能除大热。"凡遇此类患者，可用补中益气汤加防风、山药，混合后研为粗末，每日用30g，加大枣2枚，生姜3片，煎水取汁，分2次服用。如是调治月余，补脾益肺，可增强抗病力，调节免疫，感冒就不易发生。补中益气汤加防风乃含"玉屏风散"一方，补中兼能疏表。黄芪得防风，不虑其闭邪，防风得黄芪，不虑其散表。黄芪与防风，相畏相使，相得益彰。山药又名薯蓣，仲景治"虚劳诸不足，风气百疾"用薯蓣丸，即以山药为君；尤在泾称此药"兼擅补虚祛风之长"。补中益气汤加入防风、山药后，补中兼疏，补中寓散，补虚而兼祛风之功。我每于气虚体弱，免疫力差，汗多易感冒者，用之取效。

3. 血管神经性头痛

血管神经性头痛又称血管舒缩性头痛。此类头痛在临床上最为常见，约占头痛患者的95%。中医辨证属气虚血弱者多，可用补中益气汤加川芎、蔓荆子、葛根，多能取效。因足之三阳，皆起于头面，若气血不足，或遇风寒外袭，营卫不和，络脉挛急，每致头痛。补中益气汤益气疏表，川芎行经于少阳，蔓荆子行于太阳，葛根行于阳明，三药助补中益气汤行气活血，祛风止痛，其效甚佳。若久痛不已，可加全蝎入络搜剔，解痉舒络定痛。

4. 眩晕，短暂性脑缺血发作（TIA）

大多为椎－基底动脉供血不足所致。凡因气虚清阳不升者，可用补中益气汤加天麻、钩藤、全蝎、白芍等药，补脾益气、柔肝息风、通络解痉而获效验。

5. 五官科及前后二阴疾病

《内经》云"五脏不和则九窍不通""头痛耳鸣，九窍不通利，肠胃之所生也"。李东垣在《脾胃论》中说"五脏之气，上通九窍，五脏禀气于六腑，六腑受气于胃……胃之一腑病则十二经之气皆不足也""清阳不升，九窍为之不利"。临床上用补中益气汤加减，补脾益气，升清降浊，可治疗多种九窍之病。

（1）气虚目暗，视瞻昏渺：大多为玄府不利，气液不能宣达所致。如缺血性视盘病变、中心性浆液性脉络膜视网膜病变、视神经萎缩等，用补中益气汤加减，升阳健脾，宣达气液，通利玄府，可获效验。

（2）视网膜色素变性（RP）：临床表现以夜盲、视野缩小和色素性视网膜病变为特征。后期可并发白内障、青光眼、视神经萎缩等而终致失明，是遗传性视觉损害与致盲最常见的原因之一。中医称此病为"高风雀目内障"，系元阳不足，九窍不通，精气不能上荣于目。临床上多以肾元虚衰、精气不荣与脾失健运、清阳不升、浊阴不降两种证型为多。后者，《审视瑶函》称此为"阳衰不能亢阴之病"，可用补中益气汤加夜明砂、紫河车治疗。

（3）重症肌无力（眼肌型）：主要表现为上睑下垂，多为脾虚清阳不升所致。可用补中益气汤加豨莶草、全蝎、蔓荆子等治疗。此方于补脾益气，升阳举陷的同时，佐全蝎、豨莶草，祛风通络利筋骨，能抑制胸腺组织的异常增生。

（4）过敏性鼻炎：中医谓之鼻鼽，发作时鼻塞多嚏，涕如水注，为脾肺气虚，风邪外袭所致。用补中益气汤加防风、辛夷、苍耳子、藿香治疗。若为萎缩性鼻炎，鼻中常有结痂、气臭，多为脾胃虚弱、精气不荣、土不生金、营卫失和所致，可用补中益气汤加山药、葛根、辛夷、黄芩、白芷、猪胆汁等治疗。

（5）气虚耳鸣、重听：可用补中益气汤加蝉蜕、龙骨、牡蛎、石菖蒲治疗。

（6）慢性喉炎：常见声嘶不扬，声带疲劳。多为脾虚肺气不足，土不生金。可用补中益气汤加蝉蜕、木蝴蝶、桔梗等治疗。

（7）气虚小便不利，甚则癃闭不通：为清阳不升，浊阴不降。可用补中益气汤加味，升阳益气，化气行水。

（8）气虚便秘，传导失司：可用补中益气汤加火麻仁、决明子治疗。

6. 子宫脱垂，脱肛（直肠黏膜脱垂）

多为脾胃虚弱，中气下陷所致，可用补中益气汤加减治疗。

7. 输尿管结石

若系气虚脾胃虚弱，输尿管平滑肌运动无力，不能排送结石而致输尿管上段扩张，肾盂积水。可用补中益气汤加金钱草、石韦、冬葵子、鸡内金等治疗。曾遇一因右侧输尿管骶部结石嵌顿，发生肾绞痛及血尿病例，上段输尿管扩张约1.5cm。治以清热利尿、排石止痛之药，不但结石未下，反增腹胀、呕吐、神疲、纳呆诸症。遂改用补中益气汤加利尿通淋之药。当晚腹痛即瘥，胸次渐开，次日能进糜粥。续服5剂，诸症悉退。做超声及腹部X平片显示，未见输尿管结石，亦未见输尿管扩张。

　　总之，补中益气汤临床运用范围甚广，可以治疗多种疾病。但在使用时应当注意，患者必须具有元气亏损、脾胃虚弱，卫外不固或清浊升降失司等证候，方可用之。病虽异，只要证同，治亦可同，此所谓"异病同治"之理。若上述疾病，在其发展过程中，出现了火邪上逆，湿热蕴阻，阴虚阳亢等病理变化，就不可妄投此方了。

六味地黄丸的临床运用

六味地黄丸原名地黄丸，系由宋·钱仲阳由《金匮要略》肾气丸去桂、附而成。方中重用熟地黄滋阴补肾为君，山萸肉酸温，补肝肾、滋阴涩精，与益气健脾之山药共襄为臣，此三味谓肾、肝、脾之"三补"；泽泻宣泻肾浊，防熟地黄之腻，牡丹皮清肝经之热，制山萸肉之温，茯苓淡渗祛湿，化山药之涩，共与为佐，此三味谓之"三泻"。此方三阴并治，有开有阖，为滋阴补肾之妙方。《成方切用》说："宋·钱仲阳治小儿行迟、齿迟、脚软、囟开，阴虚发热诸病，皆属肾虚，而小儿稚阳纯气，无补养之法，乃用此方，应手而效。"六味地黄丸为纯阴重味之药，滋阴配阳，故能"壮水之主，以制阳光"。

临床上，用六味地黄丸加减可治疗多种慢性疾病。

1. 高血压病

高血压是以动脉压升高为主要特征，可并发心、脑、肾及血管等靶器官损害以及代谢改变的全身性疾病。属于中医头痛、眩晕等病范畴。多为肾阴亏虚、肝阳上亢所致。对于高血压的治疗，中医、西医各有优势。西药降压取效快，控制血压效果确实，但药物不良反应较多，停药后血压反弹迅速；而中药的降压效果不及西药明显，且常因证候不同，方治各异，医生难于掌握，但其对患者全身器官系统的调整、对靶器官的保护及损伤的修复，效果明显。中药与降压西药合理配合，可使西药减量增效。本人常用六味地黄丸与小剂量的降压西药联合使用，效果甚佳。方法：早晚各服六味地黄丸胶囊1粒（或服六味地黄丸浓缩丸8粒），另以NAHC治疗方法，小剂量联合用药。一般用量为氨氯地平2.5～5mg（N），阿托洛尔或美托洛尔12.5～25mg（A），氢氯噻嗪

12.5mg（H），卡托普利 12.5mg（C）或依那普利 5～10mg，每日 1 次。这种联合用药，虽然剂量较小但降压效果明显，不但减少了药物的不良反应，而且能较好地防止高血压的诸多并发症。其机理可能是六味地黄丸增加了机体对西药降压的敏感性，保护了靶器官。

2. 更年期综合征

更年期综合征是指人体在 50 岁前后出现的以自主神经系统功能紊乱为主要特征的症候群。本病多见于女性，男性较少，与年龄密切相关。从本病的临床表现看，可属于中医的郁证、脏躁、不寐、眩晕、心悸等病范畴。因其证候甚多，辨证用药不尽相同，但肾阴不足，天癸渐竭是本病的基本病机。《素问·阴阳应象大论》说："年四十而阴气自半也，起居衰矣……年六十阴痿，气大衰，九窍不利，下虚上实，涕泣俱出矣。"阴气即肾中元阴，五十岁左右，肾阴不足，天癸渐衰，冲任失调，故气血为之逆乱。正如《素问·上古天真论》所说："女子……二七而天癸至，任脉通，太冲脉盛，月事以时下，故有子……七七任脉虚，太冲脉衰少，天癸竭，地道不通，故形坏而无子也。"更年期服六味地黄丸益阴潜阳，滋水涵木，有助于调整下丘脑－垂体－卵巢轴（即性腺轴，HPOA）的功能紊乱。调节自主神经系统，稳定机体的内环境。

临床运用常有加减。如阵发性颜面（或周身）烘热出汗，加黄柏、知母；心悸失眠，加酸枣仁、柏子仁、夜交藤；头痛眩晕，血压升高，加天麻、钩藤、石决明、全蝎；精神恍惚，心神不宁，喜怒无常，悲忧多泣或手舞足蹈，名为"脏躁"，可用六味地黄丸合甘麦大枣汤滋阴润燥，养心宁神；月经量少色淡，气血亏虚，加人参、当归、阿胶；阴中干涩，性欲减退，加鹿角胶、鹿角霜、仙茅、淫羊藿。六味地黄丸对脾胃虚弱、纳差便溏或痰湿壅盛、咳唾喘满者不宜使用。应先予调补脾肾或清化痰湿，待他病好转，再予酌用。

3. 糖尿病

本病是由于体内胰岛素分泌相对不足或绝对不足引起糖、脂肪、蛋白质等代谢紊乱而致血糖升高和排泄糖尿的一种慢性疾病，是一组常见的内分泌代谢综合征。属中医消渴、消瘅、膈消、消中等病范畴。本病的中心症状是烦渴多饮、消谷善饥、多尿、疲乏、消瘦等。临床虽有肺胃燥热、气阴两虚、肝肾阴虚、阴阳两虚、脾胃虚弱、瘀血阻滞等诸多证候,但肾阴亏耗、气虚燥热是本病的基本病机。用六味地黄丸加减,滋阴补肾,可逐渐控制血糖,减少并发症,减轻降糖西药的用量。临床应用加减:燥热口渴者,加太子参、五味子、葛根、天花粉;气虚乏力,加人参、黄芪、麦冬、五味子;四肢麻木疼痛者,加木瓜、鸡血藤、海风藤、丝瓜络、全蝎;视力减退,并发糖尿病视网膜病变者,加枸杞、楮实子、茺蔚子、女贞子、旱莲草、菟丝子等药。

六味地黄丸治疗糖尿病应注意的事项同前。

4. 眼底出血

眼底出血常造成严重的视力障碍,甚则失明。引起出血的原因甚多,如高血压、糖尿病、肾炎、血液病、感染、败血症等,致使视网膜中央静脉阻塞,视网膜病变,视网膜水肿、渗出、出血,视网膜静脉周围炎(Eales病)等,均可引起眼底出血。属中医暴盲、视瞻昏渺等病范畴,多为肾阴亏耗,肝肾不足,火热灼伤络脉所致。本人常用此方合桃红四物汤加减,滋阴补肾,活血化瘀。阴虚阳亢加黄柏、知母、犀角(水牛角代)、石决明,清热泻火,平肝潜阳;若出血日久,气虚络滞者,加黄芪、地龙、全蝎;肝肾亏虚,久暗不明者,加紫河车及五子(茺蔚子、枸杞子、女贞子、楮实子、菟丝子)养肝益精明目。

5. 肾病综合征

肾病综合征是肾脏因多种病理损害所致以严重蛋白尿(≥3.5g/24h)、低蛋白血症(血浆白蛋白≤30g/L)、水肿和高血脂为主要特征的临床综合征。临床上分原发性和继发性,原发性肾病综合征又可分Ⅰ型及Ⅱ型。无持续性高血压、离心尿红细胞<10/HP、无贫血、无持续性肾功能不全者为Ⅰ型,反之为Ⅱ型。

肾病综合征属于中医水肿、虚劳、尿血、关格等病范畴。多为禀赋不足,脾肾亏虚,久病失养或外邪侵袭所致。临床上可表现为风水泛滥,湿热浸淫,脾肾阳虚,肝肾阴虚,浊瘀阻遏等证候。其肝肾阴虚者,常见浮肿,小便不利,多伴有头痛、昏晕,心烦口燥,两目干涩,手足心热,舌红苔少,脉弦细数等症,用六味地黄丸加减治疗,效果甚好。加减法:气虚乏力,加黄芪、人参；水肿者，合五皮饮加黄芪、人参、白术；头昏目眩，加枸杞、天麻、制首乌；腰膝酸软，持续镜下血尿，加白茅根、女贞子、旱莲草、小蓟；尿蛋白居高不下，加黄芪、白术、芡实、桑螵蛸。

6. 虚火牙痛

虚火牙痛多为牙本质过敏。牙龈不红不肿，遇冷、热、酸、甜刺激皆痛，甚者牙龈萎缩不荣。多为肾阴亏虚，相火妄行，熏灼口齿所致，可用六味地黄丸加黄柏、知母、地骨皮、玄参，效果甚佳。

生脉散的临床运用

生脉散又名生脉饮，为金·李东垣《内外伤辨惑论》所载方剂。由人参、麦冬、五味子三味药组成，主要功用为益气生津，养阴敛汗。主治热伤元气，气阴两虚。症见汗多体倦，气短口渴，咽干舌燥或久咳不已，脉细数无力。方中人参甘温，益气补气为君，即所以补肺；麦冬甘寒，滋阴清热为臣，即所以清肺；五味子酸温，益阴敛汗为佐，即所以敛肺。一补、一清、一敛，故能益气养阴，敛汗复脉。可治疗属气阴两虚的多种疾病。

1. 治疗病毒性心肌炎及扩张型心肌病

病毒性心肌炎是一种与病毒感染有关的局限性或弥漫性的急性、亚急性或慢性炎症性心肌疾病，是常见的感染性心肌炎。发病机制多为嗜心肌病毒直接侵犯心肌细胞引起心肌损害和功能障碍。但大多数病毒性心肌炎，尤其是慢性心肌炎，目前认为主要是通过免疫变态反应而致病。

扩张型心肌病是心肌病的一种类型，主要特点是以左心室或双室明显扩大，伴有不同程度的心肌肥厚，心室收缩功能减退。扩张型心肌病的病因主要与病毒感染及自身免疫、中毒、代谢及遗传等因素有关。病毒的持续感染及免疫反应损伤学说是目前较为公认的扩张型心肌病主要的发病学说。

扩张型心肌病的初期（主要是临床前期）与病毒性心肌炎有着许多相同的病因和发病机制，通过各种现代理化检查是能够发现患者的细胞免疫及体液免疫测值异常的，心肌酶活性增高，特别是磷酸肌酸激酶同工酶（CK-MB）增高，对其早期诊断十分重要。这两种疾病早期，往往症状不甚明显，患者可有自诉发热（或低热），心悸乏力，胸闷，心前区隐痛等症状。中医辨证多为气阴两虚，邪气留恋。可用生脉散加连翘心、牛黄、黄芪等药益气养阴，清营透邪，护心宁神而获佳效。

2. 冠心病，心律不齐

冠心病即冠状动脉性心脏病的简称。多为冠状动脉粥样硬化而使血管狭窄或阻塞，导致心肌缺血、缺氧所引起；也有由于冠状动脉功能性改变（痉挛）而造成。一般包括隐匿性心绞痛型、心肌梗死型、心肌硬化型等临床类型。其临床表现，多为心前区或胸骨后痛，疼痛常放射至后背、左臂内侧或至颈、咽、下颚、心窝部，多兼见胸闷、气短、心悸、汗出等症状，严重时可出现心律失常、心力衰竭或阿－斯综合征。

本病属中医胸痹、胸痛、真心痛、厥心痛等病范畴。多见心脉瘀阻，寒凝脉泣，气滞血凝，气阴两虚，气血不足，心阳不振等证候。属气阴两虚者，可用生脉散加丹参、檀香、沉香、降香、砂仁，益气养阴，行气止痛；若气血虚弱，脉见结代者，可与炙甘草汤组成复方煎服；心律失常，胸闷心悸者，加甘松、三七、酸枣仁、玄参、牡蛎，行气活血，养心宁神。

3. 病态窦房结综合征

病态窦房结综合征是一种由于窦房结及其周围组织病变，引起窦房结兴奋性降低及传导障碍，表现以缓慢性心律失常为主要特征的综合征。脉迟为本病的中心症状，随着病情的发展可出现不同程度的心悸，胸闷，胸痛，眩晕，甚至晕厥，抽搐发作等；属中医心悸、胸痹、眩晕、厥证等病范畴。本病多由心阳不足，气阴两虚及痰浊、瘀血等导致，属气阴两虚者，患者多有心悸气短、燥烦不安，眩晕耳鸣、胸中隐痛、舌红脉弦细等症状，我每用生脉散加黄芪、丹参、当归、酸枣仁、山萸肉等，益气养阴，宁心益脉而获佳效。

4. 糖尿病

糖尿病的临床表现主要是以持续高血糖为共同特点，除碳水化合物代谢紊乱外，尚有脂肪、蛋白质的代谢异常，可造成心、脑、肾、血管及神经等多器官系统的损害。本病属中医消渴、消瘅等病范畴。与先天禀赋不足及后天不良生活习惯有关。正如《内经》所说"五脏皆柔弱者，善病消瘅"。《素问·奇病论》说："此人必数食甘美而多肥也，肥者令人内热，甘者令人中满。故其气上溢，转为消渴。"《临证指南医案》指出："三消一证，虽有上、中、下之分，其实不越阴亏阳亢，津涸热淫而已。"气阴两虚贯穿三消病的始终，为本病的基本病理。故益气养阴是消渴病的基本治疗方法。益气主要是补益肺气，养阴主要是滋养肾阴。正如《医学心悟》所说："大法治上消者，宜润其肺，兼清其胃……治中消者，宜清其胃，兼滋其肾……治下消者，宜滋其肾，兼补其肺，地黄汤，生脉饮并主之。"

生脉散（饮），益气养阴滋上源，金能生水；地黄汤滋阴补肾制亢阳，壮水之主。总之，以生脉散合六味地黄汤随症加减，可作为治疗 2 型糖尿病的基本方剂。若气虚汗多者，加黄芪、太子参；咽干口燥，渴欲饮水者，加葛根、天花粉、乌梅；肝虚头眩、目昏者，加枸杞、山萸肉、女贞子、旱莲草；脾虚便溏者，加芡实、莲米、黄芪、白术、白豆蔻等。若本病后期，阴损及阳，又当阴中求阳，酌加温肾扶阳之药，如肉桂、附子、补骨脂、紫河车等，随证增损，神而明之，存乎其人。

金水宁络丸的临床应用

组成：炙黄芪 150g，生晒参 80g，熟地黄 150g，紫河车 150g，山萸肉 60g，山药 60g，茯苓 60g，泽泻 60g，牡丹皮 60g，枸杞子 60g，沙苑子 60g，女贞子 100g，旱莲草 60g，小蓟 60g。

功能：益气培元，滋肾填精，宁络止血，金水同治。

主治：症见气阴两虚的各类肾病，特别是以顽固性血尿、蛋白尿为主要临床特征的 IgA 肾病及其他慢性肾小球肾炎。

用法：上药依古法炮制后研末，炼蜜为丸（合有糖尿病患者宜水泛为丸）。每丸重 9 ～ 10g（含原生药 4 ～ 5g），每服 1 丸，日 3 次。用药期间慎风寒，低盐饮食，忌辛辣厚味。定期复查血、尿常规，3 个月为 1 个疗程。

方解：中医对 IgA 肾病的治疗原则应是肺肾同治，水血并医。补肺益气清水之上源，补肾固精靖水火之宅。金水宁络丸益气培元、滋肾填精，宁络止血，可较好地消除血尿及尿中蛋白，具有治本的作用。方中黄芪、人参、山药、紫河车益气培元，补肺固卫实表；熟地黄、山萸肉、枸杞子、沙苑子滋肾填精，养肝益血；女贞子、旱莲草、小蓟养阴宁络，凉血止血；茯苓、泽泻，健脾利水以泻浊，牡丹皮清肝凉血兼行瘀。诸药合用，共奏益气固表、补肾摄精、宁络止血之效。

临床加减：IgA 肾病多为本虚标实，常因外感咽痛引发。凡外邪未解者，宜先解外，再调其内。若偏于脾肺之虚者，宜重用黄芪、人参，加白术、防风，以固卫御风；偏于阴虚血络不宁者，可加入犀角（水牛角代）、白茅根，清营宁络止血；腰膝酸软、血压偏高者，加杜仲、牛膝。

注意事项：西医对慢性肾病的治疗，常因使用大量肾上腺皮质激素而伴有诸多不良反应，用中药治疗，原则上应停用西药。但对已用肾上腺皮质激素较久的患者，不能骤停，应逐渐减量，直至停用，以免造成更多的不良反应。

四藤饮的临床应用

组成：络石藤 20g，海风藤 20g，鸡血藤 20g，忍冬藤 20g。

功能：祛风通络，舒筋宣痹。

主治：风寒湿痹阻，四肢关节屈伸不利，筋骨麻木疼痛。

用法：水煎取汁 800mL，分 2～3 次服用，1 日 1 剂。

方解：四药皆藤，善走窜，无寒热之偏，能祛风湿、通经络、舒筋宣痹。《内经》云"风寒湿三气杂至，合而为痹"。痹者闭也，三气痹阻经脉，气血不利。"经脉者，所以行血气而营阴阳，濡筋骨利关节者也"，痹证气不能煦，血不能濡。鸡血藤、海风藤苦微温，通血中寒湿之痹阻而壮筋骨；络石藤、忍冬藤甘微寒，消络中湿热之蕴结而利关节。四药相伍，不寒不热，性味平和，气血皆及，刚柔相济。对各种痹证疼痛顽麻，筋脉拘急，均可加减用之，无不效验。

加减：寒重者，加制川乌 10g，制附片 10g，牛膝 10g，淫羊藿 10g；热重者，加黄柏 10g，知母 10g，防己 10g，木通 10g；湿重者，加薏苡仁 20g，苍术 10g，萆薢 20g；久痛不已，反复缠绵者，加全蝎 15g，地龙 20g，姜黄 10g；若免疫检测三项（ASO、RF、CRP）异常，特别是抗"O"增高持续不降，可加豨莶草 20g，蚕沙 30g，薏苡仁 30g。效果甚佳。

临床运用：主要用于治疗各种风湿、类风湿关节炎及部分骨关节疾病。

中药"三宝"的异同及临床运用

中药安宫牛黄丸、紫雪丹、至宝丹，为开窍醒脑之剂，善治热陷心包、窍闭神昏、谵语痉厥等危急重症。因其急救最速，又称"三宝"，是中医临床不可或缺的急救药。窍闭神昏有寒热之异，醒脑开窍有温凉之别。"三宝"诸药，悉为凉开通关之剂，皆具清热解毒、开窍安神之功。擅治温邪内陷，热入心包，高热神昏，谵语痉厥诸症。但三方药味有同有异，功能同中有偏，临床使用，应正确选择。

安宫牛黄丸为清·吴鞠通《温病条辨》方。全方由牛黄、犀角（水牛角代）、黄芩、黄连、栀子、雄黄、朱砂、郁金、珍珠、麝香、梅片等11味药组成。以高热神昏，舌质红绛为辨证要点。其清热解毒之力最强。可用于乙脑、流脑、中毒性痢疾、重症肝炎及颅脑损伤所致高热神昏的治疗。而至宝丹为《太平惠民和剂局方》所载方剂。方由牛黄、犀角（水牛角代）、玳瑁、琥珀、朱砂、雄黄、金箔、银箔、龙脑、麝香、安息香等11味药组成。与安宫牛黄丸相同的药有牛黄、犀角（水牛角代）、朱砂、雄黄、麝香5味；不同的是安宫牛黄丸有黄芩、黄连、栀子、郁金、真珠，而至宝丹则另有玳瑁、金箔、银箔、安息香、琥珀等药。故至宝丹以清热开窍，化浊解毒见长。其辨证要点为高热神昏、痰浊蕴阻，舌红苔黄腻。可用于乙脑、流脑、中暑、脑血管意外、肝昏迷及温病痰热内闭诸证的治疗。紫雪丹原为《外台秘要》所记载方剂，清·吴鞠通《温病条辨》从原方减去黄金，已为各家沿用至今。方由石膏、寒水石、滑石、玄参、升麻、犀角（水牛角代）、羚羊角、青木香、沉香、炙甘草、丁香、朴硝、硝石、磁石、麝香、朱砂等16味组成，与前二方相比较，其相同者仅犀角（水牛角代）、麝香、朱砂3味，其余均异。本方最擅清热开窍，镇痉息风。以高热神昏，抽搐惊厥，舌红唇焦，脉弦数为辨证要点。可用于治疗乙脑、流脑、病毒性脑膜炎、小儿高热惊厥等病。对上述三药的具体运用，可参阅本书第二、三篇章有关医案。

人参、太子参、西洋参的异同及运用

人参为五加科多年生草本植物的干燥根茎。甘、微苦，微温，入肺脾二经，生则性平，熟则偏温。功能补五脏，益元气，安精神，止惊悸，宁神益智，健脾补肺，益气生津。人参分布于我国东北诸省，以长白山所采为佳，产于朝鲜的称高丽参。市售人参分野生与人工栽培两类。野生者称"山参"或"老山参"，经晒干药用称"生晒山参"；栽培者为"园参"，园参经晒干为"生晒参"，园参经水烫、浸糖后干燥为药称"糖参"或"白人参"，园参蒸熟后晒干或烘干名"红参"。入药以老山参效力最好，红参次之，糖参再次之。

人参能大补五脏，益元固脱，既能用于厥脱危急之救治，又可用于扶正祛邪的调理。如《伤寒大全》的独参汤用人参一味，益元固脱，救亡血之危殆；仲景《伤寒论》用四逆加人参汤，回阳救逆，益气滋液而固脱；张元素《医学启源》用生脉散益气生津而敛阴。现代药理研究证明，人参对中枢神经系统的影响表现为对其兴奋与抑制的调节作用、益智作用和抗惊厥作用；人参能增加机体免疫功能；增强造血功能；增强下丘脑－垂体－肾上腺皮质轴功能，对处于应激状态的肾上腺有保护其皮质免于衰竭的作用；能兴奋下丘脑－垂体－性腺轴功能而增强性功能；增强甲状腺功能；人参还能促进核酸和蛋白质合成，具有较强的降血脂和抗动脉粥样硬化作用，能降血糖，抗应激，具有"适应原样作用"；维持机体内环境的稳定性；人参对心血管系统，具有强心、扩张血管、调节血压和抗休克、抗心肌缺血的作用；此外，人参还有抗衰老、抗肿瘤的作用。

总之，人参用途甚广。以人参为主的各类配方，可以用于多种急性或慢性疾病的治疗。如用人参为主治疗急性呼吸功能不全、慢性阻塞性肺病、充血性心力衰竭、心律不齐、肺心病合并肺功能不全、病毒性心肌炎、低血压、慢性肾衰竭、性功能减退、糖尿病、贫血、神经衰弱以及防治重症肝炎使用激素的不良反应，还具有延缓衰老、抗肿瘤的作用。人参的使用虽然广泛，但人参的不良反应应予警惕。除极少数人属体质因素外，大多为使用不当造成。主要是过量或长期服用致急性或慢性中毒，出现头痛、发热、血压升高、眩晕、皮肤瘙痒、疱疹，甚至失血等，更有新生儿使用不当致死的教训。

人参使用不当，造成的诸多问题及不良反应常见诸报端。轻者疗效不佳，重者变生诸症，甚则死亡，非人参杀人之过，实医者误用之失。其误有三，一是用量不当，轻重失宜；二是辨证失误，治相悖谬；三是配伍不当，药相抵牾。

人参虽为益气培元之上品，但其使用剂量，却十分讲究。凡遇大汗、大下、大失血后，用人参宜量重力专，否则难以救危。正如清·柯韵伯所说："世之用参者，或以些少姑试之，或加他味以监制之，其权不重，力不专，人何赖以生。"若为气虚体弱的慢性疾病患者，用人参量不宜大，时不宜久，治当缓图。否则，易致不良反应发生。

正确的辨证施治是防止药物不良反应的重要环节。如果辨证失误，表证误作里证，实证当成虚证，热证辨为寒证，治相悖谬，人参何以为功，反增其害。

人参虽为补脾益气之用，但配伍应当严谨。组方有君臣佐使之别，"七情"有抑扬宜忌之异，用药有主、有次、有制、有使，以相须相使而增效，以相畏相杀而减毒，避免相恶相反而致减效增毒。如人参反藜芦、畏五灵脂，不宜配伍。配伍不当，药相抵牾，必然带来诸多不良反应。人参补气时宜适加行气之药，免致气滞腹胀，有的人用参时久，易"上火"而生目赤、口疮、舌痛诸症，须知"气有余便是火"。若遇阴虚阳亢，湿热蕴盛，表实热炽，均当忌用，否则恋邪助火，贻误病情，甚则败亡。

太子参为石竹科多年生草本植物孩儿参的块根。《本草从新》及《本草纲目拾遗》所记的太子参为辽参之小者，与本品非同一植物，而功相近似。太子参味甘微苦，性平，入脾肺经。功能益气健脾，生津润肺，其功近似人参，但效力远不如人参。适用于气阴不足、怠倦乏力、自汗心悸、病后虚弱诸症。临床上以太子参为主，可治疗糖尿病、充血性心力衰竭、心律失常、甲亢、白细胞减少等病。太子参用量宜大，用时宜久，方能取效。若表证未解，中满邪实者，不宜使用。

西洋参为五加科植物西洋参的干燥根。又名洋参、西参、花旗参，原产于北美。江西庐山植物园是我国第一个引种西洋参而取得成功的单位。现我国东北部、北部及陕西等地均有栽培。西洋参甘微苦，性凉，入肺胃经。功能益气补肺，养阴降火。可用于气阴两虚、阴虚火旺、久咳肺痿、虚热烦倦、肺胃津枯等证。本品长于补肺降火，故对气阴两虚、津枯有火者最宜。现代药理研究表明，西洋参具有抗心律失常，抗休克，抗缺氧，抗疲劳，抗利尿，降血糖，改善心肌收缩功能，提高机体免疫力等作用。用西洋参为主可治疗心脑血管疾病、糖尿病、老年性痴呆以及对癌症放化疗后不良反应的治疗等。

西洋参为外来引进物种，与人参同属五加科草本植物，与人参性味功能相似，都具有益气补肺，生津止渴的作用。但两者又有区别，人参性微温入肺脾二经，西洋参性凉归肺胃二经。补脾益气防厥脱，以人参见长，补肺降火益气阴，以西洋参为优；虚热者，宜用西洋参，虚寒者，宜用人参；脾胃虚弱、气虚寒盛，西洋参宜慎；阴虚燥热，水不涵木，人参当忌。两者同中有异，治当细辨。

附子、乌头与天雄的运用体会

附子、乌头、天雄，一物而三药。皆系毛茛科乌头属植物乌头的根。其块根（母根）部分称为乌头（川乌）；块根上所附生的子根名附子；生于附子之侧的小幼根名侧子；形长而不生幼根者名天雄。附子由于加工不同，而有盐附子、黑顺片、白附片之别。附子味大辛，性大热，有毒。入心、脾、肾经。功能回阳救逆，温中止痛，散寒燥湿。主治阳微欲绝，肢冷脉微，阴寒内盛，心腹冷痛，风寒湿痹以及阳痿、宫冷、虚寒腹泻、阴寒水肿等证。

现代药理研究表明，附子中含有多种生物碱。其中以乌头碱（AC）、中乌头碱（MAC）、次乌头碱（HAC）等为主。此外，还含有非生物碱成分。附子具有强心、镇痛、抗炎、抗心律失常、抗寒冷、肾上腺皮质激素样及抗休克、升压等作用。临床上以附子为主可治疗病态窦房结综合征、心力衰竭、急性心肌梗死、低血压以及各种创伤性、感染性、中毒性休克，肾衰竭，腰痛，胃胀，腹泻等证。

附子为回阳救逆之要药，其性走而不守。用之得宜，可立起沉疴。用之不当，则祸不旋踵，危殆立至。使用附子，应在全面审视病机的前提下，正确辨证施治，掌握好附子的用量和煎煮方法。临床上附子在不同的情况下，用量有很大的差异。对肾阳式微，沉寒痼冷之疾，用量宜大，煎煮宜久，方能立救垂危而无中毒之虞；仲景在回阳救逆时，附子不但量大，且多用生，如四逆汤、四逆加人参汤等。证属阳虚寒盛，四肢厥逆，心悸喘满的危重患者，非辛温重剂，何以苏沉寂之阳，散阴霾之气。若于散寒除湿、温经止痛，则附子用量应当适中，量不宜重，亦不宜轻，如仲景桂枝附子汤、甘草附子汤等。如用于肾阳不足，无以温养下焦，化气行水，则附子用量宜轻，如仲景所用肾气丸，是方乃于诸多滋肾药中，少佐附子以生肾气，是取"少火生气"之义。

2010 年版《中华人民共和国药典》规定，附子的法定用量是 3～15g。此量是根据附子的功能及毒性等多种因素考虑制定的，但对抢救阳虚阴盛，病势危急者，附子仅 15g 之量，其力不隶，恐难救危。全国著名老中医药专家李可长于中医急救，制破格救心汤治疗心力衰竭，方中附子用量为 30～200g，救人无数，从无中毒发生。本人从医约五十年，附子的用量亦较通常为大。根据病情多为 10～30g 之间，若阳虚阴盛之极，急需回阳救逆，温肾固脱，亦有附子用量至 40g 之多，也未发生不良反应。我祖父张永清系巴蜀著名中医眼科专家，擅用辛温之药治眼疾。如因服凉寒药过多，冰伏其邪而致角膜厚翳者，常用麻黄、附子，散阴寒之凝滞，以退翳膜。其用盐附子量，少则 1 两（约30g），多则半斤（约 250g）。方法是附子漂去盐后，经与等量之生姜煎煮约 1 小时，始下余药再煎，可避免附子中毒。临床实践证明，严格药物质量控制和掌握正确的使用方法，是避免中药不良反应发生的重要环节。前者包括中药的基原、产地、采收、贮藏、炮制、剂型、煎煮方法等因素，都会对中药的药理作用、疗效及毒副作用产生明显的影响；后者即药物的合理使用，包括正确的辨证施治，严谨的药物配伍与禁忌，用量与疗程以及正确的服用方法等，都会关系着药物的疗效及其不良反应。

天雄功效同附子，性更燥烈，善治风寒湿痹、历节疼痛。寇宗奭云："补虚寒须用附子，风家多用天雄。"而张仲景治虚劳失精，用天雄散，以天雄为君，温下焦命门之火，补阳摄阴以固精。故天雄非只专于祛风除湿之用。天雄一药我曾在 20 世纪 60 年代使用较多，20 世纪 80 年代后此药市售渐少。目前各中药房，大多已不专备，常以附子代之。

乌头有二，四川栽培的乌头称川乌，野生的和其他地区所产者称草乌。两者均系毛茛科植物乌头的块根，经炮制后入药，亦有作外用药用生乌头。乌头辛温有大毒，入心、肝、脾经。功能祛风除湿，温经止痛。常用于治疗风寒湿痹，四肢拘挛，麻木不仁，心腹冷痛，头风头痛等病症。热证及体虚者忌用。反白及、贝母、半夏、白蔹、瓜蒌。川乌辛热有大毒，若用以口服，必须严格炮制。炮制方法：取净川乌用清水泡透心（每天换水一次），取出切片，另取生姜、皂角、甘草（川乌与上三味药的比例均为 100∶6.24）捣绒煎汁，过滤，滤液浸川乌片 2～3 天，置容器中蒸 4～8 小时，至无白心，微具麻味为度。取出干燥后入药。乌头含多种生物碱，以双酯型乌头碱、中乌头碱和次乌头碱毒性最强，口服 0.2mg 纯品乌头碱即可使人中毒，3～4mg 可致人死亡。经炮制后，乌头碱水解生成苯甲酰单酯型乌头碱或进一步水解为氨基醇类乌头原碱，其毒性为双酯型乌头碱的 1/200～1/4000。所以正确的中药炮制是避免药物不良反应的重要环节。草乌药力较强，但毒性也大，多作外用。《太平惠民和剂局方》小活络丹中即以川乌、草乌为主药，祛风除湿，温经通络。本人常用此方加减治疗寒湿痹证及坐骨神经痛、寒湿腰痛、肩周炎，效果较好。亦有用川乌组方治疗肾虚宫寒不孕获效。

黄芪杂谈

黄芪系豆科黄芪属多年生草本植物蒙古黄芪或膜荚黄芪的干燥根茎。味甘，性微温，入肺、脾经。功能补脾益气，固表止汗，利尿消肿，托里排脓。主要用于气虚乏力，心悸气短，表虚自汗，食少便溏，脾虚泄泻，中气下陷，久利脱肛，子宫脱垂，带下崩漏，内热消渴，萎黄浮肿，气虚血滞，半身不遂及痈疽难溃、久溃不愈等证。黄芪功能甚多，重在补气益元。人之元气为生身之本，性命之根，内安五脏，外御诸邪。金·张元素说："黄芪甘温纯阳，其用有五。补诸虚不足，一也；益元气，二也；壮脾胃，三也；去肌热，四也；排脓止痛，活血生血，内托阴疽，为疮家圣药，五也。"元·王好古说："黄芪治气虚盗汗，并自汗及肤痛，是皮表之药；治咯血，柔脾胃，是中州之药；治伤寒尺脉不至，补肾脏元气，是里药，乃上、中、下、内、外、三焦之药也。"

本人临床数十年，黄芪最为常用。若用之于补脾益气，治气虚血滞，以之为君，其量应大，量小无以见功。如保元汤、补阳还五汤、补中益气汤之类。若气阴两虚，气弱精亏，则于益气养阴或滋肾填精药中，以之为佐，更增其效。如用生脉散加黄芪治疗扩张型心肌病临床前期或慢性进展期属气阴两虚、正虚邪恋者；治消渴病将黄芪加入生脉散或六味地黄汤中，更能益气生津；治疗中风偏瘫及视网膜中央静脉阻塞时，于活血化瘀，消痰引滞药中加入黄芪，补气行瘀，更能见功；治阴疽用阳和汤加黄芪，托里排脓，取效尤捷。

现代药理研究表明，黄芪有增强机体免疫功能、强心、利尿、抗感染、抗病毒、抗肝损害、抗肿瘤、抗衰老、抗疲劳、抗缺氧、抗辐射、增强小肠运动及扩张血管等作用。以黄芪为主组方，可治疗慢性支气管炎、支气管哮喘、肺心病，预防感冒及呼吸道感染，还可治疗萎缩性胃炎、慢性胃炎、胃及十二指肠球部溃疡、慢性肝炎、肝硬化腹水、脑血栓形成、慢性硬脑膜下血肿、慢性肾炎、冠心病、心肌炎、白细胞减少症、高脂血症、流行性出血热、鱼鳞症、多发性神经炎、肠粘连、进行性肌营养不良、肾结石、突发性耳聋、崩漏、梨状肌综合征等。亦有用于癌症的治疗。黄芪用量视病情而定。清·王清任制补阳还五汤用量为4两（约120g），根据本人经验，黄芪常用量以 10～60g 为宜，最大量应止于100g，一般较为安全，对实证、热证及阴虚阳盛者禁用。

山药杂谈

山药，为薯蓣科薯蓣属多年蔓生草本植物薯蓣的块根。味甘，性平，入肺、脾、肾经。功能补脾胃，益肺肾。主治脾虚食少，泄泻便溏，肺虚咳嗽，肾虚遗泄，带下尿频，虚热消渴等病症。山药功用甚多，以补为主，概之有三：补肺滋液，补脾益气，补肾涩精。此一物而滋上、中、下之源流，益先后天之精气。正如李时珍在《本草纲目》所说："按：吴绶云，山药入手足太阴二经，补其不足，清其虚热……山药虽入手太阴，然肺为肾之上源，源既有滋，流岂无益。"临床上，常用本品治脾肺气虚，实卫固表祛风邪。如《金匮要略》薯蓣丸，即以山药为主药，补肺御风，治"虚劳、风气百疾"；张璐《张氏医通》中之正元散，用山药补脾肾以益元；张锡纯《医学衷中参西录》玉液汤，用山药滋肺生津治消渴；张景岳制左归丸、右归丸皆佐以山药，补脾益肾涩精气；《妇人良方》缩泉丸更用山药作丸，补脾涩精缩小便。

现代药理研究表明，山药含皂苷、精液质、黏氨酸、尿囊素、淀粉酶、胆碱等，具有恢复肠管节律，降血糖，抗氧化，抗衰老，增加 T 细胞数，降胆固醇，清除尿蛋白和恢复肾功能等作用。以山药为主可治疗消化不良、疳积、心功能减退、肺气肿、口腔炎等疾病。

牛黄杂谈

　　牛黄为脊椎动物牛科牛的胆囊结石，别称丑宝。味苦、甘，性凉，入心、肝经。功能清热解毒，凉肝息风，豁痰开窍。主治热病神昏，温邪逆传心包，谵语惊厥，中风痰迷或癫痫发狂，咽喉肿痛，痈疽瘰疬等病症。

　　牛黄性凉且极珍贵，市售伪劣者多，故对牛黄的使用应十分谨慎。本人临床上，多在以下几种情况使用牛黄：一是用于流脑、乙脑、病脑或重症肝炎出现高热神昏、痰迷心窍或抽搐不止者，多以安宫牛黄丸或牛黄清心丸治之，清热解毒，开窍豁痰；若小儿急惊、痰热壅盛或见瞳神反背，可用以牛黄为主的小儿回春丹，息风解痉，效果甚好。二是用于急性扁桃腺炎、咽喉肿痛、牙周脓肿、口腔溃疡之因热毒壅积、血败肉腐者，多以牛黄解毒丸清热泻火、解毒通便，如系人工牛黄入药者，可另加天然牛黄少许（0.1～0.2g）研末冲服，取效尤捷。三是用于因各种溃疡、感染所致脓毒血症、败血症而见高热神昏者，急予安宫牛黄丸清热解毒、凉营护心，冀有生机；结核性脊椎炎、冷脓肿、乳腺癌，可用以牛黄作为主药的犀黄丸内服，结合辨证施治，全身调整，综合治疗，多能取得较好疗效。四是用于心肌炎或扩张型心肌病（DCM）的治疗。

　　现代药理研究表明，天然牛黄的主要化学成分是胆酸、去氧胆酸、胆红素、牛磺酸、胆固醇、麦角固醇、卵磷脂等，其中胆红素含量高达40%以上，还含有多种平滑肌收缩物质（SMC）。牛黄具有抗病毒、抗炎、解热、镇静抗惊厥、降压、镇咳祛痰平喘以及强心、利胆、解痉、抑制血小板聚集、促进红细胞生成、保肝、镇痛、抑制肿瘤等作用。以牛黄为主可治疗上呼吸道感染、高热、亚急性重症肝炎、癫痫、小儿肝炎、乙肝、病毒感染、原发性血小板增多症、乳腺癌、中风等证。

人工牛黄系由牛胆汁或猪胆汁经提取加工而成，对部分疾病的治疗可作为天然牛黄的代用品。但无论其成分构成或药效上都与天然牛黄存在着显著的差别，尤其是天然牛黄的主要成分胆红素和牛磺酸，人工牛黄中的含量几乎为零。国家食品药品监督管理总局目前已做出规定：安宫牛黄丸等42种临床急重症用药，不得以人工牛黄代替天然牛黄入药。所以在治疗病毒性心肌炎及扩张型心肌病时，绝不能使用人工牛黄，以免贻误病情。如有体外培育牛黄，可予替代。

麝香杂谈

麝香为鹿科动物林麝、马麝或原麝成熟雄体香囊中的分泌物。味辛，性温。入心、脾、肝经。功能醒脑开窍，活血通经，消肿止痛。主要用于温邪热入心包，神昏痉挛，惊厥抽搐，中风闭证以及溃疡肿毒、跌打损伤等病症。明·李时珍说麝香"能通诸窍之不利，开经络之壅遏。若诸风、诸气、诸血、诸痛、惊厥、癥瘕诸病，经络壅闭、孔窍不利者，安得不用为引导以开之通之耶"。《本草汇言》说："麝脐香……辛香走窜，能自内达外，凡毫毛、肌肉、骨节、诸窍，凡有风、寒、火、气、痰、涎、血、食，郁滞不通者，以此立开。"我在临床上，用麝有三：一是中风窍闭神昏，或热入心包，神识昏朦，用以醒脑开窍。常于清肝息风或清热泻火药中，少佐麝香一味（0.1～0.2g），分次冲服。若为实证、热证、闭证，可根据病情选用凉开之剂"三宝"，即安宫牛黄丸、紫雪丹、至宝丹。"三宝"均含麝香，皆具清热解毒、开窍安神之功。二是活血化瘀，通络止痛，常用于治疗脑梗死、外伤性头痛。用通窍活血汤加减或血府逐瘀汤加麝香治疗；对于冠心病不稳定型心绞痛，用丹参饮加麝香，痛可立止。三是用于消肿散结。如治疗乳腺癌、卵巢囊肿、非霍奇金淋巴瘤等，在辨证施治下加入含有麝香为主的犀黄丸、醒消丸综合治疗，活血散结，行瘀止痛。

现代药理研究表明，麝香主含麝香酮，还含有麝香吡啶、雄性激素、胆甾醇、多肽等。具有对中枢神经系统兴奋和抑制的双重作用，有提高中枢耐缺氧能力，抗脑组织损伤作用，还具有强心、扩张外周血管、降压、抗炎、抗血小板聚集、抗肿瘤、抑菌和雄激素样作用。以麝香为主可治疗支气管哮喘，冠心病心绞痛，淋巴结核，慢性肝炎，慢性前列腺炎，血管性头痛，肿瘤，脑出血，脑梗死，脑瘫，风湿性关节炎，儿童哮喘，腰椎间盘突出症等。

第三篇

疑难重症验案

一、外感发热疾病

1. 成人斯蒂尔病（AOSD）反复发热（热痹　风寒湿邪郁久化热）

【诊治实录】

陈某，女，18 岁，四川省巴中市巴州区清江镇人，2018 年 1 月 10 日初诊。

患者幼年时常因"感冒"发热，在当地医院误用过多庆大霉素，造成药物性耳聋，已佩戴助听器多年。近年来因反复发热伴四肢关节疼痛及皮疹，当地治疗无效，转成都某三甲医院住院治疗，诊断为成人斯蒂尔病（AOSD）。后往重庆某军医医院治疗，诊断同前。西医治疗中，病情时轻时重，反复高热，遂改寻中医治疗，于 2018 年 1 月 10 日由家人扶送，就诊于余。

刻诊：神清，痛苦貌，面色赤，肌肤热，体温 39.6℃，四肢关节疼痛，步态不稳，皮肤有散在性红色斑丘疹，口微渴，舌质红，苔薄黄，脉浮数洪大。病似仲景所述"温疟"之候，实为热痹，乃热积于内，风寒郁表之证。予白虎加桂枝汤加减。

处方：石膏 50g，知母 10g，桂枝 20g，忍冬藤 15g，络石藤 15g，粳米 50g，甘草 10g。水煎服，1 日 1 剂，3 剂。忌食油腻生冷之物。

二诊（2018 年 1 月 19 日）：服药后当晚热退，一周内未再发热。昨日又见高热，两膝踝关节疼痛，体温 39.2℃，脉数洪大，舌质红，苔薄白，病证同前，仍予白虎加桂枝汤加味。

处方：石膏 50g，知母 15g，桂枝 20g，粳米 50g，忍冬藤 15g，络石藤

15g，海风藤 15g，鸡血藤 15g，甘草 10g。水煎服，1 日 1 剂，5 剂。禁忌同前。

三诊（2018 年 2 月 2 日）：未再发热，双下肢膝踝关节肿痛略减，头昏目眩，纳差乏力。舌质淡红，苔薄白，脉弦数。内郁之热虽去，但外袭之风寒湿邪未解，痹阻筋脉，气血不通，故关节肿痛。治当温经散寒，滋阴清热，以利关节，予《金匮要略》桂枝芍药知母汤加减。

处方：桂枝 20g，白芍 20g，知母 20g，麻黄 10g，制附子 10g，炒白术 20g，炙甘草 10g，生姜 20g，羌活 10g，独活 10g，防风 10g。水煎服，2 日 1 剂，5 剂。

四诊（2018 年 2 月 24 日）：四肢关节肿消痛减。得效之方，再展一筹，仍予桂枝芍药知母汤加减。

处方：桂枝 20g，白芍 20g，知母 10g，麻黄 10g，制附子 10g，防风 10g，炒白术 15g，生姜 15g，忍冬藤 20g，海风藤 20g，鸡血藤 20g，络石藤 20g，甘草 10g。水煎服，2 日 1 剂，5 剂。

五诊（2018 年 3 月 15 日）：四肢关节未再肿痛。白带多，偶发皮疹，瘙痒。予麻黄连翘赤小豆汤加减。

处方：麻黄 10g，连翘 20g，赤小豆 30g，生梓白皮 20g，杏仁 10g，荆芥 10g，防风 10g，薏苡仁 30g，生姜 10g，大枣 10g，炙甘草 10g。水煎服，2 日 1 剂，3 剂。

六诊（2018 年 4 月 2 日）：疹散痒止，四肢关节未再肿痛。腰膝酸软乏力，月经量少。舌淡苔薄白，脉沉细。病久气血亏耗，风寒湿邪留连肌腠，治当养血益气，宣痹通络，缓缓图之。予三痹汤加减。

处方：生晒参 15g，制黄芪 30g，当归 15g，生地黄 20g，川芎 15g，白芍 15g，桂心 10g，茯苓 15g，杜仲 10g，怀牛膝 10g，续断 15g，独活 10g，秦艽 10g，防风 10g，细辛 6g，鸡血藤 15g，海风藤 15g，忍冬藤 15g，络石藤 15g，炙甘草 10g。水煎服，2 日 1 剂，10 剂。

七诊（2018 年 5 月 10 日）：四肢关节未再肿痛，精神渐佳，月经正常，唯白带较多，予完带汤加减。

处方：苍术 15g，白术 15g，生晒参 15g，山药 20g，白芍 20g，柴胡 10g，陈皮 10g，荆芥 6g，薏苡仁 20g，银杏 15g，车前仁 10g，白蔻仁 10g，木槿皮 5g，炙甘草 6g。水煎服，2 日 1 剂，3 剂。

1 个月后，其母来诉，女病愈。目前与其兄外出务工，特告并致谢忱。随访 3 年，未再复发。患者已于 2020 年结婚，婚后育有一子。近期随访，母子均健。

【临证思辨】

本例患者为成人斯蒂尔病，曾在成、渝两地三甲西医医院确诊。斯蒂尔病（Still 病）本为系统性起病的幼年型关节炎，但相似的疾病也可在成年人中发生，故称成人斯蒂尔病（AOSD）。其临床特征主要是反复发热（多为弛张热），关节疼痛，肌痛，皮疹，淋巴结肿大，白细胞计数及中性粒细胞增多，严重者可伴系统性损害。西医对此病目前尚无特效的治疗药物，常选用非甾体消炎药或糖皮质激素，以缓解发热及关节疼痛等症状，但其药物副作用较多且难于根治。

本例患者曾在成、渝两地三甲西医医院辗转治疗，未能控制其发热、关节疼痛的反复发作，遂改求中医治疗。首诊时，见患者为高热，不恶寒，肌肤灼热，四肢关节疼痛，皮肤有散在性红色斑丘疹，舌红苔薄黄，脉浮数洪大，状似仲景在《金匮要略》中对"温疟"所述证候："温疟者，其脉如平，身无寒但热，骨节疼烦，时呕，白虎加桂枝汤主之。"病虽异，证相同，治可从。本病实为热痹，正如《类证治裁》所述："乃风寒湿邪，郁痹阴分，久则化热攻痛。"故用白虎加桂枝汤加味，石膏、知母清阳明气分之邪，达热出表。桂枝疏风散寒解肌，佐忍冬藤、络石藤清热通络，缓筋骨之痛，故服之当晚热退病减，身体安和。一周后虽又发热，乃久病邪气缠绵，药力不继，故见病情反复，再予前方加减，续服 5 剂而安，发热即已。但双下肢关节仍有肿痛，头昏乏力，外袭之风寒湿邪，痹阻筋脉，气血不通，治用温经散寒、滋阴清热之桂枝芍药知母汤，加羌活、独活，祛风除湿，通痹止痛，服 5 剂后关节肿痛渐减，续用此方加入四藤饮（鸡血藤、海风藤、忍冬藤、络石藤），增其祛风通络，舒筋宣痹之力。服后病瘥，四肢关节未再肿痛。见偶发皮疹，服麻黄连翘赤小豆汤加减，疏风解表，清热利湿，疹痒即消。后以三痹汤加减，益气养血，宣痹通络，缓缓图之，终获痊愈，随访3年，未再复发。

本病为成人斯蒂尔病，应属于一种反复发作的全身性结缔组织疾病。根据其发病特点和临床表现，属中医的外感发热、热痹等病范畴。外感发热疾病为中医内科病证名，是指患有某种或多种内科疾病，又复感六淫之邪或温热疫毒之气而出现以高热持续不降为主要临床表现的一种病证，它是历代医家在伤寒、温热、疫疬及各家学说基础上，研究最为深入的重点课题，也是中医学中理论最为深邃、临床疗效最为显著，但常被今人忽略之处，故列此案，盼能引起学界同仁，特别是年轻一代中医的重视和思考。

2. **糖尿病继发感染发热**（湿温　邪居膜原，湿遏热伏）

【诊治实录】

何某，女，55岁，四川省巴中市巴州区农民，2013年12月20日来诊。

患者半月前因头痛发热3天，于2013年12月9日在巴中市某医院住院治疗，住院号83553。有糖尿病史，入院后经完善各项理化检查已排除风湿、免疫、血液系统疾病，诊断为上呼吸道感染、糖尿病继发感染。做全血图，血象不高，考虑为病毒性感染，经使用多种抗生素、抗病毒及降糖药物治疗后发热不退，尤以夜间为甚，体温常波动在39.2～40.5℃之间，曾请有关临床科室包括呼吸内科、内分泌科、妇科、消化内科、放射科、检验科及中医专家会诊，最终采取中西医结合治疗。除继续使用抗菌、抗病毒药物外，先后服中药荆防败毒散及小柴胡汤等加减治疗，热势不减。患者于2013年12月17日自动出院，返家后又在当地用西药输液3天，高热不退，遂来我工作室就诊。

刻诊：神疲懒言，面色暗黄不泽，肌肤灼热，体温39.5℃，头身困重，胸闷不饥，气短心悸，大便溏而黏滞，溺色黄，舌边红，苔白厚腻如积粉，脉濡数无力。此为湿遏热伏，邪居膜原。予达原饮加减。

处方：厚朴20g，槟榔20g，草果（去壳）20g，青蒿20g，黄芩15g，知母10g，柴胡15g，常山（炒）6g，石菖蒲6g，炙甘草6g。煎取800mL，每服

200mL，1日2剂，一剂两服。忌食油腻、生冷之物。

二诊（2013年12月23日）：服上方后，当晚热退。两天来，中药已服2剂，未再发热。精神渐佳，能进糜粥，口苦微腻，胸胁满闷不舒，偶咳有痰，舌苔薄白，脉濡缓。此为余邪留滞三焦，湿热蕴阻少阳。予蒿芩清胆汤加减。

处方：青蒿10g，黄芩10g，枳壳10g，陈皮6g，茯苓10g，杏仁10g，厚朴10g，草果（去壳）10g，青黛6g（包煎），滑石10g（先煎），竹茹10g，炙甘草6g。水煎服，2剂。

后家人来告，服中药后未再发热，饮食亦佳，身无其他不适，已能做家务、农活，病愈。

【临证思辨】

本病患者高热，半月不退，西医诊断为上呼吸道感染及糖尿病继发感染，虽经各项理化检查及菌血培养，但终未找出感染源，且血象不高，疑为病毒性感染。已用多种抗菌、抗病毒药物及中药荆防败毒散、小柴胡汤等方治疗，病势不减。来我处就诊时，因其有神疲懒言、面色暗黄、肌肤灼热、头身困重、大便黏滞不爽、溺色黄、舌边红、苔白厚腻如积粉诸症，为湿遏热伏，邪居膜原之候。膜原乃半表半里，邪居于此，表气不通，里气不达，发表攻里皆非所宜。只能和解表里，透达膜原，辟湿热之秽浊，逐邪气之溃散，冀能速离膜原，故用吴又可之达原饮加减与服。方中厚朴除湿散满破戾气，草果辛香辟秽透邪气，槟榔能消能磨行滞气，三药相伍，直达膜原，逐秽浊之气。石菖蒲辟秽除湿，柴胡、黄芩清少阳气分之热，青蒿入阴分以透血分之邪，知母滋阴，甘草和中。诸药相伍，共奏清热化湿，辟秽逐邪之功，故服之当晚高热即退。再诊时，高热虽退，能进糜粥，但胸满胁痛未已，口苦便溏未减，且见偶咳有痰，苔薄白，脉濡缓，此为邪在少阳兼痰湿之征。秽浊之邪未净，郁于少阳，留滞三焦。《重订通俗伤寒论》云："足少阳胆与手少阳三焦合为一经，其气化一寄于胆中以化水谷，一发于三焦以行腠理，若受湿遏热郁，则三焦之气机不畅，胆中相火乃炽。"故予蒿芩清胆汤加减和胃化痰，清泄余热。方中青蒿、黄芩清少阳之郁热为君，内有温胆汤诸药，辛开苦泄，宣展气机，化痰祛湿为佐；杏仁、茯苓、厚朴、陈皮、草果、青黛、滑石相伍，能开上、宣中、导下，使留滞三焦之痰湿为之分消走泄，内郁少阳之余热得以透达，蕴阻中焦之秽浊得以宣化。

本病乃湿温为患，治当湿热兼及，方能取效。清·吴鞠通在《温病条辨》中论及湿温病时说："发表攻里，两不可施，误认伤寒，必转坏证，徒清热则湿不退，徒祛湿则热愈炽。"本例患者发热半月而高热不退，缘于西医病因未明，中医辨证不清，治相乖违，用药岂能取效。中医学认为本病系湿遏热伏，邪在膜原；继之余邪未了，郁于少阳，留滞三焦，非表非里，汗下皆非所宜。故其治疗，始终执和解之法，开达膜原，分消走泄，疏理气机，宣上导下。故令邪去正安，诸症悉退而竟全功。

3. 结核性脑膜炎（伏暑　湿重于热，痰瘀阻络）

【诊治实录】

李某，女，13 岁，四川省巴中市人，学生。

患者因发热、头痛、呕吐伴复视半月，于 1983 年 10 月 28 日来诊。

患者半月前因发热、头痛、呕吐在某西医医院住院治疗，诊断为结核性脑膜炎、肺结核。经用抗结核药利福平、乙胺丁醇及异烟肼、地塞米松静脉滴注等综合治疗后，头痛、呕吐减轻，但发热不退，每于午后始作，次日凌晨方退。用激素及解热剂，体温可暂时下降，旋即复热如故，如是已历半月。近 3 日更觉头昏目眩，复视加重，右眼内斜，不能外展。遂来我处求治。

刻诊：头痛发热，体温 39.5℃，面赤如妆，右目偏视，口苦纳差，胸腹灼热，时作干呕，便溏不爽，舌红苔白腻，脉弦细数。证为湿热蕴阻少阳，热盛动风，风牵偏视。予蒿芩清胆汤加减。

处方：青蒿 10g，黄芩 10g，羚羊角 3g（研末），茯苓 10g，法半夏 6g，枳壳 6g，陈皮 6g，白薇 6g，青黛 3g（包煎），滑石 10g（包煎），竹茹 10g，甘草 6g。水煎服，每日 1 剂。

西药继续服用利福平、异烟肼，地塞米松逐日减量，直至停用。

二诊（1983 年 11 月 1 日）：服中药次日热减，前方已服 3 剂。神疲倦怠，胸闷纳差，午后低热（38℃），大便黏滞不爽，舌红苔薄白，脉弦细。此为湿遏热伏，三焦气机未畅。仍予前方增损。

处方：青蒿10g，黄芩10g，白薇6g，茯苓10g，法半夏6g，陈皮6g，白豆蔻10g，竹茹10g，青黛3g（包煎），滑石10g（包煎），淡竹叶10g，甘草6g。水煎服，3剂。

三诊（1983年11月5日）：激素已停，夜间仍有低热，头昏，目眩，右目偏视未减，舌质红绛，苔薄黄，脉弦细数。证为热入营阴，肝风鸱张，风牵偏视。予清营汤加减。

处方：犀角（水牛角代）2g（锉末服），羚羊角2g（锉末服），生地黄20g，金银花20g，连翘20g，麦冬15g，玄参10g，丹参15g，黄连10g，竹叶心6g，白薇6g，钩藤15g。水煎服，3剂。

另予牛黄清心丸，每次服1粒，每日2次。

四诊（1983年11月10日）：夜间低热（37.8℃），右眼内斜如前，头眩、复视更甚。邪热久羁，病久入络，治宜兼行络脉搜剔。

处方：生地黄20g，金银花20g，连翘20g，麦冬15g，黄连10g，犀角（水牛角代）2g（锉末服），羚羊角2g（锉末服），丹参15g，玄参10g，竹叶心6g，全蝎10g，地龙15g。水煎服，3剂。

五诊（1983年11月15日）：夜间未见低热，头眩、复视减轻，能独自行走。病已好转，效不更法。嘱前方再服3剂。

六诊（1983年11月20日）：右眼渐能外旋，复视、眩晕显著好转，胃纳亦佳，二便自调，舌红苔薄黄，脉弦细。宜以养阴润肺，舒筋通络为法，予月华丸加减，作丸缓图。

处方：沙参60g，麦冬60g，天冬60g，生地黄100g，熟地黄100g，川贝母60g，山药100g，茯苓60g，百部60g，阿胶珠60g，獭肝100g，三七40g，桑叶60g，菊花60g，胡黄连40g，全蝎60g，蜈蚣5条，地龙60g。研末混匀，炼蜜为丸，每丸10g（含原生药5g）。每服1丸，每日3次。

服丸剂期间未再发热，目斜复视日渐减轻。3个月后复查胸片显示：肺部结节阴影缩小，病灶局限，为肺结核好转期。尔后，再按上方做蜜丸1剂，续服抗结核西药。半年后复查，病情稳定，全身情况良好，肺部未见活动病灶，停服中药。随访 3 年，已在某校就读高中，本病未再复发。

【临证思辩】

本例患者主症为高热、头痛、呕吐，伴复视目眩。曾在某西医医院行腰穿及各项理化检查、痰菌培养，诊断为结核性脑膜炎、肺结核、右眼麻痹性斜视（外展神经麻痹）。常规使用抗结核药、肾上腺皮质激素、脱水剂、支持疗法等综合治疗，历时半月，高热不退，头痛不已，呕吐未止，复视目眩，病情危重，拟转上级医院治疗。患者家人亟盼中医能救，求治于我。细问发热始末及治疗经过，临证审视，病极重笃。头痛发热，入夜更甚，天明得汗则减，右目偏视，时作干呕，胸腹灼热，舌红苔白腻。此病中医谓之伏暑，缘素体阴虚，夏日感受暑湿之邪，及至深秋，金气当令始发，病势危重，缠绵难已。正如清·吴鞠通在《温病条辨》中所云："长夏受暑，过夏而发者，名曰伏暑。霜未降而发者少轻，霜既降而发者则重，冬日发者尤重。"时过霜降，深秋大凉，初冬微寒，金气相逼，暑热之邪外泄。暑兼湿热，湿热胶结，客于少阳，故见上述诸症。用蒿芩清胆汤利湿和胃化痰。方中蒿、芩清泄少阳之热，以利枢机；含温胆汤和胃化湿，分消三焦之邪；茯苓、碧玉散清热利湿，导胆热下行；羚羊角、白薇，清热凉血，平肝息风，治筋急目眩。故服之热势挫，头痛瘥，呕吐已。三、四诊时，右眼偏视如前，目眩复视未减，舌质红绛，白苔已去，脉弦细数。证系热灼营阴，肝风内动而致筋脉拘急。用清营汤加减，透营转气，清泄营热，兼以虫类诸药入络搜剔久羁之邪，以舒筋挛。治疗 20 余天，病情日渐好转，故仍予前方调治。1983 年 11 月 20 日再诊时，右眼已能外旋，复视目眩渐轻，行动自如。至此，方用月华丸加减治肺痨以除痼疾。《金匮要略》云："夫病痼疾，加以卒疾。当先治其卒病，后乃治其痼疾也。"是方为润肺滋阴，杀虫祛瘀之月华丸，加入息风解痉之全蝎、蜈蚣、地龙等味，炼蜜为丸，缓缓图之。3 个月后，本病临床治愈，肺结核及右眼麻痹性斜视亦获好转。

本例实为中西医结合治疗的案例总结，在其治疗过程中，中医、西医都发挥了各自的优势。西医的治疗，主要是抗结核药物的使用，疗效确实，加之各种有效的支持疗法，对稳定生命体征发挥了积极的作用；而中医通过辨证施治，在迅速消除结核中毒症状、增强机体抗病能力、改善人体内环境及系统器官功能方面效果显著，具有西医所不能替代的作用。

回忆 30 年前我在南江某医院工作时，曾收治一结核性脑膜炎患者，亦是高热、头痛、呕吐 2 个多月，虽规范使用抗结核西药及肾上腺皮质激素，但午后发热不减，寒热如疟，舌红苔白如积粉，一停激素，发热愈炽。中医辨证属湿热蕴阻，邪伏膜原，表气不通，里气不达。用达原饮加减开达膜原，清热化浊，服之高热即退，渐停激素，未再发热。如果仅据西医诊断之病而套用中药之方，其治焉能取效。故中医治病，必须以中医的基本理论为指导，谨察病之所在，正确辨证施治，方可愈疾。

4. **乙脑高热昏迷**（伏暑　热重于湿，逆传心包）

【诊治实录】

李某，男，23 岁，农民。

因高热昏迷 4 天于 1986 年 8 月 17 日延请余诊。

7 日前发热头痛，呕吐嗜睡，在某医院住院治疗。经腰穿抽吸脑脊液及各项理化检查，诊断为流行性乙型脑炎。采用物理降温、吸氧、脱水及对症治疗，高热不退，渐至昏迷、惊厥。遂请中医诊治。

刻诊：高热（40.5℃），体若燔炭，项强息促，目睛上视，时见抽搐。大便 3 日未解，唇口焦燥，舌红，苔薄黄，脉滑数。此为温热邪毒羁留，气营两燔，蒙闭心包。予玉女煎加减。

处方：石膏 100g，知母 20g，生地黄 30g，麦冬 30g，金银花 30g，连翘 30g，大青叶 20g，玄参 20g，淡竹叶 20g。煎取 1000mL，每次 200mL，鼻饲，1 日 3 次，3 剂。

另予生大黄末 10g，沸水浸泡后，调入安宫牛黄丸 1 粒（3g），每日 1 次，鼻饲。

二诊（1986 年 8 月 20 日）：服中药 24 小时后，高热始退。上方已服 3 剂，神志渐清，大便已通，未再惊厥，能进糜粥少许。舌质红绛，苔薄黄，脉弦细数。予清营汤加减。

处方：生地黄 20g，玄参 20g，麦冬 30g，金银花 20g，连翘 20g，大青叶 15g，黄连 10g，犀角（水牛角代）1g（锉末服），羚羊角 1g（锉末服），丹参 20g，栀子 10g，竹叶心 10g，钩藤 15g。水煎服，2 日 1 剂，3 剂。

三诊（1986 年 8 月 26 日）：神疲语少，气短乏力。右下肢活动不遂，肌力 3 级。小便短赤，大便干燥。舌质紫暗、左侧有细小瘀点，苔薄黄，脉沉细而弱。此为气阴两虚，络脉瘀阻。予加减复脉汤增损。

处方：人参 20g，麦冬 30g，细生地黄 30g，五味子 15g，丹参 20g，牡丹皮 20g，火麻仁 20g，阿胶 15g（烊化），全蝎 10g，地龙 15g，炙甘草 10g。水煎服，2 日 1 剂，5 剂。

另予大活络丹（北京同仁堂丸剂），每次 1 粒，嚼服。

四诊（1986 年 9 月 4 日）：患者已能独立行走，右下肢乏力，肌力 3 ～ 4 级，饮食尚可，二便自调。舌质红、边有紫点，苔薄白，脉弦细。效不更方，续服前方 10 剂，仍每晚嚼服大活络丹 1 粒。并嘱其加强四肢功能锻炼，配合针灸理疗，以助康复。2 个月后家人来告，病愈，能从事一般农活。

【临证思辨】

本病为流行性乙型脑炎（简称乙脑）重症患者。这是一种虫媒病毒通过蚊虫（库蚊、按蚊、伊蚊等）叮咬而传播的急性传染病。常引起弥漫性脑实质炎，损害中枢神经。多发于 7 ～ 9 月，有明显的季节性，临床表现以发病急骤、高热、头痛、项强、嗜睡、昏迷、惊厥等神经系统症状为特征。西医目前尚无特效药物治疗。本病属中医暑温、伏暑、暑风、暑厥等病范畴。历代医家对这种病的治疗积累了丰富的临床经验。本例患者曾因发热、头痛、呕吐住院治疗 7 天，高热不退，渐至昏迷、抽搐、项强、息促。此病中医谓之伏暑，为热重于湿。乃温邪羁留，气营两燔，蒙闭心包之候。故首诊时即予玉女煎加减，仿吴鞠通之法，重用石膏，佐知母清阳明气分之热；生地黄、麦冬、玄参滋肺肾耗竭之阴；金银花、连翘、大青叶、竹叶清热解毒，散疫戾之气；更用《温病条辨》所载牛黄承气汤，即安宫牛黄丸调大黄末与服，通腑泻浊，护心开窍，导邪热外出，冀能透营转气。二诊时高热已退，神志渐清，病有转机。但邪毒久羁，灼伤营阴，余邪未了，故予清营汤加减，清营泄热，透营转气。三诊时，神志已清，气短懒言，右侧肢体活动不遂，舌紫暗且有瘀点，脉沉细弱。为气阴两虚，络脉瘀阻之候。故予加减复脉汤益气养阴，通络宣痹。方中人参补气益元，生地黄、麦冬、五味子滋肾敛阴，阿胶补血滋阴，丹参、牡丹皮活血凉血，麻仁润燥通便，全蝎、地龙宣痹通络，更用大活络丹兼服，共奏益气养血，滋阴通络，宣痹舒筋之功。盖邪热久羁，津液凝结，血行滞涩，痰血痹阻，易成偏瘫，非汤剂可以荡涤，故用攻补兼备之大活络丹，扶正祛风，入络搜剔。正如徐灵胎在《兰台轨范》中言："顽疾恶风，热毒瘀血，入于筋络，非此方不能透达。凡肢体大证，必备之药也。"用此汤丸并施，服之月余，肢体活动自如，终竟全功。

5. 风湿性关节炎伴高热（痹证　复感风寒，邪犯三阳）

【诊治实录】

宗某，女，45岁，2014年3月28日初诊。

患者20天前因发热身痛伴眩晕、恶心、呕吐，在当地诊所口服及静脉注射药物治疗1周无好转。又往巴中市某医院住院治疗。入院后完善各项理化检查示：体温39.4℃，脉搏120次/分，血压112/90mmHg；血常规：WBC（白细胞计数）8.18×10⁹/L，HGB（血红蛋白）96g/L，PLT（血小板）530×10⁹/L；风湿四项：ESR（血沉）118mm/h，ASO（抗链球菌溶血素O）34.7IU/mL，RF（类风湿因子）11.32U/mL，CRP（C反应蛋白）107.89mg/L；血液生化，无异常改变；胸片未见确切异常；心电图：窦性心动过速；彩超：心脏主动脉轻度反流，肝、胆、胰、脾、肾未见异常。经西药抗炎、抗菌及解热止痛药治疗10天，身痛、呕恶不减，发热时高时低，体温常波动在38.2～39.5℃之间。病情无显著好转，遂延请本人会诊。

刻诊：神疲，语声低沉，发热汗出，体温38.5℃，身体困重，四肢关节疼痛，腹满不思饮食，大便3日未解。舌质淡紫，苔腻、黄白相间，脉弦滑数。此湿邪久羁于内，复感风寒于外，表邪不解，里湿不化，郁而化热，先予柴胡达原饮加减。

处方：柴胡20g，黄芩15g，厚朴20g，槟榔15g，草果（去壳）10g，苍术10g，青蒿15g，淡竹叶15g，甘草6g。水煎服，2剂。

二诊（2014年4月1日）：服药当晚热退，身痛、四肢酸楚略减，大便已通，能进糜粥。两天后又见发热、身痛，体温39.5℃，西医给解热镇痛药及物理降温，兼服安宫牛黄丸，高热渐退。翌日自动出院，出院后两天复热如故，遂来我处求治。

刻诊：体温39℃，发热恶寒，四肢关节疼痛，口渴，口苦，干呕，微咳，舌质淡红，苔薄白，脉大滑数。予柴葛解肌汤加减。

处方：柴胡20g，黄芩15g，葛根30g，桔梗10g，羌活10g，白芷10g，淡竹叶15g，石膏30g，麻黄6g，杏仁10g，薏苡仁30g，炙甘草10g，大枣10g，生姜3片。水煎服，2日1剂，3剂。

三诊（2014年4月9日）：服上方次日热退，至今已逾一周，未再发热。四肢酸楚更甚，膝、踝关节肿痛未减。舌质淡红，苔微腻，脉弦缓。此为寒湿痹阻，络脉瘀滞。法当温经散寒，除湿宣痹。予《金匮要略》桂枝芍药知母汤加减。

处方：桂枝20g，白芍20g，麻黄10g，制附子15g，知母15g，白术15g，防风15g，杏仁10g，薏苡仁30g，炙甘草10g，生姜10g。水煎服，2日1剂，5剂。

四诊（2014年4月21日）：未再发热，精神渐佳，四肢关节肿痛略减，舌上腻苔已去，脉弦缓。仍宗前法，予《金匮要略》桂枝芍药知母汤加减。

处方：桂枝20g，白芍20g，麻黄10g，知母15g，制附子15g，白术15g，炙甘草10g，防风10g，薏苡仁30g，制川乌10g，全蝎10g，地龙15g，鸡血藤20g，海风藤20g。水煎服，2日1剂，5剂。

五诊（2014年4月30日）：神旺纳佳，四肢关节肿痛渐消，能做轻家务活。予三痹汤加减，补肝肾，益气养血，通经宣痹止痛。

处方：黄芪30g，独活10g，秦艽10g，防风10g，北细辛6g，当归15g，川芎10g，白芍15g，干生地黄20g，桂心15g，杜仲10g，怀牛膝10g，人参

15g，茯苓 15g，杭巴戟 20g，鸡血藤 20g，海风藤 20g，全蝎 10g，地龙 15g，炙甘草 10g。水煎服，2 日 1 剂，10 剂。

后家人来告，患者关节肿消痛止，已停药，能做家务及一般农活。

【临证思辨】

本案患者的主症是持续性高热不退，多关节肿痛，头昏，心悸，心率加快，血压正常；风湿四项中血沉及 C 反应蛋白显著增高，而抗"O"及类风湿因子滴度不高；心电图示窦性心动过速，胸片及彩超未见心肺及肝、胆、胰、脾、肾异常。结合病史，本病应属于西医风湿病的范畴。西医的风湿病是泛指影响骨关节及其周围组织如肌肉、滑囊、筋膜等一切以疼痛为主的疾病。根据美国 1983 年修订的风湿性疾病分类体系，可分为 10 大类，包括 100 多种疾病，而风湿热仅属于其中一种。但中医所谓风湿，与西医所称风湿病含义决然不同。如《金匮要略·痉湿暍病脉证第二》云："病者一身尽疼，发热，日晡所剧者，名风湿。此病伤于汗出当风，或久伤取冷所致也。"此风湿与寒、暑、燥、火合称"六气"，六气淫胜则为"六淫"，是一种致病因素。临床上常见风、寒、湿三气杂至，合而为痹。可出现发热，麻木重着，关节肿胀，或疼痛游走不定等诸多证候。故本例风湿病患者，应为中医痹证复感外邪所致。患者素有风寒湿痹，气血郁滞，复遭外邪侵袭，客于肌表，营卫不和，故见发热无汗，身体疼重；里气不达，则胸闷呕恶，大便难。内外合邪，治宜两解。先予柴胡达原饮疏表透邪，祛湿化浊。服之热退病减，但两天后复热如故。再诊时见高热口渴，口苦，干呕，身体疼痛，四肢酸楚，微咳有痰，脉大而数。此太阳表邪未解，阳明里热已炽，少阳枢机不利。邪犯三阳，热势猖獗。故用柴葛解肌汤加减，辛凉解肌，兼清里热。方中麻黄、羌活入太阳，宣肺解表，祛外寒之闭；柴胡、黄芩和解少阳，解枢机之郁；石膏、葛根入阳明，清气分之热；桔梗、杏仁入肺经，助气液之宣达；淡竹叶甘寒入心胃，助石膏清热除烦止渴；薏苡仁助麻黄、杏仁宣痹止痛除湿利关节；姜、枣调和营卫，甘草益气和中。诸药相伍，共奏解肌清热，宣痹止痛之功。服之当晚高热即退，续服 3 剂，未再发热，但四肢关节肿痛未减。此为寒湿痹阻，气血失和，络脉瘀滞。故予《金匮要略》桂枝芍药知母汤加减，温经散寒，祛风除湿，宣痹通络。服后关节肿痛渐消，四肢重着渐减。后以三痹汤加减益气血，补肝肾，祛风除湿善后，调治月余而瘥。

本例患者为痹证复感外邪，宿有风寒湿痹在先，复感外邪发热在后，权衡标本，治有缓急，宜先祛新感之邪以退热，再疗宿患之痹以止痛。《金匮要略》云："夫病痼疾，加以卒病。当先治其卒病，后乃治其痼疾也。"临证之际，如能谨守病机，审谛标本，递次进药，病虽急重，尤可转危为安。

6. 夜间发热（热病 热郁少阳，痰湿蕴阻）

【诊治实录】

杨某，男，82岁，四川省广元市利州区人。

因夜间发热半年，于2013年7月22日来诊。患者有高血压病史，半年前始有夜间发热，每至午夜，体温常在38.5～39.5℃之间，天明汗出则热退。在当地医院检查，病因不明，中西药治疗罔效。2个月前因突然出现意识模糊、左侧肢体乏力、口角㖞斜，在广元市某三甲医院住院治疗，诊断为"高血压病，右侧基底节腔隙性脑梗死，慢性支气管炎"。西医行控制血压、扩张血管、抗凝、抗感染、平喘等治疗。1个月后好转出院。但夜间发热如前，遂来我处就诊。

刻诊：神清，语声低沉，面色晦暗不泽，四肢活动自如，息促微咳，喉间痰鸣，大便黏滞，小便黄。每晚午夜时发热，天明汗出热退。舌紫暗，苔白微腻，脉弦滑，血压132/88mmHg。此为热郁少阳兼痰湿之证。予蒿芩清胆汤加减。

处方：青蒿20g，黄芩20g，法半夏15g，茯苓15g，枳壳10g，竹茹15g，杏仁10g，青黛6g（包煎），滑石6g（包煎），地龙20g，甘草10g。加水1600mL，煎取1200mL，每服200mL，1日3次，3剂。

二诊（2013年8月7日）：服上方后，夜间发热渐减，患者又将原方续服3剂，夜间未再发热，胸满痰喘亦瘥。口淡无味，不思饮食，行走乏力，舌暗红，苔薄白，予补肺汤合六君子汤加减。

处方：人参 20g，黄芪 30g，五味子 15g，山药 20g，白术 10g，茯苓 15g，法半夏 10g，陈皮 6g，砂仁 15g，熟地黄 20g，当归 15g，沉香 10g，丹参 20g，地龙 20g，紫河车 20g（研服），桑白皮 15g，紫菀 10g。加水 1800mL，煎取 1200mL，每服 200mL，1 日 3 次。

后家人来告，服上方后饮食渐增，身体安和，未再发热，已停药。

【临证思辨】

本例患者夜间发热历半年之久未已，当地中西医治疗罔效，甚感困惑及痛苦。曾于中风住院期间，做过系统检查及痰菌培养，并选用各种抗生素治疗，夜间发热未除。来我处就诊时，见患者面黄纳差，息促微咳，胸胁满闷不舒，喉中痰鸣，午夜发热，至天明汗出则退。口苦，大便黏滞不爽，溺色黄，舌紫暗，苔白微腻，脉弦滑。应是热郁少阳兼有痰湿之证，湿遏热郁，故发热不止。清·俞根初在《重订通俗伤寒论》有云："足少阳胆与手少阳三焦合为一经，其气化一寄于胆中以化水谷，一发于三焦以行腠理，若受湿遏热郁，则三焦之气机不畅，胆中相火乃炽。"少阳相火内郁，三焦气液失输，故夜间发热不已。用蒿芩清胆汤加减清胆肺郁热，化中焦痰湿。方中青蒿芬芳，清透少阳郁热为君；黄芩苦寒，泻胆肺伏火为臣；二陈、竹茹祛痰化湿，和胃降浊为佐；青黛、滑石、甘草清热利尿，导胆火下行为使。诸药合用，能清少阳之郁热，化脾肺蕴阻之痰湿，俾枢机运转，气液宣达，发热自已。后用李仲南所辑《永类钤方》补肺汤加减善后，补肺健脾，杜生痰之源；益肾填精，纳上逆之气；培元固本，复健行之力。方中参、芪补气益肺，调和营卫为君；佐山药健脾助运化，防痰湿滋生；熟地黄、当归、紫河车滋肾育阴益精血，培元固本；桑白皮、紫菀清肺止咳；沉香、地龙降气平喘。诸药合用，能培土生金益脾肺，补肾固精护本元，助气化，行营卫，化水谷，以奉生身，故诸症悉退，身体安和，不再发热。

本病患者夜间发热历半年之久，曾在西医医院住院治疗，做了全面检查及痰菌培养，诊断为慢性支气管炎伴肺部感染，已用多种抗生素治疗无效，应考虑为病原微生物的抗药性及宿主自身免疫损伤。山西陶功定等在《医易生态学》中谈到，20 世纪 80 年代出现葡萄球菌超级抗药株（抗二甲氧基苯青霉素葡萄球菌），并很快获得了 MRSA 称号。还能对其他许多药物，包括四环素、头孢霉菌素、红霉素及克林霉素类等总计 40 多种基因抗生素以及更多类似配方药物产生抵抗性。当前由于抗生素的滥用，一方面使许多病原微生物发生变异并产生强大的抵抗力；另一方面又使宿主自身免疫损伤，降低了患者抗病能力。南方医科大学曾其毅教授曾在《健康报》撰文说："更大的威胁在于很多生命都是在治疗过程中因抗生素过度使用而造成多器官损伤，这种宿主自身免疫损伤使患者病情加重。"这正是许多感染性疾病迁延不愈的主要原因。中医却能在其整体观的指导下，于纷繁复杂的证候中审视病机，把握邪正斗争态势，正确辨证施治，调动全身抗病能力，从而使邪去正安，获得健康。

7. 产褥热 案 1（产后郁冒 邪在少阳，热入血室）

【诊治实录】

岳某，女，23 岁。住四川省巴中市某医院妇产科 14 床。2005 年 3 月 10 日初诊。

患者于 5 天前在某医院行剖宫产手术，术中正常，娩出一男婴。3 天前，午后发热至 41℃，查血及小便常规均正常。术后汗多，无腹痛及阴道异常流血，诊断为产褥热（原因待查）。西医治疗，用头孢菌素及其他广谱抗生素、地塞米松等静脉给药。输液后当晚热退，次日午后复热如故，时有寒战，如此 3 天未减，遂请余会诊。

刻诊：身热 40℃，面赤息促，头昏冒，额上微汗；胸闷纳呆，不渴；小便短赤、灼热，大便正常。脉弦数，舌边红，苔薄黄。此为产后郁冒。缘亡血复汗，寒邪乘虚内袭，客于少阳，故令寒热往来。治当和解少阳，兼清三焦郁热。

处方：柴胡 20g，黄芩 15g，法半夏 10g，泡参 20g，栀子 10g，白薇 6g，大枣 10g，甘草 6g，生姜 10g。煎取 800mL，分 4 次服。2 剂。嘱停用西药抗生素及激素。

二诊（2005 年 3 月 12 日）：患者服中药后，当晚热退。患者已两天未再发热，身体安和，渐思饮食，脉微细弱。予八珍汤合生化汤 2 剂，2005 年 3 月 14 日出院。随访 1 个月未再发热，母子均健。

8. 产褥热 案 2（产后郁冒 热入血室，血热夹瘀）

【诊治实录】

陈某，女，18 岁，四川省巴中市某医院妇产科 27 床，住院号 63707。

患者于 2012 年 11 月 21 日在该院妇产科足月分娩一女婴，产程顺利。产后第二天开始发热，白天体温在 37.5 ～ 38.8℃之间，夜间可高达 40℃以上。妇科检查无异常；查血常规：白细胞计数 12.2×10⁹/L，中性粒细胞 80%；胸部 X 线摄片：心肺正常；彩超：子宫及附件无异常。诊断为产褥热（产褥感染）。每日静脉滴注头孢菌素及其他广谱抗生素，上午热退，午后至夜间复热如故，已行清宫，治疗 8 天无好转。遂于 2012 年 11 月 30 日请中医会诊，拟中药治疗。

刻诊：患者神疲懒言，面色红润；不欲饮食，尤厌油荤，时作干呕；乳少，二便自调；小腹隐痛，恶露未尽；寒热往来，夜间热甚，至早上 7 点，始汗出而解，午后复热，如是已逾 8 天。舌质淡红，边有细小瘀点，苔薄白，脉弦细而数。此为产后血海空虚，邪客少阳，热入血室，血热夹瘀。予小柴胡汤合生化汤加减。

处方：柴胡 15g，黄芩 15g，法半夏 10g，泡参 15g，当归 10g，桃仁 10g，牡丹皮 15g，赤芍 15g，淡竹叶 15g，炙甘草 10g，大枣 10g，生姜 10g。加水 1800mL，煎取 1000mL。每服 250mL，日 3 次，2 剂。

嘱停止输液及使用抗生素。服药当晚，发热即退。此后未再发热，服中药 2 剂后第三日出院。随访月余，身无不适，母女均健。

【临证思辨】

上两例产后发热均系产褥感染，为产后气血亏虚，复感外邪，邪气乘虚入于血室。血室即胞宫，又名女子胞，虽为奇恒之腑，但与冲任之脉相通。邪居其间，非表非里，正邪纷争，故见往来寒热、默默不欲饮食。汗下皆非其治，只宜和解，透邪外达。用小柴胡汤加减，和解少阳，邪去正安。两例所不同者，前例无腹痛及恶露未尽诸症；后例患者为血海空虚，瘀滞未尽，邪入血室，血热夹瘀，邪热搏结胞宫。后例患者住院期间，虽持续 8 天使用大剂量广谱抗生素治疗，但寒热往来不减。西医因其恶露未尽，曾再次清宫，亦未好转。本人应邀会诊时，见患者神疲懒言，发热（38.5℃），纳呆，乳少，腹中时作隐痛，阴中仍有少量出血，血色紫暗。舌红边有瘀点，脉弦细数。为产后气血亏虚，外邪侵袭，热入血室，热与血结，留而不去，虚实相兼，内外合邪，故见往来寒热。《伤寒论》144 条云："妇人中风，七八日续得寒热，发作有时，经水适断者，此为热入血室，其血必结，故使如疟状，发作有时，小柴胡汤主之。"又 145 条云："妇人伤寒，发热，经水适来，昼日明了，暮则谵语，如见鬼状者，此为热入血室……"仲景文中所说发热，未言热型，只言"如疟状"及"昼日明了，暮则谵语"。夜间热甚，则神昏谵语；白昼热退，则神清明了。此种夜间高热、神昏语乱，白天热退神清，似为今之"弛张热"热型，多见于严重感染性疾病，否则不会有"昼日明了，暮则谵语"之句。此与本案两例热入血室所见"旦慧昼安，夕加夜甚"十分相似。仲景《伤寒论》中论热入血室，虽有"经水适来""经水适断"之异，但外邪乘虚入侵，邪热内陷，热入血室，与血搏结，其理则同。仲景亦曾在《金匮要略》妇人产后病篇后附有《千金》三物黄芩汤，方下云"治妇人在草蓐，自发露得风，四肢苦烦热，头痛者，与小柴胡汤……"，亦为妇人分娩时感风受邪，邪客少阳，头痛发热，治用小柴胡汤。后例患者，虽为产后血虚，外受风邪，但内有瘀阻，故用小柴胡汤合生化汤加减，和解少阳兼行瘀滞，令邪热有外泄之机，瘀血有消散之途，庶可邪去正安，血室宁谧。方中柴胡疏散少阳半表之邪，黄芩清泄半里之热，半夏以降逆，参、草以扶正，姜、枣调和营卫，竹叶助柴、芩疏邪散热之功，牡丹皮、赤芍增当归、桃仁活血消瘀之力。不用干姜，恐其辛热守中，碍柴胡之升散；去人参，虑其恋邪热之稽留；加泡参益气养阴，扶正祛邪能走表。药证相宜，故能一剂知，二剂已，服之热退。

二、内科疾病

（一）循环系统疾病

9. 冠心病不稳定型心绞痛　案 1（胸痹　气阴两虚）

【诊治实录】

向某，男，58 岁，四川省平昌县岳家镇人。2005 年 7 月 12 日初诊。

患者因心悸伴阵发性心痛一年多就诊。曾在多家西医医院检查，诊断为冠心病、不稳定型心绞痛及心律不齐，治疗无好转。做心脏彩超示：右心、左室扩大；二尖瓣、三尖瓣轻度反流；主动脉轻度硬化；心律不齐。心电图检查：频发性房性期前收缩，室性早搏Ⅱ°，2 型房室传导阻滞。血压 138/90mmHg，心功能Ⅲ级。

刻诊：头昏神疲，心悸，心累，胸闷，喘息咳唾，心前区时有隐痛，动则息促，腹满纳差，唇绀，舌质红，舌边有瘀点，脉沉弦而细。属中医胸痹、心悸范畴。症见神疲、舌红、脉细，为气阴两虚之候。治宜宣痹通阳，兼顾气阴。遂用瓜蒌薤白半夏汤合生脉饮加丹参、檀香、沉香。服 10 剂后，患者心悸减轻，胸前仍时有隐痛，脘腹胀。前方加枳实、厚朴、甘松，水煎服。

另予大黄䗪虫丸 6 盒，每次 1 粒，早晚服。

患者服上方 40 余剂，大黄䗪虫丸 10 盒，未再心痛，心悸、腹胀诸症悉减。后予归脾汤合丹参饮调养心脾善后，并续服大黄䗪虫丸 10 盒后停药。随访 3 年，未再复发。患者于 2010 年 4 月 12 日来院复查，做心电图及心脏彩超均正常。

【临证思辨】

本例患者胸痹心痛，系胸阳不振，阴邪阻滞气机，证兼气阴两虚之候。本虚标实，治当兼顾，故用瓜蒌薤白半夏汤合生脉饮加味，益气养阴，化痰利气，活血通络。服之病减，又加大黄䗪虫丸服之。大黄䗪虫丸为《金匮要略·血痹虚劳病脉证并治第六》治体内干血用方。此方用途极广，凡久病致虚，因虚致瘀，血脉瘀阻为患，均可用以"缓中补虚"，通络行滞。尤在泾云："干血不去则足以留新血，而渗灌不周……此方润以濡其干，虫以动其瘀，通以去其闭，而仍以地黄、芍药、甘草和养其虚。"王晋三云："缓中补虚者，缓，舒也，绰也，指方中宽舒润血之品而言也。"是方以舒缓之药化瘀通闭、扶羸疗虚，意在缓图。本方药物共十二味，其中大黄用量有两种版本，相差甚大。宋·林亿等诠释，明·赵开美校刻的《金匮要略方论》，为大黄十分（蒸），普通高等教育国家级规划教材同此。汉代无"分"之重量单位。若以晋制"四分为一两"计，则大黄十分当折合为二两半。而桂林古本《伤寒杂病论》和黄竹斋以白云阁藏本所著《伤寒杂病汇通》，以及明·吴崑《医方考》诸本，大黄皆为十两。前后两说，相差四倍之多。《中华人民共和国药典》（2005年版）即以后者为据，定大黄为300g。若以一两30g计，十两则为300g，该成药质检指标以所含大黄素为准，大蜜丸每丸不得少于0.80mg。我认为，大黄此量欠妥。一是大黄䗪虫丸方是仲景治虚劳病因虚致瘀的方剂，是方行缓中补虚之法，用大黄意化瘀，而非荡实，量不宜重；二则以临床验之，用大黄十两之方为丸，往往易致腹泻，改用前量入方，其效不减，却无此弊。

10. 冠心病不稳定型心绞痛 案2（胸痹 痰瘀互结）

【诊治实录】

蒲某，男，59岁，四川省巴中市某厂退休职工。2006年3月28日初诊。

患者因心悸胸痛1个多月，加重3天，由家人扶来我处就诊。半年前因频发心痛，曾在某三甲医院住院治疗。诊断为冠心病，不稳定型心绞痛，心功能

Ⅲ级，高脂血症。治疗好转出院，出院后仍反复胸痛，有时放射至左肩及左上臂。1个月前，病情加剧，活动受限，每步行20～30m，即觉胸闷窒息，或呈锥刺样疼痛，停息片刻始安。

刻诊：患者身魁体胖，面色青紫，语声低微不清，胸骨后痛，左肩痛，背痛，微咳，口不渴，二便自调。舌质淡紫有瘀点，苔薄白，脉沉紧、尺脉弦。此胸痹之病，为上焦阳虚，痰浊蕴阻，阴邪乘之，痹阻心脉。治宜宣痹通阳，豁痰行瘀。予瓜蒌薤白半夏汤合丹参饮加味。

处方：瓜蒌仁15g，薤白15g，姜半夏15g，丹参20g，檀香10g，砂仁15g，三七10g（研服）。水煎服，3剂。

二诊（2006年4月5日）：胸痛无明显好转，仍不能步行活动。夜间心痛频发，甚则彻背，手足发凉，舌下含化硝酸甘油，可获暂安。脉沉紧，尺脉微。此阳虚阴寒极盛，络脉收引，挛急而痛。遂改用乌头赤石脂丸方加减。

处方：制川乌10g，赤石脂15g（包煎），川椒6g，制附片15g，炮干姜20g，丹参20g，郁金15g，三七10g（研服）。水煎服，3剂。

三诊（2006年4月12日）：患者服上方后，心痛、胸闷大减，已能散步行走约1km，而无心痛发作。近日饮食不慎，胃胀脘痞，口臭，纳差，便溏，舌苔薄黄，脉滑。此为邪热客于胃脘，脾胃升降失司，予半夏泻心汤加味。

处方：人参15g，法半夏10g，炮干姜15g，黄连10g，黄芩15g，神曲、山楂各20g，砂仁10g（后下），炙甘草10g，大枣10g。水煎服，2剂。

四诊（2006年4月16日）：服上方后，腹中安和，行走或活动久时，仍时有胸闷心痛发作。舌边有紫暗瘀点。遂用乌头赤石脂丸方做成蜜丸，每丸重6g（含原生药3g）。每次服1丸，每日2次。另予大黄䗪虫丸，每晚临睡前服1粒。

按上法服用2个月后，患者来诉，未再发生胸闷心痛。随访3年，未见复发。

【临证思辨】

该患者首诊时，心痛息艰，虽形体魁梧，但语言低微不清，面色紫暗不华。《金匮要略·脏腑经络先后病脉证第一》云："语声暗暗然不彻者，心膈间病。"患者行走稍动，即胸闷心痛，甚则痛连左肩、左臂及后背。此上焦阳虚，阴寒痰浊蕴结胸中，痹阻胸阳，为胸痹之病。初用瓜蒌薤白半夏汤合丹参饮，豁痰宣痹，行气活血止痛，病势未减。此阳虚阴寒之邪盛，痰瘀互结，心阳不宣。故改用《金匮要略》乌头赤石脂丸方加味，温阳逐寒，行气化瘀。服之次日，即觉胸中豁然，服3剂后病情迅速好转。此后更以上方作蜜丸口服之，兼用大黄䗪虫丸。连续服用3个月，未再出现心痛。随访3年，未复发。后本人常用此法治疗同类证型的心绞痛，屡获效验。

11. 风湿性心瓣膜病伴心衰（水肿　脾肾阳虚，风邪外袭，水气凌心射肺）

【诊治实录】

周某，女，58岁，四川省巴中市巴州区水宁乡农民。因心悸、气促、心累伴四肢浮肿7天于2010年10月13日来诊。

患者10年前因心悸、气促、劳力受限，曾在本市某西医医院住院，诊断为风湿性心脏病，二尖瓣狭窄，心房扩大，心律不齐，治疗好转出院。此后病情多次反复，稍有"感冒"或劳累即感胸闷气促。一周前"受凉"后咳嗽气喘，四肢浮肿，西医诊断为"风湿性心脏病伴心衰"，予强心、利尿、抗感染等治疗，病情无显著好转，遂来我处中医治疗。

刻诊：神疲乏力，形寒畏风，胞睑微肿，目暗睛迷，唇绀颧紫，胸满气促，咳逆倚息不得卧。四肢浮肿，膝以下尤甚，按之凹陷不起。尿少，大便三日未解。舌胖嫩、质淡苔薄白，脉沉弦细数。此为脾肾阳虚、风邪外袭、水气凌心射肺之重症。予真武汤合五皮饮加减。

处方：制附子30g（先煎），白术20g，白芍30g，茯苓20g，茯苓皮20g，大腹皮20g，北五加皮20g，陈皮10g，生姜（连皮）20g，麻黄6g，杏仁10g，葶苈子（炒）10g，大枣20g，椒目20g，防己10g，大黄10g（后下）。加水2000mL，煎取1000mL，每服100mL，2小时1次，日夜不间断。

二诊（2010年10月17日）：心悸喘满渐减，四肢水肿渐消，尿量增多，大便微溏，日三四行。夜能安卧，咽干口燥，但欲漱水不欲咽。病有转机，仍当温肾化饮，兼顾心阴，善补阳者阴中求之。予真武汤合生脉饮加减。

处方：制附子20g（先煎），茯苓20g，白芍20g，白术15g，人参20g，麦冬30g，五味子15g，制黄芪30g，炙甘草10g，葶苈子10g，大枣20g。水煎服，5剂。

三诊（2010年10月26日）：肿消喘停，精神转佳，胃纳亦可，能做家务及一般轻活。此病迁延日久，气阴两伤，卫外不固，易为风寒引发。嘱患者慎起居，适寒温，调情志，节劳欲。做丸缓调，补脾肾，御风气。予薯蓣丸加减。

处方：山药（蒸后烘干）150g，人参40g，茯苓60g，白术（炒）60g，甘草40g，当归60g，熟地黄80g，白芍40g，赤芍60g，川芎40g，阿胶（蛤粉炒）40g，桂枝60g，干姜（炮）10g，防风30g，柴胡（蜜炒）30g，大豆黄卷60g，神曲60g，桔梗30g，杏仁40g，白蔹10g，丹参100g，苦参60g，麦冬60g，黄芪（蜜炙）100g，五味子40g，大枣60g，紫河车100g。混合研末，炼蜜为丸，每丸6g，早晚各服1丸。

前蜜丸已续服2剂。病情日渐好转，很少感冒，亦未出现心悸、气促、下肢水肿等心衰症状。半年后来我院复查，心脏功能改善，心房较前缩小，未发现房性期前收缩，已能从事一般农活，至今健在。

【临证思辨】

风湿性心瓣膜病（rheumatic valvular heart disease）又称风湿性心脏病，是风湿性心肌炎遗留的慢性心瓣膜损害。临床上常见二尖瓣病变或二尖瓣合并主动脉病变，发生血流动力学的改变，最后导致心功能代偿不全，形成充血性心力衰竭。其并发症，还可出现心房纤颤、感染性心内膜炎、栓塞、呼吸道感染等。西医对本病的治疗原则是防治链球菌感染和风湿活动，保持和改善心脏代偿功能，防止并发症，外科行瓣膜分离或瓣膜置换术等。

风湿性心脏病属中医心痹、心悸、怔忡、水肿、咳喘、咯血等病范畴。临床常见证型为风邪外袭，内舍于心；气虚血弱，心脉痹阻；痰血瘀滞，脉络壅塞；肾虚水泛，凌心射肺。本例患者曾在西医医院多次住院治疗，确诊为风湿性心瓣膜病，二尖瓣狭窄，心律不齐。西医治疗后好转，但病情常易反复，每于"感冒"或劳累后出现心悸、气促、水肿等症，病情逐年加重。本次发病前因家事操劳、复受风寒外袭，遂至心衰，喘满气促，咳逆倚息不得卧，下肢肿甚，服西药罔效。此为脾肾两虚，风邪外袭，水湿泛滥，凌心射肺之重症，故以真武汤为主温肾化饮，镇北方之水，补坎中之阳，健坤土之气。不尔，心何以宁，水何以行。正如柯韵伯所说："下焦虚有寒，不能制水故也。法当壮元阳以消阴翳，逐留垢以清水源，因立此汤。"服之水湿行，二便通，肿胀消，悸喘平，病势得减，夜卧能安。继见口燥咽干，但欲漱水不欲咽，是阳虚兼气阴不足之征。前之用方为回阳救逆、温经散寒及淡渗利湿、逐水行津之药，燥热伤阴，利水伤津。尔后用药宜于温肾补阳时兼顾其阴，正如明·张景岳所说："故善补阳者，必于阴中求阳，则阳得阴助而生化无穷。"故其再诊时用真武汤合生脉饮加减，方中附子温肾散寒；黄芪、人参、甘草、大枣补脾益气；茯苓、白术培土利水；麦冬、五味子、白芍生津敛阴；葶苈子泻肺行水。此方温中有清，补中有泻，于温阳化饮中兼行益气养阴之治。服之肿消喘平，精神渐佳，能做家务及田间轻活。但病久体弱，肺卫不足，易为外邪引发。故后续调理，宜从虚劳施治。予《金匮要略》薯蓣丸加减，为丸缓图，补脾肺，填精髓，益气血，御风气。加黄芪、紫河车增益气培元之力，丹参活血，麦冬滋肺，五味子敛津。苦参一味为辨病所加，其有效成分为苦参总碱及司巴丁，对多种心律失常均有对抗作用，且不影响心肌收缩力及心肌耗氧量。治疗半年后，病情稳定，未再出现心悸、气促及下肢水肿，且很少感冒，渐能从事农活，至今健在。

12. 扩张型心肌病伴顽固性心衰　案1（水肿　肾阳衰微，水气凌心）

【诊治实录】

周某，女，52岁，四川省巴中市人。因心累、气促，伴下肢浮肿于2001年4月27日就诊。

一年前因患扩张型心肌病伴心衰，曾在省城某三甲医院住院治疗。有结石性胆囊炎、胰腺炎及反复发作的疱疹性口炎（唇疱疹）病史。20天前因顽固性心力衰竭，再次到省城某三甲医院治疗。诊断为①扩张型心肌病，全心扩大尤以左心为甚（LV62mm，LA36mm，左室壁搏幅弥漫性降低）；②心功能Ⅳ级；③支气管肺炎。治疗半月，病情好转出院。在两次住院期间，医院均曾发送"病危通知书"。3天前又觉心累、气促加重，伴下肢浮肿、不能平卧。心电图检查：①窦性心动过速，电轴左偏+11°；②左心增大；③心肌缺血。心脏彩超检查：LV66mm，RV25mm，LA40mm，RA50mm×35mm，EF21%，FS10%。胸片示：两侧胸腔少量积液，心脏横径增大呈烧瓶样改变；心胸比0.68。心肌酶检查：丙氨酸氨基转移酶（ALH）149IU/L，天门冬氨酸氨基转移酶（AST）260IU/L，乳酸脱氢酶（LDH）395IU/L，羟丁酸脱氢酶（HBDH）248IU/L。西医给予强心、利尿、扩管、抗感染、输氧等综合治疗3天，病情无明显好转，遂请中医治疗。

刻诊：神疲，面色晦滞，喘咳心悸，端坐呼吸，动则息促，下肢浮肿，手足逆冷至肘膝，纳差便溏，尿少，舌质淡紫、苔白，脉沉微细数。证系肾阳衰微，水气凌心。病势垂危，急当回阳救逆，化饮行水。予真武汤合人参汤加减。

处方：生晒参30g，制附子30g，制黄芪50g，干姜30g，北五加皮10g，白术20g，炙甘草20g，茯苓20g，茯苓皮20g，葶苈子（炒）10g，大枣20g，大腹皮10g，陈皮10g，生姜20g，生姜皮10g。煎取1000mL，每次服200mL，每日1剂。

二诊（2001年5月1日）：上方已服3剂，胸闷、心累、气促诸症悉减，手足渐温，已能平卧。续用前方5剂，面色渐泽，喘咳止，呼吸平匀，喉间有痰，喜唾，胃纳尚可，不欲饮水，唇口可见疱疹及渗液，舌质淡紫，苔薄白，脉沉细无力。证为脾肺气虚，邪毒稽留。予补气运脾汤加减。

处方：制黄芪30g，生晒参20g，白术15g，茯苓20g，桂枝15g，白芍20g，防风10g，法半夏10g，砂仁10g，牛黄0.1g（研服），连翘心20g，紫河车20g（研服），生姜10g，大枣10g，炙甘草10g。水煎服，2日1剂。

上方续服 10 剂，病情大有好转，能做家务及户外走动，摄胸片及心脏彩超示：胸腔积液完全吸收，心脏较前略有缩小，心功能Ⅱ～Ⅲ级。尔后，一直以此方随症增损，同时兼服中药"心康Ⅰ号"蜜丸（由人参、丹参、黄芪、酸枣仁、麦冬、黄连、连翘心、牛黄、北五味等药组成），益气养阴，强心复脉。病情逐渐好转，面色日渐红润，精神渐佳。该患者自从用中药治疗以来，未再发生充血性心力衰竭。2004 年 4 月 26 日，在北京中国医学科学院阜外心血管病医院复查，各项检查显示均属正常。其中超声心动图示：左室内径正常高限（舒张末期前后径 50mm，收缩末期内径 26mm），余房室腔内径在正常范围，室间隔和左室后壁厚度正常，运动尚协调，收缩幅度尚可，各瓣膜形态、结构、启闭运动未见明显改变；大动脉关系、内径正常；心包腔未见异常。多普勒检查：收缩期探及二尖瓣少量反流。随访 12 年，未再复发，至今健在。

【临证思辨】

本例患者初诊即见胸满喘咳，心悸不宁，下肢水肿，手足厥逆，舌质淡紫，脉沉微细数等候；为肾阳式微，水气凌心之重症，随时有亡阳厥脱之虞。急用仲景真武汤、人参汤（《金匮要略》方，药味同理中汤），与五皮饮联合用药，复方施救。方中附子、干姜破阴寒之痼冷而救阳；人参救元气之耗散可敛阴；白术、甘草健脾厚土能御水；五皮饮、葶苈子化饮行水以祛邪；北五加皮强心气而利尿。诸药合用，共奏回阳救逆，化饮宁心之效。用此方增损，续服十余剂而病瘥，喘、悸、肿、满诸症悉减，心功能改善，转危为安，后以《统旨方》补气运脾汤加减调治。方中人参、黄芪、白术、茯苓补气益元，培土御水；桂枝、白芍、生姜、大枣、甘草、防风调和营卫，祛风除邪，《难经·十四难》谓"损其心者，调其营卫"；紫河车为血肉有情之品，能填精培元，大补气血；连翘心、牛黄入心，清营中之邪热。是方补中有泻，温中有清，标本兼顾。心康Ⅰ号蜜丸，为本人治疗扩张型心肌病的专病专方，治在益气养阴、扶正祛邪、强心复脉，在对扩张型心肌病的分期辨证施治中，与煎剂配合使用，相得益彰，取效更捷。

13. 扩张型心肌病伴顽固性心衰　案2（水肿　脾肾阳虚，水湿泛滥）

【诊治实录】

王某，女，75岁，四川省南江县人。

因心悸心累伴下肢浮肿一年多，加重1周，于2008年8月27日来诊。

半年前曾在本市某西医医院住院治疗，诊断为扩张型心肌病、充血性心力衰竭、心功能Ⅳ级，治疗好转出院。尔后，每遇感冒或劳累即见病情加重。1个月前又在本市某医院治疗半月，病情好转出院。出院检查：心电图示窦性心动过速，心率113次/分，ST-T改变；胸片示全心扩大，心胸比0.62，两侧胸腔有少量积液；彩超示LV57mm，LA30mm，EF26%，FS12%。

刻诊：神差，面色苍白，双下睑微肿，唇色紫暗。心悸气促，时见头动身摇，不能自持，胸满腹胀，不思饮食，夜不安卧，下肢浮肿，尿少，大便三日未解。舌淡紫，苔薄白，脉细弱而数。此脾肾阳虚，水湿泛滥。予真武汤加减。

处方：制附子20g，黄芪20g，茯苓20g，生晒参20g，白芍20g，白术15g，北五加皮6g，丹参20g，檀香10g，砂仁15g，生姜20g，炙甘草10g。加水2000mL，煎取1000mL，每次服200mL，昼三夜二服，每日1剂。原西医所用地高辛、丹参片未停。

二诊（2008年9月2日）：上方已服5剂，头面及下肢水肿尽退，心悸喘满亦减。夜能安卧，略思饮食，咽干微渴，舌质淡，苔薄白，脉弦细数。予养心汤加减。

处方：生晒参20g，黄芪30g，茯神20g，茯苓20g，当归15g，川芎10g，酸枣仁15g，柏子仁15g，北五加皮6g，麦冬20g，五味子10g，远志6g，法半夏10g，肉桂6g(研服)，制附子20g，琥珀6g(研服)，炙甘草10g。水煎服，2日1剂。

三诊（2008年9月11日）：前方服5剂后，病情大有好转，精神渐佳，饮食渐增，已能独自行走。西药地高辛已停用 5 天，未再出现心衰。前方续服 5 剂，并依患者要求，另做中药丸药 1 剂。予自拟方"心康Ⅰ号"水泛为丸，可服用 2 个多月。

四诊（2008 年 11 月 20 日）：中药水丸服完，心悸气促诸症悉退，神清语爽，面色红润，心功能Ⅱ级。复查心脏彩超：LV 52mm，LA 28mm，EF 48%，FS 28%；胸片示：心脏扩大，心胸比 0.58；肝、肾功能正常。再做"心康Ⅰ号"水丸 1 剂，续服 3 个月，患者未再出现心衰，身无不适，停药。半年后又觉心慌，胸闷，再做"心康Ⅰ号"1 剂，服后即安。尔后，每半年左右与服水丸 1 剂，共 5 剂。

2011 年 8 月复查胸片示：心肺正常，心胸比 0.5，彩超示：LV 50mm，LA 26mm，EF 56%，FS 32%。肝、肾功能正常，心功能Ⅰ～Ⅱ级，停药。2013 年 4 月电话随访，年逾八十，身无不适，至今健在。

【临证思辨】

两例均为扩张型心肌病伴反复发作的充血性心力衰竭案。扩张型心肌病是原发性心肌病的一种类型，其特点主要是左心室或双室明显扩大，伴有不同程度的心肌肥厚、心室收缩功能减退，以心脏扩大、心力衰竭、心律不齐、栓塞为基本特征。病毒的持续感染及免疫反应损伤是目前较为公认的扩张型心肌病发病的主要学说。由于本病原因未明，西医治疗除心脏移植外，尚无彻底或特效的治疗方法。病死率可高达 50% 以上。有专家认为，本病预后不良，任何治疗亦不易改变其死亡率。

本病属中医心悸、怔忡、喘证、水肿、心水、虚劳等病范畴。病位在心、肺、脾、肾，其主要病机是正虚邪恋，营阴受损。虚多为气阴两虚，并可发展为阴阳两虚；邪主要为痰、湿、毒、瘀。初起多见脾肺气虚，邪毒外袭，继之正虚邪恋，营阴受损，渐及心肾，终至"阴阳离决，精气乃绝"。

本例患者为扩张型心肌病伴顽固性充血性心力衰竭。首诊时即见心悸气促，不能平卧，胸闷腹胀，下肢水肿。证系肾阳式微，水气凌心，阳虚不能化饮。故用真武汤镇北方之水，回阳救逆，强心复脉；加参、芪益气培元补脾肾，佐白术厚土行水治卑监，茯苓、人参宁心气，白芍敛阴益血脉，生姜化饮散水气，北五加皮利尿能强心，檀香、砂仁调气解郁，丹参化瘀行滞。服之即瘥，肿退、喘悸停。继用《证治准绳》养心汤加减，益气补血，养心宁神。方中黄芪、人参补气益元为君；当归、川芎补血和血为臣；茯神、酸枣仁、柏子仁、五味子、远志、琥珀养心安神，附子、肉桂益肾气以制水，麦冬、五味子佐人参益气敛阴以生脉，北五加皮利尿强心，远志、半夏祛痰湿利窍为佐；甘草和中调和诸药为使。药证相宜，故获良效。续服此方，并予"心康I号"水丸调治半年而竟全功。此方系本人治疗扩张型心肌病慢性进展期的专病专方。方由人参、黄芪、丹参、五味子、麦冬、酸枣仁、黄连、连翘心、牛黄等药组成，治在益气养阴、宁心复脉、扶正祛邪，能有效改善心功能，控制心脏扩大，延长生存期。其功效可能与调节免疫，改善心肌代谢及心肌缺血，减少自由基对心脏细胞及血管内皮细胞损害，保护心脏骨架结构的稳定等作用有关。

14. 扩张型心肌病伴顽固性心衰　案3（心悸　阴阳两虚，精枯厥脱）

【诊治实录】

陈某，女，62岁，四川省巴中市人。因心悸、心累伴下肢浮肿于2009年6月20日来诊。两年前，患者因心悸、气促、浮肿曾在本市及成都某三甲医院检查，诊断为扩张型心肌病、胸腔积液、心功能III级，西医治疗好转。尔后，病情多次反复，心悸、心累日渐加重，不能平卧。1周前在某医院住院治疗，入院检查胸片示全心扩大、心包积液、间质性肺水肿、心胸比0.70，心电图结果为室性早搏、心率120次/分，心脏彩超示LV68mm、LA42mm、RV26mm、RA50mm×30mm、EF20%、FS12%。诊断为扩张型心肌病伴充血性心力衰竭，心律不齐，心功能III级，肺下部感染。经强心、扩容、利尿、抗感染、输氧等综合治疗，病情无好转，渐至神志恍惚、意识朦胧，医院已发病危通知书，遂自动出院，由其家人背送我处求治。

刻诊：意识朦胧，目暗睛迷，唇绀语微，额上汗出，气促息艰，抬肩撷肚，不能平卧。四肢厥冷至肘膝，腹胀不饥，大便溏薄失禁，尿少。舌质紫暗，苔薄白，脉沉微细数。此阴阳两虚，精枯厥脱之候，病极危重。急用四逆汤合右归饮加减。

处方：人参 30g，制附子 50g，干姜 30g，山萸肉 30g，熟地黄 30g，枸杞子 20g，菟丝子 20g，山药 20g，肉桂 10g（后下），炙甘草 20g，五味子 20g，紫河车 20g（研服），生龙骨 50g，生牡蛎 50g，北五加皮 10g，葶苈子 20g，大枣 30g。

先取制附子、干姜、炙甘草、龙骨、牡蛎，加水 2000mL，煎取 500mL，再下余药并加水 2000mL，煎取 1500mL，每服 100mL，2 小时 1 次，日夜不间断，1 日 1 剂。并取"心康Ⅱ号"，每服 3g，1 日 2 次。

二诊（2009 年 6 月 23 日）：神志渐清，气息渐平，能进少许糜粥，病有转机。时觉目眩心悸，四肢欠温。续用原方，煎法同前，每服 200mL，日 4 次，3 剂。

三诊（2009 年 6 月 27 日）：神志已清，语声低微，安静时气息平匀，动则目眩心悸，四肢浮肿渐消。舌质暗红，苔薄黄，脉沉细无力。此为气阴两虚，心脉失养。予三参黄芪汤加减。

处方：人参 20g，丹参 20g，太子参 30g，麦冬 30g，五味子 15g，炒酸枣仁 20g，茯苓 20g，黄芪 50g，檀香 15g，砂仁 15g，甘松 15g，黄连 15g，北五加皮 6g，炙甘草 10g。水煎服，2 日 1 剂，5 剂。兼服"心康Ⅰ号"蜜丸，每次 10g，早晚服。

四诊（2009 年 7 月 6 日）：患者由家人搀扶自行来诊。做心脏彩超：LV64mm，LA38mm，RV24mm，RA45mm×30mm，EF35%，FS15%；心功能Ⅲ级。病情更有好转，心功能改善，心悸、心累减轻，夜能平卧，尿量增加，下肢浮肿消退。舌质淡紫，苔薄白，脉沉细弱。此为阴阳两虚，精枯不荣，其本在肾，其应在心。治宜图缓，予金匮肾气丸加减。

处方：生地黄 20g，茯苓 15g，山药 20g，牡丹皮 15g，山萸肉 15g，泽泻 10g，制附子 10g，肉桂 6g（后下），怀牛膝 15g，丹参 20g，人参 20g，紫河车 20g（研服）。水煎服，2 日 1 剂，10 剂。兼服"心康Ⅰ号"蜜丸，每次 10g，早晚服。

上方煎剂服 10 剂后停用，只服"心康Ⅰ号"蜜丸，每次 10g，每日 2 次。病情日渐好转。2 个月后复查胸片示：全心扩大，但较前缩小，心胸比 0.62；心脏彩超：LV62mm，LA33mm，RV23mm，RA42mm×30mm，EF40%，FS25%，心功能Ⅱ～Ⅲ级。再做"心康Ⅰ号"水丸口服，每次 5g，每日 2 次，可服用 2～3 个月。此后患者未再出现心衰，渐能做些轻家务活。每年悉来我处，要求配制"心康Ⅰ号"水丸，间断服用 2～3 个月。至今健在，已存活 6 年多，年逾八旬，尚能生活自理。

【临证思辨】

本例亦为扩张型心肌病伴顽固性心力衰竭，但其病情较前两例更加严重，为阴阳两虚、精气枯竭之重症。来我处诊治时，病势垂危，随时有厥脱之虞。其治亦当救逆防脱，故用四逆汤合右归饮加减。方中重用附子、干姜、甘草回阳救逆，人参、五味子益气生脉，熟地黄、山萸肉、枸杞子补肾益精敛阴气，紫河车、菟丝子、山药补肾固阳填精髓，葶苈子泻肺行水以祛实，大枣补脾和胃益气津，龙骨、牡蛎重镇潜敛能固脱，北五加皮强心利尿降浊逆。是方重用附子、干姜、甘草，且先煎、久煎，意在减毒增效而回阳救逆。故服之手足温，喘息定，肿渐消，能进糜粥。续用原方，病情更见好转，阳回厥止，神志已清。但辛热燥烈之药，不宜久服，恐伤其正。遂用三参黄芪汤益气养阴，宁心复脉。是方为本人自拟治疗扩张型心肌病的益气养阴方。方中人参、太子参、丹参大补元气，养阴益脉为君；黄芪、甘草助人参补肺益气之力，五味子、麦冬助太子参养阴敛津之功，茯苓、炒酸枣仁宁心安神疗昏眩，黄连清热除烦宁心气，檀香、甘松、砂仁理气开郁以舒胸膈之滞。诸药合用，共奏益气养阴，宁心复脉之功。服之心功能改善，肿消悸止，夜卧能安。后用金匮肾气丸加减煎服，长期服用"心康Ⅰ号"蜜丸，阴中求阳、水火并补。病情日渐好转，心累、息促、水肿诸症悉退，未再发生心衰。此病为扩张型心肌病之重症，病虽在心，其本在肾。肾中精气含元阴元阳，为性命之根，一旦亏耗不济，心脉失养，甚则水气凌心，心无以宁。故在对其顽固性心力衰竭的成功抢救后，继以补肾宁心，益气养阴为法，而令此高龄患者存活时间能达 6 年以上。在其治疗中，我认为除正确地辨证施治外，还与治疗中两个专方的合理使用有关，即为用于扩张型心肌病危急症期治疗的"心康Ⅱ号"及用于扩张型心肌病慢性进展期治疗的"心康Ⅰ号"。这两个专病专方均为本人在治疗本病的长期实践中研究而成，具有很好的临床疗效。"心康Ⅱ号"主要由人参、麝香、制附子、琥珀、丹参、蟾酥等药组成，精研为末，收藏备用，其主要功用为益气固脱、活血开窍、护心益脉。其功效可能与该药具有强心利尿、改善心功能、消除微循环障碍等作用有关，用之得当，可立救垂危。"心康Ⅰ号"主要由人参、丹参、茯苓、五味子、黄芪、麦冬、黄连、牛黄等药组成，其主要功用为益气养阴、强心复脉，能有效改善心脏功能，控制或缩小心脏扩大，延长生存时间。其功效可能与本方能改善心肌缺血，调整心肌代谢，保护心肌细胞及心脏骨架结构等作用有关。

15. 扩张型心肌病伴全心衰及腹泻（厥证　脾肾阳虚，热郁胃肠）

【诊治实录】

周某，女，52岁。

2001年4月1日因患扩张型心肌病（简称"扩心病"）伴全心衰及腹泻，在某三甲医院第二次住院治疗。入院后即予西药多巴酚丁、呋塞米、单硝酸异山梨酯等强心及利尿、扩张血管、抗感染治疗，病势不减，心衰及腹泻日甚，水电解质紊乱未获纠正。补液于心衰有碍，利尿于失水不宜，生命垂危，治极棘手，院方已向其家属发病危通知书。患者亲属亟请中医配合，余应邀来诊。

刻诊：患者半坐卧位，精神萎靡，面色㿠白，喘息唇绀，胸痞不食，肠鸣下利日数十行，口中秽，手足厥冷至肘膝，下肢水肿。舌淡紫暗，苔薄白，脉沉弱而数。此为阴寒内盛，阳气不宣，兼有邪热郁结心下。治当回阳救逆，与苦辛散结并施，冀有生机。予生姜泻心汤合四逆汤加减。

处方：人参20g，干姜15g，制半夏10g，黄连10g，黄芩10g，制附片15g，炙甘草10g，大枣10g，生姜20g。水煎服，每次100mL，日4次。服中药次日，厥回利减。仍以前方继服2剂，泻止，手足自温，精神转佳。西医治疗同前，心衰渐减。半月后患者好转出院，出院后其扩心病继续由余治疗，至今健在。

【临证思辨】

本例患扩心病伴心衰及腹泻，症见心下痞、纳呆口臭、肠鸣下利不止，是胃虚邪热郁结心下所致。本属生姜泻心汤证，但手足厥冷、面色㿠白、唇舌淡紫、脉沉弱而数则是心肾阳虚，阴寒内盛表现，又属四逆汤证，治当兼顾其虚实。以生姜泻心汤重用干姜，另加附片，仿仲景附子泻心汤之法，寒温并用，于辛开苦降中寓回阳救逆之治，故服之阳回厥退，痞消泻止而安。

16. 扩张型心肌病伴心律不齐（心悸 怔忡 气阴两虚，心脉失养）

【诊治实录】

岳某，男，35 岁，四川省巴中市南江县关门乡农民。因心悸、心累伴下肢浮肿半年，于 2016 年 12 月 30 日来诊。

患者因心悸、心累、下肢反复水肿，于 3 个月前到四川省成都市某省级医院住院治疗，入院后做相关检查，心电图示：窦性心动过缓，心率 56 次／分，心律不齐；胸片示：全心扩大，心胸比 0.58；做心脏彩超：LV 60mm，LA 40mm，RV 26mm，RA 45mm×30mm，EF 32%，FS 15%；查心肌酶谱：肌酸激酶（CK）210U/L，天门冬氨酸氨基转移酶（AST）160U/L，乳酸脱氢酶（LDH）250U/L，羟丁酸脱氢酶（HBDH）240U/L。诊断为扩张型心肌病（左室及心房扩大），心律不齐，心功能Ⅲ级。经西医强心、利尿、抗感染、输氧等综合治疗后，病情好转出院。回家后，自诉受凉感冒，咳嗽、气喘、心悸心累、下肢浮肿，遂求中医治疗。

刻诊：神疲懒言，面色㿠白，唇绀，心动悸，手足寒，夜卧不安。下肢轻度浮肿，咳喘痰清稀呈泡沫样，舌淡紫、苔薄白，脉浮迟、结代。此为气血亏虚，心气不足，复感风寒，先予茯苓补心汤加减，益气养血，宣肺解表。

处方：茯苓 15g，当归 15g，白芍 15g，川芎 15g，生地黄 20g，人参 10g，苏叶 15g，陈皮 10g，枳壳 10g，前胡 10g，半夏 6g，桔梗 10g，葛根 10g，桑白皮 10g，麻黄绒 6g，杏仁 10g，炙甘草 6g，生姜 3 片。水煎服，2 日 1 剂，

3剂。

二诊（2017年1月10日）：未再咳喘，下肢肿退，精神渐佳，心动悸，胸腹满闷，唇绀，舌红，脉迟结代。予炙甘草汤加减。

处方：人参15g，麦冬20g，生地黄30g，桂枝20g，阿胶10g（烊化），胡麻仁15g，炒酸枣仁15g，丹参20g，檀香10g，砂仁15g，甘松15g，生姜3片，大枣20g，炙甘草20g。水煎服，2日1剂，10剂。

三诊（2017年2月5日）：惊悸失眠，食少体倦，舌质淡红，苔薄白，脉弦缓。此心脾两虚，予归脾汤加减。

处方：人参15g，茯神20g，黄芪30g，炒酸枣仁20g，远志5g，龙眼肉15g，木香5g，甘松10g，檀香10g，丹参20g，砂仁15g，炙甘草15g，大枣10g，生姜3片。水煎服，2日1剂，10剂。

四诊（2017年3月6日）：病情好转，纳佳安卧，心悸心累亦减。予三参黄芪汤加减。

处方：人参15g，丹参20g，太子参20g，黄芪30g，炒酸枣仁20g，北五味子10g，麦冬20g，茯苓15g，甘松15g，檀香10g，砂仁10g，连翘心10g，莲子心10g，炙甘草10g。水煎服，2日1剂，10剂。另予"心康Ⅰ号"蜜丸，早晚送服5g。

五诊（2017年4月20日）：病情显著好转，未再出现心累心悸，10天前曾往成都原经治医院做相关检查，心电图示窦性心律不齐，ST-T段改变，心率64次/分；胸片示：心脏扩大，心胸比0.52；心脏彩超：LV 56mm，LA 38mm，RV 26mm，RA 43mm×28mm，EF 45%，FS 21%。心脏较前缩小，心功能改善，续予前方再服10剂，同时继续服用"心康Ⅰ号"蜜丸，早晚1次。

上方连续服用20余剂后停用，每天只服"心康Ⅰ号"蜜丸2次，患者病情日渐好转，至2017年12月再去成都原经治医院复查。心电图示：窦性心律不齐，心率66次/分；胸片示：心肺正常，心胸比0.47；心脏彩超：LV 50mm，LA 30mm，RV 26mm，RA 40mm×28mm，EF 56%，FS 30%。查心肌酶：肌酸激酶（CK）100U/L，天门冬氨酸氨基转移酶（AST）40U/L，乳酸脱氢酶（LDH）120U/L，羟丁酸脱氢酶（HBDH）120U/L。各项相关检查结果基本正常。遂外出务工，为防止病情反复，患者仍间断性服用"心康Ⅰ号"。随访5年，未再复发，身无他恙。

【临证思辨】

扩张型心肌病简称扩心病，是心肌病的一种临床类型，其临床表现是以心脏扩大、心力衰竭、心律失常、栓塞为基本特征。扩心病的病因主要与病毒感染及自身免疫反应、中毒、代谢及遗传等因素有关，病毒的持续感染及宿主免疫损伤学说是目前较为公认的扩张型心肌病的主要发病学说。根据其主要症状、体征及预后，属于中医的心悸、怔忡、喘证、水肿、心水、虚劳等病范畴。其病机多为正虚邪恋，营阴亏损。本例扩心病患者发病已历2年多，曾在省城某省级综合性医院住院检查确诊后，西药治疗好转出院。回家后因受凉感冒，病情复发，遂来我处求中医治疗。初诊时见患者咳喘心悸、下肢浮肿，应是气血亏虚，心气不足，风寒犯肺，故用茯苓补心汤加减，益气养血，宣肺解表。服后表解，咳嗽见停，水肿得消，仍有唇绀、心动悸、脉迟结代，是心阳与心阴亏虚，外邪侵扰心营，气血不足之征。故予仲景之炙甘草汤，通阳复脉，滋阴养血，加丹参、酸枣仁活血宁心，檀香、砂仁、甘松理气开郁和中，继予归脾汤加味，补益心脾，养血宁神。服后精神渐佳，气血渐复，病情渐减。后以三参黄芪汤与"心康Ⅰ号"蜜丸兼服，病情日益好转。

三参黄芪汤是我治疗心肌病之属于气阴两虚，邪伤心脉之经验用方。此方以人参、丹参、太子参为君，大补元气，养阴活血益脉；黄芪助人参补气益肺，升阳固表之功，麦冬、五味子助太子参养阴敛津之力，茯苓、酸枣仁入心脾，宁心益智；莲子心、连翘心入心经，清心与心包之邪而宁神；檀香、砂仁、甘松助丹参调气开郁以行瘀；甘草调和诸药，共奏宁心复脉之功。"心康Ⅰ号"蜜丸为本人治疗扩张型心肌病之专方用药，临床疗效甚佳。方由人参、丹参、黄芪、茯苓、五味子、麦冬、砂仁、黄连、牛黄等药组成。治在益气养阴，强心复脉，能有效控制心脏扩大，改善心功能，延长生存时间。其功能可能与本方能改善心肌缺血，调整心肌代谢，防止病毒感染及宿主免疫损伤，保护心肌细胞及骨架结构等作用有关。故本例患者连续服用半年之久后，全身情况迅速好转，复经原经治省级综合医院行各项相关检查后，未见异常。随访5

年，未再复发，身无他恙，病愈。

（二）内分泌及代谢性疾病

17. **2型糖尿病**（消渴　气阴两虚，痰湿蕴阻）

【诊治实录】

王某，男，45岁，干部。2005年4月12日初诊。

患者自诉患糖尿病两年多，曾在某西医三甲医院确诊，已行胰岛素治疗1年多。每日注射胰岛素36单位（每次12单位，每日3次），并于餐中服二甲双胍0.5g。现空腹血糖波动在8～10mmol/L之间，餐后2小时血糖14～16mmol/L。患者既往常在各种应酬中饮酒甚多，恣嗜肥甘。体态丰腴，活动较少。自从医院诊断为糖尿病后，已注意饮食及运动。治疗1年多，血糖仍居高不下，遂求中医治疗。

刻诊：体态臃肿，面黄不泽，神疲懒言，唇紫乏润，口干苦不欲饮。饥饿时胸腹灼热如炽火，大便时溏，小便清长，舌质红，苔黄微腻，脉濡缓。此气阴两虚，痰湿蕴阻，脾胃升降失司。治当益气养阴，清热除湿，标本兼顾。予东垣黄芪人参汤加减。

处方：黄芪50g，人参20g，升麻10g，麦冬30g，五味子15g，苍术10g，白术10g，当归10g，陈皮10g，炙甘草6g，黄柏10g，黄连10g，葛根20g。水煎服，2日1剂。5剂。

嘱患者节饮食，禁烟酒，多运动。服中药期间，胰岛素用量递减，每日减少2单位，注意观察血糖变化。

二诊（2005年4月23日）：患者神气渐佳，语言爽朗。诉已遵医嘱服用中药 10 天，现胰岛素注射量已减至每日 16 单位，早晚各 8 单位。查空腹血糖 7mmol/L，餐后 2 小时血糖 11.5mmol/L。胸腹灼热已减，大便渐实，尿量减少，舌红，苔薄白，脉弦缓。效不更方，仍用黄芪人参汤加减。

前方加黄精、山药、丹参各 20g，水煎服，2 日 1 剂。服 5 剂。

三诊（2005 年 5 月 8 日）：胰岛素已停用 1 周，病情更有好转，胸腹未再有灼热感。西药仍每次餐中嚼服二甲双胍 0.5g。测空腹血糖 6.8mmol/L，餐后 2 小时血糖 10.2mmol/L。唇舌红润，脉弦缓。续用东垣黄芪人参汤加减，作丸常服。

处方：生晒参 150g，制黄芪 200g，葛根 200g，山药 100g，麦冬 150g，北五味子 100g，当归 80g，苍术 80g，白术 80g，陈皮（去白）40g，黄连 60g，丹参 100g，紫河车 200g，枸杞子 100g，三棱（醋炒）80g，莪术（醋炒）80g，神曲 80g，炙甘草 40g。

上药依古法炮制，混合研末，水泛为丸。每次服 6g，日 3 次。忌酒、烟及辛辣厚味。

患者服丸药期间，身体偶有其他不适，亦来我处用中药调治。血糖测值多在正常高限。3 个月后，再按前方制作水丸 1 剂。2006 年 2 月 3 日复查：空腹血糖 5.78mmol/L，甘油三酯 1.72mmol/L，胆固醇 5.78mmol/L，其余各项指标均已正常，停药。随访 2 年，血糖稳定在正常高限，未见身体其他异常。

【临证思辨】

本例患者素嗜肥甘而少动，臃肿神疲，劳逸失度，为膏粱之人。口干苦，胸腹灼热如焚，舌红唇紫而干，是阴虚而内热炽盛；但大便溏薄，苔黄微腻，脉濡缓，为内伤脾胃，气阴两虚，湿热蕴阻，升降失司，清浊相逆之候。

本例虽为内伤脾胃，气阴两虚，但湿热蕴阻，为虚中夹实，升降失司。选用东垣黄芪人参汤加减，意在益气养阴、清热除湿、标本兼顾。方中黄芪、人参为君，补脾益肺，防元气之耗散；麦冬、五味子为臣，清肺敛阴，救津液之消亡。佐白术治卑监，苍术平敦阜，二药合用，健脾燥湿益中土。陈皮行气消食，葛根升阳明之清气，黄柏泻相火之妄行，黄连泄心胃之积热，当归养血益脉，甘草益气和中。诸药合用，故能收益气生津、健脾行滞、升清降浊之效。

二诊时，仍用前方，加山药、黄精助参、芪健脾益气之功，丹参助当归活血益脉之力。三诊时，患者病情已显著好转，遂改用水丸以巩固疗效。水丸中加入紫河车、枸杞子益元补肾填精。三棱、莪术消积化滞，荡血中之浊瘀，此二味对饮食积滞、胸闷胁胀或有脂肪肝者其效甚佳。水泛为丸，意在缓图。十余年来，本人常用此方化裁，治疗糖尿病因气阴两虚、湿热蕴阻者，多获良效。

18. 高脂血症（肥胖　痰湿蕴结，膏脂瘀积）

【诊治实录】

冉某，男，36岁，四川省南江县人。因肥胖、身体超重，于2011年5月13日来诊。

患者曾在广东某地长期从事建筑管理及工程承包。3年前身体开始发胖，血脂增高，心前区不适。在当地西医医院多次住院治疗，效果不佳。1个月前住院期间，血脂检查：总胆固醇（TC）6.48mmol/L，甘油三酯（TG）2.6mmol/L，高密度脂蛋白（HDL-C）1.80mmol/L，低密度脂蛋白（LDL-C）4.64mmol/L。出院诊断：①高脂血症；②动脉粥样硬化；③冠心病；④脂肪肝。虽长期服用祛脂类西药，控制饮食，但血脂不减，体重已增至90kg。遂由粤返川，寻余诊治。

刻诊：肥胖，纵腹垂腴，倦怠乏力，行动迟缓，动则息促。胸闷脘胀，时作隐痛。心下痞，大便黏滞不爽，日三四行，溺色黄。舌质淡紫，舌边有瘀点，苔白微腻，脉沉濡而缓。此为痰湿蕴结，膏脂瘀积，痹阻胸阳。治当调理脾胃，升清降浊，消积行滞。予加减平胃散治之。

处方：苍术20g，厚朴20g，陈皮10g，泽泻10g，人参20g，制黄芪30g，黄精30g，丹参20g，三棱15g，莪术15g，山楂30g，穿山甲珠10g（研服），虎杖30g，炙甘草10g。水煎服，2日1剂。5剂。

二诊（2011年5月23日）：痛减痞消，胸中豁然，神气转佳，体重未减。舌苔薄白，脉濡缓。其治仍以调理脾胃，消积化滞为法。

用前方加甘松15g，黄连10g。水煎服，2日1剂。7剂。

三诊（2011年6月9日）：病情大有好转，体重已减至85kg，神气亦佳，行走已不觉胸闷心悸，舌质紫暗，仍有瘀点，苔薄白，脉弦缓。仍以健脾化痰，消积行瘀为法，予平胃散合六君子汤加减。

处方：人参10g，制黄芪30g，茯苓20g，陈皮10g，姜半夏10g，苍术10g，白术10g，厚朴15g，丹参20g，三棱10g，莪术10g，虎杖20g，炒山楂30g，荷叶15g，黄精20g，葛根20g，穿山甲珠10g（研服），制首乌20g，炙甘草10g。水煎服，2日1剂。10剂。

四诊（2011年7月7日）：病情更有好转，神清语朗，面色红润，体重减至83kg，较初诊所见，判若两人，胸闷、脘痞、便溏诸症悉退。化验肝功能、肾功能均正常。血脂TC5.70mmol/L，TG2.0mmol/L，HDC-C1.8mmol/L，LDL-C3.2mmol/L。腹部彩超示肝脏有少量脂肪沉积。患者拟离川返粤工作，遂调制蜜丸1剂，带回服用。

处方：生晒参150g，蜜制黄芪150g，炒白术80g，苍术（米泔水炒）80g，黄精100g，炒山楂150g，三棱（醋炒）60g，莪术（醋炒）60g，葛根100g，荷叶80g，穿山甲珠60g，厚朴60g，陈皮60g，姜半夏60g，丹参100g，檀香60g，砂仁60g，茺蔚子60g，炙甘草40g。研末，炼蜜为丸。每服10g，1日3次。3个月后，逐渐减量，直至停药。

2011年12月10日患者来电告知，血脂及其他理化检查均已正常，体重稳定在80kg左右，未再出现胸区不适，已恢复正常工作。停药，随访至今，未再复发。

【临证思辨】

本例患者，首诊所见，体态肥胖，纵腹垂腴，身体沉重，体重已达90kg。神疲懒言，胸闷脘胀，动则息促不安，大便黏滞不爽。舌淡紫有瘀点，苔白微腻，脉沉濡缓。皆因饮食不节，形神劳倦，脾胃受伤，元气受损，水谷精微不能运化，水湿痰浊凝聚，积为膏脂。清无以升，浊无以降，痹阻胸阳。故用平胃散加减，调理脾胃，升清降浊，清热行滞。方中苍术燥湿运脾，厚朴除湿散满，陈皮理气化痰；人参、黄芪、黄精补脾肺，益元气；山楂、穿山甲、三棱、莪术化痰行滞，消积除满；丹参活血；泽泻、虎杖清热利水，除湿泻浊。

方中穿山甲珠系穿山甲砂炒炮制而成，此药咸寒，入厥阴、阳明经。因其穴山而居，寓水而长，出阴入阳，通经入络，善治肝胃之积聚。本方用之，意在消积行滞，通瘀化浊，故服之病减。二诊时，仍用前方，加黄连泄心胃邪热而消痞，甘松解郁醒脾能除满。三诊时病情大有好转，体重已减少5kg。治用平胃散合六君子汤加减，健脾化痰，除湿散满，升清降浊，化瘀行滞。加葛根、荷叶助参、芪升脾胃之清；首乌滋肝肾，益精血，补元气之虚弱。四诊时，神清语朗，几如常人，体重已减至83kg，血脂降低，各项检测指标均已显著好转。遂以前方增减，调制蜜丸，由川返粤服药3个月，获愈。本例患者，病始于饮食失节，劳欲过度，致令脾肾两虚，痰浊瘀阻，为虚中夹实。治当补泻并施，标本兼顾。本病治疗之始终，悉以扶元益气、调理脾胃之法，行化痰消积、行滞降浊之治，故竟全功。

19. 痛风性关节炎（热痹　湿热下注，痹阻关节）

【诊治实录】

陈某，男，48岁，四川省巴中市人。

患者因双脚踝关节反复疼痛1个多月，加重3天，于2001年11月14日来诊。半年前曾有类似发作，在某西医医院住院治疗，诊断为痛风、高脂血症。服秋水仙碱及丙磺舒、别嘌呤醇等药，治疗好转。1个月前又见双脚踝关节及右第一跖趾关节疼痛，服西药治疗，时轻时重。3天前疼痛加剧，夜间尤甚，行走困难，目前服秋水仙碱一日总量已至5mg，痛仍未减。

刻诊：神清，面色红润，唇紫暗。右足第一跖趾关节红肿热痛。胸腹胀满，溺黄，大便黏滞不爽，舌淡苔黄腻，脉滑数。昨日曾在某医院做血液生化检查，结果：血尿酸（UA）580μmol/L，尿素氮（BUN）14.2mmol/L，肌酐（CrB）142μmol/L，总胆固醇（TC）6.62mmol/L，甘油三酯（TG）1.92mmol/L，高密度脂蛋白（HDL-C）1.82mmol/L，低密度脂蛋白（LDL-C）4.2mmol/L。中医诊断为热痹，系湿热下注，痹阻关节。患者痛不可忍，病势急，急则治标，当以清热除湿，宣痹止痛为要。予三妙散加味。

处方：苍术 20g，黄柏 15g，牛膝 10g，地龙 20g，秦艽 10g，威灵仙 10g，白豆蔻仁 10g，薏苡仁 30g，苍耳子 20g，丝瓜络 20g，土茯苓 30g，草薢 30g，滑石 15g（包煎），忍冬藤 30g，防己 6g，虎杖 30g。水煎服，2 日 1 剂，3 剂。

二诊（2001 年 11 月 20 日）：服中药次日，关节疼痛即减。随后病情逐渐好转，右脚第一跖趾关节已肿消痛止。效不更方，再进前方 3 剂。

三诊（2001 年 11 月 27 日）：患者踝关节疼痛已显著减轻。但自觉神疲乏力，胸闷不思饮食，大便黏滞不爽，日 3 次以上，溺色黄，舌红，苔薄黄，脉濡。此为脾虚痰湿蕴阻，予升阳益胃汤合四藤饮加减。

处方：制黄芪 30g，生晒参 15g，白术 10g，苍术 10g，茯苓 10g，泽泻 10g，防风 6g，羌活 6g，半夏 10g，独活 6g，陈皮 6g，黄连 10g，黄柏 10g，薏苡仁 30g，车前草 30g，忍冬藤 20g，络石藤 20g，鸡血藤 20g，海风藤 20g，炙甘草 10g。水煎服，2 日 1 剂，5 剂。

四诊（2001 年 12 月 10 日）：患者下肢关节未再疼痛，精神转佳，胃纳亦可，大便已实，1 日 1 次。溺色微黄，舌红苔薄黄，脉濡缓。化验复查：UA490μmol/L，BUN12.5mmol/L，CrB138μmol/L，TC6.20mmol/L，TG1.50mmol/L，HDL-C1.80mmol/L，LDL-C4.0mmol/L，各项指标均较前好转。病势已减，治用丸剂缓图，仍予东垣升阳益胃汤合四藤饮加减。前方加全蝎 15g，地龙 20g，山楂 50g，虎杖 30g。5 剂，共研细末，炼蜜为丸，每丸 10g，每次服 1 丸，日 3 次。3 个月后，患者来告，关节未再作痛，各项生化检查指标基本正常。随访 2 年，未再复发。

【临证思辨】

本例为痛风及高脂血症患者，初诊时，双下肢踝关节及右足第一跖趾关节肿痛难忍，胸腹胀满，溺黄，大便黏滞不爽，舌苔黄腻，脉滑数。此为湿热下注，经络痹阻。因内郁之热，为外邪引发，"污浊凝涩"，始为肿痛。急则治标，当以清利湿热，宣痹止痛为要，用三妙散合薛生白治湿热蕴结之流通经络法。方中苍术、黄柏清热燥湿；牛膝下行，活血利关节。薛氏《湿热病篇》对湿热入侵经络脉隧中，选地龙、秦艽、薏苡仁、滑石、苍术、苍耳子、丝瓜络、威灵仙诸药清热燥湿，流通经络，宣痹舒筋。土茯苓、草薢皆入肝胃，清热解毒，祛风除湿利关节。防己善走下行，能通利脉道祛风湿。诸药合用，共奏清热解毒、舒筋通络、宣痹止痛之功。服上方6剂后，肿消痛减，但神疲乏力、胸闷纳差、大便黏滞等诸多脾虚之候凸显。此病之产生，原本起于饮食失节，脾胃受伤，升降失司，湿浊邪毒下注关节，发为肿痛。痛既缓，当治其本，用东垣升阳益胃汤合宣痹四藤饮。方中人参、黄芪、茯苓、甘草益气健脾；苍术、防风、羌活、独活祛风燥湿，升清阳于上；半夏、陈皮、茯苓、黄连化痰热于中；泽泻、薏苡仁、车前草利湿浊于下；四藤祛风通络，舒筋宣痹利关节。此方行益气健脾之法，寓清热泻浊之治，标本兼顾，故竟全功。

（三）消化系统疾病

20. **慢性真菌性肠炎**（泄泻　阴虚肝郁，肠胃不和）

【诊治实录】

李某，男，46岁，四川省巴中市巴州区农民。因反复腹泻半年多，于2012年1月9日来诊。

患者常年务工省外，居所不定，饥饱不匀。半年前开始腹泻，每日2～5次，体渐消瘦，曾在宁波市某医院服西药治疗。病情反复缠绵，饮食稍有不慎即腹泻又作，常在药店自购诺氟沙星、头孢类或其他抗生素服用，可获暂安。旋又复发如前，甚则每日腹泻10次以上，为水样稀便、色青、泡沫多，有时呈豆腐渣样，肛门迫坠不适。4个月前在宁波市某医院住院治疗，诊断为"慢性真菌性肠炎"，为白色念珠菌感染，西药治疗好转出院。不久病又复发，每日腹泻2～5次，遂返回巴中市，来我处求治。

刻诊：神疲体瘦，面色无华，咽干口燥，渴欲饮水，呕呃腹胀，时腹自痛。大便溏而不爽，每日 2～5 次，时呈清水样便。舌质红，苔薄黄，脉弦细数。此为阴虚肝郁，肠胃失和。予一贯煎加减。

处方：沙参 20g，生地黄 20g，当归 10g，麦冬 20g，枸杞子 20g，川楝子 10g，白芍 20g，黄连 15g，木香 6g，砂仁 15g，三棱 10g，莪术 10g。水煎服，2 日 1 剂，3 剂。

二诊（2012 年 1 月 16 日）：腹泻渐减，大便渐实，未再渴饮。纳差，心下痞满，时有肠鸣。舌质红，苔薄黄，脉弦细。此为气阴两虚，寒热互结，肠胃失调。予半夏泻心汤加减。

处方：人参 20g，半夏 10g，黄连 15g，黄芩 20g，干姜 10g，白芍 20g，木香 6g，石斛 20g，三棱 10g，莪术 10g，炙甘草 10g，大枣 10g。水煎服，2 日 1 剂，3 剂。

三诊（2012 年 1 月 22 日）：腹泻已止，大便已实，胸次渐开，进食尚少。舌红，苔薄白，脉弦细。证系胃阴脾阳两伤，中焦湿热未尽。予资生健脾丸加减。

处方：人参 20g，白术 10g，茯苓 10g，山药 20g，扁豆 20g，莲子肉 20g，香附 10g，陈皮 6g，黄连 10g，薏苡仁 20g，砂仁 10g，白豆蔻仁 10g，山楂 20g，麦芽 15g，芡实 20g，炙甘草 6g。水煎服，2 日 1 剂，5 剂。

四诊（2012 年 1 月 30 日）：未再腹泻，进食亦佳。此病迁延日久，脾胃已伤，身体羸弱，调理尚需时日。遂将上方加减制作蜜丸，缓调以冀久安。

处方：人参 100g，茯苓 80g，陈皮 60g，炒白术 80g，山药（蒸饼）100g，扁豆（炒）60g，芡实 80g，莲子肉 80g，砂仁 60g，白豆蔻仁 60g，薏苡仁 60g，紫河车 100g，制黄芪 100g，黄连 60g，炒山楂 80g，炙甘草 40g。上药混合研末，炼蜜为丸。每服 10g，日 3 次。

2 个月后，患者家人来诉未再腹泻，身无他恙，病愈停药。随访 2 年，未再复发。

【临证思辨】

真菌性肠炎（fungal enteritis）为真菌感染所致肠道炎性改变。病原体为念珠菌、放线菌、毛霉菌、曲菌、隐珠菌等，其中以白色念珠菌肠炎为多。发病与人体免疫降低和肠道菌群失调有关。近些年来，由于广谱抗生素、激素及其他免疫抑制剂、抗肿瘤药、放射治疗的广泛应用，肠道真菌感染也日益增多。临床上常见一些反复发作、迁延不愈的慢性腹泻患者，多为真菌感染所致。本例患者为常年在外务工农民，生活艰苦，饥饱不匀，渐至脾胃受损，变生腹胀便溏诸症，加之长期自购诺氟沙星、头孢类等广谱抗生素服用，以致白色念珠菌在肠道过度生长，免疫紊乱，发生真菌性肠炎。西药治疗，时好时差，病情留连反复，遂请中医治疗。患者初来我处就诊时，见神疲体瘦、面色无华、下利清水色纯青、时腹自痛、渴欲饮水、舌红、脉弦细数；证属阴虚肝郁，肠胃失和，故予一贯煎加减，养阴疏肝，清热行滞。方中沙参、麦冬、生地黄、当归、枸杞子滋阴养肝；白芍敛阴柔肝，川楝子理气疏肝；砂仁、木香调中行气；三棱、莪术消积化滞；黄连清热厚肠。服后泻痢即止，但心下痞满，时有肠鸣，舌红苔薄黄，脉弦细，为气阴两虚，寒热互结，肠胃不和，升降失司。故用仲景半夏泻心汤加减，辛开苦降，益气养阴。方中芩、连苦降泄热以和阳；姜、夏辛开消痞以和阴；参、草、大枣补脾益气培中土；白芍、石斛滋阴柔肝养胃阴；木香行气舒郁；三棱、莪术消积化滞。诸药合用，共奏补脾益气、养阴柔肝、调和肠胃之功。三诊时，患者未再腹泻，病已显著好转，但此病迁延日久，胃阴脾阳两伤，身体羸弱，仍需调理脾胃，复坤土健行之气，故用资生健脾丸加减调治。此方原为《先醒斋医学广笔记》中治妊娠3个月，阳明脉衰，脾胃虚寒，容易胎坠之方。但此方补而不滞、滋而不腻、温而兼清，实为调理脾胃兼清湿热的平稳之剂。用以治疗本例患者，方证相宜，故用之病情更见好转。后仍以此方加紫河车、黄芪，去藿香、山楂、麦芽为丸，调服2个月，病愈停药，终竟全功，至今未再复发。

21. 十二指肠壅积症（腹痛　脾虚不运，清浊逆乱）

【诊治实录】

梁某，女，39岁，住四川省巴中市巴州区回风社区。因上腹部反复胀痛伴呕吐半年多，于2011年11月22日来诊。

患者因腹胀呕吐，曾两次在某三甲西医医院住院治疗。经各项理化检查（包括胃镜、CT 平扫及增强扫描），结果为胃小弯轻度溃疡糜烂、十二指肠球部及降段扩张、十二指肠水平部肠壁节段性增厚；彩超提示：胃内探及大量潴留物。诊断：①十二指肠壅积症；②十二指肠球后部梗阻；③糜烂性胃炎。西药治疗好转出院。3 天前因进食较多，旋即发生上腹胀满、疼痛，呕吐后稍减，移时腹满如故，胀痛不已。遂来我处中医治疗。

刻诊：面色白，痛苦呻吟。胃脘胀痛，呃嗳频作，时有呕吐。呕吐物为食物及胆汁，取侧卧或膝胸卧位则痛减，可获暂安。口苦不渴，大便干燥，已三日未解。月经量少色淡，已育一子一女，曾有 3 次受孕人流史。舌质淡，苔白微腻，脉弦细滑。此为脾虚不运，胃失和降，清浊逆乱。予补中益气汤合旋覆代赭汤加减。

处方：黄芪 30g，人参 20g，白术 15g，当归 10g，陈皮 10g，砂仁 15g，木香 6g，旋覆花 10g，半夏 6g，代赭石（碎）20g，枳实 15g，黄连 10g，穿山甲珠 6g（研服），鸡内金 15g，柴胡（蜜炙）6g，升麻 10g，大枣 10g，生姜 10g，甘草 6g，大黄（酒炒）6g（后下）。水煎服，2 日 1 剂，2 剂。嘱病减后宜糜粥自养，少吃多餐，忌辛辣厚味。

二诊（2011 年 11 月 25 日）：呕减痛止，大便得下，能进糜粥。病见初效，原方续服 3 剂，服法同前。

三诊（2011 年 12 月 2 日）：腹痛已瘥，未再呕吐。心下痞硬食少，呃噫频作，夜卧不安，大便二日未下。舌红，苔黄微腻，脉弦细。治宜安中和胃，化湿降浊。予温胆汤合旋覆代赭汤加减。

处方：茯苓 10g，半夏 10g，陈皮 6g，枳实 10g，竹茹 10g，旋覆花 10g，代赭石（打碎）20g，黄连 10g，砂仁 15g，人参 15g，酸枣仁 20g，柏子仁 20g，火麻仁 20g，生姜 10g，甘草 6g。水煎服，2 日 1 剂。

四诊（2011 年 12 月 10 日）：痞消胀减，大便已下。饮食渐增，睡卧亦安。舌质淡，苔薄白，脉沉弦、细弱。患者元气亏损，脾胃虚弱已久，先天不充，后天失养。故脾之清阳不升，胃之浊阴难降。治当益元健脾，升清降浊。宜丸药缓调以治其本，予补中益气汤合香砂六君子汤加减。

处方：黄芪200g，晒山参100g，生白术80g，茯苓80g，当归6g，陈皮6g，半夏60g，木香60g，砂仁60g，黄连60g，山药（蒸）100g，紫河车150g，肉苁蓉150g，神曲（炒）80g，山楂80g，三棱（醋炒）60g，莪术（醋炒）60g，柴胡（蜜炙）40g，升麻40g，炙甘草40g。混合研末，炼蜜为丸，丸重10g，每服1丸，日3次。服丸药期间，未再腹胀呕吐，饮食日增，身体渐佳。

3个月后来医院复查，做生化及胃镜、CT检查，未见异常。其后仍按原方制作蜜丸，以资巩固，服法同前，药尽后停止治疗。随访3年，未再复发，身体日健，病愈。

【临证思辨】

十二指肠壅积症（duodenal stasis）是指各种原因引起的十二指肠阻塞，致使十二指肠阻塞部位的近端扩张、食糜壅积而产生的临床综合征。引起本病的原因很多，以肠系膜上动脉压迫十二指肠形成壅积最为常见（约占50%），称之为肠系膜上动脉综合征（superior mesenteric artery syndrome）；其他如先天异常，十二指肠或内脏严重下垂，肿瘤压迫，炎症浸润，胆囊或胃肠手术后粘连牵拉等均可罹患。可发生于任何年龄，但以消瘦身高的中年女性为多，呈慢性、间歇性发作。多在进食后发病，出现呃逆、恶心、呕吐等症状。呕吐物为食物，常含有胆汁。其上腹胀满及疼痛可因体位改变，如俯卧、侧卧、膝胸卧位等而减轻。如急性发作，严重时可引起急性胃扩张。

本病属中医腹痛、胁痛、胃脘痛、反胃、呕吐等病范畴，多为元气亏损、脾胃虚弱、肝胃不和、食湿停滞所致。病属本虚标实，其治疗原则应是急则治标，行滞导浊以安中；缓则治本，益元补脾助运化。本例患者半年前因脘腹胀痛、呕吐曾在某三甲西医医院两次住院治疗，确诊为十二指肠壅积症、糜烂性胃炎。西药治疗虽获好转，但每于进食不慎即又发作，反复缠绵，患者痛苦不堪。来我处治疗时，脘胀难忍，痛苦呻吟，嗳呕频作，时见呕吐，呕吐物为食物伴有胆汁，口苦不渴，大便三日未解，舌淡，苔腻，脉弦细滑。审谛证候，为元气亏损，脾胃虚弱，运化失司，腐熟无权，气机痞塞，痰湿郁遏，胃气上逆，故嗳呕频作。其病虽为本虚标实，但虚多邪少，治当补脾益气以升清，行滞和胃致降逆。故予东垣补中益气汤合仲景旋覆代赭汤加减。方中参、芪、术、草健脾益气，香、砂、枳、陈调气和中，鸡内金、穿山甲消积行滞，柴胡、升麻助清阳之升，旋覆花、代赭石、黄连、大黄导浊阴之降，姜、夏和胃止呕，大枣补脾安中。诸药合之，功能补脾益气，升清降浊，化积行滞，和胃止呕，寓消于补。此方补而不滞，攻而不伤，能收散满止痛，和胃降逆之效。三诊时，虽未见痛呕，但心下痞硬、噫气频作、睡卧不安、舌红、苔黄微腻，是中焦湿浊未尽，痰食郁阻，胃失和降。故予温胆汤合旋覆代赭汤加减，燥湿化痰，降逆和胃，益气宁心，服后痞消噫止，安卧达旦。至此虽获暂安，尤虞他日再犯。患者身体柔弱，加之孕产太多，耗伤元气，脾胃素虚，后天失养，运化失常，清阳不升，浊阴不降。治宜培元填精，健脾益气，以固根本，庶免复发。故予补中益气汤合香砂六君子汤加减，为丸缓图。方中参、芪、术、草健脾益气以安中，紫河车、肉苁蓉、山药补肾填精以培元；香、砂、夏、陈化痰理气，黄连厚肠消痞，当归补血和血。升麻、柴胡疏肝和胃，助清阳之升，三棱、莪术、山楂、神曲消积行滞，利浊阴之降，服用此丸两剂而瘥。本病历经 4 个多月的治疗，饮食渐增，身体安和，未见腹胀呕吐。随访 3 年，未再复发，终以愈疾。

22. 胃溃疡大出血（呕血 胃火上炎，灼伤络脉）

【诊治实录】

王某，男，35 岁。因呕血 3 天，于 1965 年 3 月 10 日来诊。

患者曾患胃脘痛，反复发作 3 年多，曾在某医院做 X 线钡餐透视，诊断为胃小弯溃疡。3 天前饮酒甚多，餐后感胃脘灼痛难忍，恶心满闷，随即呕出大量鲜血，约 800mL，血中混有食物残渣。翌日，送入某县城医院。入院后，又呕血两次，每次约 300mL，解柏油样黑便。西医给输血、补液后，拟行胃切除术，患者执意不从，遂自动出院，来我处就诊。

刻诊：患者形体壮实，语声洪亮，面赤息粗，口中秽气，烦渴胸闷。舌质红，苔黄微腻，脉滑数。此胃热熏蒸，灼伤络脉。急当清胃泻火，釜底抽薪。

予《金匮要略》泻心汤加减。

处方：大黄 30g，黄连 20g，黄芩 20g。水煎服，2 剂。

另用白及 20g，乌贼骨 30g，研末混合，每服 5g，每日 3 次。服之脘腹即舒，未再呕血，继进 2 剂而安。后以中满分消丸善后，随访一年未再复发。

【临证思辨】

此系本人 40 年前一则验案。当时本人执业时短，但正值年轻气盛，至今记忆犹新，县城医界为之哗然。我虽初遇如此险证，却未虑利害吉凶。见患者身体壮实，嗜酒蕴热，久则灼伤络脉。清·唐容川在《血证论》中说，血随冲脉之逆气上行，冲脉隶于阳明，胃逆则呕血。用《金匮要略》泻心汤清胃降火，白及、乌贼骨研末冲服，吸附胃中，收敛止血，故气顺血宁而安。

23. 肝硬化并发上消化道大出血（鼓胀 痰血瘀阻，络脉损伤）

【诊治实录】

王某，女，74 岁，四川巴中市恩阳镇退休工人。1990 年 6 月 1 日初诊。

患者素有肝病，近 2 个月来反复便血，形消体槁。5 天前突然又解柏油样便，不进饮食，神识恍惚，时时躁动不安。某医院经 B 超及肝功能检查，诊断为肝硬化并发上消化道出血、肝昏迷。治疗无好转，病势日渐危重，冀望中医能救治于万一，遂送我院急诊科抢救。

刻诊：患者神识朦胧，时清时糊，面色苍黄无泽，肢冷汗出。两手撮空理线，腹胀坚满，胁下痞块质硬，大便溏薄色黑，状如柏油。舌色紫暗，边有瘀点，苔薄白，脉微细欲绝。血红蛋白 20g/L。此病中医谓之鼓胀，系肝肾亏虚，痰血瘀阻，络脉损伤，气阴亏耗，血虚生风。病情危重，审谛病势，首当益气固脱，冀有生机。

处方：人参 20g，麦冬 30g，北五味子 15g，制附子 10g，龙骨 20g，牡蛎 20g，阿胶 15g（烊化）。水煎后频饮。

另予参麦注射液 2mL×10 支、参附注射液 2mL×10 支，分组各加入 5% 葡萄糖水 500mL，递次静脉滴注。输全血 200mL 及能量合剂支持。次日，患者神识渐清，四肢转温，汗止。

二诊（1990年6月4日）：治见初效，病有转机，仍宗前法用药。3天后，患者神识已清，腹胀亦减，但每日仍解柏油样稀便3～5次，量约300mL。诉头昏乏力，不思饮食，舌淡紫，苔薄白，脉沉细。此脾虚不运，统摄无权。拟健脾温中摄血法，予《金匮要略》黄土汤加减。

处方：灶心土100g（包煎），生地黄30g，制附片10g，黄芩15g，白术15g，阿胶15g（烊化），三七10g（研服），白及20g（研服），炙甘草10g。水煎服，每日1剂。

停用参麦注射液及参附注射液，仍每日补充液体、电解质及能量支持，隔日输全血200mL。5天后，大便转为黄色，隐血试验（-）。腹胀亦减，渐思饮食，精神转佳，遂由急诊科转我院家庭病床调治。

【临证思辨】

本病系肝硬化致上消化道出血并发肝性脑病，为多系统器官功能衰竭（MSOF）的危急重症。临证之际，首当把握标本缓急，见其失血气脱，心营亏耗，脏气大伤之时，谨察脏腑虚实之变，阴阳盛衰更迭之机，治以益气养阴与回阳救逆交替而施，庶可救元气耗竭于须臾，避阴阳离决于瞬间。近人曾有生脉饮加附片救阴回阳之报道，亦同此理。本病为鼓胀危候，是痰血瘀阻于先，亡血阳损于后，脏气衰败，脾不统血。《金匮要略》黄土汤加味，温中摄血而便血止。病虽危急，如能谨守病机，辨证施治，亦可获安。

24. 小肠出血（便血　心脾两虚，络伤血溢）

【诊治实录】

杨某，男，74岁，四川省巴中市人，退休职工。因反复黑便伴晕厥，于2010年10月10日初诊。

患者患高血压病20年，2型糖尿病5年多，并患有糖尿病视网膜病变、黄斑变性、初期白内障。常服氨氯地平及依那普利等降压药，两年前行胰岛素治疗至今。近年来，曾多次便血及解柏油样黑便，伴晕厥、乏力，不能行走。

彩超检查有结石性胆囊炎；电子胃镜及电子肠镜检查，未发现胃和十二指肠及结肠、直肠病变。消化道出血原因不明，住院输血治疗后可获好转。每 1～2 个月发生黑便出血，已有 5 次，每次住院输血约 800mL。2 个月前，在省城某三甲医院住院时，做胶囊内镜检查，诊断为小肠血管畸形，拟行手术治疗。住院期间，突发急性胰腺炎，经治疗好转，会诊讨论后未再手术，予以出院，回当地保守治疗。一周前曾在本市某医院住院输血 800mL。出院检查：大便隐血阳性。血压 136/92mmHg，血红蛋白 75g/L，空腹血糖 6.8mmol/L。

刻诊：神清，面色萎黄，语声低微。心悸，乏力，动则息促，脘胀，纳差，便溏。视力减退，右眼视物缩小、变形。舌质暗、边有瘀点，苔薄黄，脉浮芤而数，重按无力。证系气血亏耗，心脾两虚。予黑归脾汤加减。

处方：生晒参 20g，黄芪 20g，当归 15g，茯神 15g，白术 10g，龙眼肉 15g，熟地黄炭 30g，阿胶珠 10g，木香 6g，女贞子 20g，旱莲草 15g，白及 20g，炙甘草 6g，生姜 6g，大枣 10g。水煎服，2 日 1 剂，5 剂。

二诊（2010 年 10 月 19 日）：精神渐佳，未见黑便，口干咽燥，两目干涩，右眼视物变形，胃纳尚可，时有腹胀，舌质红、边有瘀点，苔薄黄，脉浮芤微数。此为血虚营弱，肝失所养。阴虚之象渐露，易致肝气横逆，络伤血溢，予调营敛肝饮加减。

处方：当归 15g，白芍（酒炒）20g，川芎 10g，阿胶（蛤粉炒）15g，生地黄 20g，北五味子 10g，枸杞子 15g，炒酸枣仁 15g，陈皮 6g，茯苓 10g，木香 6g，西洋参 15g，白及 20g，三七 6g（研服），大枣 10g，生姜 6g。水煎服，2 日 1 剂，5 剂。

三诊（2010 年 11 月 15 日）：前方服已，续服 5 剂。未再便血，神清语朗，面色渐泽，心悸头晕诸症悉减。右眼视物变形如前，胸腹满闷，口燥咽干，但欲漱水不欲咽，夜间尤甚。舌暗红、边有紫点，脉细数。证系气阴两虚，络脉瘀滞。治当益气养阴，活血化瘀宁络。

处方：西洋参 15g，麦冬 20g，北五味子 15g，阿胶（蛤粉炒）10g，黄芪 30g，当归 10g，枸杞子 20g，熟地黄 20g，三七 6g(研服)，白及 20g。水煎服，2 日 1 剂，5 剂。另予石斛夜光丸，每次 6g，早晚各服 1 次。

四诊（2010年12月22日）：2个月未再便血，全身安和，血糖、血压稳定，唯右眼视物模糊及变形未减。此为肾阴亏虚，乙癸同源，目失濡养。治当滋肾填精，养肝明目。

处方：生地黄20g，山萸肉15g，山药20g，枸杞子15g，菊花10g，黄芪20g，当归10g，麦冬20g，北五味子15g，生晒参20g，女贞子20g，旱莲草15g，楮实子10g，茺蔚子10g，紫河车20g（研服），三七6g（研服），茯苓10g，泽泻6g，石决明20g。水煎服，2日1剂，10剂。

服药期间，视力逐渐好转，右眼视物变形渐瘥。尔后，一直以此方增损，共服30余剂后停药。随访两年，未再便血，自中医治疗以来，视力逐日增进，右眼视物变形消失，血压、血糖稳定。

【临证思辨】

本例患者为小肠出血所致便血，属于难治性疾病，难在诊断难、根治难、风险大。无论是西医、中医，特别是基层医生在处理这类病症时，都颇为棘手。小肠从胃的幽门至回盲交界处长5～7m，是人体消化和营养物质吸收的主要部位。小肠除十二指肠部分外，其余空肠和回肠盘旋在结肠围成的方框和小骨盆腔内，其黏膜及绒毛总面积达$5m^2$之多，在如此大的范围内要快速准确地找到出血部位，目前是医学上的一个难点。引起小肠出血的原因甚多，包括小肠肿瘤、血管病变、憩室、炎症、克朗（corhn）病、肠道寄生虫病、异物伤等，大多属外科治疗范围，技术条件要求高，彻底治疗比较困难。另外，小肠出血患者，就诊时往往已是反复出血，多次住院，全身情况差，在未明确诊断以前，内科保守治疗不易控制出血，常可因失血性休克及诸多并发症而令其治疗风险增大。本例患者于我处就诊前，已多次便血、黑便，并经输血治疗，在省城三甲医院做胶囊内镜检查时确诊为小肠血管病变。因年高体弱并同时患有高血压、2型糖尿病及其并发症，以及胆囊炎、胰腺炎等多种疾病而未能手术，返回当地保守治疗。初诊时见其神疲倦怠、面色萎黄、心悸气促、腹胀便溏、脉浮芤无力等为气血亏耗，心脾两虚之征。故用黑归脾汤（即归脾汤加熟地黄）加减，补益心脾，宁络止血。方中参、芪、术、草甘温补脾益气；当归、茯神、龙眼肉补心养血宁神；木香理气醒脾；姜、枣调和营卫；熟地黄、阿胶、女贞子、旱莲草既能滋阴补血，又能宁络止血，加白及更能涩血止血。是方心脾两治，气血兼顾，补涩同施。二诊时见血虚营弱，肝失所养，恐肝气横逆，血不能藏，故用清·费伯雄《医醇賸义》调营敛肝饮加减。方中当归、生地黄、川芎、阿胶养血止血，芍药、枸杞子、五味子、酸枣仁、茯苓柔肝敛肝，三七、白及化瘀止血，西洋参益气养阴，陈皮、木香理气和胃。诸药合用，共奏益气滋阴、养血柔肝、止血宁络之效。三诊时见神清语朗，面色渐泽，病情稳定，未再便血。唯夜间口燥咽干，但欲漱水不欲咽，舌质暗红、边有紫点，应是气阴两虚，内有瘀血之征。《金匮要略·惊悸吐衄下血胸满瘀血病脉证治第十六》云："病人胸满，唇痿舌青，口燥，但欲漱水不欲咽，无寒热……为有瘀血。"故用黄芪生脉饮加减治疗。方中参、芪补气益元，麦冬、五味子滋阴敛津，熟地黄、当归、阿胶、枸杞子补精益血，三七、白及活血止血。并用石斛夜光丸益阴固精，养肝明目，开通玄府。四诊时，患者已2个月未再便血，病情稳定，右眼视物变形未减。遂以杞菊地黄汤补益肝肾；加入紫河车、人参、黄芪益气培元，养血填精；加枸杞子、楮实子、女贞子、茺蔚子、五味子等，诸子皆能补肾养肝明目，当归、三七养血活血；石决明平肝明目。诸药合用，共奏滋肾填精、养肝明目、活血宁络之效。故服之病情日趋好转，诸症悉退。随访两年，未再便血，眼疾亦瘥。

　本病的治疗过程共分三个阶段：第一阶段以止血为主，因气虚不摄，血溢脉外，故用补益心脾之法以冀统血、宁血、止血；第二阶段以养血活血为主，因营阴受损，络脉瘀阻，故以调营敛肝、化瘀通络之法，使肝能藏血，勿复外溢；第三阶段是以补益肝肾为主，因肾阴亏虚，肝失所养，精不生血，故以滋阴填精、补肾养肝之药以固其本，使精血能生。其治多遵唐容川论血证之法，惟当谨守病机，慎选与证相宜之方，递次进药。师古不泥古，方能切中病情，获取效应。

25. 十二指肠溃疡大出血（便血　脾胃虚寒，气虚不摄）

【诊治实录】

李某，女，46岁。2002年3月2日初诊。

患者素有"胃病"，曾在某医院做胃镜检查，诊断为十二指肠球部溃疡。半月前，曾呕血一汤匙，入我院治疗，服西药"质三联"后好转。但住院期间，一直解柏油样大便，隐血试验阳性。遂请余会诊。

刻诊：患者神疲懒言，面色萎黄，眼睑浮肿，脘腹痞满，纳呆不渴，小便清长，四肢不温。舌淡苔薄白，脉沉细而弱。此为脾虚中阳不运，摄纳无权，血溢脉外。予《金匮要略》黄土汤加减，健脾滋阴，温中摄血。

处方：干地黄20g，白术10g，附片10g，阿胶15g（烊化），黄芩15g，伏龙肝100g（包煎），人参20g，甘草6g，白及20g（研服）。水煎服。

服2剂后，便色转黄。继进原方2剂，饮食增进，大便正常，隐血试验阴性。后以归脾汤加阿胶、干地黄调理十余日，痊愈出院。

【临证思辨】

本例患者，面黄纳差、脘痞便黑、小便清长、四肢不温、舌淡脉细弱，为脾胃虚寒，统摄无权而血渗于下。用《金匮要略》黄土汤健脾滋阴，温中摄血；加人参益气，白及止血，与原方配伍，相得益彰，疗效更捷。

26. 习惯性便秘（便秘　脾胃虚弱，升降失司）

【诊治实录】

许某，女，62岁。患便秘7年多，现已7日未大便，于2002年3月12日来诊。

患者神疲畏寒，语声低微，面色黄暗，口中秽气，时有呃逆，上脘灼热，腹胀纳差，大便七日未解，小便清长，舌淡苔薄白，脉沉弦，重按无力。此为脾胃虚弱，清阳不升，浊阴不降。予补中益气汤加减。

处方：生晒参20g，白术15g，蜜制黄芪30g，当归20g，陈皮10g，升麻 10g，柴胡 10g，枳壳 10g，决明子 20g，炙甘草 10g。水煎服，2 日 1 剂，2 剂。

二诊（2002 年 3 月 16 日）：患者服上方后，次日即排出大量粪便，现已每日排便一次，但临厕努挣乏力。饮食增进，腹胀脘热亦减，口中仍有秽气，仍用补中益气汤加减治疗。

处方：生晒参 20g，白术 15g，蜜制黄芪 30g，当归 20g，陈皮 10g，升麻 10g，柴胡 10g，砂仁 10g，肉苁蓉 20g，火麻仁 20g，炙甘草 10g。水煎服，2 日 1 剂，5 剂。

三诊（2002 年 3 月 25 日）：神清语朗，大便每日一解，脘热腹胀已除，口不再秽，食饮正常。为巩固疗效，前方续服 10 剂告愈。随访两年，未再复发。

【临证思辨】

本例患者，属气虚便秘。系脾胃虚弱，清浊相逆，大肠传导失司，运送糟粕乏力。治用东垣补中益气汤加减，补脾益气，升清降浊。方中以黄芪补气升阳为君，人参、甘草益元健脾为臣；佐当归补血润肠，白术、陈皮健脾理气；升麻、柴胡疏肝宣郁，助清阳之升；枳壳、决明子清肝行滞，利浊阴之降，故服药次日大便即通。病瘥即去决明子，恐久服苦寒伤胃，加火麻仁润肠通便、肉苁蓉益阴通阳。《本草正义》说肉苁蓉"能润肠道通便……且性本温润，益阴通阳，故通腑而不伤津液，尤其独步耳"。上方治疗月余，病获痊愈。东垣补中益气汤，人知治脾胃虚弱、清阳不升所致腹泻、脱肛、子宫脱垂诸症有效，但不知用治脾胃虚弱、浊阴不降之便秘亦可获愈。此即证同病异、异病同治之理。

27. 中毒性痢疾（疫毒痢　湿热疫毒蕴蒸，邪蔽心包）

【诊治实录】

李某，男，43 岁，四川省巴中市农机站工人。1986 年 9 月 1 日首诊。

患者一周前因饮食不慎，腹痛发热，下痢赤白，里急后重，每日腹泻 10

次以上，在某医院化验检查后诊断为细菌性痢疾。用氯霉素、红霉素注射液及氢化可的松静脉滴注 3 天，高热不退，痢下不止。转我院住院治疗后，除继续用红霉素、氯霉素等抗生素静脉滴注外，另予中药白头翁汤加减煎服，并中药灌肠。治疗两天无好转，病情日见危急，渐至神识昏蒙、二便失禁，遂请余会诊。

刻诊：高热神昏，体温 40.5℃，赤身裸露，时作呕吐，臀下垫有大量卫生纸，见肛门口不断流出黏液脓血便。舌红苔黄腻，脉濡数。此为"疫毒痢"，证系湿热弥漫，三焦均受其邪，热入心营，犯及心包。急当清热化湿，凉营开窍。予杏仁滑石汤加减。

处方：杏仁 10g，滑石 15g，陈皮 10g，通草 15g，藿香 10g，厚朴 10g，黄连 10g，郁金 10g，石菖蒲 6g。煎取 800mL，分 3 次服，每日 1 剂。

另予紫雪丹，每次 1 粒，日服 2 次。停用一切抗生素。服药后，次日热减，神识渐清，已能识人，续服前方 3 剂。脓血减少，大便有节，能进糜粥。再诊时，患者已能下床活动，神疲乏力，大便基本正常，舌质淡，苔薄黄，脉沉弦而弱。此为湿热未尽，脾肾已虚，予资生丸加减。

处方：人参 15g，白术 10g，茯苓 10g，扁豆 20g，芡实 20g，黄连 10g，薏苡仁 20g，莲子 20g，泽泻 10g，山楂 20g，麦芽 20g，山药 20g，藿香 10g，白豆蔻 10g，砂仁 10g，桔梗 10g，甘草 6g。水煎服，3 剂。

服后精神转佳，饮食正常，二便自调，痊愈出院。

【临证思辨】

本病为中毒性痢疾，属中医疫毒痢范畴。病发于夏秋之交，感受暑湿疫毒之气，兼食不洁之物而成。患者病发 5 日，对西药氯霉素、红霉素等诸多抗生素均不敏感，及至全身中毒症状严重，始易中医治疗。前医见下痢赤白，用白头翁汤清热解毒，凉血止痢，方治无乖，但病势不减，高热不退。何以如此？一是热与湿合，胶结难解，非清热解毒能已；二是邪毒猖獗，犯及心包，病位不止于肠胃。分析四诊所察，证为疫毒蕴蒸，湿热弥漫三焦，热入心营，蒙蔽心包，呈内闭外脱之候。病极险恶，急予紫雪丹清热开窍而护神明。继予杏仁滑石汤宣肺气，泻湿满，清郁热，苦辛通降。方中杏仁、郁金宣肺气开上焦之郁；藿香、陈皮、厚朴芳香理气，化中焦之浊；滑石、通草淡渗通利，祛下焦之湿；少佐石菖蒲一味，芳香开窍，和中辟秽。诸药合用，俾三焦弥漫之邪各得其解，故效如桴鼓。病瘥，继以资生丸加减调治。方中参、苓、术、草四君，能补脾肺而益元气；山药、芡实、莲子补脾肾以涩精气；藿香、扁豆和中化湿止泻痢；薏苡仁、泽泻渗湿利水；黄连清热燥湿；砂仁、白豆蔻理气和胃；山楂、麦芽化积消食。诸药相伍，补中有泄，温中有清，共奏补脾益元、固肾涩精、清热利湿、消积化滞之功，扶正祛未尽之邪，以竟全功。

（四）神经精神系统疾病

28. 丛集性头痛（头痛　痰热瘀阻，经脉挛急）

【诊治实录】

张某，女，32 岁，四川省巴中市某商场职工，因头痛 5 个多月，于 2008 年 3 月 11 日来诊。

患者 5 个月前始发头痛，逐渐加重。疼痛从右侧眼眶周围开始，迅速扩展至同侧额颞，甚则痛及左侧，疼痛为跳痛或灼痛，发作时涕泪交作，常双手抱头呼叫，10 ~ 20 分钟后始自行缓解。患者初发病时，每日 3 ~ 5 次，渐频发至每 2 ~ 3 小时 1 次，常于夜间熟睡中突然发作痛醒，痛苦不堪。曾在本市及成都市多家三甲西医医院检查，做头部 CT、MRI、脑电图、心肺及鼻旁窦摄片及其他生化检查均未见异常，拟诊为丛集性头痛。西药治疗无效，又改服中药，亦未获好转。

刻诊：患者面色红润，唇紫暗，结膜略有充血，舌质淡紫，苔薄黄，脉弦滑。患者头痛反复发作，历 5 个月之久，面红体胖，声高息粗，结合舌脉及病史，应是痰火为患。头为诸阳之会，痰火上扰清空，经脉挛急而痛。应以化痰清热，祛风通络为治，予菊花茶调散合二陈汤加减。

处方：菊花10g，川芎15g，荆芥10g，防风10g，白芷6g，薄荷6g，羌活10g，茯苓15g，陈皮6g，法半夏10g，僵蚕10g，全蝎15g，地龙20g，葛根15g，北细辛6g，甘草6g。水煎服，3剂。

二诊（2008年3月18日）：服用前方后，头痛稍减，但每日仍发作5～8次。昨夜亦在梦中痛醒，醒后辗转难寐，神疲，胸闷，纳差，口干不欲饮，舌苔黄微腻，脉弦缓。此为湿热蕴阻中焦，肝郁络滞。予黄连温胆汤加减以清胆和胃，升阳通络。

处方：茯苓10g，陈皮6g，黄连10g，竹茹10g，法半夏10g，炙甘草6g，枳实10g，川芎10g，葛根20g，蔓荆子10g，全蝎15g，地龙20g。水煎服，3剂。

三诊（2008年3月25日）：头痛仍频，疼痛程度略减，发作时仍涕泪交作。每日发作5次左右，但痛时甚短，为2～5分钟，病情已有转机。仍予前方去葛根、蔓荆子；加钩藤、夏枯草、香附清肝解郁，和胃化浊。

四诊（2008年4月10日）：病情同前。头痛发作次数及疼痛程度虽较用中药治疗前明显减轻，但始终缠绵难已，令患者痛苦忧虑。窃思本例患者的治疗经过，已数易中西医名家高手，终未愈疾，且历时达半年之久。患者从初诊至今，始终唇色紫暗，应是痰瘀痹阻，病久入络，经脉挛急而痛。拟改用活血化瘀法，遂用王清任血府逐瘀汤合温胆汤加减。

处方：赤芍15g，桃仁10g，当归15g，生地黄20g，川芎15g，红花10g，枳壳10g，茯苓10g，陈皮6g，半夏10g，竹茹10g，柴胡15g，桔梗10g，葛根20g，全蝎10g，地龙20g。水煎服，5剂。

五诊（2008年4月20日）：头痛每日发作5次左右，舌苔薄黄，脉弦。仍以活血化瘀、涤痰宣窍为治，予通窍活血汤合温胆汤加减。

处方：麝香0.2g（吞服），桃仁10g，红花10g，川芎10g，茯苓15g，陈皮6g，法半夏10g，枳壳10g，竹茹10g，全蝎15g，地龙20g，蔓荆子15g，葛根20g，大枣20g，老葱3根。加水750mL，黄酒250mL，煎取600mL，分

3次服，5剂。

六诊（2008年4月30日）：头痛大减，每日仅发作1～2次，且痛亦可忍，夜间偶有发作。既已得效，法不更方，遂再用前方5剂。

患者于2008年6月10日因胃脘痛来诊。询问头痛病情，诉曾将2008年4月20日处方连服10剂，头痛已愈。随访至今，未再复发。

【临证思辨】

丛集性头痛（cluster headaches）又称组织胺头痛，其临床特点是一种反复、密集发作性头痛，无前驱症状，可突然出现一系列的剧烈头痛。头痛可见于一侧眼眶或（及）额颞部，常伴眼部发红、流泪、流涕。疼痛性质为跳痛或烧灼样疼痛，严重时，患者用双手抱头或前俯后仰地摇动，甚至用拳击头部以缓解疼痛，持续15～20分钟后始自行缓解，缓解后一如常人。患者常在夜晚熟睡后发作，头痛剧烈而被惊醒。西医学一般认为本病为颅内外血管扩张所致，与组织胺关系密切。目前，西医对此病尚无控制发作的特效药物，故该患者曾在成渝等地辗转治疗达半年之久未愈。此病属中医内伤头痛的范畴，多为痰、火、瘀、虚，与肝、脾、肾的功能失调相关。因肾藏精，通于脑；肝主疏泄，调畅气血之运行；脾主运化，与气血津液的生化输布密切相关。三脏失调，则痰瘀生焉，痹阻经隧，郁遏气机，络脉挛急而致头痛。患者初诊时，即见头痛发作，抱头呼号；面红目赤，涕泪交作，约10分钟后自行缓解；舌紫暗，苔薄黄，脉弦滑。考虑为痰火内郁，上扰清空，经脉挛急，发为头痛。患者虽唇绀、舌紫暗，因从无头伤史，故未虑及血瘀。予菊花茶调散疏风通络，化痰清热，头痛小减。二诊时兼见神疲不寐，胸闷纳差，苔黄微腻，脉弦缓，为湿热蕴阻中焦，肝郁失疏，上逆颠顶，络脉挛急而作头痛。遂以黄连温胆汤加味清胆和胃，升清化浊，通络止痛。服药后，头痛减轻，病情稳定，每日发作5次左右，缠绵难已。结合病史及治疗经过，反复考量，根据患者的临床表现及证候分析，其遣方用药已审及痰热瘀阻之病因及经脉闭阻、病久入络、清窍不利之病机，施以清热化痰、活血通络之方药。用药并无差错，其效不彰，原因何在？查阅清·王清任《医林改错》中列血府逐瘀汤所治症目"头痛"项下，载有："查患头痛者，无表证，无里证，无气虚、痰饮等症，勿犯勿好，百方无效，用此方一剂而愈。"猛悟及该患者从初诊至今，皆有唇绀、舌紫暗等瘀滞之候，但未予重视。当改弦更张，用血府逐瘀汤连进5剂。服之仍未见效，岂古人言之不实耶？思之再三，悟病久入络，恐所用之药难以透达颠顶，遂改用通窍活血汤合温胆汤加虫类药入络搜剔。连服10剂而获大效，终竟其功。此患者的治疗过程，给人启示有三：一是叶天士久病入络及王清任活血化瘀的理论及方法，对治疗病程长、易反复的顽固性头痛，有其临床实用价值。二法的联合使用，更能直达病所，切中病机，相得益彰，获事半功倍之效。尤其麝香一味，在治疗血瘀头痛时有不可替代的功效。麝香辛温，走窜诸窍，无所不达。李时珍云："能通诸窍之不利，开经络之壅遏。若诸风、诸气、诸血、诸痛、惊痫、癥瘕诸病，经络壅闭、孔窍不利者，安得不用为引导以开之通之耶……"《本草汇言》一书写道："麝脐香……辛香走窜，能自内达外，凡毫毛肌肉、骨节诸窍，凡有风、寒、火、气、痰、涩、血、食郁滞不通者，以此立开。"故我在治疗血瘀头痛时，常加少许麝香取效。二是头为诸阳之会，手足三阳经皆上头面。在审机论治的同时，可根据疼痛部位，适当加入引经药，如川芎、葛根、蔓荆子、藁本等，更能明确靶标，直达病所，收效尤捷。三是顽固性头痛，虽多为内伤头痛，但治疗时应结合当前证候及体质因素灵活用药。如兼六淫外邪及痰、湿、热、瘀均须审及，次第用药，辨证施治，以免助邪留患，而犯虚虚实实之戒。

29. 顽固性头痛（头痛　瘀血阻络）

【诊治实录】

任某，男，30岁，四川省巴中市某银行职工。患者因头痛反复发作两年，加重一年，于1996年8月15日来诊。

两年前开始发生头痛。发作时呈针刺样剧痛，历时约半小时，无明显诱发因素。患者年幼时曾有头部跌伤史，伤后无昏迷呕吐。起初，头痛尚轻，服西药可暂获缓解，以后头痛逐年加重，渐至发作时头痛如裂，烦躁不安，甚则抱头呼号，无抽搐呕吐。曾在省内某三甲医院做头部CT、脑电图、脑血流图等检查，均未见异常。患者今年以来，头痛发作日渐频繁，由 2～3 天发作 1 次，逐渐增至每天发作 2～4 次。患者就诊时，正值头痛发作，呼号哭啼，其状惨不忍睹。其家人诉其头痛时常全身发凉，每上床覆以厚被并开电热毯出汗，可获缓解。患者面色苍白，唇色淡紫，形体消瘦。饮食尚可，二便自调，睡眠亦佳。舌淡紫，苔薄白，脉弦细涩。考虑此病历时甚久，为病久入络；加之气血亏虚，经脉失养，故瘀滞日甚。当以益气活血，化瘀通络为治，予通窍活血汤加味。

处方：蜜黄芪 100g，赤芍 30g，川芎 15g，桃仁 10g，红花 10g，当归 20g，全蝎 15g，麝香 0.2g（吞服），老葱 3 根，生姜 10g，大枣 10g。加水 750mL、黄酒 250mL，煎取 600mL，分 3 次服，5 剂。

1 周后复诊，诉头痛大减，每天仅发作 1 次，且痛可忍耐，续用前方。共服此方 15 剂，未再头痛。随访至今，未复发。

【临证思辨】

本例顽固性头痛系典型的血瘀头痛案。头痛反复发作两年之久未减，西医虽用多种检查方法，但终未查出病因，患者多方求治无效，遂改投中医治疗。中医对头痛的认识，多从外感、内伤立论。外感为六淫侵袭，上犯颠顶，清阳之气郁遏，经脉挛急而痛。内伤多为七情失和，肝郁失疏；或脾肾亏虚，痰湿壅阻，气血逆乱而生。但本案病例无明显外感、内伤可辨，虽十多年前有头伤史，但伤后未见呕吐、昏迷，且历十年无头痛诸症发生，何以为瘀？患者面色苍白、唇舌淡紫，乃素体虚弱，气虚血滞，久病入络，渐至发病，终为痼疾。用王清任通窍活血汤活血通窍，加黄芪、当归益气养血，全蝎入络搜剔、直达病所，诸药合用而获效验。

30. 眩晕头痛（痰厥头痛　脾虚痰气上逆）

【诊治实录】

李某，男，58 岁。四川省通江县居民。因眩晕头痛反复发作一年多，于 2003 年 3 月 20 日来诊。

患者一周前因咳嗽头痛伴晕眩，在当地西医医院抗菌输液治疗。咳嗽头痛好转，但眩晕更甚，昏冒不能行走。去年以来，曾有多次类似发作。每次发作，历时半月左右，有慢性支气管炎咳嗽病史。

刻诊：体稍胖，神差，表情痛苦，面色暗淡，头重如蒙，痛在颠顶。眩晕，步态不稳，如坐舟中，无耳鸣重听。胸闷纳差，大便时溏，血压正常，舌质淡，苔白微腻，脉细滑。此脾虚痰浊上逆，蒙阻清窍。予半夏白术天麻汤加减。

处方：半夏10g，天麻15g，人参15g，茯苓10g，白术10g，黄芪20g，泽泻10g，苍术10g，全蝎10g，蔓荆子10g，干姜10g，黄柏10g，陈皮6g，神曲10g。水煎服，2日1剂，3剂。

二诊（2003年3月28日）：服上方后病有好转，头痛、眩晕减轻。但仍不思饮食，胸闷脘痞，口苦，溺色黄。舌质淡，苔薄白，脉弦缓。仍予前方加减。

处方：姜半夏10g，天麻10g，人参15g，茯苓10g，白术10g，黄芪20g，泽泻10g，苍术10g，全蝎10g，干姜10g，黄连10g，陈皮6g，神曲10g，钩藤15g。水煎服，2日1剂，10剂。

2003年4月20日患者来告，病愈，停药。随访2年，未再复发。

【临证思辨】

本例患者为脾虚痰浊上逆之头痛眩晕。本于脾胃虚弱，中阳不运，湿遏痰阻，清浊相逆，痰气厥上，发为头痛眩晕。朱丹溪在《丹溪心法·头眩》中认为："无痰则不作眩。"李东垣在《脾胃论》中曾在某病案中述及："心神颠倒，兀兀不止，目不敢开，如在风云中。头苦痛如裂，身重如山……重虚其胃，而痰厥头痛作矣。制半夏白术天麻汤主之而愈。"这与本例患者之病症颇相近似。悉为脾虚痰气上逆之头痛眩晕，故用半夏白术天麻汤加减治疗。方中人参、黄芪益元补脾肺，二术燥湿健脾，半夏、陈皮化痰行气，茯苓、泽泻利水导浊，天麻、钩藤息风除眩，全蝎、蔓荆子祛风通络止痛。干姜助参、芪温阳化饮，行浊阴之降；黄柏佐苍术清热燥湿，防相火之逆。此方以半夏、天麻为君，最为紧要。东垣《脾胃论》说："此头痛苦甚，谓之足太阴痰厥头痛，非半夏不能疗；眼黑头眩，风虚内作，非天麻不能除。"此方实为六君子汤合二陈汤加减而成，故能收健脾化痰之效，获标本兼治之功。

清·程钟龄《医学心悟》中亦有同名方剂，治痰厥头痛。是方由二陈汤加白术、天麻组成，虽有除痰定眩止痛之功，却无补脾益气扶正之力，与东垣之方名同实异。

31. 脑出血　案1（中风闭证）

【诊治实录】

吴某，男，62岁，四川省南江县寨坡乡农民。1969年3月24日初诊。

患者子女来诉，其父昨日午后因家事郁怒，突然昏厥倒地，不省人事。当地医生诊断为"中风"，针灸治疗未效，至今未醒。延请我能前往一诊，看能否有救。

刻诊：患者神识昏迷，两手握固。形体魁肥，面赤息粗，喉间痰鸣，辘辘有声。发热项强，右眼瞳孔中等开大约4mm。小便失禁，大便三日未解。舌红，苔黄腻，脉弦滑数。昨日中午饮酒甚多，酒后因家事气恼，猝然昏仆，血压168/98mmHg。诊断为高血压病、脑出血；中医属中风闭证。病势危急，凶多吉少，只能尽力为之。急当泄热息风，豁痰开窍。非牛黄无以清心护神明，非大黄无以泄热荡浊瘀。故予安宫牛黄丸2粒，生大黄30g，共研细末，加竹沥30mL，姜汁少许，兑入开水，徐徐喂进，浸咽入喉。并立即针刺十宣穴，三棱针点刺十二井穴出血。

二诊（1969年3月26日）：昨日患者始苏，渐能知人，尚不能语。排大便甚多，发热已退。左侧肢体瘫痪，右侧手足可微动，喉中痰鸣。舌质红，苔黄微腻，脉弦滑数。此为痰热壅阻，络道瘀涩。治当平肝潜阳，豁痰息风。予羚羊角汤合涤痰汤加减。

处方：羚羊角（磨水）3g，龟板（醋炙）20g，牡丹皮15g，生地黄20g，石决明30g，白芍20g，柴胡10g，菊花15g，夏枯草20g，茯苓20g，陈皮6g，姜半夏10g，枳实10g，胆南星10g，石菖蒲6g，竹茹10g，炙甘草10g。煎取

1200mL，每次 100mL，每日 4～5 次，2 剂。

三诊（1969 年 3 月 29 日）：神识已清，语言不利。喉间痰涎渐少，可进流质饮食。左侧偏瘫，左手及上臂呈痉挛状，强硬失用，右侧肢体可以活动，血压 130/86mmHg。舌边红，苔薄黄，脉弦数。此肝风鸱张，络脉挛急。仍当平肝潜阳，滋阴宁络。予天麻钩藤饮加减。

处方：天麻 20g，钩藤 20g，焦山栀 10g，黄芩 15g，杜仲 10g，怀牛膝 15g，生地黄 30g，桑寄生 15g，石决明 30g，茯神 15g，益母草 15g，全蝎 10g，地龙 20g，牡丹皮 15g。煎取 1500mL，每次约服 200mL，每日 3 次，5 剂。

四诊（1969 年 4 月 10 日）：患者已能由家人扶坐床头。神清，语言不利，左侧偏瘫如前。饮食稍增，大便干燥，2～3 日 1 次。舌质边红，苔薄黄，脉弦细。病已脱险，但络道为痰血凝滞，筋脉挛急失用，调理尚需时日。仍以滋水涵木，化瘀通络为治。予六味地黄汤合桃红四物汤加减。

处方：生地黄 30g，山萸肉 20g，怀山药 20g，茯苓 20g，牡丹皮 20g，泽泻 10g，当归 15g，赤芍 20g，川芎 15g，全蝎 10g，地龙 20g，桃仁 10g，红花 10g，胆南星 10g。煎取 1800mL，每次服 300mL，每日 3 次，10 剂。

另予大活络丹 5 盒，每服 1 粒，早晚各 1 次。

1 个月后家人来告，患者已能由人搀扶，在室内蹒跚行走。嘱仍可续服前方及大活络丹，并指导家人帮助患者坚持功能锻炼。半年后随访，3 个月前停药，患者病情更有好转，可在院内扶杖行走。

【临证思辨】

中风属内科急症，发病突然，病势险恶，轻则在经在络，口眼㖞斜，言謇语塞，或半身不遂；重则入于脏腑，猝然昏仆，不省人事，甚则暴逆厥脱。本例患者形体魁肥，宿蕴痰湿。发病前饮酒甚多，盛怒而猝倒，为阴精亏损于下，肝阳暴张于上，血随气逆，夹痰火以蒙蔽清窍，堵塞神明之路，故见神昏体热。《素问·调经论》云："血之与气并走于上，则为大厥，厥则暴死。气复反则生，不复反则死。"患者有高血压病史及酒后郁怒，出现猝然昏仆，并有项强体热、右眼瞳孔散大等体征，考虑为高血压病、脑出血，中医辨证为中风闭证。缘肝阳暴张，阳亢风动，痰火壅盛，蒙蔽清窍，腑气闭塞。用吴鞠通《温病条辨》中牛黄承气汤治疗。本方即安宫牛黄丸加大黄研细调服，具有泻火降浊、豁痰开窍的作用。针十宣及刺十二井穴出血，泄热启闭。十二井穴即手指端的少商、商阳、中冲、关冲、少冲、少泽等穴，两手共12穴。《灵枢·九针十二原》云："所出为井，所溜为荥，所注为输，所行为经，所入为合。"井者，如水始出。十二井穴为手三阳之起始穴，刺血泄热后接经气可缓头面之热壅，有启闭、泄热、开窍、息风的作用。十宣穴为经外奇穴，针刺能助十二井穴泻火开窍之力。十二井及十宣均为中医临床急救泄热之要穴。针药并施，冀能救疾厄于危亡，挽大厦之将倾。服药次日，腑气得通，痰火始降，神识渐清，病有转机。改用《医醇賸义》所载羚羊角汤合涤痰汤加减，意在清肝降火、育阴息风、涤痰开窍。三诊时，患者神识清楚，能进饮食，但言謇语塞、手足偏左不遂。此肾阴亏耗日久，肝风鸱张未息，痰瘀阻络未通。故予天麻钩藤饮加减，滋阴平肝、活血通络。四诊时，病情虽已转危为安，但阴亏已甚岂能骤复，痰血瘀阻何能速去，左手足不遂非朝夕可已，言謇语塞非短期可疗。故予六味地黄汤合桃红四物汤加减，滋水涵木、活血通络，守方久服。兼用大活络丹扶正祛风，活络舒筋，以冀缓图。徐灵胎云："（大活络丹治）顽痰恶风，热毒瘀血，入于经络，非此方不能透达，凡肢体大证必备之药也。"患者按此方服药3个月，日渐好转。半年后随访，病情稳定，已能扶杖行走。

32. 脑出血　案2（中风脱证）

【诊治实录】

宋某，女，65岁，四川省南江县上两区农民。1979年10月9日初诊。

患者昨日傍晚在家喂猪时，突然昏倒，不省人事。当地医生给西药打针，至今未醒。家人今晨来我处延请到家诊治。

刻诊：神昏息微，目合口张，左侧瞳孔开大约4mm，撒手遗溺，四肢厥冷，瘫痪在床，舌痿淡紫，脉微细欲绝。血压98/54mmHg。此中风脱证，为元气亏耗日久，阴竭于下，孤阳有上越之势，亟虑阳气暴脱。急当回阳救逆，益气固脱。予参附汤加味。

处方：生晒参 60g，制附子 30g，龙骨 60g，牡蛎 60g，干姜 20g，制黄芪 60g。上六味加水 2500mL，浓煎取汁 1000mL，徐徐频灌入咽，每次约 50mL，每半小时 1 次，日夜勿间断。

二诊（1979 年 10 月 11 日）：上药服 2 剂时，患者渐至苏醒，能识家人。神差，语声低微，口干唇燥，但欲漱水不欲咽。四肢厥冷略减，手足偏右不遂。舌质淡紫，脉弦细微，此为阳气未充，阴精已耗。治宜兼顾，予四逆汤合大补元煎加减。

处方：生晒参 60g，制附子 30g，山萸肉 30g，熟地黄 60g，干姜 20g，当归 20g，丹参 20g，枸杞子 30g，山药 30g，炙甘草 10g。水煎服，每日 1 剂，3 剂。

三诊（1979 年 10 月 14 日）：患者神识已清，能诉病情。四肢厥回，右侧手足不遂。舌质淡、边有瘀点，苔薄白，脉沉细涩。予补阳还五汤加减。

处方：制黄芪 100g，生晒参 30g，赤芍 30g，川芎 30g，当归 20g，熟地黄 30g，地龙 30g，桃仁 10g，红花 10g，全蝎 15g，制南星 10g。水煎服，2 日 1 剂，5 剂。

四诊（1979 年 10 月 25 日）：患者精神转佳，饮食尚可。右侧肢体稍能活动，上肢肌力Ⅱ级，下肢肌力Ⅰ级。前方再服 5 剂。

五诊（1979 年 11 月 10 日）：病情更有好转，已能扶杖行走。右上肢肌力Ⅲ级，下肢肌力Ⅱ～Ⅲ级。饮食尚可，二便自调，舌质淡红、边有细小瘀点，苔薄白，脉弦细。气血亏虚，络脉瘀滞，康复尚需时日，治应缓图。宜用丸剂调理。嘱患者除继续服药治疗外，还应加强肢体功能锻炼。

处方：制黄芪 200g，生晒参 100g，当归 60g，赤芍 60g，川芎 60g，熟地黄 100g，制附子 60g，桃仁 60g，红花 60g，全蝎 60g，地龙 80g，制南星 40g，白花蛇 4 条，鸡血藤 60g，三七 40g，水蛭（酒炒）20g，虻虫（酒炒）20g，土鳖虫（酒炒）40g。研末混匀，炼蜜为丸。每丸 10g，每服 1 丸，日 3 次。

2 个月后，患者之子来诉，其母已能在院内独自行走，生活尚可自理，但右侧肢体乏力。嘱余药减量续服，改为每日 2 次，服完即可停药。随访 2 年，其人健在，能做一些轻体力劳动活。

【临证思辨】

本例患者发病时，猝然昏仆倒地，不省人事，目合口张，二便失禁，撒手肢软，为中风脱证。多缘精血亏耗日久，木少滋养，营卫空疏，痰火随肝风而动，蒙阻清窍，神明失用，闭阻经隧，故见神识昏迷、手足不遂、四肢厥冷。初诊时见阳气式微，病势危急，恐其亡阳暴脱，阴阳离决，故急投大剂参附汤加味。方中以人参、附子为君，益气回阳；佐黄芪助人参益气之功，干姜助附子回阳之力；龙骨、牡蛎镇摄潜敛，以固厥脱。再诊时，神识渐清，手足稍温，但口燥唇干不欲饮，此为阴阳俱虚，治当兼顾。明·张景岳说："善补阳者，必于阴中求阳，阳得阴助而生化无穷。"故用四逆汤合大补元煎加减治疗。方中附子、干姜温脾肾，回阳救逆；人参、甘草补脾肺，益元固脱；熟地黄、山萸肉、枸杞子滋肝肾之阴，填精固护下元；当归、丹参补血活血，养营润燥；山药补脾益肾，御风气，尤在泾称此药"兼擅补虚祛风之长"。此方虽与前方有异，但异中有同。二方均以人参、附子为君，且用量重，方克有济，能峻补先后天之气，以防再度厥脱，正如《删补名医方论》所说："补后天之气无如人参，补先天之气无如附子，此参附汤之所由立也。二脏虚之微甚，参附量重为君，二药相须，用之得当，则能瞬息化气于乌有之乡，顷刻生阳于命门之内，方之最神捷者也。"参附汤与大补元煎二方合用，阳中有阴，温中有润，补中有消，药证相宜。三诊时，见神清厥回，右侧肢体不遂。病虽脱险，须防复中，且痰血瘀阻经隧，何能遽通。治当益气活血，祛风解痉。用补阳还五汤加减。方中黄芪、人参大补脾肺之气；佐地、芍、芎、归四物益血养营，桃仁、红花活血化瘀，全蝎、地龙、南星息风豁痰，通络解痉。诸药相伍，相须为用，共奏其功。四诊时，病益好转，效不更方。五诊时，见患者虽羸弱之身，尚能扶杖行走。治宜缓图，补气消瘀，以蜜丸调之。方中参、芪补气培元，四物汤益血养营，桃仁、红花、三七、鸡血藤活血化瘀；附子扶肾中之阳，熟地黄滋坎中之阴，全蝎、地龙、白花蛇、南星祛风解痉；水蛭、虻虫、土鳖虫入肝经血分，能吮、能吸、能消，最擅入络搜剔死血瘀滞，故仲景抵当汤、抵当丸、大黄䗪虫丸均用之以消干血瘀阻。诸药合用，标本兼顾，能补气益元，滋阴养血，散瘀通络，故获效验。

33. 脑梗死后遗嬉笑无常（失神　气血瘀滞，痰热扰神）

【诊治实录】

王某，男，50岁，四川省巴中市南江县正直乡农民。患者因头昏、步态不稳、无故发笑半月，于2013年7月22日来我处就诊。

40天前自觉头昏目眩，步态不稳，言謇语塞，曾在巴中市某医院住院治疗，诊断为脑梗死、高血压病、高脂血症。因诊疗效果不佳，转成都某三甲医院治疗。MRI增强扫描示：双侧大脑皮层下、基底节区、中脑缺血性腔隙性梗死灶，脑白质脱髓鞘改变。仍诊断为高血压病、交界性腔隙性梗死（脑桥、双侧基底节、双侧半卵圆中心）、高脂血症。治疗好转后带药出院。半月前突然嬉笑无常，不能自持，渐至频发难已，中西医诊疗罔效，遂延余诊治。

刻诊：神识清楚，面色红润，语欠流畅。言谈间频发嬉笑，甚则喜极而泣，涕泪交作，不能自已。喉间痰鸣有声，口角流涎不止。头昏，右上肢乏力，诉其行走时脚下如踩棉团，以右侧为甚。舌质边尖红，苔白微腻，脉弦滑。血压120/88mmHg。此为痰血瘀阻，化火扰神。予温胆汤合导痰汤加减。

处方：法半夏10g，茯苓20g，枳实15g，陈皮10g，制南星10g，竹茹10g，郁金10g，远志6g，黄连10g，丹参20g，桃仁10g，红花10g，石菖蒲10g，甘草6g。水煎服，2日1剂，3剂。

二诊（2013年7月29日）：服上方后，发笑次数减少，喉间痰鸣亦瘥，治见初效，仍宗前法，用原方加减。

处方：法半夏10g，茯苓20g，茯神20g，枳实10g，陈皮10g，制南星10g，竹茹10g，郁金10g，远志6g，黄连10g，丹参20g，桃仁10g，红花10g，石菖蒲10g，全蝎10g，地龙15g，龙骨20g，牡蛎20g，甘草6g。水煎服，2日1剂，7剂。

三诊（2013年8月23日）：病情更有好转，言谈之间未见无故发笑。家人诉其平时发笑亦显著减少，仍觉头昏目眩，右半身及右下肢乏力，舌尖红，苔薄白，脉沉弦。予补阳还五汤合导痰汤加减。

处方：黄芪100g，当归30g，赤芍20g，川芎15g，桃仁10g，红花10g，法半夏10g，茯苓15g，陈皮10g，制南星10g，枳实10g，全蝎10g，地龙15g，丹参20g，郁金10g，黄连10g，石菖蒲10g，甘草6g。水煎服，2日1剂，7剂。

另予大活络丸，5盒，每次服1粒，日2次。

四诊（2013年9月15日）：神清语畅，未再无故发笑。头昏目眩亦瘥，四肢活动基本正常。胃纳欠佳，食后腹胀，大便黏滞不爽。舌尖红，苔薄白，脉沉弦而濡。此脾虚食湿失于输化，予四君子汤合平胃散加减。

处方：生晒参20g，茯苓20g，白术15g，苍术15g，陈皮10g，砂仁15g，厚朴15g，山楂30g，丹参20g，檀香10g，三棱10g，莪术10g，甘草6g。水煎服，2日1剂，3剂。

后家人来告，嬉笑已止，食欲亦佳，未再腹胀，行动自如，停药。

随访半年，身体安和，已能做家务及农活。

【临证思辨】

本案例为脑梗死中风后精神异常患者，以无意识的嬉笑不休及眩晕、行走无力为主要临床表现。辗转多家医院，中西药治疗罔效。来我处初诊时，见患者面赤神清，语欠流畅。言谈中多次无故发笑，甚则涕泪交作，涎唾喷溢，语难接续，令人唏嘘。头昏目眩，下肢乏力，步态不稳。舌质尖、边红赤，苔白微腻，脉弦滑。病为中风，证系气血瘀滞，痰热蕴阻，上扰神明。病位在心，其应在神。《灵枢·本神》云："心藏脉，脉舍神。心气虚则悲，实则笑不休。"又云："察观病人之态，以知精、神、魂、魄之存亡，得失之意，五者以伤……"《素问·阴阳应象大论》亦云："在声为笑……在志为喜。"治疗应以清热化痰、行气活血、宁心安神为法，选用温胆汤合导痰汤加减。方中半夏、茯苓、陈皮燥湿化痰，理气和中；黄连清心宁神；菖蒲、远志祛痰辟秽开心窍；丹参、郁金、桃仁、红花活血化瘀通心脉；竹茹涤痰开郁宁心气；甘草和中。诸药合用能清胆和胃，除痰火之上扰；活血开窍，厘心神之逆乱。服之嬉笑诸症悉减，治见初效。续用此方，加全蝎、地龙活血通络，息风解痉；龙骨、牡蛎重镇安神。三诊时，痰火已降，神气宁谧，未再无故发笑。仍诉头昏、四肢乏力，为气血亏虚，痰瘀阻络，故用王清任补阳还五汤合导痰汤加减，兼服大活络丸益气活血，化瘀通络。四诊时发笑已止，诸症悉退，又见腹胀纳差、大便黏滞不爽，此为脾虚湿困，运化无力。故予平胃散除湿散满；加参、苓、术、草四君补脾益气，丹参、山楂、三棱、莪术消积化滞，檀香、砂仁、陈皮行气止痛。服3剂而瘥，停药。随访半年，身体安和，能干农活。中风后精神情志异常者，多见抑郁、痴呆、寡言少语或躁扰焦虑、失眠等症状。本例患者脑梗死中风后情志异常，表现为嬉笑不休，临床较为少见。病位在心，因心主神明，在志为喜，在声为笑。其病因病机为痰、火、郁、瘀，心窍被扰，神明逆乱。治疗总以涤痰降浊，活血化瘀，清心宁神为法，辨证用药，终竟全功。

34. 颅脑术后持续昏迷抽搐（中风　痰热蒙蔽心包，肝风内动）

【诊治实录】

赵某，男，20岁，其父代诉病史。

患者于20天前突然昏仆，急送我市某西医医院住院治疗。经各项理化检查后，诊断为右侧小脑出血、蛛网膜下腔出血、脑疝形成，发病危通知书。当晚即行开颅引流减压及气管切开术。术后一直昏迷抽搐，阵发性骚动，每1～3分钟抽搐1次，每次约半分钟。给予吸氧、吸痰、抗感染、支持等治疗，已建"五管"通道（氧气管、吸痰管、鼻饲管、输液管、尿管），治疗20天，患者一直昏迷、抽搐不止。无奈之下，患者家属寄望于中医，遂求治于余。察患者深度昏迷，形瘦如柴，频发抽搐，目睛上视，喉间时有痰鸣，舌苔黄而厚腻，舌质红、边有紫色瘀点，脉沉弦细数。患者已七日未解大便，此为痰血瘀阻，腑实内结，郁久化热，邪蔽心包，上郁下闭无以开泄。治当清热化痰，息风开窍，活血行瘀。方用温胆汤加黄连、胆南星、石菖蒲、地龙、琥珀，兼用牛黄承气汤，即用大黄煎汁化服安宫牛黄丸，每次1粒，每日2次，胃管饲药。次日，患者能睁眼看人，但意识朦胧，抽搐次数明显减少，继服上方。两天后大便得下，神识渐清，能点头识人，偶有抽搐，历时甚短，痰喘息粗。口腔多处溃疡，有白色膜状物附着，此系抗生素使用太久，继发真菌感染。中医辨证为痰热蕴结，肉溃血腐。予清金化痰汤加减，仍兼服牛黄清心丸（每日1粒）。一周后，溃疡消失，口腔清洁。舌苔薄白，神志渐清，抽搐已止，但不能语言，左侧肢体偏瘫，肌力2级，遂改服补阳还五汤加减。病情日渐好转，半月后出院。予益气养血、化瘀通络之法调治，并嘱来我院做理疗康复。2个月后，患者渐能扶杖行走。半年后，患者来诊，神清语爽，面色红润，扶杖行走。随访至今，病已痊愈。

【临证思辨】

本病患者以突然昏仆不醒，抽搐偏瘫为主症，属中医昏厥、中风的范畴。患者年仅二十，与老年精血亏损、风火痰瘀所致"中风"有别。该患者自幼性情急躁易怒，及至成年，渐嗜烟酒，尤喜炙煿厚味，为阴虚阳盛之体。发病前突然头痛昏眩，瞬不识人，此即《素问·调经论》所云："血之与气并走于上，则为大厥，厥则暴死。气复反则生，不复反则死。"多因五志过极，肝阳暴盛，血气上逆，迫血妄行，溢于络外。患者行开颅术、止血引流减压后，虽病情暂缓，但终未苏醒，且抽搐不止，此内郁之火未熄，蕴阻之痰未消，凝结之瘀未散，蒙蔽神明，热盛动风，故神识不清、抽搐不止。久之，气液亏损，精血日耗，邪盛正衰，病势沉重，渐入膏肓。余初诊时大便已七日未解，喉间痰鸣，抽搐不止，舌苔厚腻而黄。此为上郁下闭，湿热痰瘀蒙蔽心包，腑气闭塞，心火不降，肝风鸱张。治当清热化痰，活血散瘀，息风开窍。治以温胆汤加味，分消走泄，化痰利湿，散三焦之邪。黄连泻心胃之火，胆南星化胸膈之痰，地龙、琥珀通络行瘀利水，更用牛黄承气汤清心开窍、通腑泻浊。故上方投之，效如桴鼓。继用清金化痰汤及牛黄清心丸，清化痰热，息风开窍，使神识清，抽搐止。出院后，予补阳还五汤加减，益气活血化瘀，配合针灸理疗，四肢功能渐复。随访至今，患者生活已能自理，日臻康复。

35. 颅脑术后继发性癫痫（痰血瘀阻，蒙蔽神明）

【诊治实录】

马某，男，7岁，四川省巴中市某小学学生。因阵发性意识不清伴四肢抽搐一年多，于2012年8月13日来诊。

其母代诉，患儿产后1个月因颅内出血曾在常州市某医院行颅脑手术。术后恢复尚好，发育正常。至5岁时，始觉其行为异常，时有狂躁、骂人、打人、乱摔东西，好动难静。一年前偶发昏迷、手足蠕动，历时1～3分钟，曾在常州市某三甲医院检查治疗，诊断为继发性癫痫、多动症，西药治疗无明显好转，渐至癫痫频发。今年以来，多次无故打人、狂躁不安，只得停学，随其祖母返家巴中调治。3天前见患儿昏迷抽搐，历时约1分钟。遂来我处诊治。

刻诊：神清喜动，时有秽语，配合欠佳。面色微红，多涎喜唾，饮食正常，二便自如，舌质红、边紫暗、有瘀点，脉弦细。结合病史，四诊合参，应为痰血瘀阻络道，气血失和。予通窍活血汤合导痰汤加减。

处方：麝香0.1g（分次冲服），桃仁5g，赤芍5g，川芎5g，红花5g，龙骨10g（先煎），牡蛎10g（先煎），茯苓5g，法半夏3g，枳实3g，胆南星3g，陈皮3g，全蝎5g，地龙5g，天麻5g，大枣5g，生姜3片，炙甘草1.5g。加水1000mL，煎取600mL，加黄酒100mL，煎取600mL，每服100mL，日3次，10剂。

二诊（2012年9月10日）：服上方后，情绪渐安，躁扰渐止，癫痫未发。治见初效，仍以活血行瘀、涤痰通络为法。予血府逐瘀汤合导痰汤加减。

处方：赤芍5g，当归5g，生地黄10g，川芎5g，桃仁5g，红花3g，枳壳5g，法半夏3g，茯苓5g，陈皮3g，胆南星3g，桔梗3g，全蝎5g，地龙5g，炙甘草3g。加水1000mL，煎取600mL，每服100mL，日3次，5剂。

三诊（2012年9月20日）：病情更见好转，不再狂躁打人，癫痫亦未再发，已在城区小学就读。见患儿神疲少言，胃纳欠佳，夜间梦中常有哭闹。舌质淡紫，苔薄白，脉弦细。此为心脾两虚，治当益气健脾，养心宁神，兼化痰瘀，予定志丸加减。

处方：人参10g，远志3g，石菖蒲3g，茯神10g，酸枣仁10g，法半夏3g，龙齿15g（先煎），丹参10g，炙甘草3g，白术6g，陈皮3g。加水1000mL，煎取600mL，每服100mL，日3次，5剂。

另予河车丸加减作丸：紫河车100g，茯苓60g，茯神60g，人参60g，丹参 60g，远志 20g，龙齿 60g，郁金 40g，枯矾 20g。上药研末，水泛为丸如绿豆大，每服 3g，每日 3 次，服 1 个月后停药 5 天。再服如前，直至服完。

嘱如有其他不适或病情变化速告知。

四诊（2012 年 11 月 20 日）：丸药已服完，病情未再复发，精神亦佳，饮食尚可，为巩固疗效，仍宗前法，用前方去郁金、枯矾二味，水泛为丸服用，服法同前。

2013 年 1 月 21 日，患者家人来告病愈停药。随访年余未再复发，在校学习成绩亦佳。

【临证思辨】

颅脑术后继发癫痫，是颅脑创伤后的严重并发症之一。这是一种反复发作的神经元异常放电所致暂时性中枢神经系统功能失常的慢性疾病，表现为运动、感觉、意识、行为、自主神经等的不同障碍。癫痫因其病因不同，可分为原发性和继发性两类。前者亦称特发性癫痫，系指目前病因不明确的器质性或代谢性脑病；后者是指因多种脑部病理损伤及代谢异常所致继发性病变，又称症状性癫痫。本病中医称"痫证"，亦称"癫痫""癫疾"。几千年来，中医对本病的病因、病理、临床表现、鉴别诊断及其治疗，有详细的资料记载，积累了丰富的临床经验，常见病因除得之先天"胎痫"外，常与惊恐、恼怒、忧思等精神因素及痰、火、食、瘀、虚相关，导致心、肝、脾、肾等脏腑功能失调，痰火内生，随气上逆，蒙闭清窍。《素问·奇病论》云："人生而有病癫疾者，病名曰何？安所得之？岐伯曰：病名为胎病，此得之在母腹中时，其母有所大惊，气上而不下，精气并居，故令子发为癫疾也。"临床上因外伤、瘀血，特别是头颅损伤或颅脑术后继发癫痫者亦复不少。古代中医对外伤瘀血所致继发性癫痫论述较少，至明清以后，始有涉及。如明·鲁伯嗣在《婴童百问·惊痫》中云："血滞心窍，邪风在心，积惊成痫。"清·周学海《读医随笔·证治类》云："癫痫之病，其伤在血，寒、热、燥、湿之邪，杂然凝滞于血脉，血脉通心，故发昏闷而又有抽掣叫呼者，皆心肝气为血困之象，即所谓天地之疾风是也。"故颅脑损伤或颅脑手术后继发性癫痫多为瘀血凝滞于内，痰热蕴阻于中，六淫七情诱之使发。本例患者于颅脑术后 5 年，始有无故打人、骂人、摔东西等性格及行为异常，躁烦难安，甚则昏仆倒地，四肢抽搐或蠕动，虽历时甚短，但用药罔效，渐至频发。曾在某三甲医院诊断为继发性癫痫及多动症。来我处就诊时，见患儿躁扰，时有秽语，口中多涎，舌质红、边紫暗，左有细小瘀点，脉弦细。结合病史，中医学认为本病的病因病机应为瘀血阻络，痰热蕴结，蒙闭神明，气血失和。故予通窍活血汤合导痰汤加减。方中赤芍、川芎、桃仁、红花活血化瘀；茯苓、半夏、陈皮、胆南星祛痰理气；天麻、地龙、全蝎平肝息风，通络解痉；龙骨、牡蛎潜阳镇惊；麝香一味最为紧要，其性芳香走窜，入心经行血分之滞，最能活血化瘀，开经络之壅遏，通诸窍之不利。正如明·李时珍在《本草纲目》麝香条下所云："……惊痫癥瘕诸病，经络壅闭，孔窍不利者，安得不用为引导以开之通之耶！"加入黄酒者，助活血之力。诸药合用，共奏活血化瘀、涤痰行滞、通络解痉之功。服10剂后，躁扰渐止，情绪渐安，未再昏迷抽搐。其后仍宗前法，续用血府逐瘀汤合导痰汤加减。治疗月余，癫痫未发，已能上学读书。三诊时，见患儿神疲懒言，胃纳欠佳，此为心脾两虚。治当益气健脾，养心宁神，故用定志丸加减与服。方中人参、白术、甘草补脾益气，远志、茯神、龙齿宁心安神，二陈化痰，丹参行瘀，并用《医学心悟》河车丸合白金丸加减作丸服之，以巩固疗效。方中人参、茯苓、紫河车补气健脾益精血，杜生痰之源；郁金、丹参清心解郁，行气血，消未尽之瘀；枯矾、远志宁心利窍；龙齿、茯神镇心安神。标本兼顾，攻补兼施。服用2个多月，病情更有好转。后仍宗前法前方，去郁金、枯矾耗气损血之味，水泛为丸续服，服完后停药病愈。随访一年，未再复发，在校学习成绩亦佳。颅脑损伤或术后继发性癫痫，临床并非鲜见。此类患者西医用各种现代理化检查，却无以见察其"瘀"，故难以根治。中医却能根据其病史体征，知其瘀之所在，而以化瘀通络法取效。本人凡遇此类患者，多在辨证的基础上加用活血化瘀、宁络开窍之药见功。其中麝香、全蝎、地龙每多用之，收效尤捷。随着现代科技的不断发展，中医的临床及其理论将会伴随着科技的进步，逐渐让世界得以认知并为之升华。

36. **癫痫**（*痰热蕴伏，蒙蔽心窍*）

【诊治实录】

吴某，女，17岁，四川省广元市某校学生。因多次突然昏仆倒地、四肢抽搐，于2010年1月28日来诊。

患者两年前偶发短暂昏迷伴四肢抽搐，在当地医院检查拟诊为癫痫。口服安定、卡马西平等西药，无明显效果。渐至频发，每月1～2次，每次1～3分钟。遂到成都市某三甲医院神经内科检查。头部CT及MRI提示：颅内未见占位病变。脑电图检查结论：中度异常脑电图。确诊为癫痫。服丙戊酸钠缓释片、卡马西平等西药治疗1年多，病情未能有效控制，仍每月癫痫发作2～6次。发作前有恐惧或紧张感，发作时昏仆倒地，喉中痰鸣，惊叫如羊声，两目上视，口泛涎沫，持续3～5分钟。曾去当地中医院，间断服用中药，未见明显疗效，遂来我处诊治。

刻诊：神色尚可，偶咳有痰，胸闷脘痞，睡眠欠佳，多梦易醒，二便自调，舌质边尖红赤，苔白微腻，脉弦濡数。证系痰热蕴伏，随肝火上逆，蒙阻心窍。予温胆汤合白金丸加减。

处方：茯苓15g，法半夏10g，陈皮10g，枳实10g，竹茹10g，明矾6g（分次化服），郁金10g，远志6g，胆南星6g，川贝母10g，全蝎6g，僵蚕10g，甘草6g。加水1600mL煎取1100 mL，加入竹沥60mL，每服200mL，日3次，2日1剂。10剂。

二诊（2010年3月1日）：前方已服15剂。当月仅发作1次，持续1～2分钟，治见初效。仍用前法，原方续服10剂。

三诊（2010年3月25日）：昨日癫痫发作，昏迷抽搐，昏迷中目睛上视，历时2～3分钟，发作时未见发声及吐涎沫，但四肢抽搐不止，手足蠕动未停。醒后颧红目赤，烦躁不安，舌质边尖红赤，苔薄黄，脉弦滑。此为肝火夹痰动风，蒙蔽心窍。予《金匮要略》风引汤加减。

处方：寒水石60g，石膏60g，赤石脂60g，紫石英60g，滑石60g，龙骨 40g，牡蛎 40g，桂枝 30g，干姜 40g，大黄 40g，郁金 30g，全蝎 30g，僵蚕 30g，明矾 30g，甘草 20g。上药研为粗末，每用 30g，加水 500mL，煎取 300mL，每服 150mL，日 2 次。

四诊（2010 年 4 月 6 日）：服上方期间癫痫未再发作，患者神疲倦怠，头昏乏力，时有耳鸣，饮食减少，舌红苔薄白，脉弦细数。此久病之后，肝肾亏虚，精血不足，予大补元煎加减。

处方：人参 15g，山茱萸 10g，熟地黄 20g，山药 20g，杜仲 10g，怀牛膝 10g，当归 10g，枸杞子 15g，法半夏 6g，茯苓 10g，陈皮 6g，炙甘草 6g。水煎服，2 日 1 剂。5 剂。

另予定痫丸加减作丸：天麻 60g，茯神 40g，茯苓 40g，川贝母 50g，胆南星 40g，法半夏 50g，紫河车 100g，陈皮 40g，远志 20g，丹参 60g，全蝎 40g，僵蚕 60g，石菖蒲 40g，麦冬 60g，琥珀 60g，辰砂 30g（另包）。另取竹沥 200mL，生姜汁 40mL，甘草 30g，熬膏和上药混合为丸，辰砂为衣，每服 5g，1 日 2 次。

续服丸药半年，服药期间癫痫未发，停药。随访两年，癫痫未再发作，身无他恙，已在某职业学院就读大专。

【临证思辨】

癫痫又名痫证，是一种发作性神志异常的疾病。西医学认为，本病是一组反复发作的神经元异常放电所致暂时性中枢神经系统功能异常的慢性疾病。功能失常表现为运动、感觉、意识、行为、自主神经等的不同障碍。临床特征为发作时突然昏仆不知人事，口泛涎沫，四肢抽搐；或口中有猪羊叫声，移时始苏，醒后一如常人。西医治疗癫痫有药物及手术方法，并根据发作的类型进行药物选择，虽有一定疗效，但其抗惊厥药物的毒副作用较多，难于长期坚持。

癫痫中医亦称痫证、癫疾。千百年来，中医对本病的认识及其治疗，有着详细的资料记载，积累了丰富的临床经验。中医学认为，本病的常见病因除得之先天（如"胎痫"）外，多与惊恐、恼怒、忧思等精神因素及痰、火、食、瘀、虚相关，导致心、肝、脾、肾等脏腑功能失调，肝风夹痰，随气上逆，蒙蔽清窍而发。故见神志不清、四肢抽搐、吐涎呼叫诸症。本病初期多实，以风火痰瘀为主，若病久迁延不愈，正气耗损，精血亏虚，痰热瘀滞，壅塞络道，邪气羁留，脏气逆乱，更难救治。其治疗原则，发作时当以豁痰宣窍、息风定痫为主，未发时则以养心调肝、补脾益肾为法。本例癫痫患者，痰湿素盛，常见喉间鸣响，胸闷纳差，苔白微腻，脉弦濡数。发则猝然跌仆，涌涎肢搐，喉中痰鸣。此痰浊蕴阻，肝风夹痰，随气上逆，蒙蔽心窍。故用温胆汤合白金丸加减治疗。方中二陈燥湿化痰，利气和中，升清降浊。半夏祛湿痰，贝母化热痰，南星、明矾、竹沥祛风痰、顽痰，远志豁痰以利窍，郁金行气活血、清心益脉更宁神。全蝎、僵蚕入肝通络，祛风解痉。此方服之月余，癫痫仅发作1次，且历时较短，既已获效，故仍宗前法，以豁痰舒郁，祛风解痉为治，续用前方。三诊时，病情稳定，每月可发作1次，但发作时目睛上视，四肢抽搐甚急，手足蠕动，醒后颧红目赤，躁扰不安。舌边尖红赤，脉弦滑。此肝经风火夹痰浊升腾，蒙蔽心窍则神志昏愦，肝风鸱张则筋急抽搐。故用《金匮要略》所载风引汤加减，清热降火，镇惊息风。方中桂枝、大黄通行血脉，泻血分实热能降逆；石膏、寒水石、滑石、赤石脂清金制木以平肝；龙骨、牡蛎、紫石英镇惊安神可宁心；全蝎、僵蚕祛风解痉以缓急；郁金、明矾祛痰解郁能利窍；干姜、甘草温脾暖胃，益气和中，且制诸石之寒。此方为张仲景《金匮要略》中风历节病篇附方，用以"除热瘫痫"。其方后有云："治大人风引，小儿惊痫瘛疭，日数十发，医所不疗，除热方。"用此方为散，小量煎煮以图缓治。服用2个月，癫痫未再发作。后以张景岳大补元煎及《医学心悟》河车丸补脾肾、益精血，调理数月而竟全功。

37. 失眠（不寐　脾胃虚弱，痰热扰神）

【诊治实录】

张某，女，56岁，退休职工。患者因反复失眠2年多，加重7天，于1986年4月20日来诊。

两年前发生失眠，时轻时重，有时睡至半夜即醒，不能再入睡。严重时，失眠通宵达旦。曾在某三甲西医医院检查治疗，长期服镇静及抗焦虑药物，疗效不显。近一周来，彻夜不寐，烦躁焦虑，困倦不安，遂来我处诊治。

刻诊：神疲倦怠，面色萎黄，体微胖。失眠困扰，甚为痛苦，时有轻生之念。头痛，胸中烦热，心下痞满，胃纳不佳，呃逆，时作欠伸。大便溏薄不爽，溺少、色微黄，舌尖红，苔白微腻，脉弦缓。此为气虚脾弱，痰湿蕴阻，胃失和降。予温胆汤加减。

处方：姜半夏 10g，茯苓 15g，茯神 10g，枳实 10g，竹茹 15g，人参 15g，白术 10g，陈皮 6g，黄连 10g，灯心草 15g，炙甘草 10g。水煎服，2 日 1 剂，3 剂。

二诊（1986 年 4 月 25 日）：服上方后，渐能入睡，但睡眠不深，多梦易醒，每晚可睡 2～3 小时。饮食稍增，大便渐实。已见初效，仍与前方，加琥珀 10g（研服）。水煎服，2 日 1 剂，3 剂。

三诊（1986 年 4 月 30 日）：患者睡眠显著好转，每晚能入睡 5 小时左右。精神转佳，饮食增进，二便自调。此后，一直沿用此方，随症加减。共服 30 余剂，失眠告愈，身无他恙。

【临证思辨】

本例失眠患者，为脾虚痰热上扰，胃失和降，致心神不宁，夜不能寐。用温胆汤合六君子汤标本兼治。方中人参、白术、茯苓、甘草健脾益气，补中和胃，助坤土以升运；佐以二陈、枳实除三焦之痰壅，黄连、竹茹清心除烦解邪热之上扰，茯神、灯心草宁心利水，导心火以下行。诸药合用，共奏健脾和胃、清热化痰、宁心安神之功，故使病情逐渐好转，后加入琥珀，意在镇惊安神。治疗从始至终总以调理脾胃为法，故能益气血、安五脏、除痰热、行营卫，从而取得治疗失眠的良好效果。

38. 发作性睡病（多寐　嗜卧　脾虚湿困，心神逆乱）

【诊治实录】

岳某，男，19 岁，四川省巴中市化成区奇章乡人。因发作性睡眠障碍 8 年，曾在多家西医医院治疗，诊断为"发作性睡病"，西药治疗无好转，于

2004 年 1 月 5 日来我处求治。

患者自诉 10 岁左右发现睡眠异常，夜能安卧，白天总要突发 2～3 次睡眠，发作时睡意不可控制，时约半小时即自动醒来。曾在本市及成都某三甲医院就诊，均诊断为发作性睡病，治疗无好转。

刻诊：患者神清，语言流利，形体稍胖。胃纳佳，食后脘腹胀满，大便溏薄，舌质微红，苔薄白，脉沉缓，应是脾虚湿困，清阳不升，浊阴不降所致，予东垣升阳益胃汤加减。

处方：人参 15g，黄芪 30g，茯苓 15g，白术 10g，白芍 20g，泽泻 10g，柴胡 10g，防风 6g，陈皮 6g，羌活 6g，独活 6g，黄连 6g，远志 6g，姜半夏 6g，石菖蒲 6g，大枣 10g，生姜 6g，炙甘草 6g。水煎服，2 日 1 剂，5 剂。

二诊（2004 年 1 月 15 日）：服药后病情稍减，每日发作性睡眠降至 1～2 次，每次约 20 分钟。醒后精神如常，夜间睡眠亦佳，饮食及排便正常，未再腹胀，治见初效。仍予前方加减。

处方：人参 15g，黄芪 30g，茯苓 15g，白术 10g，白芍 20g，泽泻 6g，姜半夏 6g，柴胡 10g，陈皮 6g，防风 6g，羌活 6g，独活 6g，黄连 6g，砂仁 6g，葛根 15g，升麻 10g，苍术 10g，三棱 6g，莪术 6g，大枣 10g，生姜 6g，炙甘草 6g。水煎服，2 日 1 剂，5 剂。

三诊（2004 年 1 月 30 日）：病情继续好转，白天发作性嗜睡仅发 1 次，且历时甚短，约 10 分钟即醒。胃纳甚佳，无腹胀便溏，但夜间睡眠多梦易醒，时觉心悸。仍予升阳益胃汤加减服用。

处方：人参 15g，白术 10g，茯苓 15g，姜半夏 6g，白芍 20g，黄连 6g，砂仁 6g，升麻 6g，柴胡 10g，三棱 6g，莪术 6g，葛根 15g，苍术 6g，丹参 15g，檀香 6g。水煎服，2 日 1 剂，5 剂。

另予程氏《医学心悟》安神定志丸加减，作丸，睡前服用。

处方：人参 50g，茯神 50g，茯苓 50g，远志 10g，桂心 20g，黄连 30g，炒酸枣仁 50g，龙骨 50g，石菖蒲 30g，夜交藤 50g，紫河车 100g，炙甘草 20g，炼蜜为丸，每丸 9g，睡前服。

2 个月后，患者来告，病已显著好转，白天很少发生嗜睡。随访至今，病情稳定，1 个月内仅偶发 1 ～ 2 次。

【临证思辨】

发作性睡病（narcolepsy）是一种原因不明的睡眠障碍。一般认为是多种环境因素与遗传因素相互作用的结果，与脑脊液中下丘脑分泌素 –1（Hcrt–1）的缺失或不足有关，是一种终身性疾病，部分患者可随年龄增长有所减轻。其临床表现为白天过度嗜睡，快速眼动，睡眠突然发作，失去清醒状态，造成睡眠结构及睡眠 – 清醒节律紊乱等症状。

本病属于中医多寐、嗜卧、瞑目等病范畴，多为心脾两虚，清阳不升，浊阴不降，清窍失荣等证。

《灵枢·寒热病》云"阳气盛则瞋目，阴气盛则瞑目"；李东垣云"脾胃之虚，怠惰，嗜卧"；朱丹溪云"脾虚受湿，沉困乏力，怠惰嗜卧"。本例患者来我处初诊时，诉其患此病，从少年时至今已 8 年之久，每次白天发作，无论在何时何地，睡意难以驱散，必睡半小时左右，自觉醒来，日发作 2 ～ 3 次，读小学中只好辍学。初诊时，见患者神清语畅，精神尚佳，身体微胖，饮食尚可，食后常有胸腹胀满，大便溏而滞下不爽，舌淡、苔白，脉象沉缓，此为脾虚湿困，清浊相逆之候，故用东垣升阳益胃汤加减，健脾胃，升清阳，泻浊阴，醒头窍。服之病瘥，白天发作嗜睡减轻，次数减少，胀满得舒。二诊时续用前方加升麻、葛根、砂仁助清阳之升；佐苍术、三棱、莪术利浊阴之降，续服 5 剂，病情大有好转，全天仅发作性睡眠 1 次，且历时甚短，约 10 分钟，胃纳佳，食后已无腹胀便溏，但夜卧欠安，时觉心悸，多梦易醒。此心肾不交之候，夜间不宁，恐引发白昼发作性睡病，故在续服升阳益胃汤的同时，另予中药安神定志丸加减，炼蜜为丸，睡前服用，交通心肾，宁心安神，与白昼所用升清降浊之药，相辅相成，共奏旦慧夜安之效。

39. 抑郁症　案 1（郁病　肝郁络滞，心神被扰）

【诊治实录】

何某，女，32 岁，四川省巴中市南江县朱公乡农民。患者因头痛失眠、胸胁胀满，于 2000 年 3 月 12 日来诊。

1 个月前因家事不遂，郁闷心烦，失眠，渐至每晚只能入睡 1 ～ 2 小时。5 天前发热头痛，在当地医院诊断为"上感"，服西药及输液，热退痛减，但头昏身困乏力，胸胁胀满，不思饮食，治疗无好转。渐至头痛如裂，烦躁不安，通宵不寐。

刻诊：患者面色萎黄，神疲，头痛，胸胁胀满，口苦，尿频，三日未解大便。舌苔薄黄，脉弦细。此为郁病日久，气机逆乱，胃失和降，心神被扰，魂不守舍，而致上述诸症。治疗方法当以疏肝理气，通络止痛为要；兼须宁心安神，和胃降逆。宗王泰林疏肝理气通络法。

处方：苏梗 10g，青皮 6g，香附 10g，郁金 10g，当归 10g，橘叶 10g，旋覆花 6g，降香 10g，炒酸枣仁 20g，全蝎 10g，川芎 10g，桃仁泥 10g，郁李仁 6g。水煎服，3 剂。

二诊（2000 年 3 月 20 日）：头痛，胸满胁胀大减，大便已通，饮食稍进，渐能安睡。仍诉口苦乏味，苔白微腻，脉弦滑。此为痰湿蕴阻，胆热扰神。予温胆汤加味，化痰和胃，解郁安神。

处方：茯苓 15g，茯神 15g，陈皮 10g，法半夏 10g，枳壳 10g，竹茹 10g，黄连 6g，炒栀子 6g，炒酸枣仁 15g，甘草 6g。水煎服，5 剂。

服药后诸症悉退，已能安卧，未再服药，旬日家人来告病愈。

【临证思辨】

患者为肝郁日久，气机逆乱，心神被扰，络脉瘀阻，故头痛失眠、胸胁胀满。用清·王泰林治肝的疏肝理气通络法调畅气机，解郁通络。方中苏梗、青皮、香附、橘叶疏肝理气，旋覆花、郁金、川芎、桃仁、全蝎行气活血，通络止痛，当归益血，酸枣仁宁心，郁李仁通便。合而用之，能疏气机，畅气血，安神止痛。继以温胆汤加减，化痰和胃，交通心肾。服之睡眠渐佳，诸症悉退。本例患者乃为七情所伤，郁而为病，故其从肝论治，疏肝解郁令气血冲和，诸症悉退。

40. 抑郁症 案2（郁病 心脾两虚，肠胃不和）

【诊治实录】

黄某，男，57岁，四川省南充市某公司会计。因神疲失眠，于2004年3月20日来诊。

患者因长期工作劳累而身心疲惫，一年前渐觉头昏失眠、情绪低落、胸闷纳差，某三甲医院诊断为抑郁症。西药治疗半年，病情时轻时重，形体日渐消瘦。又在当地服中药治疗，亦无明显好转。1个月前出现腹满便溏，每日大便3～5次，当地医院诊断为"结肠炎"，服西药后腹泻即止，停药后迅即复发。反反复复，延至今日，遂由家人送来我处诊治。

刻诊：精神萎靡，表情淡漠，消瘦，郁郁寡言。脘痞纳差，时时便溏，舌苔薄白、质淡，脉弦细。此为郁病日久，心脾两虚，肠胃不和。当先和胃消痞，固护后天之本。予半夏泻心汤加味。

处方：姜半夏10g，人参20g，炮姜20g，黄连15g，黄芩15g，砂仁15g，神曲20g，炙甘草10g，大枣15g。水煎服，3剂。

二诊（2004年3月26日）：患者痞消泻止，稍能进食，时作呃逆，精神略有好转，睡眠仍差，舌苔已薄，脉弦细。此气机郁滞日久，脾胃升降失常，心失所养。当行气解郁，养心安神。予越鞠丸合甘麦大枣汤加味。

处方：川芎10g，炒栀子6g，苍术10g，香附10g，神曲15g，黄连10g，砂仁20g，淮小麦100g，大枣30g，炙甘草20g。水煎服，3剂。

三诊（2004年4月3日）：患者精神转佳，饮食增进，睡眠好转。舌质淡红，苔薄白，脉弦细弱。心脾两虚，当益气健脾，补血养心。予归脾汤合甘麦大枣汤加减。

处方：人参20g，制黄芪20g，茯神20g，炒白术15g，当归15g，炒酸枣仁20g，龙眼肉20g，远志（炒）6g，木香6g，黄连10g，官桂6g（研服），大枣30g，小麦100g，炙甘草20g。水煎服，3剂。

四诊（2004年4月8日）：患者服上方后，睡能安卧，精神显著好转，胃纳亦佳。遂以归脾汤加朱砂、琥珀、紫河车为方，炼蜜为丸，返家服用。1个月后，患者来电告知病愈，已在单位恢复正常工作。

【临证思辨】

虽为郁病，但胃肠失和，心脾两虚。症见精神萎靡，情绪低落，脘胀痞满，大便溏泄。治当和胃消痞，顾护后天之本。予半夏泻心汤加减，辛开苦降，调和肠胃。待痞消泻止，再议行气解郁、清化痰热、调理脾胃，兼养心神，予越鞠丸合甘麦大枣汤加减获效。后用归脾汤合甘麦大枣汤加减，补益心脾，调理善后，以资巩固。方中参、芪、术、草益气健脾资化源，当归、龙眼肉、酸枣仁、远志、茯神补血宁心安神明，木香调气醒脾，黄连、官桂济水火以交通心肾。甘麦大枣汤滋阴除烦，养心宁神，此方不仅用治妇人脏躁，男人、小儿若用之得宜，亦有奇效。本例患者为抑郁症顽固性失眠从脾论治而取效，其治何以如此？一是培土化湿消痰热，和胃降浊宁心神；二是健脾益气安五脏，滋养营卫助运行。通过调理脾胃，使五脏安和，阴阳匀平。清阳自脾而升，浊阴由胃而降，升降有序，方能助卫气之行于阴而瞑，和胃化痰制阳明之逆上而宁神，睡卧自然得安矣。

41. 抑郁焦虑综合征　案 1（郁病　肝脾不调，神气逆乱）

【诊治实录】

患者，女，27 岁。2001 年 4 月 25 日初诊。

患者于一年前在某大学毕业后，求职未遂心愿，继之失恋，情绪逐渐低落，郁郁寡欢，常悲伤哭泣，不愿与人交往，甚至一度有自杀妄念。其母恐其轻生，与之形影不离。曾往多家医院求治，西医诊断为抑郁症，用药罔效。

刻诊：患者面色暗黄，神情沮丧，胸闷纳差，睡眠欠佳，时有颞侧头痛，咽部痰黏不爽。舌淡苔薄白，脉弦细。此七情所伤，气机郁滞，心神惑乱。治当养心安神，解郁除烦。予甘麦大枣汤合越鞠丸加减。

处方：淮小麦 100g，大枣 20g，甘草 10g，川芎 10g，香附 6g，栀子（炒）6g，神曲 15g，炒酸枣仁 15g。水煎服，5 剂。并心理开导。

二诊：服上方后，情绪渐趋稳定，不再哭泣，夜能入睡，但易惊醒，饮食少，仍感困乏。时值月经来潮，诉胸满胁胀，小腹隐隐作痛。舌苔薄黄，脉弦细微数。治当疏肝解郁，养心除烦。予甘麦大枣汤合丹栀逍遥散加减。

处方：淮小麦 100g，大枣 20g，甘草 10g，当归 10g，白芍 15g，柴胡 15g，茯苓 10g，白术 10g，薄荷 5g，牡丹皮 10g，焦山栀 6g，夜交藤 20g。水煎服，3 剂。

三诊：服药 3 剂后，患者独自来诊，精神转佳，语言流畅，间有笑容。诉胸闷胁痛消失，饮食增加，惟睡眠仍差，多梦易醒。予甘麦大枣汤合酸枣仁汤加减。

处方：淮小麦 100g，大枣 20g，甘草 10g，炒酸枣仁 20g，知母 10g，茯苓 10g，川芎 10g，龙骨 15g。水煎服，7 剂。

尔后，其母来告，女病已愈，并于日前返回天津，已在单位上班。随访至今，未再复发。

【临证思辨】

抑郁症是情感性精神障碍的一种临床类型，以持久的心境低落为主要临床表现。常伴有焦虑、躯体不适和睡眠障碍，属中医郁证、癫证的范畴。患者除遗传因素外，主要由七情内伤、忧思过度等因所致。郁病是情志怫郁、气机郁滞而致气、血、痰、湿、食、火的郁遏或蕴结，表现出多种证候的综合征。临床表现常见其心情抑郁，焦虑失眠，情绪不宁，胸胁胀满，善惊易恐，喜怒无常；或咽中如有异物梗阻，或头痛，呃逆，心悸，四肢麻木失用；或短暂失忆、失聪、失明，甚则晕厥。西医学的许多神经症，如抑郁症、焦虑症、癔症的分离性障碍或转换性运动和感觉障碍，均属于中医郁病的范畴。

郁病的主要病位在肝与心脾。因肝主疏泄，能调畅气机，流通气血；心主神明，主宰人体精神情志活动；脾主运化，输化水谷精微，运利水津。所以产生郁病的病机主要是肝失疏泄，脾失健运，心失所养。根据郁病的病因、病机、病位特点，治疗上应以肝、心、脾为主，辨明气、血、痰、湿、食、火的病理变化，审谛虚实，疏其壅滞，而令条达。

本例患者因情感纠葛及求职未遂心愿，气机郁滞，情绪低落，渐至心神惑乱。初诊时悲戚忧伤，表情沮丧，伴有头痛、失眠、纳差，是虚中夹实，治在心脾；用甘麦大枣汤养心安神、甘润缓急，合越鞠丸行气解郁，标本兼顾。再诊时，恰值经期，胁胀小腹隐痛，为肝郁血虚；故用甘麦大枣汤合丹栀逍遥散养心宁神，兼调肝脾。三诊时诸症悉减，惟睡眠欠佳，故用甘麦大枣汤合酸枣仁汤养心宁神，清热除烦。前后共服中药 15 剂，治疗 20 余天，虽每次用药加减不同，但甘麦大枣汤始终不易，以其病在神，其治在心，主明则下安。甘麦大枣汤最能安心气、护神明、缓急迫，故获效验。

42. 抑郁焦虑综合征 案 2（郁病 肝胃不和，心气不宁）

【诊治实录】

祝某，女，22 岁，新疆克拉玛依油田某校学生。2010 年 6 月 25 日初诊。

本例患者一年前逐渐情绪低落，不愿与人交谈，渐至不去学校读书，遂辍学。曾到西安某三甲医院治疗，诊断为抑郁焦虑综合征。服西药病情时好时差，常有失眠、寡言少语。其母于 2009 年 12 月 9 日曾与我电话联系，咨询求方。我根据其母所诉病情给予中药处方，试服数剂。服后病情渐趋稳定，终得复学。今年高中毕业，学习紧张，病又复犯。情绪悲观，易激动，不愿再读书，遂随其母千里迢迢由新疆来我处求治。

刻诊：神清寡言，面色少华，失眠，腹胀，口臭，矢气多，尿频。舌淡，苔薄黄，脉弦滑。彩超示肝、胆、脾、肾未见异常，血、尿常规检验均正常。此属郁证，气机郁滞，肝胃不和，心失所养。予温胆汤合甘麦大枣汤加黄连、酸枣仁。水煎服，3 剂。并心理疏导。

二诊（2010 年 6 月 28 日）：睡眠好转，仍有口臭、口苦，心下痞满，尿频，矢气多。苔薄黄，脉弦滑。此邪热搏结心下，升降失司，心失所养。予半夏泻心汤合甘麦大枣汤加益智仁。水煎服，3 剂。继续心理疏导。

三诊（2010 年 7 月 1 日）：失眠、心下痞、尿频诸症悉减，仍口臭、矢气多，脉弦。中焦郁热未尽，予六郁汤合甘麦大枣汤加黄连。水煎服，3 剂。

四诊（2010 年 7 月 5 日）：情绪稳定，诸症悉退。予归脾汤加味，返家调理。1个月后其母来电告之，女病已瘥，未再复发，现已回校复读。一年后电话随访，已考入某大学读书。

【临证思辨】

抑郁焦虑综合征又称焦虑性抑郁症，是抑郁症伴焦虑情感障碍性疾病。其主要临床表现除抑郁症所具有的以心境低落为主的症状，如兴趣丧失、精力减退、自我评价过低、精神运动迟滞等外，常伴有焦虑、紧张、烦躁等情感障碍。还可出现多种躯体症，如心悸、心慌、失眠、尿频、胃肠不适等。本病的病因病机迄今未明，尚未找到肯定的单一病因病理，可能与遗传、生化、生理、内分泌及心理社会等因素有关。目前认为与心境障碍关系最为密切的神经递质是去甲肾上腺素（NE）和5-羟色胺（5-HT），形成抑郁症单胺假说。

本病属中医郁病、癫证等范畴，与七情内伤、脏器弱等因素有关。多为情志不舒，气机郁滞导致气血津液及脏腑功能失调而致。朱丹溪云："病之属郁者十之八九，故人生诸病多生于郁。"《杂病源流犀烛·诸郁源流》亦云："诸郁，脏器病也，其源本于思虑过度，更兼脏气弱，故六郁之病生焉。"

本例患者为在校学生，一年前因情绪低落、不愿与人交谈而辍学。曾在西安市某三甲医院治疗，诊断为抑郁焦虑综合征，服西药治疗病情时好时差。其母网上寻医，查知我的有关信息后，电话与我联系、咨询，我曾根据病情给中药处方试服数剂，效果甚佳，病情逐渐好转后复学读书。本次发病前适值高考临近，学习紧张，通宵失眠，焦躁不安，渐至抑郁悲观，不愿读书。初诊时见面色少华，抑郁寡言，夜卧不安，腹胀，口苦、口臭，矢气多，尿频数，舌淡，苔薄黄，脉弦滑。此为气机郁滞，肝胃不和，心气不宁。故予温胆汤合甘麦大枣汤化痰和胃，宁心安神；加黄连泄心胃之郁热，酸枣仁养肝宁神。服数剂后病减，睡眠好转，但仍觉口臭、口苦、心下痞满、尿频、矢气多。此为邪热搏结心下，胃中不和，心失所养。故用半夏泻心汤合甘麦大枣汤调和肠胃，养心宁神，加益智仁补脾固精缩小便。三诊时诸症悉退，仍口臭、矢气多，此中焦湿热未尽，痰食郁结其中，故予六郁汤合甘麦大枣汤疏瀹气机，和胃化痰，养心宁神，加黄连清心胃郁热。病情渐趋稳定，后予归脾汤加减补益心脾，返家调理，渐臻康复。

本例患者的治疗过程给人以两点启示：一是在其治疗过程中，始终与其家人一起对患者进行心理疏导，坚持身心同治的治疗原则，故能收到较好的治疗效果。正如清·叶天士所云："郁证全在病者能移情易性。"二是本患者主症中始终有口苦、口臭、腹胀、矢气特多等症，为肝胃不和、心气不宁之候，故其治疗总以疏肝理气、和胃降浊、宁心安神为法，肝胃与心同治。用温胆汤、半夏泻心汤、六郁汤等方和胃化痰，疏瀹气机，调和肠胃，分消走泄；甘麦大枣汤养心宁神，病情渐趋稳定。后以归脾汤补益心脾，调理月余而竟全功。

43. 更年期综合征　案1（郁病　肝郁气滞，心神惑乱）

【诊治实录】

何某，女，46岁。患者因失眠、头痛半年，加重一周，于1997年6月5日来诊。

半年前绝经，渐至头昏失眠，曾在多家医院行中西医治疗，效果不显。睡前常服镇静安眠药，可入睡2小时左右。1个月前因家事不遂，病情加重，通宵不能入睡，头痛如裂。在某西医医院住院治疗，诊断为更年期抑郁症、血管神经性头痛，治疗好转出院。一周前病情反复，头痛、失眠如前，哭闹不休，已两天未进饮食。

刻诊：神疲语少，精神恍惚，喜叹息，时有呃声。诉头痛胸闷、喉间堵塞、纳呆，舌尖红，苔薄黄，脉弦细。此属郁病，为痰气郁阻，心神惑乱。治以行气开郁，化痰散结，养心安神。予黄连温胆汤合甘麦大枣汤加减。

处方：法半夏10g，茯苓15g，茯神15g，陈皮6g，竹茹10g，枳实10g，黄连10g，川芎10g，大枣30g，淮小麦100g，炙甘草20g，炒酸枣仁30g，龙齿30g，琥珀10g（研服）。水煎服，1日3次，2日1剂，3剂。

二诊（1997年6月13日）：患者精神好转，语言清楚，头痛已减，稍能进食，夜可小睡。但仍觉胸闷喉堵，舌淡苔薄黄，脉弦细而缓。病已好转，效不更方。前方再进3剂，并进行心理疏导。

三诊（1997年6月20日）：头痛已止，睡眠好转，夜能入睡5小时左右。

仍觉头昏乏力，胸闷腹满，纳差便溏。舌质淡，脉弦细无力。病久体弱，心脾两虚。治当健脾养心，益气补血。予归脾汤加减。

处方：人参 15g，白术 10g，茯神 20g，当归 15g，远志 3g，黄芪 30g，龙眼肉 20g，木香 6g，合欢花 15g，琥珀 10g（研服），大枣 30g，甘草 20g，淮小麦 100g，酸枣仁 30g，生姜 3 片。水煎服，1 日 3 次，2 日 1 剂，5 剂。

1 个月后患者家人来告，前方又续服 5 剂，现已病愈。嘱其家人多予关爱，注意心理疏导，避免精神刺激。随访 3 年，未再复发。

【临证思辨】

本例患者为更年期抑郁症、血管神经性头痛，可属于西医心身疾病的范畴。心身疾病（psychosomatic diseases）是指发病与心理、社会因素密切相关，临床上出现人体器官结构及功能改变的症状、体征，发病后心理因素和躯体因素相互影响，经过身心综合治疗可获好转的一类疾病。其涉及病种十分广泛，包括了人体各大系统的 200 多种疾病。这些疾病，也常见于中医各类病证之中。由于中医基本理论是以天人合一，整体恒动，形神统一，辨证施治的认识论和方法论为基础，所以中医治疗心身疾病具有与生俱来的优势。本例患者为中年女性，适值绝经期，任脉虚，太冲脉衰少，天癸竭，精血不足，故常见头昏、头痛、心烦失眠。近因家事烦扰，遂至通宵不寐，头痛如裂，神情恍惚，哭闹不休。此为痰气郁阻，心神惑乱。治宜和胃化痰，行气开郁，养心宁神。方用黄连温胆汤合甘麦大枣汤加减。方中半夏、陈皮、茯苓、枳实消痰行气散郁结，甘草、小麦、大枣养心宁神益中气，川芎行气活血、解郁止痛，黄连、竹茹清热除烦以宁心，龙齿、琥珀、酸枣仁、茯神镇心养肝能镇惊。诸药合用，功能化痰和胃、养心宁神、疏肝解郁，故获效应。后以归脾汤合甘麦大枣汤加减补益心脾，养血安神，调治月余而瘥。由于此病始终坚持身心同治，心理疏导与辨证用药并施，相得益彰，并嘱其家人多予关爱，避免精神刺激，故能收到事半功倍的效果。

44. 更年期综合征　案2（郁病　肝肾阴虚，相火扰神）

【诊治实录】

李某，女，49岁，干部。因头痛失眠心悸一年多，于1999年10月5日来诊。

患者一年前因失眠，反复头痛，心悸心烦，曾在多家三甲医院检查，诊断为更年期综合征、自主神经功能紊乱。用西药治疗，病情时轻时重，渐至神情恍惚，通宵失眠，已绝经半年。

刻诊：神差，面少华。自觉心悸，烦躁不安，口唇发麻，如食川椒后感觉。时有短暂潮热汗出，失眠，夜间口干，不欲饮水。舌质红，脉弦细数。此为郁病阴伤，病及心、肝、肾。缘肾阴亏虚，天癸绝，肝郁不舒，相火上扰神明所致。予滋水清肝饮合枕中丹加减。

处方：柴胡10g，当归10g，生地黄20g，山萸肉10g，山药20g，茯神20g，泽泻10g，牡丹皮10g，白芍20g，炒栀子10g，龟板（醋炙）30g，龙齿30g，远志6g，石菖蒲6g，炙甘草10g。水煎服，5剂。

二诊（1999年10月15日）：患者服上方后，睡眠较前好转，心悸烦躁亦减，仍时有头昏，口唇麻木如前。续用上方加全蝎10g，5剂。

三诊（1999年11月8日）：口唇麻木减轻，头疼亦瘥，时见潮热汗出，频作欠伸。此久郁伤神，心失所养，予天王补心丹合甘麦大枣汤加减。

处方：炒酸枣仁15g，柏子仁15g，生地黄20g，熟地黄20g，麦冬20g，天冬20g，当归15g，远志（炒）6g，茯神20g，五味子15g，丹参20g，人参20g，玄参15g，桔梗10g，炙甘草20g，大枣30g，淮小麦100g，黄柏10g，夜交藤20g。水煎服，5剂。

1个月后患者来告，诸症悉退，遂令服中成药六味地黄丸（北京同仁堂）3个月。病愈。

【临证思辨】

本案为更年期抑郁症伴头痛失眠。本病缘于肾阴亏虚，天癸绝，肝郁不舒，相火上扰神明所致，病及心与肝肾，故用滋水清肝饮合孔圣枕中丹加减，滋肾养肝，宁心安神，令病势得减，能获暂安。继以天王补心丹合甘麦大枣汤加减，滋阴清热，养心宁神。以治心为主，兼及肝肾。其治心之法，重在解郁护心，养心安神。所谓解郁护心，主要是消除痰、火、湿、瘀之郁及其对神明的侵扰，护心神之安谧；养心宁神主要是益心气，滋心阴，济水火，交心肾，使五脏安和，神明彰显，精神乃治。

（五）泌尿系统疾病

45. IgA 肾病　案 1（水肿　脾肺气虚，风水泛滥）

【诊治实录】

刘某，女，35 岁，四川省巴中市人。2008 年 9 月 22 日初诊。

10 个月前因反复血尿伴浮肿在重庆市某三甲医院住院治疗，经肾穿活检诊断为 IgA 肾病，Lee 氏分级 Ⅱ～Ⅲ级。经综合治疗后病情好转出院，返家继续服用泼尼松，每日 40mg，每半月减量 5mg。3 个月前病情反复，又见血尿浮肿，西医再次加大泼尼松用量至每日 40mg，两周后递减。现每日口服泼尼松 25mg。尿检：尿潜血阳性（BLD）（+++），尿白细胞（LEU）（+），尿蛋白（PRO）（+++）;24 小时尿蛋白（UPRO）14.68g/L；血常规:WBC（白细胞计数）8.5×10⁹/L，RBC（红细胞计数）2.2×10¹²/L，Hb（血红蛋白）86g/L。

刻诊：前日感冒，头痛咽痛，汗出恶风，面目浮肿，脸如满月、其色暗黄，神疲纳差，形寒恶风，下肢略显浮肿，舌质淡，苔薄白，脉浮缓。证系脾肾阳虚，风水泛滥。予越婢汤合五皮饮加减。

处方：麻黄 10g，石膏 20g，制附子 10g，茯苓皮 20g，五加皮 15g，陈皮

6g，大腹皮 10g，生姜 10g，生姜皮 6g，白茅根 20g，大枣 10g，炙甘草 10g。水煎服，2 日 1 剂，5 剂。

泼尼松用量照前递减，直至停用。

二诊（2008 年 10 月 6 日）：尿量增多，浮肿减轻，脉弦缓，余症同前。予金匮肾气丸合五皮饮加减。

处方：干生地黄 20g，山萸肉 15g，牡丹皮 10g，茯苓 15g，泽泻 10g，山药 20g，黄芪 20g，制附子 10g，肉桂 6g（研服），五加皮 10g，大腹皮 10g，茯苓皮 20g，陈皮 6g，生姜皮 6g，白茅根 20g。水煎服，2 日 1 剂，5 剂。

三诊（2008 年 10 月 17 日）：面目及四肢浮肿消退，微恶风寒，胃纳欠佳，舌淡苔薄白，脉弦缓。证为肺肾俱虚，卫外不固。肺虚失于宣发肃降，无以调通水道，肾虚不能气化行水，关门不利。其本在肾，其末在肺。宜金水同治，标本兼顾。予金匮肾气丸合玉屏风散加减。

处方：干生地黄 20g，黄芪 30g，生晒参 15g，山萸肉 15g，山药 20g，牡丹皮 10g，茯苓 25g，泽泻 10g，制附子 10g，肉桂 6g（研服），白术 10g，防风 10g，女贞子 20g，旱莲草 15g，白茅根 20g，紫河车 20g（研服）。水煎服，2 日 1 剂，5 剂。

四诊（2008 年 10 月 24 日）：神旺纳佳，二便自调。尿检：WBC0～2/HP，RBC 0～4/HP，PRO（++），OB（潜血）（±）。24 小时尿蛋白 5.4g/L。效不更方，前方再服 5 剂。

五诊（2008 年 11 月 17 日）：泼尼松用量已减至每日 3 片（15mg），病情未再反复，时有腹胀便秘。尿检：WBC0～2/HP，RBC 0～2/HP，PRO（++），OB（-），24 小时尿蛋白 1.3g/L。予升阳益胃汤加减。

处方：生晒参 15g，黄芪 30g，白术 10g，法半夏 6g，陈皮 6g，茯苓 10g，泽泻 10g，防风 6g，羌活 6g，独活 6g，柴胡 6g，白芍 15g，砂仁 10g，女贞子 20g，旱莲草 15g，炙甘草 6g。水煎服，2 日 1 剂，3 剂。

另予自拟方"金水宁络丸"加减，作丸服。

处方：黄芪 150g，生晒参 60g，熟地黄 150g，紫河车 100g，山萸肉 60g，山药 60g，茯苓 60g，泽泻 60g，牡丹皮 60g，女贞子 60g，旱莲草 60g，沙苑子 60g，枸杞子 60g，小蓟（炒）60g。上药依古法炮制，混合后研末，炼蜜为丸，丸重 10g，每服 1 丸，每日 3 次。

六诊（2008 年 12 月 7 日）：服丸药 20 天后复查小便：WBC 0～2/HP，RBC 0～2/HP，OB（－），PRO（＋），24 小时尿蛋白 0.206g/L。泼尼松已减至每日 5mg。心烦失眠，腹胀便秘，夜卧不安，舌尖红、苔薄黄。证系胃中不和，心肾不交。予温胆汤加减。

处方：茯神 15g，茯苓 10g，法半夏 10g，陈皮 6g，枳壳 10g，竹茹 20g，酸枣仁（炒）20g，黄连 10g，柏子仁 20g，松子仁 20g，桃仁泥 6g，杏仁泥 10g，炙甘草 6g。水煎服，2 日 1 剂，3 剂。前用蜜丸，改为每日 2 次，早晚各服 1 粒。

2009 年 1 月 6 日复查：小便常规未见异常，24 小时尿蛋白 0.02g/L，肝功能、肾功能均正常。为巩固疗效，仍用前"金水宁络丸"方，再做蜜丸 1 剂，续服 3 个月后复查生化、小便均正常，停药。患者此后稍有他病不适，亦来我处调治。随访 3 年，肾病未再复发。

【临证思辨】

患者首诊时见面目及全身浮肿，脸如满月，恶风，脉浮缓，为风水泛滥。治用《金匮要略》越婢汤合五皮饮加减，宣肺散邪利小便，加附子固护卫阳，服之浮肿渐消。继以肾气丸合五皮饮加减，温肾化饮行水。服后水肿消退，但尿检红细胞、白细胞及蛋白不减。证为肺肾俱虚，卫外不固，摄纳无权。宜金水同治，补肺益气，清水之上源；补肾固精，靖水火之宅。故用肾气丸合玉屏风散加减治疗。方中生地黄、山药、牡丹皮、山萸肉、茯苓、泽泻等六味，壮水之主滋肾阴；佐附子、肉桂益火之源生肾气；黄芪、人参、紫河车补气培元最益肺；防风、白术助参、芪固表以御风；女贞子、旱莲草滋肾养阴能宁络。诸药合用，共奏补肾摄精、益气固表、养阴宁络之功。续用上方 10 剂而见显效，诸症悉退，尿检渐趋正常，24 小时尿蛋白减至 1.3g/L。后予"金水宁络丸"服用，此方为本人自拟治疗 IgA 肾病为主的专方，行金水同治之法。方中黄芪、人参、山药、紫河车填精培元，益气固表补肺；熟地黄、山萸肉、沙苑子、枸杞子滋肾养肝涩精；女贞子、旱莲草养阴宁络止血；茯苓、泽泻健脾利水泻浊；牡丹皮清肝行血。诸药合用，共奏益气固表、补肾摄精、宁络止血之效。此方作丸服用 2 个多月，病愈。随访 3 年，肾病未再复发。

46. **IgA 肾病** **案 2**（水肿 肺肾阴虚，痰热蕴阻）

【诊治实录】

杨某，男，42 岁，四川省巴中市人。因反复血尿伴下肢浮肿 8 个多月，于 2009 年 3 月 2 日来诊。

8 个月前，患者因血尿曾在本市及重庆某三甲医院住院治疗。经肾穿活检及其他检查确诊为 IgA 肾病。服泼尼松及其他西药治疗半年，无明显好转；又经本市中医治疗月余，仍反复出现血尿。化验检查，血常规：RBC 2.8×10^{12}/L，WBC 11.5×10^9/L，Hb 85g/L；尿检：BLD（+++），LEU（+），PRO（++），24 小时尿蛋白 10.65g/L。肾功能：Cr（肌酐）115μmol/L，BUN（血尿素氮）9.73mmol/L，UA（血尿酸）495μmol/L。

刻诊：头痛鼻塞，汗出恶风，咳嗽痰黏，咽痛口苦，前日尿血，茎中隐痛，下肢浮肿，大便干燥，舌质红，苔薄黄，脉浮数。血压 120/80mmHg。证为风热袭表，热伤血络。治宜疏风清热，利水宁络。予银翘散加减。

处方：金银花 20g，连翘 20g，焦山栀 10g，黄芩 10g，薄荷 6g，荆芥炭 10g，牛蒡子 10g，芦根 20g，白茅根 20g，细生地黄 20g，小蓟（炒）10g，淡竹叶 10g，人工牛黄 6g，甘草 6g。水煎服，2 日 1 剂，3 剂。泼尼松仍按原量，每日 4 片（20mg），按旬递减半片，直至减完停止。

二诊（2009 年 3 月 7 日）：头痛鼻塞已解，咳唾稠黄未已，未再尿血。舌红苔薄黄，脉滑细数。证系痰热蕴阻，肺失清肃。予清金化痰汤加减。

处方：茯苓 15g，川贝母 10g，知母 10g，栀子 10g，黄芩 10g，麦冬 15g，瓜蒌仁 15g，桔梗 10g，桑白皮 15g，陈皮 6g，白茅根 20g，小蓟（炒）15g，甘草 6g。水煎服，2 日 1 剂，3 剂。

三诊（2009 年 3 月 13 日）：口干咽燥，微咳无痰，心烦不寐，舌质红，脉弦细数。此为肺肾阴虚，藩篱不固，易致邪热侵扰，伤及络脉。予拯阴理劳汤加减。

处方：人参10g，麦冬15g，北五味子10g，酸枣仁（炒）20g，当归10g，生地黄20g，白芍10g，牡丹皮10g，百合15g，莲米15g，陈皮6g，小蓟（炒）10g，甘草6g。水煎服，2日1剂，5剂。

四诊（2009年3月25日）：咽干口燥减轻，夜能安卧。尿检：BLD（++），LEU（-），PRO（++），24小时尿蛋白6.25g/L。前方续服5剂，另予自拟方"金水宁络丸"加减兼服。

处方：黄芪150g，生地黄150g，生晒参60g，紫河车100g，山萸肉60g，山药60g，茯苓60g，泽泻60g，牡丹皮60g，女贞子60g，旱莲草60g，沙苑子60g，枸杞子60g，小蓟（炒）60g。依古法炮制，混合研末，炼蜜为丸，每服10g，每日3次。

1个月后复查小便：WBC0～2/HP，OB（-），PRO（+）；24小时尿蛋白1.52g/L。身体安和，未再尿血。服泼尼松已减至每日1片。续服上方丸药至2009年6月20日，复查肝肾功能未见异常，尿常规正常，24小时尿蛋白0.03g/L。为防病情反复，再按前用"金水宁络丸"方，制作蜜丸1剂，续服3个月后复查小便及肝肾功能均正常，停药。随访3年未再复发。

【临证思辨】

IgA肾病又称Berger病，属于自身免疫性肾病，是指肾小球系膜区以IgA或IgA沉积物为主，伴有或不伴有其他免疫球蛋白的肾小球病变。其临床表现为反复发作的肉眼血尿或镜下血尿，可伴有不同程度的蛋白尿，部分患者可出现严重高血压或肾功能不全。因其多与慢性咽炎相关，且常在上呼吸道感染后很短的时间（24～72小时）内出现血尿，故有的学者将这种血尿称为咽炎同步性血尿或慢性咽炎肾病综合征。IgA肾病，占肾病的37%左右，可发生在任何年龄，但大多数患者（约80%）发病在16～35岁之间。通过肾穿发现，以显著IgA沉积为主要的病理改变是目前诊断本病的唯一标准。

本病主症是反复发作的血尿及蛋白尿、水肿，属于中医尿血、水肿、虚劳等病范畴。多为脾肺气虚，肝肾阴虚。脾虚则水谷精微失于运化，不能分清泌浊；肺虚则无以宣发肃降而致卫气不行，邪气羁留，水与热合，热结膀胱；肝肾阴虚则相火妄行，灼伤络脉。

鉴于本病的发生具有如下临床特征：一是反复发作的血尿及蛋白尿或水肿；二是在血尿发生前常有咽痛，或见发热恶寒等"上感"症状；三是患者常有神疲乏力、目眩耳鸣、纳差便溏、腰膝酸软等气阴两虚之证候。病虽涉及肺、肾、肝、脾，但其病变中心仍在肺肾。言及肺，是因为肺为华盖，主卫气，升降气机，通调水道，为水之上源。如外邪侵袭，犯及肺卫，邪气化热入里，随经而下，热结膀胱，灼伤络脉而为尿血。《伤寒论》第106条云"太阳病不解，热结膀胱……血自下，下者愈"，即是外邪化热入里，与血结于下焦之膀胱、小肠、胞宫诸腑，可以出现膀胱溺血、肠道下血、胞宫溢血等症。言及肾，是因为肾藏精，为水火之宅，主前后二阴。肾中精气蒸腾气化，分清泌浊，化气行水，通利三焦，水液之清浊升降全在于此。肾阳虚则无以行气化，水精遗泄，发为水肿或见蛋白尿。肾阴虚则无以滋养，相火妄行，灼伤络脉，血随溺出。故对 IgA 肾病的治疗应是金水同治、水血并医，重在肺肾，兼及他脏，方克有济。正如清·唐容川在《血证论·尿血》中说："肺为水之上源，金清则水清，水宁则血宁。盖此证原是水病累血，故治水即是治血。"

患者亦为 IgA 肾病，但属肾阴亏虚、肺热津伤之证。本病与案例1的治疗虽皆用金水同治之法，但其证治之方却不相同。初诊时，因风邪犯肺、痰热蕴阻而见溺血，故用银翘散加减，疏风清肺，消水宁络。方中金银花、连翘清热解毒，黄芩清肺中湿热，栀子泻三焦郁火，荆芥、薄荷疏风散邪能解表，牛蒡子、甘草宣肺清热利咽喉，茅根、小蓟凉血止血，竹叶、芦根清热除烦，生地黄养阴清热。诸药合用，共奏疏风解表、清热解毒、养阴宁络之功。服之表解，咽痛已，尿血止，仍见咳唾稠黄，是肺中痰热未去，用《统旨方》清金化痰汤清肺化痰。三诊时，肺中痰热已清，咳唾消停，肺肾阴虚之象凸显，久虚劳损之征渐露。当用"虚者补之"之法以固其本，予拯阴理劳汤加减养阴补肺。方中人参、麦冬、五味子益气养阴以固金，当归、白芍养血和血以益营，生地黄、莲米凉血清心以保肺，小蓟止血，甘草和中。服5剂而病情稳定，虽未见血尿，但尿蛋白仍高。除续服上方外，另予自拟方"金水宁络丸"兼服。1个月后复查小便，除有微量尿蛋白外，余皆正常。续服"金水宁络丸"3个月，各项生化及小便检查均正常。随访 3 年，肾病未再复发。

虽然本案与上案都是 IgA 肾病（肾病综合征型），但其证治各有异同。其相同者，二例皆因外邪侵扰，肺失宣肃，水病及血，肺肾同病，先有寒热咽痛，尔后反复尿血。所异者，前例为脾肺气虚，肾气不足，外邪袭表而致风水泛滥，故其治疗用越婢汤合五皮饮散邪利水，清透郁热；后例为肺肾阴虚，外邪袭表，痰热阻肺，故其治疗用银翘散、清金化痰汤等方加减以清热解毒，化痰宁肺，待邪去痰水消，再治其本。前者用肾气丸合五皮饮加减，补而兼温，化气行水；后者用拯阴理劳汤加减，补而兼清，滋肺养阴。后期调治，两者均以"金水宁络丸"收功。此方系本人治疗 IgA 肾病的自拟方，为多年临床积累、不断修订改进的一个以治疗 IgA 肾病为主的专方。此方不寒不热，水血兼及，肺肾同治，能益气培元，滋肾填精，宁络止血，可较好地消除血尿及尿中蛋白，具有治本的作用。

47. IgA 肾病　案 3（尿血　风邪袭表，热入膀胱）

【诊治实录】

李某，女，13 岁，住四川巴中市巴州区后河桥街。因反复血尿伴下肢浮肿半年于 2005 年 10 月 10 日来诊。

半年前因血尿曾在浙江省宁波市某三甲医院住院治疗，经各项相关检查及肾穿结果确诊为 IgA 肾病。口服泼尼松及其他综合治疗后，好转出院。出院后继续服用西药，其中泼尼松量为每日口服 40mg（8 片），1 个月后逐渐减量，当减至每日 15mg 时，病情反复如前，又见血尿及尿蛋白。西医重新加大激素用量，再次减量后又见血尿。如此反复多次，遂由其家人带回老家巴中，来我处求治。

刻诊：面容臃肿，形若满月，鼻掩其中。神疲畏寒，3 天前曾有咽痛不适。现鼻塞身痛，不欲饮食，大便溏薄，尿少微黄。舌淡，苔薄白，脉浮弦而细，血压 108/70mmHg。此脾肺气虚，外邪袭表，营卫不和。予补中益气汤合葱豉汤加减。

处方：党参 10g，黄芪 15g，白术 10g，当归 10g，陈皮 6g，升麻 6g，柴胡 6g，淡豆豉 15g，葱白 10g，防风 6g，黄芩 6g，大枣 10g，生姜 6g，甘草 6g。加水 1500mL，煮取 1200mL，每服 200mL，日 3 次，3 剂。原西医所用泼尼松从明日起，由每日 35mg 减为 30mg，以后每 10 天减 5mg。

二诊（2005 年 10 月 18 日）：头痛鼻塞已瘥，大便渐实，形寒肢冷，不欲饮食，下肢微肿。舌质淡，苔薄白，脉弦细。血压 110/72mmHg。查血常规：WBC $8.2×10^9$/L，RBC $2.2×10^{12}$/L，Hb 84g/L；尿检：BLD（+++），LEU（+），PRO（++），24 小时尿蛋白 1.4g/L。此脾肺气虚，肾阳不足，无以化气行水。予金匮肾气丸合五皮饮加减。

处方：细生地黄 20g，山萸肉 15g，山药 15g，茯苓 10g，泽泻 10g，牡丹皮 10g，制附子 6g，肉桂 6g（后下），黄芪 30g，仙茅 6g，淫羊藿 6g，五加皮 10g，茯苓皮 10g，大腹皮 10g，陈皮 6g，生姜皮 6g，白茅根 15g。加水 1600mL，煎取 900mL，每服 150mL，日 3 次，2 日 1 剂，5 剂。

三诊（2005 年 10 月 28 日）：精神渐佳，尿量增多，浮肿已消。小便镜检：WBC 0～2/HP，RBC 2～6/HP，PRO（++）。舌质淡红，苔薄白，脉弦细。治见初效，仍予前方加减。

处方：细生地黄 20g，山萸肉 15g，山药 15g，牡丹皮 10g，茯苓 10g，泽泻 10g，黄芪 30g，杭巴戟 10g，肉桂 6g（后下），制附子 6g，怀牛膝 10g，紫河车 20g（研服），女贞子 15g，旱莲草 10g，沙苑子 15g，白茅根 15g。加水 1600mL，煎取 900mL，每服 150mL，日 3 次，5 剂。

四诊（2005 年 11 月 12 日）：泼尼松已减至每日 15mg，病情未见反复，不再畏寒，四肢渐温，进食尚可，但食后脘腹胀满，大便不实。查尿常规：WBC 0～2/HP，RBC 0～2/HP，PRO（±）；24 小时尿蛋白 0.6g/L。此脾肾两虚，治当实脾，兼顾其肾。予升阳益胃汤加减。

处方：人参 10g，白术 10g，黄芪 20g，山药 20g，茯苓 10g，泽泻 6g，陈皮 6g，黄连 6g，法半夏 6g，防风 6g，羌活 3g，独活 3g，柴胡 6g，白芍 10g，紫河车 20g（研服），女贞子 15g，旱莲草 10g，白茅根 15g，炙甘草 6g。加水 1600mL，煎取 900mL，每服 150mL，日 3 次，7 剂。

五诊（2005 年 12 月 1 日）：胃纳渐佳，食后未再腹胀，大便转实。查尿常规：WBC 0 ～ 1/HP，RBC 0 ～ 2/HP，PRO（－）；24 小时尿蛋白 0.4g/L。予金匮肾气丸合大补元煎加减。

处方：黄芪 20g，细生地黄 20g，山药 15g，山萸肉 10g，人参 10g，茯苓 10g，牡丹皮 10g，泽泻 6g，杜仲 10g，当归 10g，枸杞子 15g，制附子 6g，肉桂 6g（后下），紫河车 20g（研服）。加水 1600mL，煎取 900mL，每服 150mL，日 3 次，7 剂。

六诊（2005 年 12 月 20 日）：泼尼松已减至每日 1/2 片（2.5mg），病情更为好转，未再反复。臃容已减，面色渐红，胃纳亦佳。查尿常规：WBC 0 ～ 1/HP，RBC 0 ～ 2/HP，PRO（±）；24 小时尿蛋白 0.2g/L；查血液生化：肝功能、肾功能均正常。为防病情反复，方便服药，另做中药丸剂与服。

处方：蜜制黄芪 150g，细生地黄 150g，生晒参 60g，紫河车 100g，山萸肉 60g，山药（蒸）100g，茯苓 60g，泽泻 60g，牡丹皮 60g，女贞子 60g，旱莲草 60g，沙苑子 60g，枸杞子 60g，小蓟炭 60g。

上药依古法炮制，混合研末，炼蜜为丸如绿豆大。每服 10g，日 2 次，早晚服。服丸药期间，每月查肝功能、肾功能及 24 小时尿蛋白。

七诊（2006 年 3 月 10 日）：泼尼松已停用 1 个月，病情未再反复，查肝、肾功能未见异常，血、尿常规正常，24 小时尿蛋白多为 50 ～ 100mg/L。见患者面部臃容全消，眉清目秀，炯炯有神，与初诊时所见判若两人，已在本市某小学就读。为巩固疗效，再予前方，药量减半为丸。续服 1 剂，服法同前。

2006 年 6 月 15 日来院复查，面色红润，身无他恙。查血尿常规及生化均已正常。24 小时尿蛋白 20mg/L。停药。随访 10 年，未再复发，病愈。现已在当地就业成婚，育有一女，母女均健。

【临证思辨】

本案亦为 IgA 肾病。因"上感"咽痛 3 天出现血尿来诊。证系脾肺气虚，肾阳不足，风邪外袭。为气虚"感冒"，热入膀胱，水病及血。故用补中益气汤合葱豉汤加减益气解表，宁络止血，水血同治。二诊时，外邪虽解，但形寒肢冷，面显臃容，下肢浮肿。治用金匮肾气丸合五皮饮加减，温阳补肾，化气行水。方中生地黄、山萸肉、山药、牡丹皮、茯苓、泽泻六味有开有阖，三阴并治而滋肾阴；肉桂、附子、仙茅、淫羊藿益火之源以生肾气；五加皮、茯苓皮、大腹皮、陈皮、生姜皮健脾化湿，行气利水；黄芪补脾益肺，固卫御风，防邪气之扰；茅根清热凉血，杜尿赤之殃。服之脾得温煦，肾气自健，水津运布，故水肿消而尿血减，诸症悉退。三诊时，续用此方，去二仙防燥热伤阴，加巴戟、怀牛膝、沙苑子、紫河车补肾益精血；女贞子、旱莲草滋阴养肝止溺血。四诊时，肾病已显著好转，但脘腹胀满、大便溏，乃滋腻之药久服，碍脾胃之升降，故予东垣升阳益胃汤健脾益气助运化，加紫河车、山药益肾涩精，女贞子、旱莲草、白茅根滋阴凉血以宁络。用此方加减，俾能脾肾双补、阴阳兼顾、气血皆及，故服之病情更见好转，食后未再腹胀，大便已实，尿检大致正常。尔后仍用温肾固精之法，以肾气丸合大补元煎加减为治。2006 年 2 月，已停用泼尼松，复查各项生化指标、血尿常规均未见异常，24 小时尿蛋白微量。为巩固疗效，防止肾病复发，继用本人治 IgA 肾病专方——金水宁络丸加减，制作蜜丸服用，调治 3 个月有余，停药。随访 10 年，未再发作，病愈。

48. 尿毒症（关格 脾肾衰败，湿浊阻遏）

【诊治实录】

伍某，女，49 岁，四川省南江县下两区街道居民。患者因全身浮肿、尿少伴心悸、气喘，于 1990 年 3 月 28 日送来我院治疗。

一年前患者因受凉而发生腰痛、尿频、尿急，渐至浮肿，在某西医医院住院治疗，诊断为肾盂肾炎。住院半月，好转出院。尔后，每半月左右即又浮肿。常服西药氢氯噻嗪，肿可暂时消退。20 天前，浮肿加重，尿量减少，渐至心悸、气喘、呕吐不止。在某医院检查血常规：白细胞计数 10×10^9/L，红细胞 2.5×10^{12}/L，血红蛋白 60g/L；尿检：蛋白（++），白细胞（++），红细胞（++）；生化检查：尿素氮 21mmol/L，肌酐 680μmol/L，内生肌酐清除率 24mL/min。诊断为慢性肾盂肾炎，慢性肾衰竭尿毒症期。因当时无血透条件，拟转院治疗，遂来我院中医就诊。患者面色苍白、晦滞，心悸气喘，全身浮肿，尿量极少（每日不足 500mL），时作呕吐，胸闷腹胀，大便三日未解，舌淡紫，苔白微腻，脉沉迟。证系脾肾衰败，湿遏水泛，浊气上逆，为三焦郁闭、关格之重症。病势险笃，亟以疏利泻浊为要，拟温中泻浊法治之。予《千金》温脾汤合五皮饮加减。

处方：人参 20g，制附子 15g，炮姜 15g，大黄 15g（后下），五加皮 10g，陈皮 10g，茯苓皮 20g，大腹皮 10g。水煎服。

另用呋塞米 60mg，加入 50% 葡萄糖液 60mL 静脉推注，5% 碳酸氢钠 250mL 加入糖水 500mL 静脉滴注，10% 葡萄糖酸钙 20mL 静脉注射。

患者频作呕吐，中药难以下咽，多次推注呋塞米，尿量亦未增多。病势危急，遂改用中药煎汁做间断性结肠透析治疗。

处方：丹参 50g，黄芪 100g，生大黄 50g（后下），明矾 30g，芒硝 20g。加水 2000mL，煎取 1500mL。盛入灌肠筒内，下连滴管及 Y 形玻璃管，进管接肛管，出管接泄物桶，用小夹分别控制进出管。结肠透析前，先清洁灌肠，插入肛管至约 32cm 处（达乙状结肠），打开输液管夹子，每次滴入药液约 300mL。保留半小时后，开输出管夹，排出药液。间隔半小时后，再照前法透析。每日 3 次。另予明矾、甘遂研末，调水敷脐，以橡皮膏贴护。

次日解黑色大便 3 次，尿量增多，约排出 1000mL。呕吐已止，除继续用中药煎液进行间断性结肠透析外，仍用前内服方煎服，每日 1 剂。3 天后，浮肿基本消退，喘悸诸症悉减。复查肾功能：尿素氮 18.5mmol/L，肌酐 280μmol/L。住院观察一周，病情稳定，予中药大补元煎加减，返家调治。

处方：人参 20g，山萸肉 20g，熟地黄 20g，山药 30g，枸杞子 20g，杜仲 15g，当归 15g，紫河车 30g（研末冲服），炙黄芪 50g，丹参 20g，地龙 20g，泽兰 10g。水煎服，2 日 1 剂，10 剂。

另予济生肾气丸，每次 6g，早晚各服 1 粒。嘱患者慎风寒，食低盐，勿劳作。如有浮肿，再以日前所用中药结肠透析方法在当地医院透析，并敷脐。患者已在当地按前方行中药结肠透析 5 次，服前用中药方 30 余剂。随访半年，病情稳定。

【临证思辨】

本例为慢性肾衰竭尿毒症案。慢性肾衰竭以血中氮质潴留、酸中毒、电解质紊乱及进行性贫血为临床特征，属于中医癃闭、水肿、关格、虚劳等病范畴。发生尿毒症时，小便不利，呕吐不止，为中医关格重症。其水液运行受阻，小便不通而呕恶，是脾肾衰败、阴阳俱盛不得相荣的病理状态。《灵枢·脉度》云："阴气太盛，则阳气不能荣也，故曰关；阳气太盛，则阴气弗能荣也，故曰格；阴阳俱盛，不得相荣，故曰关格。关格者，不得尽期而死也。"《证治汇补·癃闭》亦云："既关且格，必小便不通，旦夕之间，陡增呕恶，此因浊邪壅塞三焦，正气不得升降。所以关应下而小便闭，格应上而发生呕吐。阴阳闭绝，一日即死，最为危候。"本病为本虚标实。虚为脾肾之虚，实为湿、浊、毒、瘀之壅塞。肾虚则无以化气行水利三焦、生精养血滋五脏；脾虚则不能升清降浊调气机，运化水湿泻浊阴。湿浊壅阻三焦，玄府闭塞，升降失司，故见呕吐、小便不利而致关格。中医治疗，理当补脾肾，泻湿浊，利三焦。但临证之际，常因浊邪上逆而呕恶不止，中药难以下咽。只能改由肛门给药，进入结肠。药在肠内，既可经肠壁吸收，又利于排除浊污。以大黄为主的"中药结肠透析液"，可清热解毒，降逆泻浊。甘遂、明矾水调敷脐，助透析液利水泻浊解毒之力，续以温脾汤合五皮饮加减，温脾肾，行津液，助三焦气化以利决渎，故能减轻血中氮质潴留。是遵《内经》"平治于权衡，去菀陈莝……洁净府……疏涤五脏"之旨，令浊瘀疏导于下，精微营运于中，清阳升达于上。证治相宜，故使患者转危为安。

慢性肾衰竭是一种难以根治的严重疾病，因为它是在各种慢性肾病的基础上，肾单位不断损坏，缓慢出现肾功能减退而至衰竭的临床综合征。若病变继续发展，健存肾单位不断减少，失去代偿功能，最终导致尿毒症。诱发或加重肾衰竭的因素甚多，包括急性感染，大出血、生理或心理的严重创伤、重度脱水及电解质紊乱、血压过高或休克、心力衰竭、大手术或摄入大量蛋白、尿路结石梗阻等。目前，对于此病尚无特效疗法，治疗的目的主要在于减少死亡率，改善生活质量。治疗此病，中西医各有优势。西医在清除血中非蛋白氮（NPN），减轻氮质血症，消除诱发因素方面见长，但终为治标；中医在保护

"健存肾单位",减少并发症,延长生存期上为优,但急救乏力。故改革中药剂型,探索多途径给药方法,以利中药疗效的发挥,是中医突破这一"瓶颈"的关键。中医学认为,脏腑亏损,湿浊蕴阻,是本病的基本病机。治疗时,应当权衡标本缓急,本着急则治标、缓则治本的原则,辨证施治。

本例患者,为慢性肾衰竭尿毒症,是脾肾衰败,湿浊蕴阻三焦所致小便不通、上逆呕恶的"关格"重症,此时中药难以下咽。唯有由肛门灌注中药煎剂至结肠,才可导浊水邪毒下行。待病势缓解,其治疗仍当以补脾益肾为主,兼顾他脏,疏利三焦。方中人参、黄芪、山药补脾肺,益元涩精;熟地黄、山萸肉、枸杞子、杜仲、紫河车、当归滋肝肾,养阴益精血;病久入络,必兼瘀滞,故加入地龙、丹参、泽兰活血化瘀,利水通络,开启玄府之闭塞;服济生肾气丸温阳补肾,助利水消肿之力。诸药合用,共奏补脾肾、益精血、活血利水之效,故能减轻"肾单位"之损害,而使病情获得稳定。

49. 前列腺增生急性尿潴留 案1(癃闭 精血不足,下元虚惫)

【诊治实录】

邱某,男,78岁。1983年9月20日初诊。

患者宿有痰疾,半月前某医予服真武汤3剂,渐觉口燥咽干、小便赤热不爽,又服清热利尿药,反致点滴不出。在某医院诊断为尿潴留、前列腺肥大,中西药治疗罔效。3天前大便后直肠黏膜脱出,至今未收。患者苦不堪言,每日必导尿后始安。症见形槁神怯,咳嗽喘满,少腹膨隆,直肠脱垂、形如拇指,舌苔薄白,质暗红、边有瘀点,脉细数无力。揆度病因,缘老年精血不足,下元虚惫。前医恣用温燥之药,煎灼肾阴,痰浊瘀血壅阻溺窍,遂致癃闭。予张锡纯济阴汤加味,贞下起元,以利决渎。

处方:熟地黄30g,生龟板20g,白芍20g,地肤子6g,夏枯草20g,车前子10g,琥珀10g(冲服)。2剂。

服后小便稍利,涓细如线,自汗神疲,直肠脱垂未减。继予张氏宣阳汤加味,益气滋阴以助气化。

处方：人参 15g，麦冬 20g，威灵仙、地肤子各 6g，川牛膝 10g，琥珀 10g（冲服）。

服 2 剂后，小便渐畅。续进 3 剂，排尿自如，直肠还纳。后予金匮肾气丸调治月余，以资巩固。随访年余，未再复发。

【临证思辨】

前列腺增生肥大系老年癃闭常见病因，每于寒冷、过劳、情绪剧变或饮食刺激而加重病情，排尿困难，属内科急症。此病多系本虚标实，肾元虚惫，痰血瘀阻膀胱与溺道之间。治宜肾阴肾阳兼顾，痰浊瘀血并调。张锡纯《医学衷中参西录》治老年癃闭，立宣阳汤与济阴汤交替服用，益气养阴，濡润膀胱，宣通壅闭，深得张景岳"阴中求阳""阳中求阴"之旨。笔者加入川牛膝、琥珀、夏枯草活血化瘀，利气散结，用以治疗老年前列腺增生所致癃闭。病证相参，标本兼顾，故获效验。

50. 前列腺增生急性尿潴留 案2（癃闭 肾阴亏虚，湿热蕴阻）

【诊治实录】

陈某，男，74 岁。1983 年 10 月 19 日初诊。

一周前饮酒后呕吐腹痛，次日小便淋沥，时有血水流出，渐至尿闭。某医院诊断为急性尿潴留、前列腺增生。服乙菧酚、氯霉素等药，导尿并保留尿管，至今无好转。患者面赤息粗，烦躁不安，少腹痛引腰背，直肠黏膜脱出寸许，舌质暗红，苔黄腻，脉滑数。此为湿热蕴阻下焦，肾阴亏耗，膀胱瘀热，气化不行，即张景岳所谓"无阴则阳无以化"。法当育阴清热，活血利尿。

处方：生地黄、藕节、茅根各 20g，焦栀、黄柏、木通、琥珀各 10g，女贞子、旱莲草、白芍各 15g，小蓟 12g，蒲黄 6g，甘草 3g。

上方服 2 剂后，拔出尿管，小便点滴如线，小腹坠胀。予济阴汤加味。

处方：熟地黄 20g，龟板 15g，琥珀 10g，黄柏 10g，知母 10g，白芍 20g，地肤子 6g，川牛膝 15g。

服药当晚即尿如泉涌，安卧达旦。续服原方 3 剂后，直肠黏膜还纳。予知柏地黄丸调理半月，迄今未发。

【临证思辨】

本案亦为前列腺增生因酗酒诱发急性尿潴留。患者年逾七旬，但精神矍铄，面赤息粗，嗜酒蕴热。发病前酒后呕吐腹痛，次日小便淋沥见血，渐致癃闭，直肠黏膜脱出。来诊时已安放保留尿管。诊见少腹痛引腰背，舌红、苔腻，脉滑数。此肾阴亏耗、湿热下注之候，病在肾与膀胱。为浊瘀凝滞，灼伤络脉，闭塞溺窍，遂致癃闭。急当清下焦湿热、利水通淋、凉血止血，以利决渎。《金匮要略》云："夫诸病在脏，欲攻之，当随其所得而攻之。如渴者，与猪苓汤。余皆仿此。"尤在泾释"无形之邪入结于脏，必有所据，水、血、痰、食皆邪薮也"，故首用小蓟饮子加减治之。方中生地黄、女贞子、白芍滋肾敛阴；小蓟、藕节、蒲黄、茅根、旱莲草凉血止血；黄柏泻相火以救阴，栀子泻三焦之火以利决渎，木通清心肺之热而靖州都；琥珀利水通淋祛瘀闭；生甘草降火可疗茎中痛。诸药合用，能滋阴清热、凉血止血、利尿消瘀，令邪无所据，故服之病减。后以张锡纯济阴汤加味，滋阴清热利膀胱，行瘀化浊开壅闭，服之当晚小便畅通，续服3剂而瘥。后以知柏地黄丸补阴秘阳，调理善后而愈。此后未再复发。

51. 神经性排尿困难（癃闭　心脾两虚，气化不行）

【诊治实录】

冯某，女，14岁，四川省巴中市某校学生。因排尿困难7个月，于2010年4月23日来诊。

患者为本市某中学二年级学生，半年前因尿频、排尿不爽、迟滞乏力、小腹坠胀，曾在多家西医医院诊治，做血、尿常规及腹部彩超、生化等多项理化检查，未发现异常。诊断为神经官能症，服西药治疗无好转，渐至每日上厕所排尿10次以上，尿频难尽，常需屏气用力，蹲时甚久，患者极为痛苦，家人深感忧虑，遂来我处中医诊治。

刻诊：神疲气短，语声不扬，倦怠乏力，时有焦虑不安。胸闷纳差，失眠多梦，少腹急，尿意频，排尿迟缓不畅，临厕努挣乏力，甚则尿如涓涓细流或滴沥而出。大便溏薄，腹胀肛坠，舌质淡，苔薄白，脉沉细弱。此为心脾两虚，中气不升，浊阴不降，气化不及州都。予补中益气汤加减。

处方：人参 20g，黄芪 30g，白术 15g，当归 10g，陈皮 10g，升麻 10g，柴胡 10g，山药 20g，肉桂 6g（研服），通草 10g，大枣 30g，甘草 20g，淮小麦 100g。水煎服，3 剂。

二诊（2010 年 4 月 30 日）：小便渐畅，排尿不如前之费力，精神转佳，夜能安卧。续用前方加减。

处方：人参 20g，黄芪 30g，白术 15g，当归 10g，陈皮 10g，山药 20g，升麻 10g，柴胡 10g，肉桂 6g（研服），白通草 10g，紫河车 20g（研服），大枣 30g，甘草 20g，淮小麦 100g。水煎服，10 剂。

服上方期间，排尿正常，身无其他不适，服 10 剂后停药病愈。随访两年，现在某校就读高中，学习成绩亦佳，前病未再复发。

【临证思辨】

排尿困难是指排尿不畅，迟缓无力或滴沥如线，常伴有尿频、尿急、焦虑不安。临床上可分为阻塞性和功能性两类。前者多由肿瘤、结石、炎症、尿道畸形或狭窄造成；后者可由中枢或周围神经功能障碍引起。如神经官能症患者，常于陌生环境或精神紧张时发生排尿困难。中医学认为，尿储存于膀胱，气化始出。《素问·灵兰秘典论》说："膀胱者，州都之官，津液藏焉，气化则能出矣。"影响排尿的因素除膀胱外，更须有肺、脾、肝、肾及三焦的正常功能。肺主肃降，为水之上源，肺气不降则无以通调水道；脾主运化，升清降浊，脾不散精则化源竭绝；肝主疏泄，通利三焦，肝郁气滞则水津不行；肾主藏精，化气行水，肾元不充则水难蒸腾；三焦主持诸气，运利水津，三焦不行则决渎壅塞。所以排尿的正常与否，涉及诸多脏腑。正如《内经》所说："五脏不和，则九窍不通。"本例患者神气怯弱，恰值中考临近，学习紧张，肝郁气滞，焦躁不宁，脾虚气弱，心失所养。清阳不升，浊阴不降。李东垣说："清阳不升，九窍为之不利。"下窍不利，则尿急迫而排尿迟缓。用补中益气汤益气健脾，升清降浊，合甘麦大枣汤养心宁神，加肉桂温阳化气，通草利尿行水。

诸药合用，共奏升阳益气、降浊利尿之功。故服之津液得下，焦虑得减，诸症得退。后加入紫河车益元填精，助前方升清降浊、化气行水之力，续服10剂，终以愈疾。

（六）血液系统疾病及结缔组织疾病

52. 过敏性紫癜 案1（发斑 风邪犯肺，热灼营阴）

【诊治实录】

谢某，女，8岁，巴中市某小学学生。因皮下紫癜反复发作10个月，加重15天，于2012年12月19日来诊。

患者曾在某市级医院住院治疗，经各种理化检查，血小板及血凝正常，心、肾、肝、脾无病理改变。诊断为"过敏性紫癜"，西药治疗好转出院，尔后病情时有反复。半月前双下肢及臀部皮下出现大片紫癜，经用抗过敏、激素等西药及中药治疗无效，遂来我处诊治。

刻诊：患者双前臂及下肢伸侧皮肤有大量点片状紫癜，尤以臀部最为密集，皮肤不痒痛。神疲乏力，咳嗽流涕，时作鼻衄。口渴，胃纳尚可，二便自调。舌红、苔薄白，脉浮细数。此阴虚血热，风邪犯肺，营阴受损。予银翘散合犀角地黄汤加减。

处方：金银花15g，连翘15g，牛蒡子6g，芦根15g，白茅根15g，细生地黄15g，牡丹皮10g，大青叶6g，玄参10g，水牛角20g，紫草6g，仙鹤草6g，杏仁6g，甘草3g。水煎服，2日1剂，3剂。

二诊（2012年12月31日）：服上方后，紫癜渐消。昨日双下肢又见少许紫癜。仍宗前法，前方去杏仁、白茅根，再服3剂。

三诊（2013年1月14日）：紫癜时隐时现，但发作次数及范围均较前显著减轻。今见下肢伸侧及右手背皮下有散在性紫色斑块，舌质红，苔薄黄，脉弦滑。此热灼营阴，络脉损伤，予化斑汤加减。

处方：水牛角20g，细生地黄20g，石膏30g，知母6g，玄参10g，牡丹皮6g，赤芍10g，金银花15g，连翘15g，蝉蜕6g，甘草3g。水煎服，2日1剂，3剂。

四诊（2013年1月28日）：服药后病情显著好转，紫癜偶见稀发。精神转佳，饮食亦可，舌红，苔薄黄，脉弦细。予四物汤合犀角地黄汤加减。

处方：细生地黄15g，当归6g，赤芍10g，川芎6g，水牛角20g，牡丹皮6g，紫草6g，蝉蜕6g，甘草3g。水煎服，2日1剂，5剂。

五诊（2013年3月13日）：从上诊后至今，患者皮下紫癜未再发生。面色少华，睡眠欠佳，饮食尚可，偶见腹痛，二便自调。血、尿常规及生化检查未见异常。舌质淡，苔薄白，脉弦细。此为心脾两虚，气血不足。予归脾汤加减。

处方：人参10g，黄芪15g，白术10g，远志3g，白芍10g，茯神10g，当归6g，酸枣仁10g，龙眼肉10g，阿胶6g（烊化），木香3g，女贞子15g，旱莲草10g，炙甘草3g。水煎服，2日1剂，3剂。

六诊（2013年4月5日）：从2月至今已逾2个月，未再出现皮下紫癜，舌红，苔薄黄，脉弦细。予调营敛肝饮加减。

处方：当归6g，白芍10g，川芎6g，阿胶10g（烊化），五味子6g，枸杞子15g，酸枣仁10g，茯苓10g，陈皮6g，木香3g，女贞子15g，旱莲草10g，大枣10g，生姜6g。水煎服，3剂。服后停药。

2013年8月14日，其母来告，女儿病愈。随访至今，未再复发。

【临证思辨】

过敏性紫癜又称许兰－亨诺综合征，是一种较为常见的变态反应性疾病，为细小动脉和毛细血管的血管炎，常伴发腹痛、关节痛、便血或肾损害。其发病机制主要是由于机体对某些过敏物质发生变态反应而引起毛细血管壁通透性和脆性增高。某些食物、药物、花粉、寄生虫可引起本病，寒冷或病原微生物及其产物可为促发因素。本病属中医肌衄、发斑、阳毒、紫癜风等病范畴。多为营阴不足，风毒内侵，热伤络脉所致。故其治疗于紫癜频发之时当以祛风散邪、清热解毒、化瘀宁络为主，后期调理宜以补气养血、调理心与肝脾为法。本例患者来我处就诊前，已去多家医院检查及住院治疗，确诊为过敏性紫癜，治疗历10个月之久，效果不佳。病情反复缠绵，发作时四肢及臀部紫癜密集，小则细如针尖，大则融合成片。初诊时见患者双前臂、手背及下肢伸侧、臀部等处皮下紫色斑点密集成片。症见神疲乏力，咳嗽流涕，时作鼻衄，口渴，舌红、苔薄白，脉浮细数。此为阴虚风邪犯肺，热伤络脉。表里俱病，治当兼及。仿吴鞠通治上焦风温犯肺，热伤络脉，用银翘散去豆豉加细生地黄、牡丹皮、大青叶，倍玄参之法，合犀角地黄汤加减治之。方中金银花、连翘、大青叶、水牛角、紫草清热解毒；生地黄、玄参滋阴凉血；牡丹皮、白茅根凉血止血，兼能行瘀；牛蒡子、杏仁、芦根疏风清肺，更利咽喉；甘草解毒和中。诸药合用，共奏疏风清热、和营凉血、行瘀宁络之功，故服之病减。一周后病又反复，仍宗前方增损获效。此后紫癜时有发生，发作次数及范围虽较前显著减轻，但病仍缠绵难已。三诊时，见下肢伸侧及手背皮肤紫色斑块密集成片，为热毒蕴结未散，气血两燔，迫血妄行，溢于肌肤，故见血伤络损之证，用吴氏《温病条辨》化斑汤加减，清热凉血，滋阴解毒，气血两靖。方中白虎清阳明气分之热；水牛角、地黄、玄参清热解毒，泻血中之火；金银花、连翘清心肺，助解毒之力；蝉蜕疏风热，益散邪之功。故服之病情大有好转，紫斑仅见稀发。继予四物汤合犀角地黄汤加减，养血活血，清热宁络，调治月余，紫癜未再复发。后见患者神疲纳减，面色不华，此苦寒之药用久，心脾两虚。凉药久服，易伤心与肝脾，气血亏虚，故予归脾汤及调营敛肝饮加减，交替服之。调治月余，神色渐旺，胃纳渐佳，停药。随访年余，未再复发。

53. 过敏性紫癜 案2（紫癜风 风寒袭表，营热络伤）

【诊治实录】

张某，女，14岁，四川省巴中市某中学学生。因双下肢皮下紫癜2个多月，于2010年5月25日来诊。

2个月前因"感冒"后双下肢及臀部皮肤突然出现大量紫癜，密集成片。在本市某西医医院住院治疗。入院后完善各项检查，心、肾、肝、脾无病理改变，血小板及血凝正常，诊断为"过敏性紫癜"，治疗好转出院。出院3天后，紫癜复发如前，又到省城某三甲医院检查治疗。做过敏原检查：虾、鲤鱼、蛤、狗、猫均为阳性。返家后虽未触及上述过敏原，紫癜仍反复出现。两天前自觉"感冒"，鼻塞流涕，皮肤迅发紫癜，遂来我处中医治疗。

刻诊：患者四肢及背、臀部皮肤大量紫癜，尤以双下肢伸侧及臀部为甚，密集成斑片状，指压不退色，略高出皮面，有痒感。微咳、口渴、恶风寒，无腹痛及关节痛，胃纳尚可，二便自调。舌尖红，左边紫暗，苔薄黄，脉浮滑细数。此风寒袭表，营热络伤。予麻黄连翘赤小豆汤合犀角地黄汤加减。

处方：麻黄10g，杏仁10g，连翘20g，赤小豆20g，牡丹皮10g，水牛角30g，生地黄20g，赤芍10g，牡丹皮10g，紫草10g，白茅根20g，蝉蜕10g，大枣10g，生姜10g，甘草6g。水煎服，2日1剂，5剂。

二诊（2010年6月18日）：服上方后，全身皮肤紫癜迅即消退，双下肢伸侧偶有紫癜稀发。治见初效，续用原方5剂，服法同前。

三诊（2010年7月5日）：皮肤紫癜全部消散。诉咽干口苦，睡眠多梦易醒，手足心热，舌边紫暗，苔薄黄，脉弦细数。此阴虚肝郁，恐致血络不宁，再发肌衄。予调营敛肝饮合犀角地黄汤加减。

处方：生地黄20g，当归10g，白芍15g，川芎10g，阿胶10g（烊化），酸枣仁（炒）15g，五味子10g，枸杞子20g，茯神15g，陈皮6g，木香6g，水牛角30g，牡丹皮15g，紫草10g，蝉蜕10g，女贞子20g，旱莲草10g，大枣10g，生姜10g。水煎服，2日1剂。

上方共服10剂，未再发生皮下紫癜，睡眠亦佳。随访3年，未再复发，病愈。

【临证思辨】

本例患者首诊时为风寒外袭，阴虚肝郁，外寒内热，阳络失宁，故血溢肌肤。正如《灵枢·百病始生》所云："阳络伤则血外溢，血外溢则衄血。阴络伤则血内溢，血内溢则后血。"阳络为脏腑之外体表之络，伤则为衄，如鼻衄、肌衄、齿衄、舌衄等症；阴络为脏腑之内幽隐之络，伤则见其便血、尿血等症。故其治疗当以疏风散邪、清热宁络为法，用麻黄连翘赤小豆汤合犀角地黄汤加减。方中麻黄、杏仁、蝉蜕宣肺散寒，祛外郁之邪；水牛角、生地黄、牡丹皮、连翘、紫草、赤小豆凉血解毒，散内壅之热；赤芍、茅根活血止血，生姜、大枣调和营卫。故服之病势大减，紫癜消散殆尽，仅见下肢伸侧稀发。继以调营敛肝饮合犀角地黄汤加减，养血和营，疏瀹气机，宁络止血。水牛角、地黄、牡丹皮、紫草清热解毒，活血散瘀，祛未尽之邪。故服之气血调匀，内外安宁，未再复发，随访3年，紫癜告愈。

54. **原发性血小板减少性紫癜**（肌衄　鼻衄　阴精匮乏，营热络损）

【证治实录】

杨某，女，16岁，四川省巴中市某中学学生。因反复出现皮肤紫色斑块、流鼻血、月经量多1年多，曾在本市某西医医院住院治疗，诊断为"原发性血小板减少性紫癜"，治疗无明显好转。5个月前因颅内出血，送成都某三甲医院治疗，诊断为"原发性血小板减少性紫癜，继发颅内出血"，用特比澳、甲泼尼龙、利可君等药物保守治疗，好转出院。回家后继续服用皮质激素。近7天来，又两次鼻出血，皮肤多处出现紫色斑块，月经量多，遂于2015年12月2日来我处求治。

刻诊：神差，面色㿠白，雍容肥胖似"满月脸"，头昏乏力，时有鼻中流血，月经量多，先后无定期。胃纳尚可，大便时干时溏，舌质红、苔薄白，脉弦细，查PLT（血小板）$45×10^9$/L。此为气阴两虚，营热络损之候。予调营敛肝饮合犀角地黄汤加减。

处方：生晒参10g，当归15g，白芍15g，川芎10g，阿胶10g（烊化），枸杞20g，北五味子10g，炒酸枣仁10g，陈皮6g，木香6g，茯苓15g，水牛角30g，生地黄20g，牡丹皮15g，小蓟（炒）15g，炒蒲黄6g。水煎服，2日1剂，3剂，嘱所服甲泼尼龙逐渐减量。

二诊（2015 年 12 月 9 日）：病情同前，无明显好转，查 PLT 36×10⁹/L。仍予前方，另加人参 20g，续服 5 剂。

三诊（2015 年 12 月 21 日）：病情仍无好转，神疲，面色㿠白，双上肢皮肤又出现多处紫斑，查 PLT 30×10⁹/L，甲泼尼龙已减至每日 1 片，舌质红，脉弦细。患者病久积深，精元亏耗，气血难以骤复，若不大补真元，恐难挽其势。予河车大造丸合龟鹿二仙胶加减。

处方：生晒参 20g，紫河车 20g（研服），生地黄 20g，熟地黄 20g，天冬 15g，当归 15g，杜仲 10g，怀牛膝 10g，北五味子 10g，锁阳 10g，枸杞 20g，龟板胶 10g（烊化），鹿角胶 10g（烊化），阿胶 10g（烊化），肉苁蓉 15g，炒蒲黄 6g，小蓟（炒）10g，仙鹤草 20g，旱莲草 20g，黄柏 10g。水煎服，2 日 1 剂，10 剂。

四诊（2016 年 1 月 29 日）：病情逐日好转，精神渐佳，面色华，皮下紫斑消散。其母见服此方效佳，又将原方续服 5 剂。近日感冒头痛，微咳有痰，舌红苔薄白，脉浮弦细，予茯苓补心汤加减。

处方：当归 15g，白芍 15g，川芎 10g，西洋参 10g，苏叶 10g，前胡 10g，陈皮 6g，姜半夏 6g，茯苓 15g，葛根 15g，桔梗 10g，木香 6g，荆芥 6g，防风 6g，仙鹤草 15g，大枣 10g，生姜 6g，炙甘草 6g。水煎服，2 日 1 剂，2 剂。

五诊（2016 年 3 月 7 日）：服后头痛咳嗽即已，未再出现紫癜及鼻衄。查 PLT 102×10⁹/L，舌红，脉弦细，予调营敛肝饮加减。

处方：生晒参 15g，当归 10g，白芍 15g，川芎 10g，北五味子 10g，枸杞 20g，陈皮 6g，木香 6g，酸枣仁 10g，阿胶 10g（烊化），紫河车 15g（研服），女贞子 20g，旱莲草 20g，小蓟（炒）15g，仙鹤草 20g。水煎服，2 日 1 剂，5 剂。

六诊（2016 年 6 月 13 日）：病情大有好转，神佳面华，未再出现皮肤紫癜及鼻衄，月经自调。舌质淡红，苔薄白，脉弦细。为巩固疗效，方便在校读书服药，予中药丸剂。

处方：当归 60g，酒芍 80g，川芎 60g，阿胶珠 60g，北五味子 60g，枸杞 80g，炒酸枣仁 60g，茯苓 60g，生晒参 100g，紫河车 150g，生地黄 150g，女贞子 150g，旱莲草 100g，陈皮 60g，木香 60g，小蓟炭 60g，炒蒲黄 60g，牡丹皮 60g，大枣 60g，生姜 50g。

上药依古炮制，炼蜜为丸，丸重 9g，每服 1 丸，日 3 次。嘱 1 个月后复查肝功能、肾功能、血常规，如有异常，即来我处咨询。

七诊（2016 年 8 月 26 日）：患者面容、神色俱佳，身无他恙，未再出现皮肤紫癜及鼻衄，查肝肾功能及血常规均正常，PLT 162×10^9/L。为防止复发，巩固疗效，仍按上方再做丸剂续服。半年后其母来告，女病愈，并致谢忱。随访至今，未再复发，今已就读某中医药大学。

【临证思辨】

本例患者系原发性血小板减少性紫癜、继发性颅内出血。虽经各级西医医院治疗好转，并继续服用甲泼尼龙及利可君等药，但病情又见反复：躯干皮肤出现紫斑、多次鼻出血、月经量多，遂来我处求中医诊治。

原发性血小板减少性紫癜（ITP）是一种常见于儿童、妇女的出血性疾病，是一组自身免疫性综合征。其临床特点是血小板减少，出血时间延长，常见自发性、多样性出血（如紫癜、鼻出血、月经量多）。其病情超过 6 个月者属慢性型，占本病患者 80% 以上。西医治疗常采取皮质激素、免疫抑制剂、输入血小板及脾切除等，但疗效不甚稳定，复发率高且药物副作用较多。中医学认为，本病属中医肌衄、鼻衄、齿衄、四肢发斑、月经过多等病范畴。多为本元不足，肝肾亏虚，营热络伤。本例患者即为先天禀赋不足，气血亏虚，营热络伤之候。

首诊时见气阴两虚、血络不宁，故用《医醇賸义》之调营敛肝饮加减，滋肾益元，养肝和营，宁络止血。服药 20 余剂病情无明显好转，仍见皮肤紫癜及鼻衄，舌红，脉弦细，血小板计数不升反降，令人担忧。

窃思其故，应是病久精元亏耗，阴血难以骤复，加之患者住院时所用之西药特比澳及利可君已停月余，甲泼尼龙减量，故病情反弹。当务之急应是大补真元，益肝肾、填精髓，生血宁络，方克有济。故予王晋三加减吴球方，河车大造丸合龟鹿二仙胶，重用人参及紫河车、龟板胶、鹿角胶等血肉有情之品，大补真元，充填精髓，滋肾固本，补气益血。服之月余，病情迅获好转，皮肤紫癜消散，血小板渐增。其间，患者虽偶感风寒，鼻塞微咳有痰，予茯苓补心汤加减，益气养血，疏风解表，2剂而安。续用调营敛肝饮加减调服月余，血小板升至正常，PLT $102×10^9$/L，后以此方加减作丸，调理半年而愈。查肝功能、肾功能、全血图均正常，PLT $162×10^9$/L。随访至今，未再复发，身体安和，正就读于某高校。

原发性血小板减少性紫癜，应是属于血液系统的疾病。中医对血液的生成与运行，是与五脏六腑，特别是与肝、心、脾、肺、肾的功能活动相互联系，相互作用的结果。正如《内经》所述，心主血脉，主血液的生成与运行；肝主疏泄，司血液的贮藏与血量的调节；脾统血，统摄血液在脉中的正常运行；肺主气，朝百脉，助心以行血气；肾藏精，主骨髓，为血液的生化之源。临床治疗应当根据其证候及体质，既要遵循"治病求本"的治疗原则，又要掌握好标本先后的治疗步骤。

本例患者初诊时以鼻出血、皮肤紫癜、月经过多等出血症状为主，故以调营敛肝饮止血宁络为主，益气养血为辅，但病情不减，乃精元虚耗日久，气血难以骤复，急当大补精元，从本而治，故用河车大造丸合龟鹿二仙胶加减，重用人参及血肉有情之品紫河车、鹿角胶、龟板胶等药，大补真元、滋肝肾、益精血，佐以旱莲草、小蓟、炒蒲黄、仙鹤草等凉血止血之药。病情方渐好转，血小板渐至正常，终获痊愈。正所谓"见血不止血，治病求其本，血可自宁"之理。

55. 地中海贫血合并不明原因黄疸（虚劳 黄疸 气血亏虚，湿热蕴阻）

【诊治实录】

程某，女，28岁，四川省巴中市巴州区梁永镇人。

患者因贫血两年多，原因不明黄疸5个月，中西医治疗无好转，于2016年3月18日来诊。患者头昏乏力多年，半年前出现目黄、面黄、小便黄。曾先后在我市某中医三甲医院及西医三甲医院住院治疗，做全身各系统检查：

胆红素升高（总胆红素 77.6μmol/L、间接胆红素 68.6μmol/L、直接胆红素 9.0μmol/L），白细胞计数 2.92×10⁹/L，中性粒细胞数目 1.22×10⁹/L，红细胞计数 2.57×10¹²/L，血红蛋白 85g/L，血细胞比容 25.6%，RDW–CV（红细胞分布宽度变异系数）24.5%，RDW–SD（红细胞分布宽度标准差）101.2fL。骨髓穿刺做骨髓细胞形态学检，考虑 MA（巨幼细胞性贫血）。外送标本到北京海思特临床检测为 α 地中海贫血基因突变（Hbcs 点突变杂合子）。心脏及肝、胆、脾、胰、肾未见异常，西药、中药治疗无明显好转，遂由家人扶送，来我处诊治。

刻诊：精神萎靡，形体消瘦，面目俱黄，头昏乏力，时发干呕，口苦，唇舌有数个黄白色溃疡，溺黄大便秘，舌红苔薄黄，脉滑。为气血亏虚，风寒客表，湿热瘀阻在里，予麻黄连轺赤小豆汤合茵陈蒿汤加减。

处方：麻黄 6g，连翘 20g，赤小豆 20g，杏仁 10g，梓白皮 15g，茵陈 30g（先煎），炒栀子 10g，大黄 10g（后下），虎杖 20g，大枣 10g，生姜 10g，炙甘草 10g。水煎服，2 日 1 剂，3 剂。

二诊（2016 年 3 月 23 日）：服上方后，大便得通，黄疸稍减，口腔溃疡亦有好转，精神渐佳，仍予前方，续服 3 剂。

三诊（2016 年 3 月 30 日）：黄疸明显减退，查总胆红素为 40.2μmol/L，间接胆红素 30.7μmol/L，唇口溃疡渐愈。大便溏，腹胀不适，脉弦缓。此脾虚湿热未尽之候，予东垣升阳益胃汤合茵陈五苓散加减。

处方：人参 15g，黄芪 30g，白术 10g，茯苓 10g，陈皮 10g，泽泻 10g，猪苓 6g，防风 6g，白芍 15g，黄连 10g，茵陈 20g（先煎），桂枝 15g，羌活 6g，独活 6g，法半夏 6g，柴胡 10g，虎杖 20g，炙甘草 6g，生姜 6g，大枣 10g。水煎服，2 日 1 剂，3 剂。

四诊（2016 年 4 月 6 日）：黄疸渐消，昨日月经来潮，经行不畅，有紫色血块，小腹疼痛，汗出口干，唇舌淡紫，脉弦细，此为宫寒血滞，冲任失养，予《金匮要略》温经汤加减。

处方：桂枝 20g，当归 20g，白芍 20g，人参 15g，吴茱萸 15g，川芎 15g，牡丹皮 20g，阿胶 15g（烊化），法半夏 10g，麦冬 20g，小茴香 15g，台乌

15g，生姜 10g，炙甘草 10g。水煎服，2 日 1 剂，3 剂。

五诊（2016 年 4 月 20 日）：黄疸渐消，面色㿠白，未再腹痛。诉头昏心悸，睡眠欠佳，舌淡苔薄，脉弦细弱，为心脾两虚，气血不足之候，予归脾汤加减。

处方：人参 20g，黄芪 30g，白术 15g，当归 15g，酸枣仁 20g，龙眼肉 20g，茯神 20g，远志 6g，木香 6g，阿胶 15g（烊化），砂仁 15g，紫河车 20g（研服），生姜 10g，大枣 10g，炙甘草 10g。水煎服，2 日 1 剂，5 剂。

六诊（2016 年 5 月 11 日）：黄疸全消，面色渐泽，化验查胆红素及肝功能、肾功能均无异常，WBC $4.8×10^9$/L，RBC $5.03×10^{12}$/L，HGB 100.00g/L，病情明显好转，仍以健脾养心，补益气血为治，续用前方，再服 5 剂。

七诊（2016 年 6 月 20 日）：面渐红润，饮食尚佳，身无不适，近欲离乡外出务工，要求做中药丸剂，调养服用，予河车大造丸合龟鹿二仙胶加减。

处方：紫河车 200g，人参 100g，肉苁蓉 100g，锁阳 80g，当归 80g，枸杞 100g，龟胶珠 60g，鹿胶珠 60g，阿胶珠 60g，怀牛膝 80g，杜仲 80g，熟地黄 150g，砂仁 80g，菟丝子 100g。

上药依古炮制，水泛为丸，5g 一袋，塑封，每次开水送服一袋，1 日 3 次。

2018 年 3 月，其母来告，女病愈，未再复发，已育一子，母子均健。

【临证思辨】

本例患者因贫血及原因不明黄疸 5 个多月，曾在多家中、西医医院检查，并外送标本到北京海思特临床检测，诊断为 α 地中海贫血，巨幼细胞性贫血，原因不明胆红素升高，治疗无好转，遂来我处就诊。

地中海贫血（thalassemia）多见于地中海地区，是一种典型隐性遗传性疾病。在我国南方各省及四川、广西等地也有发生，本病是由于红细胞内血红蛋白的数量和质量异常造成红细胞寿命缩短的一种贫血。可分为两个类型，即 α 型和 β 型。本例患者即属 α 地中海贫血基因突变（Hbcs 点突变杂合子），骨髓形态学检测患有巨幼细胞性贫血（MA）。患者来我处初诊时，由其母扶助前来，主要症状是深度黄疸（原因不明胆红素升高），消瘦，贫血，头昏乏力，口糜，便秘。中医根据其主要症状、体征、病史，诊断为黄疸、虚劳，证为湿热蕴阻，气血亏虚。虚劳是中医的疾病名，它是脏腑亏损，元气虚弱所致多种慢性疾病的总称，应是一种缘于先天禀赋不足、后天失调失养、积劳内伤等多种原因造成的多器官虚损证候的综合征。

本例患者属于中医虚劳、黄疸病范畴。虚劳是其本虚，非短期可已，黄疸是其邪盛，非急祛难宁。故其治疗，首当清利湿热，待湿去黄退，再议补虚扶正，冀有生机。首用麻黄连轺赤小豆汤合茵陈蒿汤加减，疏散表寒，清泄瘀热，利胆退黄。服之黄疸渐退，唇口糜烂渐瘥，续用此方，半月后，病情好转，高胆红素亦趋下降，精神转佳。但腹胀便溏，为脾虚湿热未尽之候，故用东垣升阳益胃汤加减，益气健脾，化湿泄热，升清降浊，攻补兼施。服3剂后，病情显著好转，适值月经来潮，小腹冷痛，汗出唇干，此为宫寒血滞，冲任失养，故用《金匮要略》温经汤加减，温经散寒，养血化瘀止痛，服后腹痛渐止。黄疸已退，邪去正虚，其治当以大补气血、益肝肾、调心脾为要。先用归脾汤加阿胶、紫河车调治月余，后以河车大造丸合龟鹿二仙胶，水泛为丸，大补精髓，培先天之本，补气健脾，益后天之源。中药调治4个多月，神爽体健，未见贫血及黄疸诸症，多次血检，均无异常。两年后其母来告，女病愈，未再复发，现在外打工，已生育一子，母子均健。

56. 系统性红斑狼疮（红蝴蝶疮 阳毒 热痹）

【诊治实录】

王某，女，42岁，四川省巴中市水宁镇农民。2011年12月14日来诊。

患者2年前因反复发热，关节疼痛，面部出现红色斑块皮疹，曾在本市某三甲医院住院治疗，无好转，遂转四川省华西医院住院治疗，诊断为系统性红斑狼疮、溶血性贫血、干燥综合征。用西药皮质激素及其他免疫抑制剂治疗1年多，病情有所好转。患者又先后辗转到北京及浙江医大邵逸夫附属医院检查治疗。其诊断与华西医院相同，已伴有肝功能、肾功能损害，患者一直服用非甾体皮质激素至今，病情时有反复，遂来我处求中医治疗。

来诊时查阅了患者近期在我市及外地西医医院的相关检查资料：血细胞分析：WBC（白细胞计数）42×10⁹/L，NEUT（中性粒细胞计数）1.87×10⁹/L↓，HGB（血红蛋白）101g/L↓，PLT（血小板）77×10⁹/L↓。血液生化及免疫检查：AST（天门冬氨酸氨基转移酶）48U/L↑。ALP（碱性磷酸酶）107.10U/L↑，GIO（球蛋白）73g/L↑，PA（血清前白蛋白）93mg/L↓，ADA（腺苷脱氨酶）36.3U/L↑，UA（血尿酸）348.7μmol/L↑，CYSC（胱抑素C）1.48mg/L↑，GFR（肾小球滤过率）55.2mL/min/1.73↓，β2-MG（β2-微球蛋白）6.66mg/L↑，IgA（免疫球蛋白A）3.51g/L↑，IgG（免疫球蛋白G）23.07g/L↑，IgM（免疫球蛋白M）1.0g/L，C_3 0.51g/L↓，C_4 0.15g/L↓。尿常规：BLD（+++），PRO（++）。彩超：胆囊壁隆起样病变；双颈及锁骨上、双腋下多发性淋巴结肿大，双侧腹股沟多发淋巴结肿大。

刻诊：发热（38.6℃）头痛，四肢关节疼痛（++）天，两侧面颊及耳部皮肤有红斑皮疹，口渴引饮，时作干呕，神疲纳差，溺色黄，舌红苔薄白，脉弦数，此为热炽阳明，兼有表寒，予白虎加桂枝汤加减。

处方：石膏50g，知母10g，桂枝20g，粳米50g，络石藤20g，忍冬藤20g，炙甘草10g。水煎服，2日1剂，3剂。

忌食油腻生冷之物，原每日服西药甲强龙两片（10mg），从即日起每周减量半片，1个月后停服。

二诊（2011年12月20日）：发热渐退（37.8℃），四肢关节痛减，面部皮肤红斑如前，口渴溺黄，舌红苔薄，脉弦数，续予前方5剂。

三诊（2012年1月9日）：发热已退，四肢关节疼痛显著减轻，口糜咽痛，鼻流浊涕，面颊皮肤红斑未减，为热毒炽盛，侵及营血，灼伤肌肤，予《金匮要略》升麻鳖甲汤加减。

处方：升麻15g，鳖甲30g，当归10g，雄黄1g（研服），生地黄30g，牡丹皮20g，金银花30g，玄参20g，大青叶15g，忍冬藤15g，络石藤15g，生甘草10g。水煎服，2日1剂，5剂，禁忌同前。

四诊（2012年4月13日）：服上方后，面部皮肤红斑显著减轻，颜色变淡，口糜、咽痛亦瘥。患者又将前方续服5剂，病情更有好转，面部红斑消退。复查血象，肝功能，肾功能，以及其他生化指标均较前明显好转，彩超仍见双侧颈部、锁骨上及腋下、腹股沟有多发性淋巴结肿大。现症：神疲，面黄不泽，红斑消退，口燥咽干，已停经2个多月，舌红苔薄黄，脉弦细数，为久病邪热耗津，肝肾阴虚，痰血瘀阻，予麦味地黄汤加减。

处方：生地黄30g，山萸肉15g，牡丹皮15g，茯苓10g，泽泻6g，山药20g，麦冬30g，北五味子15g，生晒参15g，鸡血藤20g。水煎服，2日1剂，3剂。

患者因近日拟随家人去浙江宁波，短期无法返家来诊，要求做丸常服，遂再予丸剂。

处方：生地黄200g，山萸肉100g，生晒参100g，麦冬100g，阿胶珠80g，玄参100g，制鳖甲150g，制龟板150g，穿山甲珠60g，煅牡蛎100g，紫河车100g，当归80g，酒白芍80g，炙甘草60g。依古炮制，炼蜜为丸，每丸9g（含原生药5g），每服1丸，1日3次。

半年后，患者电话告之，病情大有好转，面部及全身皮肤未再出现红斑皮疹，颈部及锁骨上、腋下、腹股沟淋巴结显著减少，饮食亦佳，要求再做中药丸剂寄来，遂仍用前方，加工为丸，寄予服用，并嘱定期在当地医院复查血象及彩超，对病情变化及时告之。后又间断寄药3次，未再出现皮肤斑疹，颈部及锁骨上、腋下、腹股沟淋巴结均已消散，肝功能、肾功能大致正常。从2014～2016年间，患者曾多次回到巴中，并来我处复查。为巩固疗效，临走时常带丸药外出服用，以巩固疗效，其所用方剂多为左归丸加减，补肝肾，益精血，基本用药：生晒参，生地黄，山萸肉，肉苁蓉，龟胶珠，鹿胶珠，川牛膝，紫河车，龟板，鳖甲，炙甘草等。

患者于2017年3月，在北京慈铭健康体检中心杭州分院做全面检查，除血红蛋白（94.0g/L），白细胞计数（$3.81×10^9$/L）偏低外，其余各项未见明显异常。近期（2022年9月15日），对此患者王某随访，她在浙江宁波电话告之，病已获愈，未再复发，并代表全家深表谢忱。

【临证思辨】

红斑狼斑（lupus erythematosus，LE）一般分为盘状红斑狼疮（DLE）和系统性红斑狼疮（SLE）两类，是因多种因素造成的免疫性结缔组织疾病。前者损害主要局限于皮肤，后者除皮肤外，尚可累及全身多系统、脏器，尤以心、肝、肾及神经系统较为常见，常伴有发热、乏力、关节疼痛等全身症状。

由于本病病情复杂，证候变化较多，很难划属中医的某一病证。根据其临床表现、证候特征，可与中医的痹证、红蝴蝶疮、茱萸火丹、阳毒等病相似。中医学认为本病的发生多为先天禀赋不足，后天失养，光照熏蒸，热郁毒聚，气滞血瘀，伤及肌肤经络，脏腑失和，终致精血枯竭，五脏败伤。对本病的治疗应把握其热、毒、虚、瘀的中心证候，根据其临床表现辨证施治，祛邪散瘀，扶正固本，方得有效。

本例患者，曾于2009年因患系统性红斑狼疮，在成都、上海、北京等省内外多家三甲综合性西医医院检查确诊，多次住院治疗达两年之久，长期服皮质激素及其他免疫抑制剂药物，病情虽有好转，但常见反复，并已出现肝、肾功能损害，遂改求中医中药治疗。来我处初诊时，见面部有蝶形红斑，发热，关节疼痛，病似热痹，为热在阳明，兼有表寒郁遏，故予白虎加桂枝汤加味，清热解表，加忍冬藤、络石藤，清热通络，疏利关节。治之热退痛减，但面颊红斑皮疹不退，且见咽痛口糜，证似仲景所述"阳毒"之病，故用《金匮要略》升麻鳖甲汤加味，清热解毒，滋阴辟秽，活血散瘀。用此方加减治疗月余，面部皮肤红斑尽退，关节疼痛亦瘥，病情大有好转。但两侧颈部、锁骨上、腋下及腹股沟淋巴结肿痛未减。观其脉证，为肝肾阴虚、痰血瘀阻之候，故用麦味地黄汤加减与服，更用三甲复脉汤加减作丸，养阴益脉通络，补气培元扶正，软坚散结消瘰。间断性服用此方丸剂历两年之久，共6剂做丸，终获临床治愈，经省内外多家三甲医院全面检查，未见明显异常。停药5年多，亦未复发。近期随访（2022年9月15日），患者在省外电话告之，此病未再复发，并致谢忱。

三、外科疾病

57. 腰椎间盘突出症（腰痛　寒湿痹阻，经脉挛急）

【诊治实录】

韩某，女、36岁，四川省南江县朱公乡6村4社农民。2006年8月21日初诊。

患者一周前在宁波市务工时，因天气炎热，夜间席地而卧，次日腰痛不能行走。在宁波市某医院检查，为L2～L3椎间盘突出，拟转上海某三甲医院手术。因经济困难，遂由家人送回巴中，求中医治疗。

刻诊：患者由人搀扶来诊。神清，面色暗黄，表情痛苦。饮食尚可，口不渴，身体疼重。腰痛甚，不能自转侧，膝以下发凉。舌苔薄白，脉浮虚而涩。患者素有风湿身痛之疾，每于受凉或劳累后易犯。此次外出务工，连日劳累，加之夜间纳凉甚久。脉证相参，结合病史分析，应是风湿相搏，寒湿痹阻。遂用桂枝附子汤加薏苡仁、姜黄，水煎服，3剂。

二诊（2006年8月31日）：腰痛大减，已能独自行走。多汗恶风，活动时久，仍觉腰酸困乏，小便短少，不渴，脉沉缓。予甘草附子汤加薏苡仁、姜黄，水煎服，3剂。

三诊（2006年9月10日）：腰已不痛，可做一些家务农活。舌淡，苔薄白，脉细而缓，嘱续服前方3剂，另予金匮肾气丸5瓶（每瓶200粒，每次15粒，早晚服）益肾固本，散寒除湿。患者于2006年10月6日，由上海给我发来短信，告知病愈，已恢复工作，并致谢忱。

【临证思辨】

腰椎间盘突出症（LDH）为骨科常见病，是指腰椎间盘发生退变后，在外力作用下，使纤维环破裂，髓核突出，刺激或压迫神经根而引起的以腰痛及下肢坐骨神经反射痛为特征的一种疾病，约占腰痛患者的35%。临床上有不少病例，症状并不明显，常于体检时得以发现。一般只有在劳累或受凉时才显疼痛，为脊椎间软组织，如肌肉及各种韧带收缩痉挛、牵拉，进而刺激或压迫神经根发生疼痛。中医学认为，此种病多属腰痛、痹证范畴。

本例为表虚风寒湿痹证。患者素体阳虚，素有风湿宿疾，夏日纳凉，复感风寒。风寒湿三气杂至，痹阻经络，故令身疼腰痛不可转侧。用桂枝附子汤温经助阳，祛风除湿。加姜黄行气止痛，薏苡仁除湿宣痹舒筋。二诊时，见神疲多汗恶风，小便短少，此风湿兼表里阳虚之候，故投甘草附子汤加薏苡仁、姜黄，以温阳益气宣痹，则腰痛自已。后用金匮肾气丸善后，以竟全功。腰者，肾之府。《金匮要略》云："虚劳腰痛，少腹拘急，小便不利者，八味肾气丸主之。"此所谓补阴生气，助阳化水，扶正祛湿，益肾固本之法也。

58. 半月板损伤（膝损伤　寒湿痹阻，气血失和）

【诊治实录】

陈某，女，38岁，四川省巴中市巴州区人。因左膝疼痛，步态不稳，于2011年1月13日来诊。

半年前，在湖南郴州打工时跌伤腿部，渐至左膝关节疼痛，屈伸不利，下蹲屈膝时疼痛更甚，发出弹响。曾在当地某三甲医院做MRI增强扫描显示：①左膝关节内、外半月板前后角变性，Ⅱ°损伤；②左膝关节腔积液，骨间隙变窄。西药治疗无好转，又在当地中医治疗，服舒筋活血、行气止痛药甚多，未见明显疗效，遂返回四川巴中市，来我处诊治。

刻诊：左膝关节疼痛、肿胀，加压痛甚，屈伸旋转受限（麦氏试验阳性），腿软易摔倒，步态不稳。腰背酸痛，饮食正常，二便自调。月经量少，经色紫暗。舌质淡红，苔薄白，脉弦紧。予独活寄生汤合四藤饮加减。

处方：独活10g，桑寄生10g，秦艽10g，当归10g，熟地黄20g，川芎10g，白芍15g，桂枝15g，防风10g，北细辛6g，茯苓10g，党参15g，杜仲10g，川牛膝10g，甘草10g，鸡血藤15g，海风藤15g，忍冬藤15g，络石藤15g。水煎服，2日1剂，3剂。

二诊（2011年1月20日）：腰痛减，背恶寒，左膝肿痛如前。予三痹汤合四藤饮加减。

处方：黄芪30g，续断20g，独活10g，秦艽10g，防风10g，北细辛6g，当归10g，熟地黄20g，川芎10g，白芍15g，党参20g，茯苓10g，杜仲10g，川牛膝10g，桂枝15g，制附子10g，制川乌10g，炙甘草10g，鸡血藤10g，海风藤10g，忍冬藤10g，络石藤10g。水煎服，2日1剂，5剂。

三诊（2011年1月30日）：左膝关节肿消痛减，仍屈伸不利，步态不稳，易摔倒。此病虽伤在筋骨，但迁延日久，病及肝肾。治宜填精养血，冀能生骨续筋。予健步虎潜丸加减，为丸缓图。

处方：豹骨100g，熟地黄150g，人参80g，当归60g，白芍（酒炒）80g，龟胶（蛤粉炒）60g，鹿角胶（蛤粉炒）60g，黄柏（盐炒）60g，制附子60g，炒白术60g，锁阳60g，续断80g，杜仲（盐水炒）80g，川牛膝60g，制首乌60g，威灵仙60g，羌活60g，土鳖虫（酒炒）60g，全蝎60g，骨碎补60g。共研细末，炼蜜为丸，每丸重10g，每服1丸，日2～3次。

四诊（2011年3月31日）：服上方丸剂后，病情日渐好转，左膝关节已无疼痛，行走渐臻正常。续用前方另加紫河车150g，炼蜜为丸，服法同前。

2个月后患者来告，左膝未再疼痛，屈伸自如，行走正常。嘱将余药服完后停药。随访3年，左膝关节活动自如，常与朋友跳舞、爬山，宛如常人，病愈。

【临证思辨】

半月板位于膝关节骨髁及胫骨髁之间，分内外两个，由纤维软骨构成。半月板具有弹性，有保护关节面作用。当膝关节伸屈和旋转运动时，可随之向前、后和内、外侧转移。半月板损伤是膝部常见的损伤之一，通常是由于膝关节在部分屈曲负重状态下突发强力旋转所致。多数患者是由于外力或摔伤所致。少数患者，尤其是老年患者，常因不经意的动作（如突然下蹲或站立）而造成。由于半月板缺乏血运，主要靠关节液滋养，一旦受损，不易愈合，西医治疗常采取手术缝合、切除或移植，但术后效果较差，很难完全恢复其功能。

半月板损伤属中医伤科"外伤"范畴，为"筋伤""骨伤"，虽无皮肉之患，但内有筋骨受损之殃。气滞血瘀，营卫失和，发为肿痛、屈伸不利，久则导致脏腑功能失调。《素问·阴阳应象大论》云："气伤痛，形伤肿。"《正体类要》云："肢体损于外，则气血伤于内，营卫有所不贯，脏腑由之不和。"故对半月板损伤的治疗，不仅要注意局部的病变，更要重视其与气血、营卫、经络、脏病的相互影响，调动机体对损伤的自我修复能力。本例患者在外打工时曾有腿部外伤史，经西医医院核磁共振（MRI）及其他检查，确诊为左膝半月板Ⅱ°损伤。中西药治疗罔效。来我处就诊时，症见左膝肿痛，活动受限，行猝屈倒，腰背酸痛，舌边红，苔薄白。为筋骨损伤，寒湿痹阻，气血失和，故肿痛难已。查前医所用诸方，皆为行气活血、化瘀止痛之药，并无不妥，何以肿痛不减，久治不效？由此悟及该例患者病虽为伤，但伤后复受风寒湿侵袭，痹阻经络，气血郁滞，营卫失和，内外皆及，筋无以荣，骨无以生。故其治疗，宜当先宣痹散寒除湿，兼以行气化瘀，攘外安内，冀有转机。遂以独活寄生汤合四藤饮（为本人验方，由鸡血藤、络石藤、忍冬藤、海风藤等药组成）加减，祛风除湿，蠲痹止痛，散瘀通络，益气血、补肝肾。继以三痹汤合四藤饮加附子、川乌，更增温阳益气，散寒止痛之力。故服之即效，肿消痛减。其治虽能蠲痹行血，但筋骨之伤非此可愈。缘此病迁延日久，病及肝肾，治当补肾填精，养肝益血。故用《伤科补要》健步虎潜丸加减，治以缓图。方中虎骨用豹骨代替，用以强筋壮骨为君；熟地黄、龟胶、首乌、当归、白芍滋阴养血，鹿角胶、锁阳、杜仲、续断、附子温阳益肾，人参、白术益气健脾，共襄为臣；黄柏泻相火制附子之热，羌活、威灵仙、土鳖虫、全蝎祛风通络为佐；川牛膝补肝肾下行为使。诸药合用，共奏补肝益肾、强筋壮骨、活血通络之功，故服之病情日渐好转，左下肢屈伸自如，行走渐臻正常。后续用此方，加入紫河车血肉有情之品，炼蜜为丸，更增益元填精之力，服后左膝未再疼痛，下肢活动自如，随访3年，康复如前，终以愈疾。

59. 肋软骨炎顽固性胸痛（胸痛　寒邪乘袭，痰浊凝聚）

【诊治实录】

赵某，男，30岁，四川省巴中市巴州区化成乡农民。因胸痛1年多，于2010年3月2日来诊。

患者常年在浙江宁波务工。一年前因受凉"感冒"，发生胸痛，渐至痛不可触，向背部放射。曾在宁波市某三甲医院住院治疗，CT显示：①右上肺占位伴空洞，伴节段性肺不张（首先考虑结核待排）；②左上肺少许结核灶；③纵隔及腋窝淋巴结肿大，胸骨肿胀隆起。痰菌培养（阴性）。行抗结核治疗3个多月，病情无明显改善，胸痛日甚，后改用其他西药（用药不详），治疗半年无好转，遂返四川巴中，来我处中医治疗。

刻诊：面色晦暗不泽，胸骨中段及左缘肿大隆起，疼痛日甚，触之则剧，痛彻肩背。咳喘痰稠黄，饮食尚可，二便自调，舌质边红，苔薄黄，脉滑数。此为痰热阻肺，气机郁滞，先予清金化痰汤加减。

处方：知母15g，川贝母15g，栀子10g，黄芩15g，麦冬20g，全瓜蒌20g，桔梗10g，茯苓15g，姜半夏10g，陈皮10g，桑白皮10g，麻黄6g，杏仁10g。水煎服，2日1剂，3剂。

二诊（2010年3月9日）：咳嗽减轻，痰质清稀，胸痛如前，日夜不安，舌苔薄白，脉寸微尺弦，予瓜蒌薤白半夏汤加减。

处方：瓜蒌仁20g，薤白30g，姜半夏15g，枳实20g，郁金20g，旋覆花10g，茜草根10g。水煎服，2日1剂，3剂。

三诊（2010年3月15日）：咳嗽已瘥，胸痛略减，平卧则剧。手足冷，喜热饮，舌质淡，苔薄白，脉弦紧。予《金匮要略》乌头赤石脂丸方加减。

处方：制川乌10g，制附子10g，川椒10g，干姜10g，赤石脂10g，旋覆花10g，茜草根10g。加水1000mL，煎取500mL，每服100mL，1日3次，3剂。

四诊（2010年3月25日）：上方又续服5剂，服药期间，病情显著好转，胸痛已瘥,触之无痛感,手足自温,夜能安卧。口干咽燥,阵发潮热汗出,舌红少津,脉弦细数。此热药久服,阴虚之象渐露,予百合固金汤加减。

处方:百合20g,生地黄20g,熟地黄20g,麦冬20g,玄参15g,川贝母15g,桔梗10g,当归15g,白芍20g,穿山甲10g(蛤粉炒后研服),制鳖甲20g,郁金10g,甘草6g。水煎服,3剂。

尔后未再胸痛,身体安和。患者近日拟与家人同返浙江宁波务工。要求带中药丸剂,在外服用。

丸药处方:北沙参80g,生地黄100g,熟地黄100g,川贝母80g,茯苓80g,麦冬80g,天冬80g,山药(蒸)100g,百部(炒)80g,阿胶(蛤粉炒)60g,三七60g,獭肝100g,桑叶80g,菊花60g,煅牡蛎100g,穿山甲(蛤粉炒)50g,制鳖甲100g。混合研末,炼蜜为丸,每丸重10g,每服1丸,日3次。

患者赴宁波后,又续用上方两剂,服丸药半年,胸痛未再复发,亦无咳嗽、潮热、盗汗。后在当地医院CT复查,右上肺占位及空洞较中药治疗前明显缩小,未见纵隔及腋窝淋巴结肿大,停药。一年后其妻因事返回巴中市,来我处告知患者近况,胸未再痛,身无他恙,能胜任以往所做劳务。随访至今,胸痛未再复发。

【临证思辨】

本例是以胸痛为主症的患者。曾多处就医,反复进行各项理化检查,未明疼痛原因。CT扫描结果见右上肺有占位、空洞、节段性肺不张,左上肺少量陈旧性结核灶。纵隔及腋窝淋巴结肿大,胸骨肿胀隆起等。虽痰菌培养阴性,仍按结核病治疗,服抗结核药半年,但胸部疼痛日甚一日。该患者胸痛的临床特点是于受凉"感冒"后骤然发病,胸骨肿胀隆起,触之痛剧,并向肩背放射,应考虑诊断为肋软骨炎,与患者肺部结核及其他疾病不相关联。

肋软骨炎是发生在肋软骨部位的非特异性炎症,亦称非化脓性肋软骨炎,与受凉感冒、病毒感染及劳损等因素有关。可骤然发病,感胸部钝痛或针刺样锐痛,严重时受累软骨部位出现肿胀隆起、压痛明显,平卧时疼痛加剧,并可放射至肩背。

中医的胸痛常与心痛混称，包括多种疾病，如"胸痹""心痛""肝着""结胸证"及"劳损"等。除真心痛外，大多与心胞络及胃脘痛相联系，故清·陈修园在《医学三字经》中说："真心痛不治，今所云心痛者，皆心胞络及胃脘痛也，共有九种，宜细辨之。"胸为阳位，若阳气不足，寒邪乘袭或痰浊凝滞，均可使气机痹阻发生胸痛。胸痹之病，并非皆为"真心痛"，凡阴乘阳位，寒邪与痰浊痹阻气机之胸痛，均属之。本例患者应属于中医"胸痹"范畴，虽其宿有肺疾，但胸痛为新感之病，且甚急迫。《金匮要略》云："夫病痼疾，加以卒病，当先治其卒病，后乃治其痼疾也。"故治分两步，先治新病，后疗痼疾。

初诊时，见患者胸痛不已、喘息咳唾，为外受风寒、肺蕴痰热，故用清金化痰汤加减，宣肺平喘，清化痰热，助肃降之气；继以瓜蒌薤白半夏汤加减，通阳散结，豁痰降逆，加入旋覆花、茜草根、郁金疏肝通络，活血化瘀，疏瀹气机。治虽从证，但胸痛并无显著好转，按之则剧、痛掣肩背、不能平卧；手足寒，喜热饮，舌淡苔薄白，脉弦紧。此为阴寒凝结日久，非辛温大热之剂，无以救逆止痛。遂用仲景治胸痹心痛重症之方——乌头赤石脂丸加减。方中川乌、附子、川椒、干姜辛温大热，逐寒止痛；赤石脂甘温涩，收敛阳气，防辛热之耗散；旋覆花、茜草根活血散瘀，通络散结。服之胸痛大减，按之亦无痛感，手足自温，续服5剂而瘥。胸痛既已，再治其痨。前治胸痛服用热药甚久，阴虚内热之象渐露，故予百合固金汤加减，养阴清肺，化痰行瘀。并予月华丸加减作丸，滋阴降火，消痰散结，化瘀杀痨。调治半年多，肺疾亦获好转。后在当地医院复查，右上肺占位及空洞较前明显缩小，未见纵隔及腋窝淋巴结肿大，能从事以往所做劳务，随访至今，胸痛未再复发。

60. 急性阻塞型黄疸（黄疸　湿热蕴阻，胆腑瘀结，上郁下闭）

【诊治实录】

唐某，女，56岁，四川省南江县和平乡农民。因腹痛身黄伴下肢浮肿半月，于2013年10月11日就诊。

患者半月前右上腹疼痛，胀满不适，口苦，厌油腻，不思饮食，渐至全身皮肤发黄。曾在某西医医院输液及中药治疗（用药不详），病情加重，下肢浮肿。遂来我处求治。查原经治医院检查资料，彩超示：胆囊未探及；胆总管结石伴扩张，胆总管上段内径1.2cm，查见多个强回声团伴淡声影，最大约1.1cm；右肝内胆管内径约0.7cm，内见多个强回声堆积，最大约0.8cm；脾大（脾门厚5.4cm），脾静脉增宽（0.8cm）；腹腔积液（4.7cm）。血液生化：LAT（红细胞溶血卵磷脂酰基转移酶）1143 U/L，AST（天门冬氨酸氨基转移酶）462 U/L，GGT（谷氨酰转肽酶）1410 U/L，总胆红素（TBIL）108.7μmol/L，直接胆红素（DBIL）82.4μmol/L，间接胆红素（IBIL）26.3μmol/L。

刻诊：神疲，呻吟不止，面目俱黄，色如橘子，额上棕黑似烟熏。一身悉肿，口苦，上腹满闷，胁下胀痛，脘痞呕恶，小便黄，大便三日未解。舌质边红，苔黄微腻，脉弦缓而濡。3年前曾行胆囊切除术。西医诊断：①胆总管及肝内胆管结石嵌顿；②阻塞性黄疸伴肝功能损害；③胆汁性肝硬化。中医诊断：黄疸（阳黄）。证系湿热蕴阻，胆腑瘀结，上郁下闭。治用大柴胡汤合茵陈蒿汤加减。

处方：柴胡20g，黄芩15g，白芍20g，枳实10g，法半夏10g，大黄15g（后下），芒硝20g（后下），栀子（炒）10g，茵陈50g（先煎），虎杖20g，鸡内金20g，金钱草30g，大枣10g。以水2000mL，先煮茵陈至1500mL，再入余药（大黄、芒硝后下），煎取800mL，每服200mL，日3～4次，5剂。

服药期间病情如有变化，嘱患者家属及时告知。

二诊（2013年10月18日）：胁痛已瘥，黄疸渐退，额上棕黑，胸满脘痞未减。大便溏薄，溺色黄赤，舌质边红，苔薄黄，脉濡缓。仍以清热利湿为治。

处方：黄芩10g，黄连10g，大黄15g，柴胡15g，枳实10g，白芍20g，法半夏10g，栀子（炒）10g，茵陈30g（先煎），虎杖20g，鸡内金15g，金钱草30g，木香6g，大枣10g。方中黄芩、黄连、大黄三味用沸水浸泡取汁约300mL。余药煎法同前，取汁800mL，再加入浸泡之药汁，每服200mL，日3次，5剂。

三诊（2013 年 10 月 28 日）：彩超示胆总管不扩张，管内无结石声影；右肝内胆管内径 0.6cm，可探及多个结石影，最大约 0.7cm；肝功能：ALT（谷丙转氨酶）200U/L，AST（天门冬氨酸氨基转移酶）120U/L，ALP（碱性磷酸酶）200U/L，GGT（谷氨酰转肽酶）420U/L。TBIL（总胆红素）53.5μmol/L，DBIL（直接胆红素）38.4μmol/L，IBIL（间接胆红素）15.1μmol/L。全血检查示：WBC（白细胞计数）10.05×10^9/L，N（中性粒细胞）70%，L（淋巴细胞）17%。目黄已退，额上微黑，胁痛未已，胸腹痞满，口渴引饮，胃纳欠佳。手足心热，大便溏，日三四行，溺色黄。脉濡缓，舌苔薄黄。此中焦湿热未尽，气阴已虚。予王氏连朴饮加减。

处方：黄连 10g，厚朴 15g，栀子（炒）10g，法半夏 6g，芦根 30g，西洋参 20g，虎杖 20g，石菖蒲 6g，茵陈 30g（先煎），金钱草 30g，鸡内金 15g。水煎服，2 日 1 剂，5 剂。

四诊（2013 年 11 月 4 日）：彩超示肝内胆管结石如前。神疲畏寒，未再渴饮，额头暗黄呈棕黑色，手足心热，时有汗出，胁下胀痛。大便溏薄色黑，溺色黄，舌质紫暗，苔薄白，脉弦细弱。此为脾肾阳虚，失于温运，湿浊瘀阻难以疏化。予东垣升阳益胃汤加减，兼用《金匮要略》硝石矾石散口服。

处方：人参 15g，黄芪 20g，白术 10g，法半夏 10g，陈皮 6g，茯苓 10g，泽泻 10g，黄连 10g，防风 6g，制附片 10g，紫河车 20g（研服），柴胡 10g，白芍 20g，茵陈 15g，鸡内金 15g，炙甘草 6g。水煎服，2 日 1 剂，5 剂。

另予硝石 30g，矾石 20g，混合研末。每用 3g，大麦粥汁调和，晨服 1 次。

五诊（2013 年 11 月 15 日）：彩超示右肝内胆管内径 0.5cm，可探及少数结石影，最大 0.4cm。肝功能：ALT（谷丙转氨酶）80U/L，AST（天门冬氨酸氨基转移酶）64U/L，ALP（碱性磷酸酶）120U/L，GGT（谷氨酰转肽酶）180U/L，TBIL（总胆红素）38.3μmol/L，DBIL（直接胆红素）16.2μmol/L，IBIL（间接胆红素）12.1μmol/L。精神渐佳，身黄已退，额上微黑如前。饮食增进，偶见胁腹胀满，大便微溏，溺色黄，脉弦细。病虽减，余邪未了。此为脾肾两虚，浊瘀蕴阻之候。其治仍宗前法，续用前方 5 剂。服药期间，病情日渐好转。尔后，患者又将前方再服 5 剂。黄疸尽退，尿色已清，大便渐实，身无他恙，遂自动停药。1 个月后来院复查，彩超示：胆总管及肝管未见扩张，右肝内胆管有少许小结石影；肝肾功能各项指标均正常。予香砂六君子汤加减，健脾和胃善后，随访半年，未再复发。

【临证思辨】

本例患者为胆总管及肝内胆管结石嵌顿致阻塞性黄疸。由于梗阻上方管内压力增大，血中胆红素迅速升高，胆管内大量细菌及毒素在体内扩散，导致肝细胞坏死，肝功能损害。如胆汁反流入胰管，可并发急性胰腺炎、中毒性休克，甚则死亡。

肝内胆管结石是指左、右肝管汇合部以上各分支胆管内的结石形成。常与肝外胆管结石并存，亦可单独存在。发生梗阻后，可诱发局部感染及继发胆管狭窄，使结石难以自行排出，病情迁延不愈。其临床表现除具肝外胆管结石的症状外，肝区及同侧胸背部常有深在性持续胀痛。即使肝外胆管结石已经排出，黄疸减退，但这种症状仍可持续存在。故本例患者胆总管结石排出后，仍见右上腹持续疼痛胀满，即与肝内胆管结石有关。患者迭经苦寒攻下，脾肾已虚，湿浊瘀阻，证转阴黄，治宜缓图。回顾本病初诊之时，因胆总管结石嵌顿，腹痛呕恶不止，面目俱黄，虽见额色棕黑，未予警觉。及至胆总管结石排出后，黄疸腹痛减轻，额上黑色不去，更见神疲畏寒，大便溏薄及手足心热诸症。联想到本病应属仲景所言"女劳疸""黑疸"之病，与肝内胆管结石相关。《金匮要略》云："黄家日晡所发热，而反恶寒，此为女劳得之。膀胱急，少腹满，身尽黄，额上黑，足下热，因作黑疸……大便必黑，时溏，此女劳之病，非水也，腹满者难治，用消矾散主之。"本例患者，虽为女性，但肾虚内蕴湿热瘀浊，非独男性有之，女性亦可罹患。正如在范永升主编的《金匮要略》中对此段释义云："女劳疸本自肾虚，因作黑疸者，或因失治误治，或因强力劳作，调摄不当，均可变成黑疸……必以手足心热，额上黑，畏寒等肾虚症状较为突出。"

故本例患者于第四次就诊后用药，皆为肝脾肾同治，寓攻于补。用东垣升阳益胃汤加减，补脾益气，温肾固精，除湿清热；兼用硝石矾石散消瘀逐浊，平旦与服，以大麦粥调服，顾护胃气。平旦为肝旺之时，服药效果最佳。《素问·脏气法时论》谓："肝病者，平旦慧，下晡甚，夜半静。"平旦木旺，精神清爽，得肝气之助，易于攻邪，此时服药，患者对药物引起不良反应的耐受力最强（见张家礼主编《金匮要略》）。以此合方而治，药证相宜，终以愈疾。

本病治疗中对复方的选用及某些药物的使用方法亦有所讲究，俾能增效减毒。当其胆总管结石梗阻、胆红素及转氨酶急剧升高、肝功能损害时，用大柴胡汤合茵陈蒿汤解郁散结、清热利湿、利胆退黄，意在攻邪安正。药量宜重，服之宜急，冀能速达病所。其中茵陈一味，尤须量大而先煎、久煮，方能荡除湿热浊污而退黄取效。考仲景《伤寒论》中茵陈蒿汤诸药之用量，茵陈为6两，栀子14枚，大黄2两（折合今之剂量分别为90g，21g，30g）。茵陈用量为他药3倍以上，且方后有云："上三味以水一斗二升，先煮茵陈减六升，内二味煮取三升，去滓分三服。"王辉武在《中药临床新用》一书中引吴国庆之研究云："运用茵陈治疗黄疸必须久煎、先煎……一者祛其轻扬外散之气，以厚其味，使其专于苦降，不达表而直入里，以利湿热从小便而出，则黄疸去；再者，通过先煮可祛除茵陈的毒性；三者茵陈质轻而量重……若后下必茵陈尚未浸透而他药已煎煮过时，且茵陈的重要成分并不在挥发油内。"二诊时胁痛已瘥，黄疸渐退，但心下痞未减，此肝胆湿热未尽，邪热壅滞，郁结心下，故于大柴胡汤合茵陈蒿汤加减方中，将黄连、黄芩、大黄三味沸水浸泡取汁加入，是遵仲景大黄黄连泻心汤之法，不煎煮而以沸水浸泡须臾，薄其味而厚其气，散无形之邪热，消心下之痞满。本病后期用药，因患者湿热瘀浊未净而正气已虚，其黄由阳转阴，故于补脾益气、温肾固精的同时，兼服《金匮要略》硝石矾石散，消瘀逐浊，寓攻于补，气血皆及。方中硝石、矾石二药皆为矿石，不但碍胃，且易发生不良反应，故用量宜轻，药宜火煅，平旦时与大麦粥调服以助药力，既护胃气，更利祛邪，以及防止药物不良反应的发生。

61. **胆总管结石嵌顿**（黄疸　湿热蕴阻少阳，兼阳明腑实）

【诊治实录】

周某，女，64岁，四川省巴中市人。因急性腹痛一天，于2012年1月7日就诊。

患者一天前腹痛，打呃，厌油腻，不欲饮食，小便黄，未予重视。当晚12点后，腹痛逐渐加重，胀闷不适，痛连右侧腰背，渐至难忍，遂急就诊。有2型糖尿病史，5年前患结石性胆囊炎，曾两次因急性胰腺炎住院治疗。

刻诊：神疲呻吟，表情痛苦，面目俱黄，心烦口苦，胸闷呕恶，右上腹痛连后背肩胛，溺色棕黄如茶，大便一日未解。舌红，苔黄微腻，脉弦滑数。证为湿热蕴阻少阳，兼阳明腑实。予大柴胡汤合茵陈蒿汤加减。

处方：柴胡20g，白芍30g，枳实20g，大黄10g（后下），栀子10g，茵陈50g（先煎），虎杖20g，金钱草50g，鸡内金15g。加水2000mL，煎取1200mL，每服200mL，每日4次。禁食。

另予西药解疼止痛，输液支持（未用抗生素）。做彩超查肝、胆、脾、胰、肾及血液生化检查。

二诊（2012年1月8日）：昨日各项检查结果：彩超示①结石性胆囊炎（泥沙样）；②胆总管下段结石伴上段扩张（胆总管内径约1.0cm，下段有总测值约0.8cm×0.4cm的强回声伴声影）；③肝脏脂肪沉积；④双肾泥沙样结石。全血示WBC（白细胞计数）$11.05×10^9$/L，N（中性粒细胞）75.1%，L（淋巴细胞）17%；血液生化：ALT（谷丙转氨酶）1212U/L，AST（天门冬氨酸氨基转移酶）665 U/L，GGT（谷氨酰转肽酶）664.6 U/L，LDH（乳酸脱氢酶）435 U/L，ALP（碱性磷酸酶）316 U/L，ChE（血清胆碱酯酶）4150 U/L，IBIL（间接胆红素）84.6μmol/L，DBIL（直接胆红素）66.6μmol/L，TBIL（总胆红素）20.0μmol/L，TBA（总胆汁酸）233.8μmol/L，DDA（双脱氧腺苷）55.4 U/L，HAV-IgM及HBV各项抗体均为阴性。

患者神疲倦怠，目黄加深，疼痛未已。胆管结石嵌顿，黄疸瘀积时久，恐致多脏病变。应急下通腑，清泄肝胆湿热。仍用前方加减。

处方：柴胡 20g，黄芩 20g，白芍 30g，法半夏 15g，枳实 20g，大黄 20g（后下），芒硝 30g（另包），茵陈 30g（先煎），栀子 15g，金钱草 50g，鸡内金 15g，延胡索 10g，川楝子 6g。加水 2000mL，煎取 1200mL，纳芒硝，再煎微沸。每服 200mL，4 小时 1 次，昼夜不间断。

三诊（2012 年 1 月 9 日）：昨晚解大便 3 次，腹痛骤减，胸次渐开，小便仍黄，较往日色减，今日稍进糜粥。彩超复查：胆总管上段内径缩小（0.8cm），下段未探及结石声影。病有转机，宜调和肝胃，兼清湿热。

处方：柴胡 15g，枳实 15g，黄芩 15g，白芍 20g，大黄 10g（后下），栀子 10g，茵陈 20g（先煎），金钱草 30g，虎杖 20g，鸡内金 15g，法半夏 10g。水煎服，2 日 1 剂，3 剂。

四诊（2012 年 1 月 13 日）：复查生化：ALT（谷丙转氨酶）296U/L，AST（天门冬氨酸氨基转移酶）62U/L，GGT（谷氨酰转肽酶）379.7 U/L，ALP（碱性磷酸酶）200 U/L，TBIL（总胆红素）24.1μmol/L，DBIL（直接胆红素）12.9μmol/L，IBIL（间接胆红素）11.2μmol/L，其余各项均在正常值范围。彩超示：胆总管上段内径 0.6cm，长度约 12.3cm 段内显示清晰，中、下段显示不清晰，肝内胆管不增宽。黄疸已退，腹中安和，能进稀粥，溺色渐清，大便微溏，舌淡苔薄黄，脉弦细弱。肝胆湿热未尽，脾肾已虚。予柴芍六君子汤加减。

处方：柴胡 15g，白芍 20g，生晒参 15g，白术 10g，茯苓 10g，陈皮 6g，法半夏 6g，黄精 20g，鸡内金 15g，茵陈 15g，虎杖 20g，砂仁 15g（后下），木香 6g，甲珠 6g（研服），甘草 6g。水煎服，2 日 1 剂，5 剂。

上方服已，饮食渐佳，溺色已清。复查肝功能，各项指标正常。彩超检查示胆总管及肝管内径正常，胆囊壁毛糙，有泥沙样结石；其余脏器未见明显异常。停药。

【临证思辨】

本病系胆总管结石嵌顿致胆汁瘀积，导致阻塞性黄疸，并引发剧烈腹痛。因胆总管下段结石梗阻，除可使整个肝胆管系统发生高压外，并可使全身血液中胆红素、碱性磷酸酶、胆固醇及胆盐等增高，形成阻塞性黄疸。梗阻以上的胆总管扩张，管内压力不断增高，胆管内大量细菌及其毒素向上扩散。由于机械压迫及细菌毒素可致肝细胞发生坏死，肝功能严重损害，并可出现败血症及中毒性休克。如感染的胆汁反流入胰管，还可并发急性胰腺炎，甚则休克死亡。本病属中医腹痛、胁痛、黄疸等范畴，为中医急症。病位在肝、胆、脾、胃。胆为中精之腑，渗灌精汁，主决断，与肝相表里；肝主疏泄，调畅气机，疏胆中精汁以化谷；脾胃主运化，升清降浊。若胆总管结石梗阻，必令腑气不通，湿热蕴阻中焦，胆汁瘀积，熏蒸郁遏，上逆入血，身必发黄，胁腹胀痛。正如清·叶天士《临证指南医案》所说："阳黄之作，湿从火化，瘀热在里，胆热液泄，与胃之浊气共并，上不得越，下不得泄，熏蒸遏郁。侵于肺则身目俱黄；热流膀胱，溺色为之变赤，黄如橘子色。"

本案例为胆管结石嵌顿，腑气不通，胆汁瘀积之重症。生化检查显示各项血清转氨酶迅速增高，肝功能损害，病势危急，迁延时日，必致诸多变证。本病的中心证候是腹痛、胁痛、黄疸，属湿热蕴阻少阳兼阳明腑实。故予大柴胡汤合茵陈蒿汤加减，散二阳之邪，清泄中焦湿热。首剂未效，可能为病重药轻，其力不逮。再剂时，加重药量，另予芒硝 30g 化服，当晚腑气即通，结石得下，病情迅速好转。此方以柴胡、黄芩疏解少阳，清泄郁热；栀子、茵陈清利湿热；大黄、芒硝通腑泻浊，开泄瘀热；白芍理气缓急以止痛；金钱草清热利尿助退黄；鸡内金健脾消积以行滞。诸药相伍，故能解郁泄热，利湿退黄，降浊行滞。方中大黄、芒硝二味，最为紧要。六腑以下行为顺，通降为用。遇此湿热蕴积、浊瘀凝聚、郁蒸发黄之重症，非硝黄无以折其炎上之势，泻浊瘀之阻遏。现代药理研究表明，芒硝为含硫酸钠天然矿物芒硝的精制结晶，其主要成分为硫酸钠（$Na_2SO_4 \cdot 10H_2O$），并含少量硫酸镁、硫酸钙和氯化钠等，有利胆、利尿、抗炎等作用。其口服后，可刺激小肠壶腹部，松弛胆道括约肌，引起胆囊收缩，促进胆汁排泄。大黄主要含蒽醌衍生物，具有泻下、利胆、保肝、利尿、抗炎等作用。二药对湿热积聚之实证有斩关夺隘之功，迅涤浊污之力，与诸药相伍，其效相得益彰。服之黄退病瘥后，继以疏肝和胃、健脾化湿之药调理善后，以竟全功。

62. 胆道结石嵌顿并发急性胰腺炎（脘痛 脾心痛 黄疸 肝胆湿热，阳明腑实）

【诊治实录】

殷某，男，82 岁，住四川省巴中市南江县下两街道。因腹痛呕吐 3 天，于 2015 年 10 月 14 日来我处就诊。

患者 2 个月前因腹部疼痛伴黄疸，曾在四川成都某三级甲等综合医院住院治疗，诊断为①结石性胆囊炎；②梗塞性黄疸；③结肠占位性病变；④外周动脉粥样硬化伴斑块形成；⑤前列腺增大。患者不同意手术，西药治疗 1 周后病情减轻，患者不同意医院继续检查治疗意见，遂签字后自动出院。回家在当地医院治疗，病情加重，黄疸加深，3 天前腹痛呕吐，当地医院检查为胆总管结石嵌顿，上段胆管扩张，并发急性胰腺炎，血清胰淀粉酶增高至 1200 U/L，转某三甲西医医院治疗，诊断同前。拟在抗感染同时手术取出胆管结石，患者不从。遂自动出院来我处请求中医治疗。

刻诊：神差，痛苦貌，呻吟不止，口苦，时作干呕，面目俱黄，胸胁苦满，腹痛拒按，下肢浮肿，大便 3 日未解，溺色黄，舌红，苔黄微腻，脉弦滑数。此为少阳兼阳明腑实，肝胆湿热之候，予大柴胡汤合茵陈蒿汤加减。

处方：柴胡 20g，黄芩 20g，白芍 30g，茵陈 50g（先煎），栀子 15g，枳实 20g，虎杖 30g，三棱 10g，莪术 10g，芒硝 30g（化服），大黄 10g（后下）。水煎服，2 日 1 剂，4 剂。

二诊（2015 年 10 月 30 日）：服上方后，胸腹痛减，大便得下，下肢浮肿减轻，查血清淀粉酶已降至 230 U/L。仍予前方，续用 3 剂，煎服法同前。

三诊（2015 年 11 月 11 日）：腹痛明显减轻，黄疸渐退，下肢未再浮肿。彩超未查见胆总管结石，血清淀粉酶 90 U/L，肝肾功能均正常，舌红，苔薄黄。仍予大柴胡汤合茵陈蒿汤加减。

处方：柴胡 15g，黄芩 15g，白芍 20g，茵陈 30g（先煎），栀子 10g，枳实 15g，虎杖 20g，大黄 10g（后下），三棱 10g，莪术 10g，制鳖甲 30g，鸡内金 20g，炮山甲 10g（研服），金钱草 30g。水煎服，2 日 1 剂，10 剂。

四诊（2015 年 12 月 25 日）：未再腹痛，黄疸已退，饮食渐佳，口苦，小便微黄，大便溏薄，仍用前方，大黄减半，余药同前。续服 3 剂后，另予中药丸剂调理。

处方：柴胡 100g，黄芩 60g，枳实 60g，白芍 60g，白术 60g，茯苓 60g，法半夏 60g，丹参 100g，虎杖 100g，郁金 60g，三棱（醋炒）60g，莪术（醋炒）60g，焦栀子 60g，茵陈（醋炒）60g，金钱草 100g，制鳖甲 150g，炮山甲 60g，鸡内金 60g，煅牡蛎 100g，仙鹤草 100g，酒大黄 60g。上药依古炮制，炼蜜为丸，每丸 9g，每服 1 丸，白水嚼服，日 3 次。

五诊（2016 年 1 月 29 日）：黄疸消退，腹胀纳差，大便溏薄，舌质紫暗，苔薄白，脉沉弦细。脾虚肝郁，痰湿中阻。

处方：生晒参 20g，茯苓 15g，白术 15g，木香 10g，陈皮 10g，砂仁 10g，法半夏 10g，柴胡 15g，白芍 20g，茵陈 20g（先煎），虎杖 20g，生姜 10g，大枣 10g，炙甘草 6g。水煎服，2 日 1 剂，5 剂。

六诊（2016 年 2 月 15 日）：服上方后，未再腹胀便溏，饮食增进，身无不适，嘱续服所制中药丸剂。2 个月后，患者来院复查，彩超查肝胆脾胰肾，除胆囊内仍有少许泥沙样结石外，余皆正常，未见结肠占位性病变，肝功能、肾功能及血清淀粉酶均正常，停药半年后患者来院致谢，并送锦旗。随访 5 年，未再复发，至今健在。

【临证思辨】

本例患者 2 个月前因腹痛伴黄疸曾在四川省某三级甲等综合医院住院治疗，诊断为结石性胆囊炎、梗塞性黄疸及结肠占位、动脉粥样硬化等，治疗好转后出院。返家后在当地医院继续治疗，3 天前因急性腹痛、呕吐，皮肤、巩膜黄染，血清淀粉酶升高，诊断为胆总管结石嵌顿并发急性胰腺炎，送本市某三甲西医医院后，因拒绝手术，遂来我处中医治疗。

患者就诊时的主要症状是面目俱黄，干呕，胸腹疼痛，拒按，溺黄，便秘，下肢浮肿，舌苔黄腻。中医学认为应是邪在少阳兼阳明腑实，证系枢机不利，湿热蕴阻，气化不行。故予大柴胡汤合茵陈蒿汤加减，和解少阳枢机，泻阳明腑实，清热利湿，佐三棱、莪术，助是方行气消积、泻浊之功；虎杖增茵陈化湿退黄之力，故服之即效，痛渐止，黄渐退。续用此方加减，服20余剂病瘥，后用此方加鳖甲、穿山甲珠、鸡内金、煅牡蛎，软坚散结，消积行滞，金钱草利水通淋，清肝胆湿热，炼蜜为丸，缓缓调之。其间，兼服香砂六君子汤加减，补脾益胃，疏肝解郁，终竟全功。随访至今，已年近九旬，未再复发，身体康健，常在坊间茶馆悠闲游乐。

63. 蛔虫性肠梗阻（腹痛 紫癜 蛔虫闭阻肠道，邪毒灼伤营阴）

【诊治实录】

李某，男，7岁，南江县寨坡乡人。患者因急性腹痛伴全身紫癜一天，于1966年7月12日由其父背送来诊。

患儿面黄肌瘦，呼号神疲，腹痛不止，时时干呕。皮肤有紫斑，以四肢及臀部为多，按之色不退，腹部脐周触之有团块，已两日未大便。舌红少津，脉紧而数。中医诊断为虫积腹痛、斑疹；西医诊断为蛔虫性肠梗阻、过敏性紫癜。系由蛔虫闭阻肠道，湿热浸淫肌肤，灼伤络脉，发为紫斑。临证揣度，排虫通腑当为第一要务。窃思《金匮要略》中有"蛔虫之为病，令人吐涎，心痛，发作有时，毒药不止，甘草粉蜜汤主之"之训，遂以甘草10g，芦荟3g，煎水取汁，加入米粉30g，蜂蜜50g，煎如稀粥，缓缓服之，并用银针刺四缝穴。大约2小时后，患者得解大便，排出蛔虫百余条，当晚腹痛即已。次日改服清热解毒、活血化斑之药，紫斑渐收，后以滋生健脾丸善后，旬日康复。

【临证思辨】

蛔虫病是一种常见病，尤以小儿为多。国内该病的感染率在寄生虫病中占首位。蛔虫在肠道内不但消耗营养，排泄代谢产物，刺激肠壁，而且分泌多种毒素，如神经毒素、过敏毒素、内分泌毒素、溶血毒素及酶类毒素。多数小儿只有轻度的消化道症状，但部分患儿可出现腹痛、精神萎靡或兴奋躁扰、睡眠不安、磨牙、流涎、异食癖、荨麻疹等全身症状，严重者可致神经性呕吐、过敏性紫癜、肠梗阻、肌麻痹及脑病等。

　　本例患儿为蛔虫性肠梗阻、过敏性紫癜，是我 40 年前在四川南江县寨坡乡山区行医时经治的案例。时值盛夏黄昏，见患儿由其父背送前来，呼号凄惨，腹痛不止。脐周触之有多个团块，神疲干呕，已两日未大便，臀部及四肢皮肤布满紫癜。中医诊断为虫积腹痛、斑疹。蛔虫扭结成团，壅阻肠道，腑气不通，故疼痛呕逆；湿热邪毒浸淫肌肤，灼伤络脉，发为紫斑。患儿呕吐，已两日未能大便，衰竭疲惫，病情危重已极。但地处边远山区，交通不便，既无车辆转运，也难承受长途颠簸。无奈之下，只有用中药一试，冀望能救。窃思《金匮要略》有"蛔虫之为病，令人吐涎，心痛，发作有时，毒药不止，甘草粉蜜汤主之"之训，此时唯有排虫通腑，冀有生机，故拟用甘草粉蜜汤治之。但用前心存两疑：一是方中用"粉"，究为何物，是"米粉"或是"铅粉"，米为食，铅为毒，迥然有别，不啻天渊；二是方中并无通下之药，若以此方与之，腑何以通，虫何能下？考《金匮要略》，此方于甘草粉蜜汤后有云："内粉蜜，搅令和，煎如薄粥。"能为粥者，唯米粉能成，岂有用"铅粉"为粥之理。另外，欲使腑通虫下，虽有草蜜之甘润，但纠结之虫，为何能伏？思之再三，不如加入杀虫通便之芦荟入粥，或可助其苦降之功、通腑之力。原方甘草、粉、蜜用量之比为 2：1：4，我将其改为 1：3：5。若米粉太少，则无以成粥，蜜少则失甘润。另加芦荟少量（3g），熬如薄粥，缓缓服之。刺四缝穴，助其健脾、消疳、杀虫，故当晚大便即通，排蛔虫百余条，腹痛渐止。次日服清热解毒、活血化斑之药，紫斑渐退，继予滋生健脾丸加减善后而获愈。

四、肿瘤及癌症

64. 非霍奇金淋巴瘤（瘰疬　瘿瘤　岩证　失荣　肾虚肝郁，痰火凝聚）

【诊治实录】

冯某，男，57岁，四川省巴中市南江县下两镇农民。2个月前因反复发热，消瘦，全身多处淋巴结肿大，在当地医院治疗无效，曾到本市某三甲西医医院住院检查。CT示：双侧颈部、腋窝、腹股沟、腹内胰周及腹膜后大血管旁多发性淋巴结长大，考虑淋巴瘤。右侧颈部淋巴结切除术后病检，考虑非霍奇金淋巴瘤，建议转上级医院进一步诊治。患者拟在转省城上级医院诊治前，先行中医治疗，故于2021年2月3日来诊。

刻诊：面色㿠白，神疲乏力，发热（38℃）身痛，全身多处（颈旁、腋下、腹股沟等）淋巴结肿大，有糖尿病史，现仍在服用二甲双胍与格列本脲，大便逼坠。舌红，苔薄黄，脉弦细数，此为气阴两虚，脾虚湿热瘀阻。予东垣黄芪人参汤加减。

处方：黄芪30g，生晒参15g，麦冬30g，北五味子15g，当归15g，葛根30g，升麻10g，白术10g，苍术10g，黄柏10g，神曲15g，蒲公英30g，山药30g，黄连10g，浙贝母15g，法半夏10g，陈皮10g，炙甘草6g。水煎服，2日1剂，5剂。另予西黄丸3g×2/盒，20盒，每次服3g，1日2次。

二诊（2021年2月22日）：未再发热，大便正常，余证同前。续予前方加三棱10g，莪术10g，白芍20g，5剂，煎服法同前。另予西黄丸3g×2/盒，

20 盒，早晚服 3g。

三诊（2021 年 3 月 15 日）：患者于 3 月 11 日至 12 日曾到成都某三级甲等综合医院住院做相关辅助检查，并行颈淋巴结切除术，术后病检提示：淋巴组织增生性病变。病理会诊后，做免疫表型检测及 FISH 检测，其结果支持非霍奇金淋巴瘤，滤泡淋巴瘤，骨髓 ALP（碱性磷酸酶）形态改变。患者及家属决定暂不考虑化疗，遂出院返回巴中，来我处继续中医药治疗。

刻诊：形体消瘦，潮热多汗，但体表淋巴结较前减少减小。口燥咽干，舌红少津。此肾阴亏虚，相火燔灼。予知柏地黄汤加减。

处方：生地黄 30g，山萸肉 20g，牡丹皮 20g，山药 20g，茯苓 15g，泽泻 10g，黄柏 10g，知母 10g，制鳖甲 30g，醋龟板 30g，穿山甲珠 10g（研服），半枝莲 20g，白花蛇舌草 20g，重楼 10g。水煎服，2 日 1 剂，10 剂。仍予西黄丸 3g×60 袋，服法同前。

四诊（2021 年 4 月 10 日）：病情好转，面容渐华，饮食渐增，颈部、腋下、腹股沟淋巴结显著减小。续用原方 10 剂，煎服法同前。另服西黄丸 3g×40 袋，每服 1 袋，1 日 1 次。

五诊（2021 年 5 月 26 日）：精神渐佳，体表可触淋巴结减少减小。时有胸腹满闷，大便溏薄。舌红，苔薄白，脉弦滑。此脾虚湿热蕴阻之候。予东垣升阳益胃汤加减。

处方：生晒参 15g，黄芪 30g，炒白术 10g，黄连 10g，姜半夏 10g，陈皮 10g，茯苓 15g，泽泻 6g，防风 6g，柴胡 10g，白芍 20g，羌活 6g，葛根 20g，三棱 10g，莪术 10g，生姜 10g，大枣 10g，甘草 6g，制鳖甲 30g，醋龟板 30g，鸡内金 20g。水煎服，2 日 1 剂，5 剂。

另做中药丸剂同服，丸药处方：生地黄 150g，山萸肉 80g，牡丹皮 60g，蒸山药 80g，茯苓 60g，泽泻 60g，盐黄柏 60g，知母 60g，制鳖甲 100g，醋龟板 100g，穿山甲珠 50g，煅牡蛎 100g，浙贝母 80g，法半夏 60g，陈皮 60g，制黄芪 150g，生晒参 100g，紫河车 100g，枸杞 80g，半枝莲 100g，白花蛇舌草 100g，重楼 50g，炙甘草 50g。水泛为丸，每袋 5g，塑封，每次 1 袋，1 日 3 次。

六诊（2021 年 10 月 15 日）：病情显著好转，面色红润，体重较前增加约 3kg。续做丸药服，丸药处方同前。

七诊（2022 年 3 月 7 日）：患者又于去年 12 月 9 日到原曾有检查存案的成都某三级甲等综合医院复查，做增强 CT、彩超、生化等多项检查，并与 2021 年 3 ～ 7 月的检查结果进行对照比较，发现颈、腋窝、锁骨上、纵隔及肺门、腹腔内等处的淋巴结明显减少、减小或消失；血细胞分类检查各项指标正常，肝功能、肾功能及肝、胆、胰、脾、肾 CT 扫描均正常。

刻诊：神清语朗，面色红润，除右颈部可扪及约 0.4cm×0.4cm 的淋巴结外，在腋下、锁骨上、腹股沟均未查及淋巴结。胃纳甚佳，二便自调，身无其他不适。舌淡红，苔薄白，脉弦细。仍以滋阴补肾，益元固本，化痰散结为法，仍按前方为丸，供患者外出打工时，继续治疗服用。

【临证思辨】

恶性淋巴瘤是一种源于淋巴造血组织的实体瘤。根据其病理特征可分为霍奇金淋巴瘤（HL）及非霍奇金淋巴瘤（NHL）两大类。霍奇金淋巴瘤预后相对较好，而非霍奇金淋巴瘤比较复杂，临床上病位较多，不但可以出现在头、颈、腋下、腹股沟，还可出现在纵隔、胸膜、腹膜、胃肠道等较广泛的部位。其恶性程度较高，治疗难度较大。本病不经治疗的自然生存期为 6 ～ 18 个月，是严重威胁着群众健康的现代难治性疾病。本病属于中医岩（癌）证、失荣、瘰疬、瘿瘤等病范畴，大多为肾阴亏虚、真元耗损、忧思恚怒、瘀血流注与痰火凝结所致。中医学认为发生肿瘤的基本病机是正虚邪实，正虚，是指气、血、阴、阳亏虚，并导致机体的防御、调控、稳定、修复能力减弱，邪实，是体内外各种致病因素致使痰血浊瘀，闭塞络道，凝结积聚，渐生肿块。故其治疗原则总是在扶正固本的基础上祛邪（痰、浊、湿、瘀、毒）消癥，以维持组织器官的功能稳定（阴阳平衡）和生命的最佳状态（阴平阳秘）为要务。本例患者在 2021 年初，曾因反复发热，消瘦乏力，全身多处淋巴结肿大，在本市某三甲西医医院住院，做相关检查发现，双侧颈部、腋窝、腹股沟、胰周、腹膜后大血管旁多发性淋巴结长大，考虑为非霍奇金淋巴瘤，并及时行颈淋巴结、骨髓穿刺采样送成都某上级三级甲等综合医院活检及免疫表型检测，荧光原位杂交（FISH）检测，支持为非霍奇金淋巴瘤，滤泡淋巴瘤。病情确诊后，由于多种原因，患者不愿留院做任何西医药治疗，坚持出院后来我处接受中医药治疗。

首诊时见患者面色㿠白，神疲消瘦，行走乏力，身体疼痛，体表多处可扪及淋巴结肿大，大便逼坠，舌红，苔薄黄，脉弦细数，为气阴两虚，脾虚湿热蕴阻之候。故予东垣黄芪人参汤加减，补脾益气，养阴清热，兼化痰浊。兼服中成药西黄丸，本方为《外科全生集》所载，由犀牛黄、麝香、乳香、没药组成，功能解毒消痈，活血行瘀，对肿瘤之属于阳热邪实者甚宜。

二诊时病稍减，未再发热，夜间多汗，时腹自痛，大便黏滞不爽，辨证同前。故仍用前方，加白芍柔肝缓急，三棱、莪术活血消积，行气止痛。续服西黄丸活血消癥。三诊时，体表淋巴结较前减少减小，故患者婉拒了成都某三级甲等综合医院的化疗意见，仍坚持在我处中医治疗。此时见患者病虽有所减轻，但形消体瘦，咽干多汗，舌红少津，脉弦细数，反映出阴虚内热之候未已，痰血瘀阻之癥难消。故用知柏地黄汤滋阴清热，佐三甲（鳖甲、龟板、穿山甲）软坚散结，滋阴潜阳，活血消癥，加白花蛇舌草、半枝莲、重楼清热解毒消肿，连服20余剂，并同时加服西黄丸治疗两个月后，病情大有好转。

后仍以此方加入紫河车、人参、黄芪大补元气，佐茯苓、浙贝母、法半夏、陈皮化痰散结，水泛为丸，缓缓图之，共奏滋阴补肾、益气培元之功，清热解毒、消瘰化癥之力。

治疗半年多后，患者病情显著好转，神清语朗，形体渐丰，并多次到成都某三级甲等综合医院做相关检查，与以往检查结果比照，发现体表及胸、腹腔内淋巴结逐渐减少减小，在2021年12月底的检查中，各相关部位的淋巴结已大部消散，且全身各系统、器官及其功能未见损害，这一治疗结果，令医界同仁称奇，赢得了他们对中医药的赞许和尊重。对肿瘤防治的研究，正是需要我们广大的中西医工作者携手共进，充分发挥各自的特色优势，才能取得更多更好的医疗效果，为人类的健康做出贡献。

65. 甲状腺髓样癌术后复发（瘿病　阴虚肝郁，痰瘀凝滞）

【诊治实录】

薛某，女，77岁，四川省巴中市南江县石板乡人。

患者因颈部肿块半年多，于2014年6月6日来诊。患者一年前颈部发现包块，并逐渐长大，在当地治疗无效，曾在广元市某三甲医院住院治疗，行针刺细胞学检查，确诊为"甲状腺髓样癌"。手术切除后拒绝化疗，返回当地调治。半年前左侧甲状腺区又出现肿块，生长迅速，渐至声音嘶哑，遂来我处中医治疗。

刻诊：左侧颈部喉结旁有一约3cm×5cm之肿块，质硬，表面不平，皮色不变，触之不痛，随吞咽时上下移动度小。左侧颈部有2个0.5cm×0.8cm之淋巴结肿大。颜面潮红，时有头痛，心悸不宁，声嘶不扬，喉间痰黏，吞吐不利，呼吸不畅，胸胁满闷。饮食量少，小便灼热，大便时溏。舌质紫暗，苔薄白，脉弦细数。证系阴虚肝郁，痰瘀凝滞。予海藻玉壶汤加减。

处方：海藻（洗）20g，海带（洗）15g，玄参20g，浙贝母20g，陈皮10g，连翘20g，姜半夏10g，青皮10g，当归10g，川芎10g，生地黄20g，茯苓10g，黄柏10g，黄药子15g，夏枯草20g，香附10g，煅牡蛎30g。水煎服，10剂。

另予小金胶囊10盒（四川省天基药业公司生产。规格：每粒0.3g×8粒/板×2板/盒），每次8粒，1日2次。

二诊（2014年7月4日）：颈部肿块如前，胸胁满闷不舒，大便溏薄未减。夜间多梦易醒，右下肢发麻，尿少灼热，舌质紫暗，苔薄白，脉弦细数。仍以疏肝解郁，化痰散结为治。予《外科正宗》清肝解郁汤加减。

处方：当归10g，生地黄15g，白芍15g，川芎10g，陈皮10g，茯苓10g，茯神10g，姜半夏10g，浙贝母15g，桔梗10g，青皮6g，香附6g，夏枯草15g，远志6g，栀子6g，木通6g，甘草6g，黄药子10g，苏叶6g。水煎服，10剂。

另予小金胶囊 10 盒，每次 8 粒，1 日 2 次。

三诊（2014 年 8 月 6 日）：颈部肿块缩小，约 2cm×3cm。睡眠渐佳，口苦咽干，舌脉同前。此阴虚肝郁，痰浊瘀凝，留滞络道。治见初效，仍当笃守养阴疏肝、化痰散结之法，予滋水清肝饮加减。

处方：柴胡 15g，当归 10g，白芍 15g，牡丹皮 10g，栀子 6g，茯苓 10g，浙贝母 15g，生地黄 15g，山萸肉 10g，山药 15g，泽泻 10g，半夏 10g，陈皮 10g，夏枯草 15g，香附 6g，黄药子 10g，甘草 6g，全蝎 10g。水煎服，10 剂。

另予小金胶囊 10 盒，每次 8 粒，1 日 2 次。

四诊（2014 年 8 月 22 日）：颈部肿块明显缩小，约 1cm×2cm，触之不痛，颈淋巴结消散。面泽有神，语声畅扬。续用前方加减，小金胶囊改为每日 1 次，每次 8 粒。

五诊（2014 年 10 月 5 日）：颈部肿块更见缩小，约 1cm×1cm，日前曾在医院复查全血及肝功能、肾功能、甲状腺功能，均未见异常，血降钙素（CT）＜14.3pmol/L，自觉疲软乏力，口苦咽干，时有便溏，舌质淡紫，苔薄白，脉弦细。此气血不足，痰瘀未尽，虚多邪少。治宜缓调，予《医宗金鉴》香贝养营汤加减作丸。

处方：人参 100g，白术（炒）80g，茯苓 80g，熟地黄 200g（熬膏），当归 80g，川芎 60g，白芍（酒炒）80g，陈皮 60g，香附 60g，玄参 60g，浙贝母 80g，桔梗 60g，紫河车 150g，三棱（醋炒）60g，莪术（醋炒）60g，全蝎 60g，煅牡蛎 100g，炙甘草 50g。混合后研末，炼蜜为丸，丸重 10g，每服 1 丸，日 3 次，停用小金胶囊。

两个月后，患者家人来告，颈部肿块消失，不能扪及，已停药。随访半年，颈部肿块未再复发，身无其他不适，能做家务劳动。

【临证思辨】

甲状腺髓样癌（medullary thyroid carcinoma，MTC）实际上并非甲状腺癌，它来源于分泌降钙素的甲状腺滤泡旁细胞（又称 C 细胞）。这是一种神经内分泌细胞，与甲状腺滤泡细胞无关，其发病、诊断和治疗都独具特点。1959年，由 Hazand 等人首先提出将 MTC 作为一个独立的临床病理类型，其主要发病机制为 RET 原癌基因突变。RET 蛋白属于受体酪氨酸激酶蛋白家族中成员，近年来发现 RET 原癌基因突变与多种疾病的发生、发展及肿瘤侵袭性等方面密切相关。甲状腺髓样癌（MTC）就是 RET 原癌基因突变所致，其恶性程度中等。MTC 在临床上分为散发型和遗传型两类，以散发型多见，占 MTC 的 75%～80%，多为中老年人。MTC 的主要临床表现是单侧或双侧甲状腺肿大（非对称性），并逐渐出现心悸、颜面潮红、腹泻、消瘦，甚则发生声音嘶哑、呼吸不畅、吞咽困难、手足抽搐等症。手术切除是西医对 MTC 的首选治疗方法，其他如放疗、化疗、介入、药物及生物免疫治疗等，虽能取得一定疗效，但也很难避免癌肿的转移与复发。

本病属于中医瘿病、瘿瘤、石瘿、虚劳等范畴。《外科正宗·瘿瘤论》云："坚硬不可移者曰石瘿。"何以名"瘿"？《杂病源流犀烛》谓："其皮宽，有似樱桃，故名瘿。"《说文解字》云："瘿，颈病也。"《三因极一病证方论》云："瘿多著于肩项……坚硬不可移者，名曰石瘿。"《金匮要略·血痹虚劳病脉证并治第六》云："人年五六十……若肠鸣，马刀夹瘿者，皆为劳得之。"中医学认为，产生本病的病因病机是痰、浊、虚、瘀，为精血亏损，气滞血瘀，痰凝浊聚所致。正如《外科正宗》所云："夫人生瘿瘤之症，非阴阳正气结肿，乃五脏、瘀血、浊气、痰滞而成。"其常见证型有气滞痰凝、阴虚肝郁、火郁毒聚、气血两虚等。但患者不同体质、不同阶段，有其不同的证候反应，故其治疗原则应是在审谛病机、辨别证候的基础上采取个体化的治疗。本例患者半年前已在某三甲医院确诊为甲状腺髓样癌并行手术切除。术后不久癌肿复发及颈部淋巴结转移，癌肿生长迅速并出现声音嘶哑等压迫症状。来我处就诊时，证系阴虚肝郁、痰瘀凝滞，故予《医宗金鉴》海藻玉壶汤加减。是方原为主治石瘿之用，旨在化痰软坚、行气活血、消瘿散结，加生地黄、玄参滋阴凉血，香附疏肝理气，黄药子清热解毒，牡蛎软坚散结。兼服小金胶囊，此药为清·王维德所著《外科证治全生集》所载小金丹的现代制剂。功能化痰散结，祛瘀通络。凡寒湿痰瘀郁阻经络而成痰核流注、瘰疬、乳岩、横痃等病者皆可用之。病减后，继用《外科正宗》清肝解郁汤疏肝解郁，化痰散结；后用清·杨乘六《医宗己任编》之滋水清肝饮加减，滋阴补肾，疏肝清肝。诸方之用，皆随病情变化，因证而施。所用诸方悉皆加入黄药子、夏枯草，是病证结合，以利清肝解毒，散结消瘿。在中药治疗中，其所用小金胶囊甚为重要，共服小金胶囊40余盒，历时半年，这是一种治疗瘿瘤较为有效的古方制剂。功能攻坚散结，化瘀消瘿。方中草乌逐寒通经，地龙、五灵脂、没药、乳香活血通络，消肿止痛，当归益血，白胶香调气，墨炭化瘀，麝香通经开闭，木鳖子祛皮里膜外凝结之瘀毒。合而用之，功能化痰祛湿、散瘀通络、消肿散结，与辨证施治诸方结合使用，其效相得益彰，故服之瘿瘤渐消。后以《医宗金鉴》香贝养营汤加减，作丸缓调，以益气培元、养血调营为主，兼散未尽之痰瘀，扶正祛邪，以资巩固。半年后停药，颈部肿块消失，随访至今，未见复发，身体安和，能做家务。

66. 急性白血病大出血（血证　失血气脱）

【诊治实录】

王某，女，59岁，四川省巴中市某公司职工。1990年2月28日初诊。

患者半年前因发热、尿血、便血、皮下紫癜而在省城某三甲医院检查治疗，诊断为"急性淋巴细胞白血病"。化疗后症状减轻，病情稳定。两天前突然又见血尿、皮下紫癜及柏油样黑便，伴头昏、心悸、目眩。在门诊治疗无好转，遂送我院急诊科救治。

刻诊：患者面色苍白，汗出肢冷，眩晕心悸，不能行走。拟立即输血，但未找到血源，遂输入代血浆500mL。输液约10分钟后，患者心慌心跳加剧，呼吸困难，烦躁不安，四肢厥冷，汗出如油。双肺底可闻及湿啰音及大水泡音。血压60/40mmHg。立即输氧，静脉推注尼可刹明、洛贝林各一支，并予地塞米松10mg，加入10%葡萄糖注射液100mL静脉滴注。约半小时后，患者呼吸更加急促，张口抬肩，烦躁不安，厥逆更甚。改用参附注射液100mg，加入10%葡萄糖注射液静脉滴注，复以大剂参附汤加味：人参30g，制附子20g，黄芪50g。浓煎取汁，频频服饮。1小时后，患者情况好转，神色渐安，四肢得温，汗出减少。但呼吸仍较急促，肺部湿啰音不减。遂将氧气湿化瓶中液体换为 75% 乙醇后，继续输氧。静脉滴注参附注射液，并服中药。两小时后，厥回汗止，呼吸平匀，血压正常，两肺湿啰音基本消失。留床观察半日，神情安定，转住院治疗。入院后，继续予中西医结合治疗，并多次输血。1 个月后，好转出院。

【临证思辨】

白血病是血液系统的一种恶性疾病，病情凶险。急性白血病好发于儿童及青年人，但也有少数老年人罹患。一般均发病急骤，发展迅速。临床上常以发热、出血、贫血、肝脾及淋巴结肿大、胸痛、关节痛或皮肤损害、口腔溃疡为特征，病死率高。而并发大出血，是急性白血病的重要死因之一。引起大出血的原因主要为血小板坏死及弥漫性血管内凝血（DIC）所致（73%）。临床表现为皮下、黏膜下、消化道、泌尿道出血，甚至颅内出血，其死亡率可达 30%。本例患者系急性淋巴细胞白血病，并发消化道及尿路出血，伴失血性休克。在输入代血浆扩容时，又发生过敏反应，导致急性肺水肿，加重休克，从而出现四肢厥冷、汗出如油、喘鸣烦躁等阳虚厥脱之候。故予参附注射液静脉滴注及大剂参附汤加黄芪浓煎频服，以冀回阳固脱。盖有形之血不能速生，无形之气则当急固。用之阳回厥止，气液宣达，运行四末，神识渐清矣。此即中医血脱益气之法。危急之时，静脉输入中药针剂，争取抢救时间，功效更捷。

67. 宫颈癌放化疗后下肢局限性水肿（癥瘕　水肿　脾肾两虚，痰血瘀阻）

【诊治实录】

王某，女，66 岁，四川省巴中市水宁镇农民。因宫颈癌放化疗后淋巴结转移、双下肢局限性水肿，不能行走，于 2006 年 5 月 25 日来巴中市中医院住院，请中医诊治。

患者 2 年前患宫颈癌，当地治疗无效，去省城某三甲医院住院治疗，因患者全身情况差，为宫颈癌晚期且有淋巴结转移，不能手术，做放疗、化疗后病情好转，回家调养。今年 2 月，小腹疼痛，双下肢肿胀，不能行走，到本市某西医医院检查，诊断为"宫颈癌复发，淋巴结转移"，治疗无好转，遂到我院住院，请中医治疗。

刻诊：神清，面色暗，痛苦貌。腰酸背痛，腹胀纳差，小腹隐痛，双下肢从大腿到足踝肿胀疼痛，扪之坚韧，无凹陷现象，尤以左下肢为甚，不能弯曲移动，舌紫暗，苔薄黄，脉弦细滑，此癥瘕未已，脾肾两虚，湿热下注，痰血瘀阻之候。予当归拈痛汤加减。

处方：当归10g，人参10g，白术10g，苍术10g，羌活10g，苦参10g，葛根15g，黄芩15g，茵陈10g，知母10g，泽泻10g，猪苓10g，升麻10g，黄芪30g，防风10g，鸡血藤15g，海风藤15g，忍冬藤15g，络石藤15g，土茯苓30g，白花蛇舌草50g，半边莲20g，炙甘草10g。水煎服，2日1剂，5剂。

二诊（2006年6月9日）：精神渐佳，下肢肿胀减轻，微可屈伸，小腹痛减，治见初效，续予原方5剂，煎服同前。

三诊（2006年6月21日）：昨日出院后，今日来我处求治，下肢水肿明显消退，已能行走，头昏神疲，腹满小腹微痛，舌色淡紫，苔薄白，脉弦细。治当调补气血，舒筋活络，兼清湿热。

处方：人参15g，白术10g，茯苓15g，当归15g，白芍15g，赤芍15g，生地黄20g，川芎15g，黄芪30g，肉桂6g（研服），苍术10g，黄柏10g，川牛膝10g，鸡血藤15g，海风藤15g，忍冬藤15g，络石藤15g，半边莲20g，白花蛇舌草50g，土茯苓30g，炙甘草10g。水煎服，2日1剂，5剂。

四诊（2006年7月5日）：神清面华，下肢肿痛全消，行走自如，小腹仍有隐痛，白带多，混有少许血液，气腥臭，舌紫暗，脉弦细滑。此腹中癥瘕之疾未减，阴中浊毒难消。治宜大补真元，软坚散结，兼化痰瘀，予河车大造丸加减。

处方：人参20g，紫河车20g（研服），肉苁蓉15g，生地黄20g，熟地黄20g，天冬15g，锁阳15g，杜仲10g，黄柏10g，当归15g，枸杞20g，黄芪30g，丹参20g，白术10g，醋鳖甲30g，醋龟板30g，煅牡蛎30g，白花蛇舌草30g，半枝莲20g，重楼6g，炙甘草6g。水煎服，2日1剂，10剂。

另予中药煎水外用，处方：狼毒10g，苦参20g，蛇床子20g，生黄柏

20g，石菖蒲 20g，枯矾 10g，冰片 6g（另包）。

先将冰片溶于酒精 60mL 中，余药煎取 2000mL，再加入冰片酒精，每取 500mL，加入 2000mL 温开水内，冲洗阴部内外，每日 1 次，共 3 剂。

五诊（2006 年 7 月 17 日）：神清语畅，行走自如，小腹痛减，白带明显减少，亦无臭气。仍用前方，续服 10 剂，并以原外用中药煎洗液，稀释后冲洗阴内外。

1 个月后家人来告，患者未再出现腹痛及阴部不适。随访年余，患者起居正常，无他恙，生活尚能自理，从事正常家务。

【临证思辨】

本案为宫颈癌放化疗后复发伴淋巴结转移致双下肢局限性水肿。这种癌性淋巴结转移，可引起该处淋巴系统输纳区域的局限性水肿，出现类似"象皮肿"样的局限性肿胀，扪之坚韧而无凹陷的征象。患者曾在多家医院治疗无好转，双下肢不能屈伸，只能整天伸腿平卧在床。床旁就诊，四诊所察，病在下肢，根在腹中癥瘕，为脾肾亏虚，湿热下注，痰血瘀阻之候，故首用《兰室秘藏》之当归拈痛汤加减，益气养血，除湿清热，通络止痛，重在清热解毒、除湿通络，兼顾气血亏虚。方中人参、黄芪、白术、当归益气健脾养血，苍术、苦参、茵陈、黄芩清热除湿，升麻、葛根、羌活、防风祛风止痛，助脾胃清阳之升，知母、泽泻清肺利水，助浊阴之降，鸡血藤、海风藤、忍冬藤、络石藤活血通络，舒筋宣痹，祛下焦之湿热而利关节，半边莲、白花蛇舌草、土茯苓清热解毒，利水消肿。诸药合用，共奏益气健脾、清热除湿、活血通络、消肿止痛之功，故服之下肢肿渐消、痛渐减，一周后出院，能自己行走，仍在我处门诊治疗。因小腹疼痛，白带腥臭，乃气血亏虚，痰血瘀阻，邪毒凝聚为患，故先后给予十全大补汤、河车大造丸加减，大补真元，益气养血，佐以化痰消瘀，软坚散结，解毒利水之药，并配以阴部冲洗之中药煎剂，内外兼治，相得益彰，终令病瘥。随访年余，未再复发。

68. 绒毛膜上皮癌化疗后综合征（痿证　精血亏耗，肌萎不荣）

【诊治实录】

陈某，女，35岁，四川省巴中市人。因腹胀、下肢酸软伴水肿半年多，于2011年10月13日来诊。

1年前因患葡萄胎、绒毛膜上皮癌曾在省城某三甲医院进行化疗。治疗中逐渐出现脱发、消瘦、下肢浮肿、行走乏力，西医诊断为化疗后综合征。治疗好转出院。回到当地在西医医院继续治疗，间服中药，病情无改善。1周前往省城某三甲医院检查，化验结果除HCG（人绒毛促性腺激素）＜5U/L正常外，尚有部分生化测值异常：BUN（血尿素氮）8.72mmol/L↑，CYSC（胱抑素C）0.43mg/L↓，TG（甘油三酯）2.92mmol/L↑，CH（胆固醇）7.77mmol/L↑，LDL-C（低密度脂蛋白胆固醇）52mmol/L↑，CK（肌酸激酶）442U/L↑，LDH（乳酸脱氢酶）291U/L↑，HBDH（羟丁酸脱氢酶）259U/L↑，AG（阴离子间隙）10.3mEq/L↓。肌电诱发电位测定结论：左胫神经、左腓总神经远端传导轻度改变；双侧胫神经近端及根部轻度损害，以左侧较重；双侧腓肠肌呈混合性损害，以肌源性损害为主。返家服药1周无好转，遂来我处中医治疗。

刻诊：面色暗黄，胞睑微肿，痛苦焦虑，心悸失眠，下肢水肿，酸软乏力；腹胀纳差，大便干燥，每5～10天始解，今已3日未行；月经量多，舌紫暗，苔薄白，脉弦细弱。此为气血不足，心脾两虚。予归脾汤加减。

处方：人参20g，黄芪30g，当归10g，白术15g，茯神15g，酸枣仁（炒）20g，龙眼肉20g，远志5g，五加皮20g，茯苓皮10g，大腹皮10g，陈皮10g，生姜皮10g，大枣6g，炙甘草6g。水煎服，2日1剂，3剂。

二诊（2011年10月10日）：心悸、失眠好转，水肿渐消，下肢乏软如前。腹胀便秘，饮食量少。舌质紫暗，苔薄白，脉弦细弱。此脾胃虚弱，清浊升降失司。予升阳益胃汤加减。

处方：黄芪30g，人参20g，白术15g，半夏10g，陈皮6g，黄连6g，白芍 15g，茯苓 10g，泽泻 10g，羌活 6g，独活 6g，柴胡 6g，枳实 10g，火麻仁 20g，郁李仁 10g，炙甘草 10g，生姜 10g，大枣 10g。水煎服，2 日 1 剂，10 剂。

三诊（2011 年 11 月 1 日）：腹胀渐减，大便得下，胃纳转佳。口干咽燥，五心烦热，下肢肿消后见肌萎瘦削，行走乏力。舌质暗红，苔薄白，脉弦细弱。此为脾虚肺热，肝肾不足，脾主肌肉，肝主筋膜，肺主皮毛，肾藏精。四脏亏损，则筋皮肌肉失于濡养，可发为痿，治需兼顾。予调营敛肝饮加减。

处方：当归 15g，白芍 20g，川芎 15g，阿胶 10g，五味子 10g，枸杞子 20g，酸枣仁 20g，陈皮 10g，茯苓 10g，木香 6g，黄芪 30g，人参 2g，鸡血藤 2g。水煎服，2 日 1 剂，10 剂。

另予虎潜丸加减作丸：熟地黄 200g（熬膏），虎骨 100g，怀牛膝 100g，当归 60g，白芍 80g，龟板（醋炙）100g，黄柏 80g，知母 60g，锁阳 80g，肉苁蓉 80g，干姜 40g，紫河车 150g，全蝎 80g，地龙 100g。上药依法炮制后混合研末，炼蜜为丸，丸重 10g，每服 1 丸，日 2 次。煎剂服完后，丸剂改为每日 3 次。

四诊（2012 年 1 月 5 日）：病情大有好转，神色渐佳，下肢乏软减轻，行走渐觉有力。近日腹胀便秘，舌质淡红，苔薄白，脉沉细弱。予补中益气汤合五仁橘皮汤加减。

处方：人参 20g，黄芪 30g，当归 15g，白术 15g，陈皮 10g，枳实 10g，柴胡（蜜炙）6g，升麻 6g，酸枣仁 20g，柏子仁 20g，桃仁泥 10g，杏仁泥 10g，郁李仁 10g，肉苁蓉 20g，炙甘草 10g，大枣 10g，生姜 10g。水煎服，3 剂。前中药丸剂已经服完，仍按前方制作，续服 1 剂，服法同前。

五诊（2012 年 3 月 14 日）：面色红润，神清语朗，下肢肌肉渐丰，行走有力，饮食亦可，月经正常。患者服中药治疗期间，曾多次做妇检、HCG 及相关检查，未发现子宫绒毛膜上皮癌复发及其转移。此病迁延日久，肝肾亏损，精血不足，调理尚需时日，后续治疗拟左归丸加减调之。

处方：熟地黄 200g（熬膏），山萸肉 100g，山药 100g，枸杞子 100g，龟胶（蛤粉炒）60g，鹿胶（蛤粉炒）60g，菟丝子（盐水炒）100g，怀牛膝 80g，人参100g，紫河车150g，当归80g，黄芪100g，肉苁蓉100g。上药依法炮制后混合研末，炼蜜为丸，丸重10g，每次1丸，早晚服。

服上方后，身体渐佳，下肢肌肉丰腴如前，行走自如。偶有微恙，亦来我处咨询处置。半年后，在省城原化疗医院复查，妇科及各项理化检查指标未见异常。停药。随访2年，未见复发，已上班从事原所做工作。

【临证思辨】

绒毛膜上皮癌是一种高度恶化的滋养细胞肿瘤，简称绒癌，本病与多次妊娠、营养不良（尤其是缺乏叶酸和组氨酸）有关。此外，病毒感染，内分泌失调，近亲结婚及免疫机制失调，也被认为与绒癌形成有一定关系。西医对本病的治疗方法主要是化疗。效果较好，约90%患者可以治愈，其余10%患者化疗后HCG滴定度仍显著升高者，需手术切除。葡萄胎、绒癌，属中医鬼胎、癥瘕、漏下等病范畴。

本案病例为绒癌患者。经西医化疗后好转，但其在行化疗后发生化疗综合征。化疗综合征不是一种单一性疾病，而是涉及人体多个系统和多个脏腑的复杂症候群。其临床表现多与化疗的部位、剂量、种类及机体状态反应性密切相关。本例患者化疗后，双下肢肌肉神经损害，下肢疲软，行走无力，渐至肌肉萎缩，临床上实属鲜见。此病拟属于中医痿证、虚劳等病范畴。患者的主症是下肢痿软，肌肤不荣，行走困难。应是在接受化学药物治疗过程中机体所出现的毒副作用。中医学认为这是因化疗时脏腑功能的损害，影响其精、血、气、液的化生，致使皮、肉、筋、骨失于濡养。《素问·痿论》云："五脏使人痿何也……肺主身之皮毛，心主身之血脉，肝主身之筋膜，脾主身之肌肉，肾主身之骨髓。故肺热叶焦，则皮毛虚弱急薄，着则生痿躄也。"又云："治之奈何……调其虚实，和其逆顺，筋、脉、骨、肉，各以其时受月，则病已矣。"痿证多热，临床所见，痿因肺热叶焦，高源化绝，皮毛筋脉失于濡润者固多，但因精血亏虚，无以滋养，肌肉筋骨不荣者，亦非鲜见。正如明·张景岳《景岳全书》在论及痿证时所云："观所列五脏之证，皆言为热，而五脏之证又总于肺热叶焦，以致金燥水亏，乃成痿证……元气败伤，则精虚不能灌溉，血虚不能营养者亦不少见。"

本例患者首诊时，见其面色暗黄，心悸失眠，肢肿乏软，为气血不足，心脾两虚之候，故予归脾汤加减健脾益气，补血宁心，佐以五皮饮化湿消肿；再诊时悸减心宁、水肿渐消，但食少腹胀、大便秘结，当理脾胃，培后天之本，俾能运化水谷精微，和调于五脏，洒陈于六腑，《内经》所谓"治痿独取阳明，主润宗筋是也"。予东垣升阳益胃汤加减，补脾益胃，升清降浊，运布五津，以荣四末。三诊时下肢肿消，见小腿肉萎肌削、干枯不荣，且口燥咽干、五心烦热、舌暗红、脉弦细弱。为脾虚肺热，肝肾不足，病涉多脏，先后二天俱为亏损，精、血、气、液无从滋生，何以熏肤充身泽毛，濡养筋骨。此病当从虚劳论治，遵"损者益之""虚者补之"之法，重在调补肝脾肾。故予调营敛肝饮加减，养血调营以滋肝；加参、芪补脾益肺以培元，鸡血藤活血通络以舒筋，更以虎潜丸加减为丸调之。方中加紫河车、肉苁蓉为益气培元之用，全蝎、地龙乃活血通络之施，助原方诸药共奏补肾填精、滋阴清热、强筋健步之功。如是调理2个月，病情大有好转，腿、足渐丰，行渐有力，偶见腹胀便秘，间以补中益气汤加减调理脾胃，升清降浊。前方丸药续服两剂后，继以景岳左归丸加减为丸，滋肾益精，补气养血善后。半年后患者下肢肉丰如前，行走自如，妇检及相关指标检查均未见异常。随访两年，未见复发，终竟全功。

69. 颅脑肿瘤术后动眼神经麻痹（上胞下垂 痰血瘀凝，络阻筋弛）

【诊治实录】

周某，女，58岁，四川省巴中市人。右上睑下垂伴眼球外斜1个多月，于2011年5月10日来诊。

1个月前曾在某三甲医院开颅行间脑肿瘤切除术。术后右上睑下垂，不能睁开，眼珠外斜，瞳孔散大，诊断为脑肿瘤切除术后动眼神经麻痹，西药治疗无好转，拟转上级医院。出院后遂来我处中医治疗。

刻诊：神萎寡言，面色暗黄不泽；右眼上睑垂覆。胸闷纳差，痰多喜唾，眩晕头痛，二便自调。舌质紫暗，苔白微腻，脉弦缓。眼科检查：双眼4.8，指测眼压 Tn，右上睑下垂，撑开右睑，可见眼球外斜，不能向上、内旋转。瞳孔开大约 6mm，光反应消失，屈光间质清晰，眼底大致正常；左眼前节及眼底均正常。双眼视物即见复象，头目眩晕。此为颅脑术后痰血瘀凝，络阻筋弛。治当化痰行瘀，予桃红四物汤合导痰汤加减。

处方：当归 10g，赤芍 15g，川芎 10g，熟地黄 20g，桃仁 10g，红花 10g，茯苓 10g，姜半夏 10g，陈皮 10g，胆南星 6g，枳实 10g，三七 6g（研服），全蝎 10g，地龙 15g，大枣 10g，生姜 10g，甘草 6g。水煎服，2 日 1 剂，5 剂。

二诊（2011 年 5 月 20 日）：右睑垂覆稍减，微睁露白，眼球不能运转，瞳孔开大约 5mm，光反应消失。头昏眩，饮食略增。舌红边紫暗，苔薄白，脉弦缓。久病入络，痰血瘀凝，窍闭筋弛。予通窍活血汤加减。

处方：麝香 0.2g（冲服），桃仁 10g，红花 10g，川芎 10g，赤芍 15g，全蝎 10g，地龙 15g，天麻 15g，僵蚕 10g，大枣 10g，生姜 10g，老葱 3 根，黄酒 250g。上药除麝香外，余药加水至 2000mL，煎取 1000mL，每服 200mL，麝香分次加入冲服，1 日 3 次，10 剂。

三诊（2011 年 6 月 24 日）：右眼开阖自如，眼位正常，运转自如，双眼向左侧视物仍有轻微复象。双眼瞳孔等大，光反应正常。行走时略感头昏目眩，治见显效，仍遵前法，续用前方，煎服法同前。

患者续服前方 10 剂后，右上睑未再下垂，眼球运转灵活，双眼视物未再出现复象及眩晕，予中成药杞菊地黄丸服用 1 个月，养肝明目，调理善后。随访 2 年，患者尚健，眼病未再复发。

【临证思辨】

颅脑术后动眼神经损害，可使眼球相关内、外肌发生麻痹，动眼神经支配着眼外的提上睑肌、上直肌、内直肌、下直肌、下斜肌及眼内的瞳孔括约肌。动眼神经可因颅内炎症、肿瘤、出血、颅脑外伤及手术、脑软化症、脊髓痨等病变而损害。本例患者即为颅内肿瘤切除术后致动眼神经损害发生上睑下垂，眼球偏斜，运转受限，瞳孔散大及眩晕复视等症。西医对此病缺乏有效的治疗方法。中医根据其病因及临床表现，拟属于眩晕、风牵偏视、上胞下垂、瞳仁散大、视一为二等病范畴。本例患者为颅脑术后因伤致瘀，因瘀为患。证系风痰入络，痰血瘀阻，筋脉弛缓所致。用桃红四物汤合导痰汤加减，活血化瘀，祛痰通络，疏风解痉；继用王清任通窍活血汤活血开窍。方中桃仁、红花、川芎、赤芍活血化瘀为君；麝香通络开窍，全蝎、地龙、天麻、僵蚕息风解痉共襄为臣；大枣、生姜调和营卫为佐；黄酒、老葱温通入络为使，诸药合用，共奏活血开窍、疏风通络、解痉舒筋之效。服后目睑始开，睛能运转，复视、眩晕得减。续服原方共20余剂，病瘥。后以杞菊地黄丸养肝明目，调理善后，终竟全功。

五、妇科、男科疾病

70. 继发性不孕 案1（不孕 气虚血弱，瘀阻胞脉）

【诊治实录】

张某，女，28岁。四川省巴中市人。婚后4年未育，于2013年5月29日来诊。

患者2年前曾怀孕80天，因巧克力囊肿破裂出血，在某医院手术治疗后引产。此后月经量逐渐减少，未再受孕。曾在省内外多家三甲医院检查，诊断为卵巢早衰，继发性不孕。中西药治疗无效，遂来我处求治。

刻诊：面色白，神疲乏力。经来量少，经色紫暗，月经期长，时行时止，每至8～10天始净。少腹隐痛，多梦易醒，饮食尚可，二便自调。舌质淡紫，边有细小瘀点，脉弦细涩。此为气虚血弱，瘀阻胞脉，冲任失养。当先活血化瘀，予少腹逐瘀汤加减。

处方：当归15g，川芎15g，赤芍20g，干姜10g，小茴香10g，延胡索

10g，五灵脂 10g，蒲黄 6g，官桂 10g（后下），没药 6g，鸡血藤 15g，台乌15g，川牛膝 10g。水煎服，2 日 1 剂，3 剂。

二诊（2013 年 6 月 5 日）：前日经水适来，经量较前月增多，少腹痛减。仍以活血化瘀为治。续用前方加艾叶（醋炒）30g，黄芪 30g。水煎服，2 日 1剂，7 剂。

三诊（2013 年 7 月 9 日）：本月来经，量较前多，五日即净，经期小腹微冷隐痛。舌淡紫，脉弦细。此为肾元亏虚，精血不足，冲任失养，不能摄精成孕。宜汤剂与丸药并施。予温经汤加减。

处方：桂枝 20g，吴茱萸 10g，当归 15g，白芍 20g，川芎 15g，人参 20g，牡丹皮 20g，阿胶 15g（化服），法半夏 10g，麦冬 15g，艾叶（醋炒）20g，香附 10g，鸡血藤 20g，鹿角霜 20g，炙甘草 10g，生姜 10g。水煎服，2 日 1 剂，3 剂。

另予补肾毓麟丹加减为丸，处方：人参 80g，白术 60g，茯苓 80g，白芍（酒炒）80g，川芎 80g，当归 80g，熟地黄 200g（熬膏），炙甘草 30g，菟丝子（蒸饼烘干）200g，紫河车 100g，肉苁蓉（漂去盐，蒸熟）80g，杜仲（盐水炒）60g，枸杞子 60g，鹿茸 30g，鹿角霜 80g，阿胶（蛤粉炒）60g，肉桂 30g，紫石英（煅后醋淬 2 次）60g，砂仁 80g。混合研末，炼蜜为丸，每丸 10g，每服1 丸，日 3 次。

服蜜丸 20 多天，8 月份月经未潮，妇科检查已孕。第二年足月后顺产一女婴。随访至今，母女均健。

【临证思辨】

女性不孕，有原发性与继发性之分，前者古称"全不产"，后者称"断续"。中医学认为，女子只有当其肾气盛，天癸至，任脉通，太冲脉盛，月事以时下，才能摄精怀孕。故《素问·上古天真论》云"女子七岁，肾气盛，齿更发长。二七而天癸至，任脉通，太冲脉盛，月事以时下，故有子……七七，任脉虚，太冲脉衰少，天癸竭，地道不通，故形坏而无子也。"不孕之症，主要与肝肾亏虚、精血不足、冲任失调有关。但继发性不孕，多在胎产之后因其生殖器官病变或行相关手术后余血未净，外邪侵袭或房劳损伤所致。邪与血结，留而不去，瘀阻胞脉是临床最为多见的继发性不孕原因。中医对此类不孕，宜先行化瘀通络，使气行血畅，胞脉得通，冲任得养，方能摄精成孕。如不化瘀，补药再多，也于事无补。本例患者两年前曾孕，因巧克力囊肿破裂行腹腔镜手术并引产，终止妊娠。但术后瘀血未尽，寒滞胞脉，邪与血结，冲任失养，故难再孕。初诊时，即见患者面色白，神疲乏力；经来量少，经行迟滞，淋沥不畅，色紫暗；少腹隐痛，舌质淡紫，边有细小瘀点，脉弦细涩。此为内有瘀血之征，故首用王清任少腹逐瘀汤加减，活血化瘀，温经舒郁。方中当归、川芎、赤芍、鸡血藤养血活血以行滞；蒲黄、五灵脂、川牛膝、没药、延胡索活血化瘀以通络；干姜、官桂、小茴香、台乌温经散寒以舒郁。服3剂后，经水适来，经量增多且少腹痛减。治见初效，续用前方，加黄芪补气行血助化瘀之力，艾叶温经散寒煖胞宫之冷。服7剂后，月经基本正常，胞宫瘀滞渐消，唯觉少腹隐痛不适。攻逐之药不宜久服，故改用《金匮要略》温经汤加减，温经散寒，养血祛瘀；兼用补肾毓麟丹加减为丸服用，汤丸并施。此方为本人治妇人不孕补肾育精、养肝生血、调补冲任之方，系由景岳毓麟珠加减而成。方中含四君子补脾益气以培元，四物汤补血和血能调营，紫河车、菟丝子、鹿茸、鹿角霜、肉苁蓉补肾益元填精髓，杜仲、枸杞子补肝益肾，阿胶补血滋阴，砂仁理气行滞，紫石英补虚暖胞宫。丸药服之月余即孕，足月后顺产一女婴。

此案例给人启示有二：一是女性内生殖器因伤致瘀造成继发性不孕，为虚中夹实，应从虚损论治。一般情况下，宜先活血化瘀以疗其损，待瘀散血行，再议补以治其虚，否则瘀血留滞，难以成孕。选用少腹逐瘀汤加减，疗效甚佳。清·王清任《医林改错》一书言及该方功用时说："更出奇者，此方种子如神，每经初见之日吃起，一连吃五副，不过四月必成胎。"称少腹逐瘀汤为祛疾种子第一方。二是治疗不孕之症，既要调肝养血，更要补肾育精。肝藏血，肾藏精，故应肝肾同治，方济冲任。本例患者为继发性不孕，因伤致瘀，冲任失养。但在服少腹逐瘀汤活血散瘀之后，即用补肾调肝、温养冲任之法，以补肾毓麟丹为丸治之。方中重用紫河车、鹿茸、鹿角霜等血肉有情之品及菟丝子、肉苁蓉等味最能补肾益精生髓。紫石英一味，意在暖胞宫祛风冷，温煦冲任，促其摄精成孕。《神农本草经》将紫石英列为上品，云此药可以"补不足，女子风寒在子宫，十年无子"。故凡冲任不足，宫寒不孕者，于补肾育精药中加之，每多取效。

71. 继发性不孕 案 2（不孕 瘀血留滞，冲任失养）

【诊治实录】

陈某，女，40岁，四川省巴中市巴州区人。因不孕10年多，于2010年10月5日来诊。

患者已婚15年，10年前曾有早孕2次，均行人工流产术终止妊娠，后未再孕。曾往多家医院检查，诊断为双侧输卵管粘连、卵巢早衰，行分粘术及服用中、西药物治疗，效果不佳，至今未育。

刻诊：面黄色暗，形体不丰，发枯不荣，唇干口燥，畏寒肢冷，月经量少，间有紫色血块，月经期小腹两侧隐痛不适。舌淡紫，边有瘀点，脉弦细涩。观诸医用方，补肾益气养血者多，活血化瘀舒郁者少。病系继发性不孕，为虚中夹实之候。腹中瘀滞日久，新血难生，冲任失于滋养，何能成孕。病虽日久，仍当化瘀开闭，以行气血。予少腹逐瘀汤加减。

处方：当归20g，川芎10g，官桂10g（后下），赤芍20g，白芍20g，小茴香10g，干姜10g，延胡索10g，蒲黄10g（包煎），没药10g，五灵脂20g，台乌10g。水煎服，日3次，5剂。

二诊（2010年10月15日）：上方服已，昨日月经来潮，量较前月为多，手足心热，腹中冷痛，唇干欲裂，口燥不渴，舌脉同前。予温经汤加减。

处方：吴茱萸10g，桂枝20g，当归20g，白芍30g，川芎15g，阿胶15g（化服），麦冬20g，法半夏10g，人参20g，牡丹皮20g，炙甘草10g，艾叶（醋炒）20g，香附10g，生姜10g。水煎服，日3次，10剂。

另予大黄䗪虫丸（北京同仁堂制，3g×10粒/盒）2盒，每次1粒，早晚服。

三诊（2010年11月15日）：前日来经，经量增多，经色暗，未再腹痛。

头昏心悸，睡眠欠安，倦怠食少。此心脾两虚。治当益气补血，养心宁神，予归脾汤合甘麦大枣汤加减。

处方：人参20g，黄芪30g，白术15g，当归15g，酸枣仁20g，远志6g，茯神20g，龙眼肉15g，木香6g，阿胶15g（化服），紫河车20g（研服），鹿角霜20g，炙甘草20g，大枣30g，淮小麦100g。水煎服，日3次，10剂。

四诊（2010年12月1日）：精神渐佳，夜能安卧。前方续服3剂后，改服补肾毓麟丹加减为丸。

处方：人参100g，熟地黄200g，当归100g，白芍（酒炒）100g，茯苓80g，炒白术60g，阿胶（蛤粉炒）80g，川芎80g，肉苁蓉100g，紫河车200g，菟丝子（蒸饼）150g，鹿角霜80g，鹿茸40g，杜仲（盐水炒）80g，紫石英（煅，醋淬）100g，炙甘草50g。混合研末，炼蜜为丸。每服10g，日3次，可服用3个月。

服丸药期间，月经按时来潮，经量及颜色渐趋正常。3个月后怀孕，于2011年底，足月顺产一女婴。2013年6月10日其女因"上感"随母来诊，小女活泼可爱，身无大恙。随访至今，母女均健。

【临证思辨】

本例继发性不孕患者，为产伤致瘀，因瘀致虚而断续。10年前曾两次行人流术终止妊娠，后未再孕。实为瘀血留滞，胞脉不通，气血亏虚，冲任失养，故难以摄精成孕。治疗之法，宜以化瘀为先，后再议补。然此患者历时已久，病久入络，瘀滞更甚，且年逾不惑，天癸衰少。处方用药，恐其攻补失据，亟虑虚虚实实之戒。观前医所用诸方，多为补气养血、补肾育精之药，治逾十年，何未取效？病为因瘀致虚，络脉闭阻，未能疏利，迭用补剂，反增壅堵。实为标本未明，缓急未分，自然难以取效。此病为虚中夹实，瘀血停着，新血不生，冲任失养，故难成孕。《灵枢·病本》说："病发而不足，标而本之，先治其标，后治其本。谨察间甚，以意调之。间者并行，甚者独行。"本例患者因产伤致瘀在先，应是其标；气血逆乱、冲任失养于后，当为其本。治应标而本之，先化瘀通络以治其标，后补肾育精再治其本。故于我处诊治时，首选方剂即为少腹逐瘀汤加减，活血化瘀，舒郁开闭。继用温经汤加减，温经散寒，养血祛瘀；兼服大黄䗪虫丸，祛瘀生新，寓攻于补，为标本兼顾，"间者并行"。大黄䗪虫丸系仲景治疗虚劳干血瘀闭之方。清·尤在泾云："干血不去，则足以留新血，而渗灌不周，故去之不可不早也。此方润以濡其干，虫以动其瘀，通以去其闭，而仍以地黄、芍药、甘草和养其虚。攻血而不专于血……血瘀在内，手足脉相失者宜之。"此为扶正祛瘀之方，故谓"缓中补虚"。用此治之，瘀血渐去，新血渐生，月经始调。后以补肾育精、益气养血之药调之，方用补肾毓麟丹为丸与服。是方为本人治疗因肾虚精亏、气血不足而致不育之方，方由景岳毓麟珠加减而来。方中鹿茸、鹿角霜、紫河车补肾培元，益先天之本；四君子补脾益气，培后天之源；熟地黄、芍药、当归、川芎、阿胶养血活血，滋肾中之阴；菟丝子、杜仲、肉苁蓉益精生髓，助肾中之阳；紫石英温暖胞宫祛风冷。本方补脾温肾生精髓，益气养血安五脏；擅补督脉、益天癸、养冲任，助孕毓麟。故服之气血渐旺，精髓渐充，冲任得养。虽逾不惑之年，仍能成孕得育。

72. 胎儿畸形复发性流产不育（气血亏虚，瘀血留滞）

【诊治实录】

李某，女，26岁。四川省巴中市人。因胎儿畸形而多次流产不育，于2013年11月25日来诊。

患者已婚3年多，曾有两次怀孕流产，一次引产。前两次为孕12周内胎儿停止胎动后自然流产，曾在省城某三甲妇产医院住院做相关检查。其中男方染色体检查正常，精液正常；患者染色体检查G显带分析结果为46，XX，gah（+），不育抗体全套阴性。TORCH感染检查有两项病毒抗体异常：CMV-IgG 1.10 IU/mL，HSV-IgG 20.4 Index；行HLA-DR抗体治疗。后在医师的指导下再次怀孕，当其G3P0 22周孕时，检查发现胎儿脑积水、唇腭裂，于2012年8月在当地某三甲医院行人工引产术。术后一年多，月经不调，经量减少一半，未能再孕。4个月前到省城某三甲妇产医院行腹腔镜下输卵管通液术及宫腔镜下宫腔粘连松解术，并在多家医院服中、西药治疗，至今未孕。

刻诊：面黄不泽，发枯不荣，胃纳尚可，少腹时有隐痛；月经后期，色紫暗，量少；二便自调，睡眠欠佳。舌淡、边有瘀点，脉弦细涩。多次怀孕，迭经产伤，气血亏虚，瘀血留滞，为虚中夹实，治宜兼顾。当先补气养血，再行活血化瘀。先服调营敛肝饮加减。

处方：当归20g，白芍20g，川芎15g，熟地黄20g，阿胶15g，五味子10g，枸杞子20g，酸枣仁20g，陈皮6g，香附6g，茯苓15g，紫河车20g，人参20g，鹿角霜20g，黄芪30g，大枣15g，生姜10g。水煎服，日3次，3剂。

继服少腹逐瘀汤加减。

处方：当归20g，川芎15g，小茴香10g，没药10g，肉桂10g（后下），赤芍20g，干姜10g，五灵脂10g，蒲黄10g（包煎），杜仲20g，桃仁10g，延胡索10g，土鳖虫10g，虻虫6g，水蛭6g。水煎服，日3次，3剂。

二诊（2013年12月2日）：患者睡眠渐佳，小腹时有隐痛，纳可，身无其他不适，舌脉同前。仍以上方交替服用，每方续服3剂。

三诊（2013年12月13日）：前日月经来潮，经量较前增多，经色暗红，腰酸不适，小腹冷痛，唇干口燥，不欲饮水，手足心热。舌淡紫，苔薄黄。此为冲任虚寒，胞中瘀滞未尽。治用温经汤加减。

处方：桂枝20g，吴茱萸10g，当归20g，白芍20g，川芎15g，牡丹皮20g，阿胶15g，法半夏10g，麦冬20g，炙甘草10g，小茴香10g，台乌药10g，生姜10g。水煎服，日3次，3剂。

另予补肾毓麟丹加减作丸服用，处方：人参100g，熟地黄200g，川芎80g，白芍（酒炒）80g，当归80g，阿胶（蛤粉炒）50g，龟胶（蛤粉炒）50g，鹿胶（蛤粉炒）50g，紫河车150g，鹿角霜80g，炒白术80g，茯苓80g，杜仲（盐水炒）80g，紫石英（煅，醋淬）80g，菟丝子（蒸饼）15g，枸杞子80g，肉苁蓉80g。混合研末后炼蜜为丸，每服10g，日3次。

服丸药1个月后怀孕，孕后定期到省城原三甲妇产医院做产前检查，胎儿生长发育正常，无畸形发现。于2014年10月足月顺产一女婴，随访至今，母女均健。

【临证思辨】

本例患者因多次流产及胎儿畸形而致不育，两者互为影响。婚后两年，曾两次怀孕，均在孕 12 周左右因胎儿生长受限而停止发育直至自然流产。后在省城某三甲妇产医院做产前检查及遗传咨询。其中患者染色体检查 G 显带分析结果为 46，XX，gah（＋），不育抗体全套均为阴性。TORCH 感染检查中有两项病毒抗体异常：CMV–IgG 1.10 IU/mL，HSV–IgG 20.4 Index；行 HLA–DR 抗体治疗。后在医师的指导下再次怀孕。当其 G3P0 22 周孕做产前检查时发现，胎儿脑积水、唇腭裂，即行人工引产术。术后 1 年多未能再孕。胎儿致畸的原因多为遗传、环境或两者共同影响的结果。造成胎儿畸形的不良环境因素主要是感染、药物、放射物质、化学毒物、营养不良，并与吸烟、喝酒等不良生活方式有关。

中医学认为，女子发育到一定年龄，肾气始盛，天癸至，任脉通，太冲脉盛，月事以时下，两精相合，即可成孕。胎既成，则五脏六腑之精、经络之血，皆下注冲、任，育养胎元，供胎儿生长发育。《灵枢·经脉》说："人始生，先成精，精成而脑髓生，骨为干，脉为营，筋为刚，肉为墙，皮肤坚而毛发长。"妊娠期中，若因内外环境不良因素影响，可致胎儿生长迟缓，胎儿畸形，甚者胎死腹中或致流产。这些不良因素包括体质、遗传、六淫侵袭、七情失和、痰湿瘀虚等而致脏腑功能失调，营卫凝涩，冲任失养。终致胎元损伤，半产漏下。隋·巢元方《诸病源候论》说："阳施阴化，故得有胎，荣卫和调，则经养周足，故胎得安而能成长。若血气虚损者，子脏为风冷所居，则血气不足，故不能养胎。所以致胎数堕。"又说："妊娠之人，有宿疾夹痼疹，因而有娠；或有娠之时，节适乖理，致生疾病，并令腑脏衰损，气血虚羸，令胎不长。"及至死胎曰："此因惊动倒扑，或染瘟疫伤寒，邪毒入于胞脏，致全胎死。"本案患者婚后 3 年多，曾两次怀孕流产，经西医全面检查治疗后，在医师的指导下再孕。中孕时发现胎儿畸形，行引产手术终止妊娠。术后月经不调，经量极少，虽行子宫分粘术、输卵管通液及其相关治疗，但一年多来终未再孕。来我处就诊时，见其面黄不泽，发枯不荣，经色紫暗，经量极少，经行半日即止，且小腹隐痛。舌质淡、边有瘀点，苔薄白，脉弦细涩，为气血亏虚兼有瘀血之征。患者迭经产伤，瘀滞日久，元气亏虚，精血匮乏，冲任失养，曷能再孕。治宜攻补兼施，或有转机。不育之症，男子在精，女子在血。肾藏精，肝藏血，治男子不育，当以补肾育精为主；治女子不孕，宜以调肝补血为法。清代名医叶天士说"女子以肝为先天"，故治疗女子不孕，补肝养血益冲任尤为紧要。但乙癸同源，精血互生，肝肾为子母之脏，相互依存，故在补肝养血之时，应兼顾其肾；或肝肾同治，育养冲任。本例患者的治疗，首选方剂为调营敛肝饮加减，补肝调营益精血。此方为清·费伯雄《医醇賸义》所用养血调营、柔肝敛肝之方。方中熟地黄、当归、川芎、白芍、酸枣仁、大枣养肝补血以调营；枸杞子、五味子补肾育精以敛阴；人参、黄芪、茯苓、陈皮、香附补脾益气兼行滞；紫河车、鹿角霜培元固本生精髓。此方于补肝、养肝、敛肝、疏肝的同时，兼顾其肾，肝肾同治，补肾生精。使气血充盈，溢于冲任，渗诸阳，灌三阴，滋养胞脉，以候胎孕。继以少腹逐瘀汤加减，活血化瘀，通络启闭。恐久病血干瘀甚，故加土鳖虫、虻虫、水蛭，诸虫能唼、能吸、能消，善祛积久之血而祛瘀生新。与上方交替服用，攻而不伤，补而不滞，攻补兼施。病渐好转，经色渐红，经量渐多。后见少腹冷痛，腰酸不适，手足心热，是冲任亏虚，血寒积结胞脉。《脉经》在"久不受胎"下注云："妇人少腹恶冷寒久，年少者得之此为无子，年大者得之绝产。"唇口干燥，不欲饮水，舌淡紫，是内有瘀血之候，为腹中瘀滞未尽。《金匮要略》说："曾经半产，瘀血在少腹不去。何以知之？其证唇口干燥，故知之，当以温经汤主之。"故用温经汤温经祛瘀，益养气血。并予补肾毓麟丹加减作丸服用，补肝益肾生精血，培元护本调冲任。方中有紫河车、鹿胶、龟胶、阿胶等血肉有情之品，其中三胶皆能养血、滋血、调冲任，三药相伍，寒热相宜，其效相得益彰。正如《本经逢原》所说："熬胶则益阳补肾，强筋活血……茸有交通阳维之功，胶有缘合冲任之用……非龟、鹿二胶并用，不能达任而治羸瘦腰痛；非辅当归、地黄，不能引入冲脉而治妇人血闭胎漏。"《本草求真》说："阿胶气味俱阴，既入肝经养血，复入肾经滋水……鹿胶性专温督与冲，以益其血……龟胶力补至阴，通达于任，退热除蒸。"三胶并用，阴阳俱补，冲任皆达，加入丸药方中，更能补肝肾、益精血。故服之月余即孕，且胎儿生长发育良好，未再致畸，终能足月顺产得一女婴。

73. 多囊卵巢综合征 案1（闭经 肾虚肝郁，痰瘀互结）

【诊治实录】

周某，女，23岁，未婚，四川省巴中市平昌县人。因停经3个月，于2009年8月23日来诊。

3年前月经量逐渐减少，渐至稀发。3个月前停经，至今未潮。曾在多家医院检查，诊断为多囊卵巢综合征。服中、西药物，无明显疗效。1个月前在某医院检查，腹部彩超示：子宫内膜厚6mm，双侧卵巢呈多囊性增大，左卵巢大小4.8cm×2.3cm×2.8cm，内见多个（一个切面大于10个）卵泡，最大直径0.9cm；右侧卵巢大小4.2cm×2.3cm×2.5cm，内见多个（一个切面7～8个）卵泡，最大直径0.6cm。彩超提示：卵巢多囊改变。性激素检测：促卵泡生长激素（FSH）8.17IU/L，促黄体生成素（LH）18.6IU/L，雌二醇（E_2）259.8pg/mL，黄体酮（P）3.63ng/mL，睾酮（TSTO）1.95ng/mL，泌乳素（PRL）29.7ng/mL。

刻诊：面色暗黄，痤疮密集。形体娇小，胸乳平坦，全身汗毛多，尤以上唇、双前臂伸侧皮肤及腋下为甚。3年前月经稀发，经量渐减，常见停经1～3个月始潮。情绪低落，郁郁寡欢，常有失眠，胸胁苦满，胃纳欠佳，二便自调，舌质暗红，苔白微腻，脉弦细涩。此为闭经，肾虚肝郁，痰瘀互结。当先行气活血，化痰舒郁。予桂枝茯苓丸合温胆汤加减。

处方：桂枝15g，茯苓10g，当归10g，赤芍15g，牡丹皮10g，桃仁10g，陈皮10g，半夏10g，枳实10g，郁金10g，香附（醋炒）10g，竹茹10g，浙贝母10g，苍术10g，穿山甲（蛤粉炒）6g（研服），生山楂30g，炙甘草6g，鸡血藤20g。水煎服，2日1剂，5剂。

二诊（2009年9月5日）：服上方后，前日月经来潮，经色暗红、量少，小腹隐痛。前方加艾叶（醋炒）20g，续服10剂。

三诊（2009年9月30日）：患者精神转佳，睡眠渐安，面部痤疮消退。

手足心热，口干不欲饮水。舌紫暗，苔薄白，脉弦细。此为阴虚肝郁，痰瘀未尽，治当兼顾。予左归丸合逍遥散加减。

处方：熟地黄 20g，山萸肉 15g，山药 15g，枸杞子 15g，当归 10g，白芍 15g，龟胶 10g，鹿胶 10g，阿胶 10g，人参 20g，菟丝子 30g，牛膝 15g，肉苁蓉 20g，紫河车 20g（研服），柴胡（醋炒）10g，炙甘草 10g，水蛭 6g，虻虫 6g，土鳖虫 6g。水煎服，每日 2 次。

另予桂枝茯苓丸成药（成都九芝堂药业 1.5 克/126 粒/瓶），每次服 10 粒，早晚各 1 次。汤丸并施，25 天为 1 个疗程，每疗程后停药 5 天，查血常规、肝肾功能及性激素。服药治疗中，病情逐渐好转，未见药物不良反应。3 个疗程后，月经按时来潮，经量较前显著增多，每次经行 4～5 天。复查腹部彩超：子宫内膜厚 6.5mm，双侧卵巢大小、形态正常，左侧卵巢最大切面见 2～3 个卵泡，最大直径 0.6cm；右侧正常。性激素检测：促卵泡生长激素（FSH）6.2IU/L，促黄体生成素（LH）8.6IU/L，雌二醇（E_2）120.2pg/mL，睾酮（TSTO）0.72ng/mL，黄体酮（P）1.2ng/mL，泌乳素（PRL）4.2ng/mL。各项指标基本正常，停药。一年后结婚，婚后半年即孕，足月后顺产一男婴。随访 2 年，母子均健。

【临证思辨】

多囊卵巢综合征为常见的妇科内分泌疾病之一，是一种生殖功能障碍与糖代谢异常并存的内分泌紊乱综合征。临床上以雄性激素过多、持续性无排卵、卵巢多囊改变为特征，常伴有胰岛素抵抗或肥胖。多起病于青春期，以月经稀发或闭经、不孕、多毛、痤疮、黑棘皮症、双侧卵巢呈多囊性增大等为主要临床表现。其病因至今尚未阐明。可能为某些遗传基因与环境因素相互作用所致。

本病属中医月经不调、闭经、不孕等病范畴，多为肾虚肝郁、痰浊血瘀所致。肾虚阴精不充，肝郁气血不畅，致天癸乏竭，冲任失养，月经稀发，甚则闭经。此病多为先天不足，肾精匮乏；或后天失养，化源难济；更加痰瘀互结，蕴阻胞宫之证，病在肾与肝脾。治疗宜培元疏肝，活血散结，标本皆及，冀有转机。

本例患者初诊时已闭经 3 个月，证为脾肾两虚，痰瘀互结，故首用《金匮要略》桂枝茯苓丸合温胆汤加减，活血化瘀通经，涤痰散结舒郁。方中桂枝、赤芍温经散寒活血；牡丹皮、桃仁、山楂、穿山甲、鸡血藤活血化瘀通经；苍术、茯苓、半夏、浙贝母、甘草、竹茹和胃化痰散结；香附、枳实、郁金行气开郁，疏肝理气。

服 5 剂后月经来潮，但经量甚少、经色暗红、少腹冷痛，为胞宫虚寒，瘀滞未尽，故于前方加艾叶温经止痛。

续服 10 剂后，病情大有好转，但阴虚肝郁之证已露，其治宜攻补兼施，故汤剂与丸剂并用。丸剂为桂枝茯苓丸，汤剂为左归丸合逍遥散加减。方中熟地黄滋阴补血为君。山萸肉、白芍养肝柔肝敛阴；人参、山药补脾益气涩精，当归、阿胶补血和血滋阴；菟丝子、枸杞子、肉苁蓉、牛膝补肝肾，益精髓；紫河车、鹿胶、龟胶为血肉有情之品，能峻补真阴真阳，通达冲任，诸药共襄为臣。柴胡疏肝解郁散结；水蛭、虻虫、土鳖虫，能吸、能吮、能消，散未尽之瘀为佐。甘草调和诸药为使。全方共奏滋阴补肾，培元填精，养肝舒郁，活血散瘀之功。是方与桂枝茯苓丸合用，汤丸并施，标本兼顾，寓攻于补，故能补肾气、育真阴、通天癸、养冲任。

如是治疗 3 个月，病情日渐好转，月经如期而至。卵巢形态及其功能渐趋正常。一年后结婚生子，终竟全功。

74. 多囊卵巢综合征　案 **2**（闭经　月经不调　肾虚肝郁，痰血浊瘀，蕴阻胞宫）

【诊治实录】

杨某，女，20 岁，四川省巴中市人，学生，现就读澳大利亚。因停经 3 个多月，于 2017 年 6 月 2 日来诊。

患者因月经不调，量少稀发，曾在四川省某三级甲等综合医院及澳大利亚墨尔本某医院检查，均诊断为多囊卵巢综合征。服西药治疗无明显好转，现已停经 3 个多月，1 个月前曾在巴中市某西医医院检查，腹部彩超：子宫内膜厚 4.0mm，双侧卵巢呈多囊性增大，右侧卵巢约 4.6cm×2.4cm×3.0cm，内见多个卵泡（一个切面 9～12 个，最大直径 0.9cm）；左侧卵巢约 4.8cm×2.6cm×3.0cm，内见多个卵泡（一个切面大于 10 个，最大直径 0.8cm）。彩超提示：卵巢多囊改变。性激素检测：促卵泡生长激素（FSH）8.12 μg/L，促黄体生成素（LH）24.5U/L，泌乳素（PRL）8.2μg/L，雌二醇（E$_2$）249.6 pmol/L，黄体酮（P）3.51 nmol/L，睾酮（TSTO）4.25 nmol/L。

刻诊：面色红润，痤疮密集，尤以前额为多，体稍胖，四肢皮肤多毛，手足心热，月经稀发、量少，常有白带，已停经 3 个多月。脘腹满闷，大便黏稠不利，溺色黄。舌红，苔薄黄，脉弦滑。此为湿热蕴阻三焦，冲任失调。予竹茹温胆汤加减。

处方：茯苓 15g，姜半夏 10g，陈皮 10g，枳实 10g，竹茹 15g，当归 15g，川芎 15g，薏苡仁 20g，益母草 15g，京三棱 6g，莪术 6g，鸡血藤 15g，炙甘草 6g。水煎服，2 日 1 剂，3 剂。

二诊（2017 年 6 月 14 日）：前日月经来潮，经量不多，色紫暗。面部痤疮如前，睡眠欠佳，舌红，苔薄白，脉弦细。予调营敛肝饮加味。

处方：当归 15g，白芍 15g，阿胶 10g（烊化），枸杞子 20g，北五味子 10g，生晒参 15g，紫河车 15g（研服），炒酸枣仁 20g，茯苓 10g，陈皮 10g，木香 6g，鸡血藤 15g，生姜 6g，大枣 10g。水煎服，2 日 1 剂，10 剂。

三诊（2017 年 7 月 14 日）：面部痤疮减少，月经按时来潮，手足心热，舌红，苔薄白，脉弦细。仍予前方，续服 5 剂。

四诊（2017 年 7 月 26 日）：面部痤疮显著减少，腹胀便溏，舌淡，苔薄白，脉弦缓。为脾虚肝郁，痰湿中阻。予东垣升阳益胃汤加减，健脾除湿，清热行瘀。

处方：生晒参 15g，炒白术 10g，炙黄芪 30g，茯苓 15g，泽泻 10g，柴胡 15g，白芍 20g，黄连 10g，姜半夏 6g，陈皮 6g，防风 6g，京三棱 6g，莪术 6g，枳实 10g，鸡血藤 15g。水煎服，2 日 1 剂，10 剂。

五诊（2017 年 8 月 2 日）：未再腹胀，饮食正常，月经自调，经量增多，睡能安卧，舌红，脉弦细。近期拟返国外读书，为方便在外服用，遂做中药丸剂调治。

处方：生晒参 100g，当归 100g，酒白芍 100g，川芎 80g，熟地黄 150g，山萸肉 80g，枸杞子 100g，阿胶（蛤粉炒）100g，紫河车 150g，肉苁蓉 100g，菟丝子 150g，丹参 150g，牡丹皮 100g，陈皮 60g，法半夏 60g，茯苓 60g，浙贝母 80g，鸡血藤 100g。上药依古炮制，水泛为丸，每袋 5g，塑封，每次水服 1 袋，1 日 3 次。

六诊（2018 年 1 月 17 日）：病已显著好转，面部未见痤疮，月经正常，曾在四川成都某三级甲等综合医院复查，腹部彩超：子宫内膜厚 9mm，双侧卵巢大小正常，内见 3 ～ 6 个卵泡，FSH（促卵泡生长激素）6.2μg/L，LH（促黄体生成素）8.2U/L，PRL（泌乳素）0.62μg/L，E_2（雌激素）362.2pmol/L，P（黄体酮）14.2nmol/L，TSTO（睾酮）2.1nmol/L。为巩固疗效，其母要求再配中药丸剂服用。遂按前方再做 1 剂续服。半年后其母来告，女病愈，已回国，在成都市参加工作，随访至今，未再复发，身无他恙，正在婚恋中。

【临证思辨】

多囊卵巢综合征（polycystic ovary syndrome，PCOS）是一种发病多因性，临床表现多态性的综合征。其临床特征是雄激素过多和持续性无排卵。常表现为不孕、多毛、痤疮和肥胖等证候。PCOS 病因复杂，可能与遗传因素、环境因素、下丘脑 – 垂体 – 卵巢轴失调、内分泌紊乱，以致雄激素过多等多种因素相关。

本病属中医月经不调、闭经、不孕等病范畴，多为肾虚肝郁，痰血浊瘀，蕴阻胞宫所致。病在肾与肝脾，治宜补肾培元、疏肝养血、化痰散瘀，标本兼治，冀有转机。

本例患者因月经不调、量少稀发，曾在四川省某三级甲等综合医院及澳大利亚墨尔本某医院检查，诊断为多囊卵巢综合征。西医治疗无明显好转，现已停经 3 个多月，又在巴中市某西医医院住院检查后，于 2017 年 6 月 2 日求中医治疗。西医检查资料显示：腹部彩超见，子宫内膜厚 4.0mm，双侧卵巢呈多囊性增大，内含多个卵泡；性激素检测 TSTO（睾酮）显著增高，促黄体生成素与促卵泡生长激素含量比 LH/FSH > 3。

刻诊时见患者体稍胖，面色红润，痤疮密集，尤以前额为多，四肢皮肤多毛，手足心热，月经稀发，时有带下，现已闭经 3 个多月。脘腹满闷，大便黏稠，溺色黄。舌红，苔黄，脉弦滑。为湿热蕴阻三焦，气化失司，冲任失调之候。故选用竹茹温胆汤宣泄气机，化痰利湿，解郁和中，加当归、川芎、益母草、鸡血藤养血活血，薏苡仁健脾渗湿，佐三棱、莪术行气破血，消积化滞。服后月经来潮，但经量不多，睡眠欠佳，此为血虚肝郁，故用调营敛肝饮益气调营，解郁敛肝，养心宁神。加人参、紫河车扶元填精，鸡血藤活血通络，服后病渐好转，月经渐调，面部痤疮渐少。原方续服 5 剂，月经按时来潮，痤疮显著减少，此时又见腹胀便溏，舌苔薄白，脉弦缓，为脾虚肝郁，痰湿中阻之候。故改投东垣升阳益胃汤健脾除湿，清热散瘀。服后腹满、便溏诸疾悉退，月经正常。遂用调营敛肝饮加减作丸，返校服用。方中当归、白芍、川芎、熟地黄、阿胶、牡丹皮、丹参养血和血；人参、紫河车、肉苁蓉、菟丝子、枸杞子补肾益元填精；陈皮、半夏、茯苓、贝母行气化痰；鸡血藤活血通络。诸药合用共奏补气养血、益元填精、散湿通络之效。续用两剂而竟全功。随访至今，身体康健，未再复发。

75. 外阴慢性单纯性苔藓（阴蚀　肝热脾湿，邪毒蕴结）

【诊治实录】

牟某，女，26 岁，四川省巴中市某医院护士。因外阴白斑瘙痒伴皮肤变白一年多，于 2014 年 7 月 14 日来诊。

一年前患者发现外阴少许皮肤变白，奇痒难忍，曾多处治疗无效，后到省城某三甲医院活检，诊断为外阴慢性单纯性苔藓，西药治疗无明显好转，遂来我处求中医治疗。

刻诊：面容愁苦，焦虑不安。左前臂皮肤有 6cm×10cm 大小之紫红色丘疹。自诉外阴奇痒难忍，带下腥臭，阴部皮肤暗红，部分变白呈苔藓样变，并有散在抓痕、皲裂、溃疡及结痂。月经正常，2 年前曾行剖宫产分娩一男婴。口苦，心烦，胸闷，睡眠差，大便黏滞不爽，溺色黄，舌质边红，苔黄微腻，脉弦濡数。此为肝热脾湿，邪毒蕴结，湿热下注。予当归拈痛汤加减。

处方：当归 15g，羌活 10g，防风 10g，升麻 10g，苍术 10g，白术 10g，黄芩（酒炒）15g，猪苓 10g，泽泻 10g，茵陈（酒炒）15g，苦参（酒炒）10g，知母（酒洗）10g，人参 20g，葛根 15g，甘草 10g，薏苡仁 20g，虎杖 20g。水煎服，2 日 1 剂，5 剂。

另予中药煎煮熏洗方，处方：黄柏 20g，苦参 20g，狼毒 10g，地肤子 20g，蛇床子 20g，石菖蒲 20g，枯矾 10g，冰片 6g（另包）。先将冰片溶于 30mL 酒精内，余药加水至 2000mL，煎取 1000mL，去滓后加入冰片与酒精液混合，再加温水 1000mL，趁热熏洗外阴，待药液凉后用阴道灌洗器冲洗阴道，每日 1 次。

二诊（2014 年 7 月 28 日）：左前臂皮肤丘疹样荨麻疹已消散，白带量少，阴痒略减，余症同前。续用前方加生地黄、地肤子、蛇床子同煎内服。外用中药熏洗阴部，方法同前。

三诊（2014 年 8 月 29 日）：治疗 1 个多月，前方已服 15 剂，每日中药熏洗至今。病已显著好转，外阴痒止痂脱，皮色几近正常，白带量少。口苦身困，饮食量少，大便微溏，舌红苔薄白，脉弦缓。此为凉药久服，气阴两伤，脾胃虚弱，运化失输，湿热未尽。予滋生丸加减。

处方：人参 20g，茯苓 10g，白术 10g，扁豆 20g，陈皮 10g，山药 20g，泽泻 10g，莲子肉 20g，砂仁 10g，白蔻仁 10g，薏苡仁 20g，芡实 15g，山楂 20g，麦芽 10g，藿香 10g，黄连 10g，甘草 10g。水煎服，5 剂。

为巩固疗效，仍用前中药熏洗治疗，每周 1～2 次，续用 1 个月。后患者来告，病愈，并致谢忱。随访至今，未再复发。

【临证思辨】

女性外阴单纯性苔藓是一种以外阴皮肤苔藓样变及剧烈瘙痒为特征的炎症性疾病。过去被归类为"外阴营养不良"。根据 1987 年国际外阴疾病研究学会（ISSVD）与国际妇科病理家学会（ISGYP）提出的新分类系统与命名，应属于外阴上皮非瘤样病变。其主要症状及体征是外阴剧烈瘙痒，外阴病变可呈局灶性、多发性或对称性特点，早期皮肤暗红或粉红，后期则出现苔藓样病变，角化过渡部位呈白色，可伴有抓痕、皲裂或溃疡。西医对本病的治疗多采用糖皮质激素类药物涂擦局部或用聚焦超声（HIFU）、CO_2 激光、氦氖激光或冷冻、波姆光等物理治疗，甚则手术切除。但其治疗疗程较长，容易复发，且其治疗过程中常伴有诸多不良反应。

中医对本病的认识，根据其症状、体征，可属于阴痒、阴蚀等病范畴。外阴古称前阴，为宗筋之所聚，与足之三阴、足少阳及督、任、冲三脉相通。前阴为病多与上述经脉、经筋及肝、胆、脾、肾相关。若肝肾亏虚，精血不充，或脾胃虚弱，失于运化，皆可导致外阴失荣，血虚生风而瘙痒不止；若肝胆湿热下注，七情欲火内炽，亦致外阴瘙痒、浸淫蚀烂。

本例患者外阴瘙痒 1 年多，已在西医医院行病理检查，确诊为外阴慢性单纯性苔藓，治疗无明显好转。来我处就诊时，其主症为外阴剧烈瘙痒、糜烂、苔藓样变及少许白斑；同时伴有焦虑失眠，心烦胸闷，口苦咽干，带下腥臭，大便黏滞，溺色黄，舌红，苔黄微腻，脉弦濡数等症，应是肝热脾湿，邪毒蕴结，湿热下注，熏灼阴户。故予东垣当归拈痛汤加减，方中羌活、防风、苍术祛风胜湿，猪苓、泽泻利水渗湿，苦参、茵陈、黄芩清热燥湿；葛根、升麻清热解毒助脾胃清气之升，茵陈、虎杖、薏苡仁清热利湿助肝胆湿浊之降；人参、白术、甘草健脾益气，当归养血调营，知母育阴清热。诸药相伍，功能疏风解毒，清热泻浊，益气养血，疏瀹气机，上下分消其湿，使壅滞得以宣通。此方本为李东垣治脚气湿热用方，今日临床，但凡因湿热下注、经络瘀滞所致下肢肿胀溃烂、挛痛拘挛或妇人带下、阴蚀痒痛诸症，用以加减，多有奇效。故以此方为主，治疗本病而获效验。正如明·徐彦纯撰《玉机微义》刘宗厚续增中所说："此方东垣本为治脚气湿热之剂，后人用治诸疮，甚验。"其外用熏洗方药，系本人治疗妇女赤白带下、外阴蚀烂痛痒或赘生湿疣之经验方。功能清热解毒，祛风止痒，收敛祛疡，配合中药内治，相得益彰，收效更捷。该患者病愈后，续用滋生丸加减，健脾益气兼清湿热，以资调理，巩固疗效。本病内外兼治，历经 3 个月，终竟全功。

76. 外阴白斑并尖锐湿疣（阴痒　阴蚀　阴蜃　肝肾阴虚，湿热下注）

【诊治实录】

王某，女，67岁，四川省平昌县驷马镇人，因外阴瘙痒，白带腥臭1年多，于2020年11月3日来诊。

患者于10年前因脑血管瘤曾在浙江某三甲综合性医院手术切除，术后恢复尚可，但右下肢无力，行动不便，需扶杖而行，4年前左下肢股骨头坏死，又在某骨科医院做左股骨头切除及髋关节置换术。后一直坐轮椅行动。1年前外阴瘙痒、疼痛，白带多，到某三甲综合性医院住院检查，诊断为阴道炎尖锐湿疣，外阴白斑，HPV阳性（低危型）。西医治疗1周多（用药不详），无明显好转，遂来我处中医治疗。

刻诊：患者坐轮椅由家人推送来诊。神疲少言，面色潮红，体微胖。双下肢酸痛不能下地行走，胃纳尚可，口苦，小便黄，白带腥臭，外阴痒甚，灼痛难忍。舌红，苔薄黄，脉弦滑，此为肝肾阴虚，湿热下注之候。予当归拈痛汤加减。

处方：当归10g，苍术10g，白术10g，黄芩15g，知母10g，苦参15g，葛根20g，茵陈20g（先煎），羌活10g，防风10g，升麻10g，黄柏10g，猪苓10g，泽泻10g，栀子（炒）10g，白鲜皮10g，金银花20g，土茯苓30g，生甘草10g。水煎服，2日1剂，10剂。

另予中药外用煎洗剂，处方：狼毒10g，苦参20g，生黄柏20g，土槿皮20g，石菖蒲10g，枯矾10g，冰片5g（另包）。5剂。

每剂煎前，先将冰片溶于30mL酒精中，余药加水煎取2000mL，再加入已溶解之冰片酒精。每次用温开水2000mL，加入中药煎洗液500mL。由患者家人帮助，用阴道冲洗器冲洗阴道内外5～10分钟，每日1次。

二诊（2020年11月30日）：白带减少，已无腥臭，阴痒显著减轻。妇科检查阴部尖锐湿疣减少，外阴白斑颜色变淡。舌红，苔薄黄，脉弦细。予知柏地黄汤加味。

处方：生地黄 30g，山萸肉 20g，牡丹皮 20g，山药 20g，茯苓 15g，泽泻 10g，黄柏 10g，知母 10g，生晒参 15g，黄芪 30g，金银花 30g，土茯苓 30g。水煎服，2 日 1 剂，7 剂。

中药外用煎洗处方同前，5 剂。

三诊（2020 年 12 月 23 日）：病情更有好转，神清语朗。白带已尽，阴痒获瘳，舌红，苔薄白，脉弦细。妇科检查：阴部尖锐湿疣消失殆尽，外阴白斑红白相间，若隐若现，此余邪未了。治宜大补气血，滋养肝肾，扶正祛邪，以竟全功。用大补元煎合十全大补汤加减作丸与服，缓缓调之。

处方：生晒参 100g，炒白术 80g，茯苓 80g，黄芪 150g，当归 80g，生地黄 150g，白芍 80g，川芎 80g，肉桂 60g，紫河车 100g，枸杞子 80g，阿胶珠 60g，肉苁蓉 80g，山药 80g，山萸肉 80g，杜仲 80g，炙甘草 60g。上药依古炮制，水泛为丸，每袋 5g，塑封。每日服用 1 袋，1 日 3 次。

四诊（2021 年 3 月 3 日）：患者来诉，妇科疾病已愈。10 天前曾在本市某三甲医院妇科检查，未查见阴部湿疣及外阴白斑。现觉腰酸背痛，四肢皮肤痒麻，舌红苔薄，脉弦缓，此为气血不足，寒湿痹阻经络。予三痹汤加减与服。

处方：黄芪 20g，生晒参 15g，当归 10g，续断 10g，生地黄 20g，白芍 10g，桂枝 20g，茯苓 15g，杜仲 10g，牛膝 10g，秦艽 10g，独活 10g，防风 10g，北细辛 5g，鸡血藤 20g，络石藤 20g，炙甘草 5g。水煎服，2 日 1 剂，3 剂。

半月后，患者家人来告病愈，身无不适。

【临证思辨】

外阴尖锐湿疣（condyloma acuminatum）是由人乳头瘤病毒（HPV）感染引起的鳞状上皮增生性疣状改变。HPV 主要感染鳞状上皮，外阴尖锐湿疣已成为常见的女性性传播疾病。外阴白斑（慢性外阴营养不良）是指一种女阴皮肤、黏膜营养障碍所致的组织变性及色素改变的疾病。两者均可引起外阴瘙痒，以及搔抓造成的局部破溃与感染造成烧灼、疼痛、流液等症状。这种 HPV 感染及外阴白斑，亟应警惕妇科生殖器肿瘤的癌前期病变。

本病属中医的阴痒、阴蚀、阴䘌等病范畴。多为肝肾阴虚，湿热下注或虫䘌侵蚀所致。根据本病的临床特点及其证候，其治疗原则应是标本兼治，内外并施，方得有效。

本例患者来我处初诊时，神疲寡言，痛苦不堪，白带腥臭，阴痒难耐。观其脉证，应是肝肾阴虚，湿热下注，故首用李东垣之当归拈痛汤加减，祛风清热，泻湿降浊，加金银花、土茯苓、白鲜皮、栀子助上方清热解毒，泻火除湿之力。并用外洗中药方，煎液冲洗阴内外，此方为本人临床多年所用外洗验方，功能清热解毒、除湿化浊、杀虫止痒，对妇科多种阴部疾病如尖锐湿疣、外阴白斑、滴虫性阴道炎、霉菌性阴道炎、细菌感染性阴道炎等均有较好疗效。

用上方内外兼治 20 多天后，病情逐渐好转，继以知柏地黄汤滋阴清热，佐金银花、土茯苓解毒利湿，辅人参、黄芪益气托里，并续用外用中药煎剂冲洗阴内外，病情日益好转。后用大补元煎合十全大补汤加紫河车、肉苁蓉，作丸缓服，益肝肾，填精髓，大补气血。历时 3 个多月，终竟全功。

77. 复发性尖锐湿疣（阴蚀　阴虚肝郁，湿热下注）

【诊治实录】

廖某，女，40 岁，四川省巴中市人。因外阴及肛周反复发生尖锐湿疣于 2010 年 1 月 19 日来诊。

患者诉半年前外阴皮肤出现淡红色丘疹，以后逐渐增多，泛及肛周，密集成片，呈乳头或鸡冠状隆起，根部有蒂，间有糜烂、渗液、出血。曾在本市及外地多家医院诊治，诊断为尖锐湿疣。行综合治疗，包括全身与局部用药及物理治疗，已行 7 次 CO_2 激光及电灼。湿疣仍反复发生、缠绵难已，遂来我处诊治。

刻诊：面红微暗，表情痛苦。自诉身无他恙，唯此顽疾令其寝食难安。口苦，溺赤，舌质边红，苔薄黄，脉细滑数。证系阴虚肝郁，湿热下注。予龙胆泻肝汤合五味消毒饮加减。

处方：柴胡 10g，生地黄 20g，当归 10g，栀子 10g，黄芩 15g，泽泻 10g，车前仁 10g（包煎），木通 6g，半枝莲 10g，土茯苓 30g，金银花 20g，蒲公英 20g，紫花地丁 20g，野菊花 20g，天葵子 20g，生甘草 6g。水煎服，2 日 1 剂，3 剂。

另予外用中药，处方：苦参 30g，狼毒 20g，地肤子 20g，枯矾 10g，石菖蒲 20g，冰片 6g（另包）。先将冰片溶于酒精 30mL 内，余药加水 2000mL，煎取 1000mL，加入冰片酒精液，再加温开水 1000mL，趁热熏洗患处。每日 1 剂。

二诊（2010 年 1 月 25 日）：外阴及肛周湿疣、溃烂渗出减轻，部分结痂，疣体萎缩。舌脉同前。予还阴解毒汤加减。

处方：金银花 20g，连翘 20g，当归 10g，白芍 20g，川芎 10g，生地黄 20g，黄柏 10g，黄芩 10g，黄连 10g，玄参 10g，麦冬 20g，苦参 10g，土茯苓 30g，生甘草 6g。水煎服，2 日 1 剂，5 剂。外用中药熏洗仍同前方前法。

三诊（2010 年 2 月 6 日）：自诉外阴及肛周湿疣全消，结痂已经脱落；局部偶有痒、灼感，身无其他不适。停服中药，只用前外用方熏洗，每周 1 次，以资巩固。

患者 3 个月后因他病来诊，诉原所患外阴及肛周湿疣已愈。随访 3 年，未再复发。

【临证思辨】

尖锐湿疣是由人乳头瘤病毒（HPV）感染所致的性传染疾病。以肛周及生殖器部位出现增生性损害为临床特征。多见于 18 ～ 50 岁人群。主要通过性接触传染，少数人可因接触患者使用过而未经消毒的物品如浴巾、内衣、内裤、澡盆等而致罹患。生殖器和肛周为好发部位。初期为细小淡红色丘疹，以后逐渐增大，可单个或密集分布；表面凹凸不平，质软潮湿，呈乳头状突起，根常有蒂，易糜烂渗液，触之易出血。常继发感染而有脓性分泌及恶臭。西医对本病多采取局部与整体的综合性治疗，包括治疗诱发因素，免疫调节，以及采取各种化学或物理的局部治疗，如液氮冷冻、CO_2 激光、电烧灼、手术切除等。虽能取得一定疗效，但易复发。常需连续多次局部治疗，而病情缠绵难愈，患者难于依从。

中医对本病的认识，根据其临床表现，与历代所述"疣""阴蚀"之病有相似之处，值得参考借鉴。此病多为肝热脾湿，邪火郁结，湿热下注。湿热邪毒壅滞血中，致令阴部及肛周乳头丛生，血腐肉烂。本例患者为尖锐湿疣，虽经西医行全身及局部综合性治疗，历半年之久，仍反复发作，缠绵难已。中医学认为对此病治疗应内外结合，标本兼顾，辨证施治。其内服药物常须根据患者情况清热解毒、疏泄湿浊，令邪毒外出；外治之法，宜用芳香化浊、解毒行滞之药熏洗，直达病所，令邪无所踞。故本例患者的治疗，首选龙胆泻肝汤合五味消毒饮加减煎服，泻肝胆湿热，清热解毒，祛邪安正，寓泻于补。正如《删补名医方论》所说，龙胆泻肝汤"妙在泻肝之剂反作补肝之药，寓有战胜抚绥之义矣"。加五味消毒饮及土茯苓、半枝莲等，增清热解毒之力。外用熏洗方为本人治疗湿疣赘生、外阴蚀烂及宫颈炎、阴道炎、赤白带下的经验方。功能清热解毒，收敛燥湿，祛疬生肌。用治上述诸病，多有效验。患者经上述内治、外洗后，病情迅速好转，糜烂结痂，疣体萎缩。续用明·傅仁宇还阴解毒汤加减内服，养血滋阴，荡扫余毒，终竟全功。随访 3 年，未再复发。

78. 男性不育　案 1（不育　脾肾阳虚，精血不荣）

【诊治实录】

王某，男，27 岁，四川省巴中市寺岭乡人。婚后 3 年不育，于 2012 年 6 月 21 日来诊。

患者婚后 3 年未育。夫妻二人曾在本市及成都多家医院检查，其妻妇检及性激素测值均正常；患者精液检查：精子成活率 22.15%，活动力 A+B=14.10%，D+C=85.9%，畸形 42%。中西医治疗无效，遂来我处诊治。

刻诊：面色黧黑，倦怠畏寒，腰膝酸软，食少脘痞，大便溏薄，小便清长，阳事不举，每多早泄，舌淡苔薄白，脉沉迟而弱。病属虚劳，证系脾肾阳虚、精血不荣。予拯阳理劳汤加减。

处方：人参 20g，黄芪 30g，白术 15g，茯苓 15g，山药 20g，陈皮 10g，

当归10g，干姜10g，制附子10g，肉桂10g（研服），砂仁15g，五味子10g，鹿角霜20g，紫河车20g（研服），炙甘草10g。水煎服，2日1剂，10剂。

二诊（2012年7月15日）：神气渐佳，食后未再腹胀，大便转实，腰膝酸软，睡卧欠安，舌质淡，苔薄白，脉沉细弱。久病羸弱，何能遽复，治当缓图，宜汤丸并施，标本兼顾。先予归脾汤加减。

处方：人参20g，黄芪30g，炒酸枣仁20g，远志6g，茯神20g，当归10g，龙眼肉20g，砂仁15g，木香6g，鹿角霜20g，杭巴戟20g，山药30g，炙甘草10g，紫河车20g（研服），大枣10g，生姜10g。水煎服，2日1剂，5剂。

另予景岳赞育丹加减作丸，处方：熟地黄200g，山萸肉60g，当归60g，枸杞子60g，杜仲60g，怀牛膝60g，肉苁蓉60g，杭巴戟60g，菟丝子100g，人参100g，鹿茸60g，紫河车100g，仙茅60g，淫羊藿60g，韭子60g，蛇床子60g。上药依古法炮制后研末，炼蜜为丸，每服10g，1日3次。嘱患者治疗期间应节房事，调饮食，育精气。

三诊（2012年9月20日）：丸药已服2个多月，神色渐佳，胃纳亦可，性生活基本正常。精液检查：量3mL，乳白色，液化时间50分钟，精子计数4200/mL，成活率41%；活动力A+B=48.2%，C+D=51.8%，畸形34%。病已显著好转，得效之方，再展一筹。续用前方赞育丹加减为丸，服法同前。

四诊（2012年10月15日）：其妻已孕。嘱丸药继续服用。

2012年10月25日患者来告，妻孕7周后流产，已在医院妇产科清宫调治。嘱患者续服丸药，保育精气，节房事，避孕半年。

半年后，其妻再孕，足月后顺产一子。随访至今，母子均健。

【临证思辨】

男性生殖，主要在精。此精关乎先天之精以生，后天之精以养。先天之精受之父母，与生俱来，为肾所主；后天之精源于水谷精微，赖脾胃之运化转输，藏之于肾。故《素问·上古天真论》云："丈夫八岁，肾气实，发长齿更；二八肾气盛，天癸至，精气溢泻，阴阳和，故能有子。"又云："肾者主水，受五脏六腑之精而藏之。"此先天之精与后天之精相辅相成，相互为用，以奉生身。精气溢泻，方能有子。一旦匮乏不济或斫丧耗损，均可导致不育。故不育一症，虽主在肾，但与脾、胃、心、肝亦相关联。《素问·阴阳别论》云："二阳之病发心脾，有不得隐曲，女子不月。"清·汪昂于此段注："二阳，足阳明胃与手阳明大肠经也。隐曲，隐蔽委屈之事也……二经病，则心脾之精血衰少，故男为房事不利，女为月事不下也。"临证所见，男性不育，常以如下证型为多：一是脾肾阳虚，精气不荣；二是相火燔灼，阴精耗竭；三是湿热蕴阻，精气不化。本例不育患者，即为脾肾阳虚、血气不荣所致。患者先天不充，后天失养，应属虚劳之证。脾肾亏虚，精何以生，其治当以温补脾肾、养血育精为法。先予李中梓《医宗必读》所载拯阳理劳汤加减，补脾益气，温肾助阳。方中人参、黄芪、白术、茯苓、干姜、甘草温脾健胃补中气，山药、紫河车、鹿角霜、附子、肉桂温肾益精助阳气，当归补血益精气，五味子敛阴以滋燥，陈皮、砂仁利气以行滞。是方脾肾双补，气血皆及，温而不燥，补而不壅，故服之即见初效。继用归脾汤加减补益心脾，更以景岳赞育丹加减为丸补肾生精、育阴扶阳，汤、丸并施，标本兼顾。其丸药方中熟地黄、山萸肉、枸杞子、当归滋肾养肝益精血，肉苁蓉、杜仲、怀牛膝、巴戟、仙茅、淫羊藿、韭子、蛇床子补肾壮阳强筋骨，人参、鹿茸、紫河车、菟丝子益气生精固本元。如是治疗3个月后，神色渐佳，精液质量渐趋正常。其妻初孕，7周后流产，缘精气未充，勉受其孕，胎气不固。正如田中禾苗，育种不佳，则不易生长成活。故嘱患者宜慎房事，避孕半年，续服丸药，补肾育精。半年后其妻再孕，足月后顺产一子。随访至今，母子均健。

79. 男性不育 案 2（不育 相火燔灼，阴精耗竭）

【诊治实录】

屈某，男，28岁，四川省巴中市某乡农民工。因婚后5年未育，于2006年6月27日来诊。

患者婚后多年未育，曾在本市及宁波市多家三甲医院检查，诊断为精子减少、死精过多症，中西医治疗罔效。3天前在某三甲医院做精液检查：精液量 2mL，精子计数 2200/mL；活动力 A 级 10%、B 级 10%、C 级 15%，死精65%。患者少年手淫较频，及至婚后性欲更旺，房事不节，乐此不疲。

刻诊：面色黑而干焦，两颧红赤，发枯不荣，头晕耳鸣，心烦易怒，口苦善饥，潮热多汗，腰膝酸软，大便干燥，溺色微黄，舌红少津，脉弦细数。此为肾阴亏虚、相火燔灼、精气耗竭，当以滋阴降火为治。予左归丸加减。

处方：熟地黄 20g，生地黄 15g，山萸肉 20g，山药 30g，枸杞子 20g，龟胶 15g，怀牛膝 15g，菟丝子 20g，紫河车 20g（研服），人参 20g，黄柏 15g，知母 10g，肉苁蓉 20g。水煎服，2 日 1 剂，10 剂。

另予中成药河车大造丸（北京同仁堂制 9×10/ 盒）6 盒，每次 1 粒，早晚服。嘱患者治疗期间节房事，育精气。

二诊（2006 年 7 月 20 日）：头晕耳鸣减轻，未再潮热多汗，胃纳甚佳，口干喜饮，二便自调，舌红少津，脉弦细。虚损之证，调理尚需时日。予大补元煎加减。

处方：生山参 20g，熟地黄 30g，山药 30g，山萸肉 20g，杜仲 15g，枸杞子 20g，当归 15g，龟胶 15g（化服），五味子 15g，黄柏 15g，炙甘草 6g，紫河车 20g（研服）。水煎服，2 日 1 剂，10 剂。

另予河车大造丸加减作丸，处方：紫河车 200g，熟地黄 200g，生地黄100g，龟板（醋炙）100g，天冬 60g，肉苁蓉 80g，锁阳 60g，当归 60g，黄柏（盐水炒）60g，生山参 100g，山药（蒸熟晒干）100g，山萸肉 80g，菟丝子（盐水炒）100g，沙苑子（酒炒）100g，五味子 60g，怀牛膝 60g，杜仲（盐水炒）60g。共为末，炼蜜为丸，每服 10g，早晚服。

1 个月后患者复查精液：精液量 3mL，精子计数 4200/mL；活动力：A 级15%、B 级 25%、C 级 30%，死精 30%。

此后一直沿用此方加减作丸，共 3 剂，服丸药治疗半年多。患者精液检查渐趋正常，复查肝肾功能，未见异常，身无他恙。2007 年 3 月其妻孕，当年底足月顺产一女婴。后夫妻二人带女来见，并致谢忱。

【临证思辨】

此患者系相火燔灼，阴精耗竭而致不育。其损在精，其本在肾。肾为水火之宅，内含元阴元阳，相互为用。若房劳过度，阴精亏损，相火燔灼，每致精少不育。其治首当滋阴降火、节嗜欲、宁精室，治用左归丸加减。方中熟地黄、生地黄、龟胶滋阴补肾为君；山萸肉滋阴养肝，山药健脾涩精，人参、紫河车、枸杞子、菟丝子补肾益气血，共襄为臣；黄柏、知母滋阴降火为佐；牛膝补肾强阴，引诸药下行为使。诸药合用滋肾清相火，培元益精血。配河车大造丸服用，更能滋阴补肾，扶元育精。二诊时，眩晕耳鸣、潮热、多汗诸症悉减。继用大补元煎加减益气养血补肝肾，加紫河车、龟胶培元填精。另用王晋三加减河车大造丸增损为丸，补真元，育精气。方中紫河车为血肉有血之品，擅补精血，益元疗损，故其量大，用以为君；熟地黄、生地黄、龟板滋阴补肾，壮水之主；人参、天冬、五味子补气生津益肺，金水相生，是虚则补其母；肉苁蓉、锁阳、菟丝子、当归、杜仲、牛膝、沙苑子补肾养肝益精血，共襄为臣；黄柏清相火以坚阴，山药补脾肾以涩精，同为佐药。是方不寒不热，气血皆及，金水同治，故能大补真元，补肾益精。丸药缓图，服药半年，终获效验。

80. **男性不育　案 3**（不育　下焦湿热，精气不化）

【诊治实录】

吴某，男，24 岁，因婚后 3 年未育，于 2013 年 12 月 2 日来诊。

患者曾在多家医院诊疗，诊断为前列腺炎、死精过多症，中西医治疗罔效。3 天前在某三甲医院做精液检查，报告为：精液量 3mL，液化时间 40 分钟，精子计数 32×10^9/L；活动度 A 级 1%、B 级 1%、C 级 4%，死精 94%，畸形 22%。镜检：WBC（白细胞计数）10 ～ 25/HP。

刻诊：面色黯黄，语声低沉，肌肉不削，口苦微腻，渴不多饮，胃纳尚可，嗜酒喜甘，尿黄热涩难尽，时有黏液白浊，下腹及会阴部隐痛不适。舌质边红，苔黄微腻。证系下焦湿热，精气不化，予知柏地黄汤加减。

处方：生地黄 30g，山萸肉 20g，牡丹皮 20g，茯苓 15g，泽泻 10g，山药 30g，黄柏 15g，知母 10g，萆薢 20g，石韦 20g，海金沙 10g，牛膝 15g，莲子肉 20g，车前子 15g。水煎服，2 日 1 剂，5 剂。

二诊（2013 年 12 月 11 日）：排尿已无热涩不适，亦无黏液白浊流出，神疲心烦，睡卧不安，口苦不渴，舌质边红，苔薄黄。此阴虚湿热未尽，心肾不交之候，予清心莲子饮加减。

处方：莲子肉 30g，麦冬 30g，茯苓 20g，人参 15g，黄芩 15g，黄柏 10g，黄芪 20g，生地黄 20g，甘草 10g，灯心草 15g。水煎服，2 日 1 剂，10 剂。

三诊（2014 年 1 月 15 日）：前方已服 15 剂，我处中药治疗 40 余天。做前列腺液检查：WBC（白细胞计数）3 ～ 5/HP，RBC（红细胞计数）2/HP。精液检查：精液量 3mL，液化时间 30 分钟，精子计数 5200/mL；活动力 A 级 10%、B 级 15%、C 级 20%，死精 55%。病情显著好转，精神渐旺，睡眠亦佳，胃纳尚可，小便正常，身无其他不适，舌边红，苔薄黄，脉弦细。当以益气养阴、补肾育精，兼清湿热为治，予《济生方》补肾丸加减为丸缓图。

处方：熟地黄 150g，人参 100g，沙苑子 60g，楮实子 60g，菟丝子 60g，枸杞子 60g，覆盆子 60g，五味子 60g，韭子 60g，肉苁蓉 60g，黄柏 60g，知母 60g，车前子 60g，莲子肉 60g，紫河车 100g，沉香 60g。上药依古法炮制后，混合研末，炼蜜为丸，每服 10g，1 日 3 次。

四诊（2014 年 3 月 16 日）：精液检查：精液量 3.5mL，液化时间 30 分钟，精子计数 8200/mL；活动力 A+B 级 =52%，死精 28%；前列腺液检查：WBC（白细胞计数）0 ～ 2/HP。神清语爽，胃纳亦佳，二便自调，身无他恙，舌边红，苔薄黄，脉弦细。当以补肾育精为法，予左归丸合五子衍宗丸加减。

处方：熟地黄 200g，山萸肉 100g，山药 100g，人参 100g，怀牛膝 60g，龟胶珠 60g，鹿胶珠 60g，紫河车 100g，枸杞子 150g，菟丝子 150g，覆盆子 100g，五味子 60g，车前子 60g。上药依古法炮制后，混合研末，炼蜜为丸，每服 10g，1 日 3 次。

服上方 2 个月后，其妻孕。后足月顺产一子。随访至今，母子均健。

【临证思辨】

本例不育为下焦湿热，精气不化所致。《素问·阴阳应象大论》云："气归精，精归化。"王冰注："精食气，故气归精；化生精，故精归化。"如湿热下注，蕴阻下焦，湿遏热郁，肾气何能化精。患者嗜酒喜甘，中焦湿热，下注膀胱，小便热涩不利，常有黏液白浊流出。西医检查诊断为前列腺炎、死精过多症。治当清热利尿，兼顾肾阴，用知柏地黄汤滋阴清热平相火，加萆薢、石韦、海金沙、车前子清热利尿化湿浊，莲子清心益肾摄精气，牛膝补肾活血能导下。诸药合用，共奏滋阴补肾、清热降火、利湿泻浊之功，服之病见初效。二诊时，尿频、尿流白浊等诸症悉减，见神疲心烦、失眠，为肾阴亏虚、心相火旺、湿热下注、心肾不交所致，故用清心莲子饮加减。方中莲子清热除烦，养心益肾交水火为君；黄柏滋阴清热平相火为臣；人参、黄芪、茯苓、甘草健脾益气助运化；生地黄、麦冬补肾养阴为佐；灯心草行水道，疏利膀胱为使。诸药共襄益气养阴、清热除烦、交通心肾之功，故服之精神渐佳、睡卧得安。复查前列腺液及精液均较前显著好转，继以养阴益气、补肾育精兼清湿热为法，服《济生方》补肾丸加减作丸缓图。方中人参、紫河车补气益元生精血；熟地黄、枸杞子、楮实子、五味子补肾益精敛阴气；肉苁蓉、菟丝子、韭子补肾助阳生精髓；黄柏、知母滋阴清热平相火；莲子、覆盆子清心益肾固精气；车前子利尿清热泻浊阴；沉香纳气归肾燠精寒。是方能补肾填精、扶阳育阴、生精化浊，故获效验。复查精液几近正常，续以补肾育精法，予左归丸合五子衍宗丸加减为丸服之。方中左归丸滋阴补肾，壮水之主；五子衍宗丸益精补髓，疏利肾气；人参、紫河车益气生精，培元固本。服是方 2 个月，其妻孕后足月顺产一子。

本例患者系阴虚下焦湿热，精气不化所致不育。本虚标实，治有先后。初诊时肾虚湿热蕴阻下焦，膀胱气化不利，兼见肾阴亏虚。故当清利下焦湿热而兼顾肾阴，虽用知柏地黄汤加减滋阴清热平相火，更有诸多清热利尿之药重在利湿泻浊，以清为主；中期阴虚火旺、心肾不交，兼下焦湿热，故用清心莲子饮清君相之火、交通心肾而兼理下焦湿热，是清中有补；后期湿热已清，症见肾精匮乏、气虚血弱，自当以补为主，治在益气养血、补肾育精，故用补肾丸、左归丸、五子衍宗丸诸方加减制作蜜丸，重在培元育精、滋补肾阴、疏利肾气、培育肾精。调理数月，终以愈疾。

81. **无精症**（不育　肾精亏虚，命门火衰）

【诊治实录】

李某，男，38 岁，河南省郑州市人。2012 年 8 月 31 日初诊。

患者 3 年前渐觉阴茎缩小，左侧睾丸萎缩，双侧睾丸渐隐入腹，性欲减退，精液减少，渐至无精，胡须不生，性功能丧失。在当地三甲医院检查为睾丸萎缩，雄激素分泌减少。西医治疗罔效，服中药补肾壮阳药甚多，亦有中医按"缩阴症"治疗。虽服用大量血茸、海狗肾等药，但病情未见好转，患者焦虑不安，日渐消沉，遂由家人陪送，千里迢迢来蜀求医。

刻诊：患者既往体健，育有一子一女。3 年前，阴茎及睾丸缩小，隐入腹中，性冷淡，胡须不长。症见神疲寡言，情绪低落，面色暗黄，唇颊无须。囊缩茎小，长不及寸，睾隐入腹，推揉始出，形质偏小，尤以左侧为甚（1cm×1.2cm），无精液。已两年无性生活。畏寒，手足冷，腰膝酸软，小腹时作隐痛，睡眠欠安，胃纳不佳，二便自调，舌淡红，苔薄白，脉弦细而弱。此肾元虚惫，寒滞肝脉。先予暖肝煎合当归四逆汤加减，水煎服；续用补肾填精，益阴扶阳之药作丸缓图。

煎剂处方：当归 20g，枸杞子 20g，小茴香 10g，肉桂 10g（研服），台乌药 15g，细辛 6g，白芍 20g，沉香 10g，茯苓 20g，吴茱萸 6g，桑螵蛸 30g，菟丝子 30g。水煎服，2 日 1 剂，10 剂。

丸药处方：熟地黄 200g，山萸肉 80g，当归 80g，生晒参 150g，鹿茸 80g，紫河车 200g，枸杞子 80g，菟丝子（盐水炒）80g，沙苑子（盐水炒）80g，杜仲（盐水炒）60g，补骨脂（盐水炒）60g，韭子（盐水炒）60g，桑螵蛸 100g，山药（蒸晒）80g，龟胶（蛤粉炒）80g，鹿角胶（蛤粉炒）80g。炼蜜为丸，如绿豆大，每服 10g，每日 3 次。

3 个月后，患者家人电告，病情大有好转，睾丸及阴茎均较前增大，已有少许精液，胡须亦渐生长。药已服完，要求再做丸药 1 剂。为详知病情及有无药物不良反应，嘱患者在当地医院复查精液及肝肾功能。后来电告知，精液检查，精子数 12/HP，肝肾功能正常。遂照前方加减制成蜜丸寄送患者，服法同前。

二诊（2013 年 2 月 25 日）：神清语朗，大异畴昔，唇上见须，阴茎几如常人，睾丸不再隐入腹内，右睾大小正常，左睾偏小，约 1.5cm×1.5cm，可有性生活，但觉阴茎偏软偏短。仍用前方加减，炼蜜为丸，返家调治。

2 个月后，患者家人来电告知，病情更有好转，身体日健，已能正常工作，丸药仍在继续服用。

【临证思辨】

无精症是指成年男子无精液生成，或三次以上精液检查未发现精子的男性生殖系统疾病。其病因可分为两大类：一是睾丸本身的疾患不能生成精子；二是睾丸的生精功能正常，但因输精管梗阻精子无法排出体外。本案属前者。睾丸是生产精子的唯一场所，精液的质和量是睾丸分泌雄激素水平及附属腺（前列腺、精囊腺、尿道球腺）功能状态的直接反映。

本病例为不明原因的睾丸萎缩，导致无精、阴茎缩小及性功能丧失。中医辨证为肾精亏损，命门火衰。初诊时见神惫言微、肢冷畏风、少腹隐痛诸症，为肾虚肝寒，血弱寒凝所致。故先予当归四逆汤合暖肝煎加减，行气祛寒，养血通脉，兼补肝肾。续用滋肾填精、育阴温阳之药作丸缓图，其治何以如此？我在询问患者病史及治疗经过后得知，患者应是先伤其阴，后损其阳。发病 3年，居住省城就医，诸多三甲医院不乏名医高手，其疾不愈是何原因？观他医所用之药温肾壮阳者多，育阴益精者少，服之燥热精涸，阳何以生。因肾主藏精，为水火之宅，内含元阴元阳，为先天之本，性命之根。阳为阴之使，阴为阳之根，阴阳相系，相依共存，故治肾阳虚惫，精气亏耗者，必当育阴扶阳，阴中求之，方克有济。正如明·张景岳所云："其有气因精而虚者，自当补精以化气；精因气而虚者，自当补气以生精。又有阳失阴而离者，不补阴何以救散亡之气？水失火而败者，不补火何以苏垂寂之阴？此又阴阳相济之妙用也。故善补阳者，必于阴中求阳，则阳得阴助而生化无穷；善补阴者，必于阳中求阴，阴得阳升而泉源不竭。"方中人参、鹿茸、紫河车、鹿角胶补肾壮阳，益气培元生精血；熟地黄、山萸肉、龟胶、枸杞子滋阴补肾，益精生血能添髓；

杜仲、菟丝子补肝肾，养阴固阳益精气；韭子、沙苑子、桑螵蛸温肾气，助阳强阴且固精；山药助人参益气，当归佐熟地黄养血。诸药合用，共奏填精补髓、育阴扶阳、补气养血之功。服之元气始充，肾气始复，精血乃生。故睾丸及阴茎渐长，胡须再生，精可储泄，渐臻康复。

本病是否为"缩阴症"？我认为不是。缩阴症是指阴茎突然缩入腹中，阵发性拘急疼痛，甚则汗出厥冷、精神焦虑、惊恐不安，大有濒临死亡之感，是一种感应性精神障碍。睾丸、阴茎等生殖器官一般无器质性病变。国外医学文献称之为"Koro 氏病"或"恐缩症"，中医称为"阳缩入腹"，属于寒疝、郁证等病范畴。此病多为惊恐伤肾，血弱肝寒，筋脉拘急所致。治宜温肾暖肝，养心宁神，舒筋缓急。可选用当归四逆汤、暖肝煎、甘麦大枣汤加龙骨牡蛎等方治疗。

六、儿科疾病

82. 百日咳（顿咳　胆热迫肺，痰浊蕴阻）

【诊治实录】

李某，男，2岁。1983 年 3 月 5 日初诊。

患儿咳嗽月余，每日痉咳 20 余次，咳时面红唇紫、涕泪交流，咳后有鸡鸣样回声，呕出稠痰后可获暂安。时作鼻衄，眼眶周围皮肤青紫，胞睑浮肿，舌边红，苔薄黄，指纹紫滞。予清胆宁嗽汤加茅根 20g，2 剂。

服后咳嗽大减，仅夜间咳 2～3 次，且咳时甚短。原方加沙参、麦冬各 10g，续服 2 剂，咳嗽告愈。患者近邻有 2 名小儿同患百日咳，服西药未效。

后自录此方服用，均于一周内获愈。

【临证思辨】

百日咳又名"顿咳""呛咳""疫咳"，是以阵发性痉挛性咳嗽并伴有鸡鸣样回声为临床特征的儿科疾病。这也是其有别于其他咳嗽的显著不同之处。此病为外感时疫，胆热迫肺，痰浊蕴阻所致。疫毒稽留肺络，气液凝聚，胆火上扰，迫肺干胃，遂令息道挛急而咳呕。清·吴鞠通谓为小儿呛咳，系"木叩金鸣"，深中肯綮。《内经》云："五脏六腑皆令人咳，非独肺也。"本病胆热迫肺，痰火内郁，是其要谛。民间常以鸡苦胆一味取效，即以之入肝胆清热解毒，不治肺而咳自愈。本人自拟清胆宁嗽汤为治疗百日咳之专方，随症加减，多获效验。其方药组成为青蒿、青黛（包煎）、黄芩、法半夏、百部、地龙、茯苓各6g，海蛤粉12g（包煎），僵蚕、竹茹各10g，陈皮、枳壳、甘草各3g，水煎服。

此方系由蒿芩清胆汤化裁而来，原方为治少阳热重兼有痰湿之证，加百部苦温润肺止咳，地龙、海蛤粉、僵蚕平肝解痉。本例患者咳伤血络而见鼻衄及眼周皮肤青紫，故加白茅根凉血止血。咳减再诊时，加沙参、麦冬养阴清热，润肺止咳。总计服药4剂，治不满周，病即获愈。

83. 小儿抽动症 案1（目劄 脾虚肝热，食积虫扰）

【诊治实录】

李某，男，7岁。2002年4月3日初诊。

其母代诉：患儿1个月前偶见眨眼、皱眉、噘嘴，起初以为是故意，但屡教不改，症状日渐频繁。曾在某医院检查，做脑电图、血沉、ASO均正常，服西药无效，遂以"眼病"来诊。患儿饮食偏嗜，喜吃零食及软饮料，面黄肌瘦，喉间时时咯声，腹胀纳差，大便燥结，夜间磨牙，躁动不安，舌边红，苔薄黄，脉沉弦。此为小儿抽动症，属脾虚肝热，食积虫扰。治以健脾化滞，清肝解痉。

处方：制鳖甲10g，鸡内金10g，穿山甲珠5g，芦荟0.5g，焦三仙各10g，槟榔片 5g，蝉蜕 5g，胡黄连 3g，砂仁 5g，全蝎 3g。水煎服，2 剂。

二诊（2002 年 4 月 10 日）：服上方后眨眼、皱眉、咯声等症状较前显著减轻，且历时甚短。续用前方增损。

处方：鳖甲 10g，鸡内金 10g，穿山甲珠 5g，焦三仙各 10g，砂仁 5g，蝉蜕 5g，胡黄连 3g，太子参 20g，白术 5g，茯苓 5g，甘草 1.5g。水煎服，3 剂。

三诊（2002 年 4 月 16 日）：患儿面部肌群已无抽动，喉间偶有咯声，饮食增进，夜能安睡，精神转佳。遂以香砂六君子汤加钩藤、胡黄连善后。半月后患儿父母来告，子病已愈，随访一年未再复发。

【临证思辨】

患儿面部肌肉不自主抽动，频频眨眼、皱眉、噘嘴、咯声，历时月余，因眼部症状突出，家人误作眼病来诊。在排除了小儿舞蹈病、癫痫及其他内科疾病后，诊断为抽动症。患儿面黄纳差、腹胀消瘦，是脾虚证候；夜间磨牙、躁动不安、面部肌肉抽搐、舌边红、脉沉弦是中焦积滞，肝热津伤。肝主筋，易化风，故肌肉抽动。治以健脾消积，清肝解痉。所用三甲散系河南名老中医郑颉云治疗小儿疳证的儿科方加减，因疳证的主要病机多为脾虚肝热、津液消亡，故本人常用此方加减，治疗脾胃虚弱、饮食积滞、肝热津亏所致抽动诸症，殊有效验。方中鸡内金、穿山甲珠、焦三仙消积化滞，鳖甲、胡黄连养阴清热，砂仁、槟榔片理气醒脾，蝉蜕、全蝎息风解痉，芦荟清肝杀虫。诸药合用，共奏健脾消积，清肝护阴，息风解痉之功。继以香砂六君子汤健脾化痰，培土生金制木，故诸症悉退而安。

84. 小儿抽动症　案 2（目劄　心脾两虚，神气怯弱）

【诊治实录】

王某，男，8 岁。患儿因眨眼、努嘴 2 个多月，经西医治疗未效，于 2001 年 5 月 20 日前来就诊。

其父代诉：患儿自幼代乳喂养，身体瘦弱，神怯易惊，常于睡中惊醒，纳差，大便溏薄。2 个月前见眨眼、努嘴，初发尚轻时短，渐至频发，抽动甚久，服西药未效。

刻诊：患儿神色萎靡，面色白，唇淡；频频瞬目、挤眉不能自已；肌肉瘦削，舌淡苔薄，脉细弱。EEG（脑电图）正常，ASO（抗链球菌溶血素O抗体）＜500U，SR10mm/h。诊断为小儿抽动症。证属心脾两虚，神气怯弱。治当补益心脾，镇惊安神。

处方：人参10g，远志1.5g，酸枣仁10g，白术10g，茯神10g，当归5g，木香3g，黄芪15g，鸡内金5g，天麻10g，蝉蜕5g，淮小麦30g，大枣10g，甘草1.5g。水煎服，3剂。

服上方后，饮食转佳，眨眼、努嘴、耸眉次数及持续时间均显著减少。仍予原方加琥珀、龙骨，续服5剂，告愈。随访一年未再复发。

【临证思辨】

患儿自幼代乳喂养，神怯易惊，先天不足，后天受损。此属心脾两虚，化源不足，神气不宁。用归脾汤合甘麦大枣汤补益心脾，养血息风，宁心安神。加琥珀、龙骨助镇惊宁神之功，天麻、蝉蜕收息风解痉之效。药证相宜，故获痊愈。

85. 小儿抽动症　案3（目劄　肺肾阴虚，肝风内动）

【诊治实录】

李某，女，7岁半。1999年12月14日初诊。

患儿母代诉：其女自幼体弱多病，4岁时曾患肺结核，经西药抗结核治疗获愈。但时有潮热咳嗽，口干喜饮。1个月前出现阵发性眨眼、噘嘴，渐至频发不止，烦躁不宁，脾气日渐乖张，动辄秽语哭闹，曾在某医院儿科用西药治疗未效。

刻诊：患儿神志清楚，躁扰不宁，时有秽语，面赤颧红，唇干，发枯少泽，频频眨眼、耸鼻、噘嘴，喉间不时咯声，舌红，苔黄微腻，脉弦细数。诊断为小儿抽动症。此肺肾阴虚，里热炽盛，肝风内动。先予《金匮要略》风引汤加减，清热降火，平肝息风。

处方：寒水石 20g，龙骨 15g，牡蛎 15g，紫石英 20g，石膏 20g，赤石脂 15g，干姜 10g，大黄 10g，甘草 6g，滑石 15g，钩藤 20g，蝉蜕 10g。研粗末，每日用 20g，水煎分 2 次服。

二诊（1999 年 12 月 20 日）：患儿服上方后，不再躁扰，渐能安静，眨眼、噘嘴减轻。前方乃清热平肝之重剂，不可久用，免伤小儿生生之气，当以滋肾柔肝之法息风解痉。予大定风珠加减。

处方：生白芍 10g，生龟甲 10g，干地黄 10g，麦冬 15g，阿胶 10g（烊化），生牡蛎 10g，生鳖甲 10g，北五味子 6g，胡麻仁 6g，天麻 10g，蝉蜕 6g，全蝎 3g。水煎服，3 剂。

三诊（1999 年 12 月 29 日）：患儿眨眼、噘嘴等肌肉抽动症状显著减轻，且历时甚短，但喉中仍时有咯声。继以前方增损，即前方去全蝎、蝉蜕，加天竺黄、胆南星、鲜竹沥。3 剂。1 个月后，其母来告患儿病愈。随访至今，未再复发。

【临证思辨】

本例患儿初诊时躁扰不安，时有秽语，极难安静，眨眼、耸鼻等面部肌肉抽动频作，舌红唇干，脉弦细数。此为阴虚火旺，肝热动风之候。用风引汤重镇潜阳，清热息风。该方为仲景《金匮要略》所列治内风之方。方后云"治大人风引，少小惊痫瘛疭，日数十发，医所不疗，除热方"，用治本病甚宜。方中石膏、寒水石、滑石清肺胃之热以制木亢；龙骨、牡蛎、赤石脂、紫石英重镇潜阳，平肝息风；大黄苦寒荡涤风火实热之邪，佐干姜之温，制诸石之寒，钩藤、蝉蜕息风解痉；甘草调和诸药。诸药合用，共奏镇心潜阳，清热息风之效。服之热挫、风息、动减，又当改投柔润，免伐生生之气。尤其该患儿曾患肺痨，肺肾阴虚，肝失滋荣，易致虚风内动，故用大定风珠加减滋阴息风解痉。方中阿胶、干地黄、麦冬滋阴养液为君；配合白芍柔肝，五味子敛阴，龟甲、鳖甲、牡蛎滋阴潜阳，全蝎、天麻、蝉蜕解痉息风。诸药合用，共奏滋阴养液，柔肝息风之效，故获痊愈。

86. 小儿先心病重症肺炎伴急性腹泻（肺炎喘嗽　邪热内郁，上逆下泻）

【诊治实录】

赵某，男，6个月。住四川省巴中市巴州区南坝街道。患儿因咳喘息促伴腹泻3天，于2013年10月14日由其母抱来我处诊治。

患儿满月后曾在重庆某三甲医院检查，诊断为先天性心脏病（CHD）：室间隔缺损（VSD），下腔V型，分流为由左向右；肺动脉瓣轻度狭窄。母乳喂养。5天前因发热、咳嗽、息促，在某西医医院住院治疗，诊断为：①重症肺炎伴心衰；②先天性心脏病。西药治疗后热退，心衰好转，但咳嗽加剧，腹泻无度，日10次以上。遂来我处中医治疗。

刻诊：精神萎靡，微热（37.8℃）多汗，咳喘痰鸣，鼻扇息促，口燥唇绀，腹泻无度，水样便，肛周潮红，尿少，舌边红，苔薄白，气关纹浮紫滞。予麻杏甘石汤合葛根芩连汤加减。

处方：麻黄3g，杏仁5g，石膏10g，葛根5g，黄芩5g，黄连5g，甘草3g，车前子5g（包煎）。加水400mL，煎取150mL，每服30mL，1日3次。2剂。嘱在我院急诊科间断输氧。

二诊（2013年10月21日）：热退咳减，息促汗多，手足发凉，大便溏薄，日三四行。舌边红，苔薄白。予麻杏甘石汤合保和丸加减。

处方：麻黄3g，杏仁5g，石膏10g，甘草3g，茯苓5g，法半夏3g，陈皮3g，连翘5g，莱菔子（炒）3g，神曲3g，麦芽5g，车前子5g（包煎）。加水400mL，煎取150mL，每服30mL，1日3次。2剂。

三诊（2013年10月28日）：咳止喘平，呼吸平均，精神转佳，尿量增多，大便溏薄有节，日一两次。舌质淡红，苔薄白。予六君子汤加减。

处方：人参3g，白术3g，茯苓5g，陈皮3g，法半夏3g，甘草3g，百合5g，焦三仙各3g。加水400mL，煎取150mL，每服30mL，1日3次。

服上方2剂后，未再咳喘，精神转佳，吮乳正常，二便自调，停药。此后一年多小儿发育尚佳，已能扶助行走，偶有不适，亦来我处咨询或调治。其母拟择期送患儿去上级医院行心脏手术。

【临证思辨】

肺炎是一种严重危害婴幼儿健康的常见病、多发病。重症肺炎除具肺炎的呼吸道症状外，常伴有重症全身炎症反应。可出现呼吸、心脏或微循环、胃肠等多脏器功能衰竭（MOF）。肺炎如伴有先天性、慢性疾病，如先心病、先天性代谢疾病、慢性腹泻、营养不良等，常易发展成重症肺炎。其中先心病肺炎最为常见，因其存在肺血多和肺高压的特殊发病机制，更易发展成呼吸衰竭和心力衰竭。据广西中医药大学李伟伟等人曾对 9 例肺炎＋室间隔缺损和肺动脉高压患儿行呼吸功能监测和心脏彩超观察发现，此类患儿存在心肺联合功能异常。即使肺炎轻微，临床表现也十分严重，存在呼衰、心衰及肺炎反复发生，迁延不愈。1997～2001 年 PLCU 共收治婴幼儿肺炎 553 例，其中先心病肺炎 168 例（占 30.4%），先心病肺炎的病死率为 26.7%。所以婴幼儿重症肺炎，尤其是继发于先天性疾病和慢性疾病的肺炎，其死亡率明显高于普通婴幼儿肺炎。

婴幼儿支气管肺炎的主要病原体是细菌、病毒、支原体。近年来，由于抗生素的滥用，耐药菌株的感染难以控制，使细菌感染成为发生肺炎的主要原因。病毒和支原体肺炎也在显著增加。

本病与中医所述"肺炎喘嗽"相似，此名首见于谢玉琼《麻科活人全书》，在述及小儿麻疹期出现肺闭喘嗽症状时，立此证候病名。书中云"喘而无涕，兼之鼻扇"，名之"肺炎喘嗽"。其发病原因多为感受外邪，或继发于麻疹、顿咳、丹痧等急性热病之后。此属肺失宣肃，郁而化热，炼液成痰，郁阻息道所致。其治疗原则：初期宜宣肺平喘，化痰利气，清金肃肺；后期攻补兼施，益气养阴，健脾滋肺，扶正达邪。

本例患儿为先心病重症肺炎伴急性腹泻。来诊时精神萎靡，发热（低热）多汗，咳喘息促，唇绀，下利不止。应是外邪未解，痰热内郁，逼于大肠，下利不止。肺与大肠相表里，邪热上蒸于肺，上侵则喘，下奔则泻；里热壅盛，上下皆逆；热逼津液，营卫失和，腠理开泄则汗多。病在肺与大肠，故予麻杏甘石汤合葛根芩连汤加减，上下同治，表里双解，宣肺平喘，清热止利。加车前子清热止咳，兼利小便以分清泌浊。服后热退咳减，但汗出而喘，大便溏薄，是邪热未解，肺失宣肃；大肠食湿蕴积，热迫下利，故予麻杏甘石汤合保和丸加减，宣肺平喘，消积化滞，清肠泄热。服之病情显著好转，咳喘即止，呼吸平匀，大便有节。后以六君子汤加减，益气健脾，化痰消积。病愈后停药。

本病的成功治疗，给人启示有二：一是小儿重症肺炎患者为 1 个月～ 3 岁的小儿，因各种病原体感染或其他原因引起肺部炎症，常伴有重症全身炎症反应，容易出现呼衰、心衰、胃肠功能紊乱等严重并发症。迅速控制感染，消除通、换气功能障碍，减轻全身炎症反应，尤其是存在肺炎高危因素的患儿（如先天性心脏病、早产儿、营养不良等），必须迅即实施抢救，有效控制感染，密切观察病情变化，调整治疗方案。西医目前面临的最大问题是耐药菌株的感染，一般抗生素难于控制。如本例为先心病重症肺炎伴急性腹泻患儿。发病后感染未能有效控制，水电平衡失调，补液过多则于心肺不利，救治两难。而中医的治疗是在整体辨证的基础上，调整机体内环境及其抗病能力，扶正祛邪，因势利导，故能收事半功倍之效。二是中医的理论认为，小儿脏腑娇嫩，形气未充，为稚阴稚阳之体，抗病力差。一旦感邪发病，变化迅速，肺卫及脾胃最易受侵。治疗必须及时，用药尤当审慎。本例患儿来我处初诊时即见肺与大肠同病，邪热内郁，上逆为喘，下逼为利。审证求因，宜表里双解，上下同治。初用麻杏甘石汤合葛根芩连汤宣上清下，表里两靖；继以麻杏甘石汤合保和丸加减宣肺清热，消积行滞；后以六君子汤加减，健脾化痰，培土生金，以固其本。治疗自始至终总以患儿证候为据，因势利导，扶正祛邪，调整内环境，恢复机体抗病能力。病虽险恶，如能谨守病机，辨证施治，亦能转危为安，终以愈疾。

七、五官科疾病

87. 泡性结膜炎（金疳 邪在少阳，痰气郁结）

【诊治实录】

李某，女，13 岁，1979 年 3 月 12 日初诊。

患者右眼红痛、羞明、流泪两天，右侧太阳穴胀痛，胸胁烦满，口苦纳呆。检查：右眼睑轻度浮肿，颞侧结膜充血，距角膜缘外侧 2mm 处有一淡红色粟状隆起，周围绕以赤脉；右耳前淋巴结轻度肿大。舌红苔薄黄，脉弦数。西医诊断为泡性结膜炎。此为邪在少阳，经脉不利，痰气郁结。治以小柴胡汤加味，和解少阳，利气散结。

处方：柴胡、沙参各 12g，法半夏、黄芩、白蒺藜各 10g，荆芥、大枣、生姜各 6g，甘草 3g。水煎服。

2 剂后头痛瘥，右眼赤涩顿减，疱疹渐退。前方去荆芥，加夏枯草 15g，续进 3 剂，诸症悉退。

【临证思辨】

本例系外感风寒，渐入少阳，痰气郁结，经输不利，白睛赤涩而起粟状疱疹。用小柴胡汤和解少阳，散郁结之气；加白蒺藜、荆芥入肝，祛风明目；夏枯草性寒，清热散结，故服之邪退气和而愈。

88. 病毒性角膜炎（花翳白陷　胃虚气陷，邪毒留恋）

【诊治实录】

吴某，女，39 岁，农民。1985 年 4 月 13 日初诊。

患者右眼生翳、涩痛、羞明，视物模糊月余，伴头痛、眼睑无力，常欲垂闭，胸闷纳差。在某医院诊断为病毒性角膜炎。曾内服西药及病毒灵，外用氯霉素眼液滴眼，又服中药清热凉血、泻火通便方十余剂，症状时轻时重，病情留连难已。检查：视力，右眼 0.2，左眼 1.2。右眼抱轮微红，角膜中央及颞下方有 1mm×2mm 及 2mm×2mm 之片状浸润溃疡，表面凹陷，荧光素染色阳性；前房尚清，虹膜（-），瞳孔大小正常。舌淡苔薄白，脉弦细。证属胃虚气陷，络脉瘀阻，邪毒留滞。予小柴胡汤加减，升阳益胃，扶正祛邪。

处方：柴胡、黄芩、羌活各 10g，党参 15g，防风、川芎、白芷、甘草各 6g。水煎服，每日 1 剂。

连进 4 剂后，右眼红退痛减。原方加黄芪、当归各 10g，再服 4 剂。痛涩羞明诸症悉退，角膜溃疡平复，留有少许薄翳，改服《审视瑶函》助阳活血汤。5 剂后，视力增至 0.8，停药。

【临证思辨】

本例为治目病过用寒凉之药，苦寒伤胃，伐生生之气，以至正虚邪实，寒滞经络，邪气留连，花翳白陷。治用小柴胡汤加羌活、防风、川芎、白芷，意在扶正祛邪，鼓舞胃气，使下陷之气上升，溃疡得以平复，邪去正安，五脏六腑之精气得以上承，清阳升则阴翳自消。

89. 先天性梅毒性角膜实质炎（混睛障　邪毒蕴伏肝胆，浊瘀凝聚风轮）

【诊治实录】

陈某，男，14 岁，四川省巴中市兴文乡人。1965 年 4 月 15 日来诊。

3个月前双眼发红、流泪、疼痛、视力减退，曾在某医院五官科检查，诊断为"角膜实质炎"，血液化验康氏反应阳性，其父有下疳病史。注射青霉素及砷制剂西药，并在当地服用中药，病情无好转。渐至视力更减，行动困难，遂由家人陪同前来我处诊治。

刻诊：眼痛眼胀，热泪交流，双眼视力手动。睫状充血，形如抱轮红，角膜缘见多数浅层巩膜血管，全角膜呈雾状混浊似毛玻璃样，瞳孔模糊不清，眼底不能窥视。口苦，溺黄，大便秘，舌红，苔薄黄，脉弦濡数。此为混睛障，病系邪毒蕴伏肝胆，初春木升，肺经风热引邪外发。先予四花解毒汤加减。

处方：金银花20g，菊花10g，密蒙花10g，蝉蜕6g，荆芥6g，防风6g，蔓荆子10g，黄芩10g，栀子6g，连翘20g，大黄（酒炒）6g，龙胆草6g，牡丹皮10g，赤芍10g，生甘草6g。水煎服，3剂。

二诊（1965年4月30日）：眼痛眼胀略轻，睫状充血及角膜混浊未减，大便微溏，舌脉同前。仍用前方去大黄加土茯苓50g，续服5剂。

三诊（1965年5月20日）：双眼充血减轻，角膜薄翳周边始薄，咽干口苦，舌红少津，脉弦细数。此邪毒羁留日久，肝肾阴虚所致。予地黄散加减。

处方：生地黄100g，熟地黄（焙干）100g，当归50g，大黄（酒炒）50g，黄连50g，白蒺藜（炒）50g，犀角（水牛角代）30g，木通30g，玄参50g，谷精草50g，羌活50g，赤芍50g，牡丹皮50g，蝉花50g，密蒙花50g，菊花50g，金银花50g，制首乌50g，枸杞子50g，女贞子50g，旱莲草50g，木贼草30g，甘草30g。上药混合研末，每服3～5g，煮羊肝或猪肝汤调服，1日3次。

服上方期间，病情日渐好转，2个月后已能独自前来复诊。视力右眼0.15，左眼0.1。睫状充血消退，角膜中央仍有浅灰色混浊，周边部角膜清晰，虹膜纹理不清，无粘连，瞳孔光反应灵活，眼底窥不进。胃纳不佳，大便溏。此为苦寒及滋阴之药久服所致脾胃虚弱，升降失司。予升阳益胃汤加减。

处方：人参15g，炒白术10g，黄芪20g，茯苓10g，半夏6g，陈皮6g，黄连6g，泽泻6g，白豆蔻（连壳）10g，羌活6g，独活6g，柴胡（蜜炒）6g，白芍10g，蝉蜕6g，金银花15g，菊花10g，密蒙花10g，大枣10g，生姜6g，炙甘草 6g。水煎服，3 剂。

此药服毕，仍将前余下之散剂服完，方法同前。

1 个月后患者来诊，双眼视力均恢复至 0.6，角膜中央残留少许浅灰色云翳，虹膜纹理清晰、无粘连，眼底大致正常。予益气聪明汤加减煎服，每周 2 剂，间断服药，另予杞菊地黄丸成药，每次 1 粒（9g），1 日 1 次，调理善后。2 个月后患者来我处复查，角膜光滑清晰，视力双眼均为 0.8，停药。随访 3 年，在家务农，眼病未再复发。

【临证思辨】

角膜实质炎又名基质性角膜炎，是指角膜基质内的炎症，属于非溃疡性的深层弥漫性角膜炎。大多为胎传性、先天性梅毒所致，其次为结核、病毒等感染引起。病原微生物可通过上皮或角膜缘血管直接侵犯角膜，但更多为抗原 – 抗体反应结果。发病年龄多为 5 ～ 20 岁青少年，为双侧性，病程长，常伴发虹膜炎、虹膜睫状体炎和脉络膜炎，愈后常在角膜中央区留下不同程度瘢痕而影响视力。这种眼病在 20 世纪 70 年代以前甚多，我在 60 年代曾执业巴城，每年均能收治此类眼病 20 余例。随着国家卫生防疫及有关部门对梅毒等传染病防控管理的加强，这类疾病逐渐减少，至 20 世纪 70 年代后已很难见到。本病中医谓之混睛障，以风轮呈现灰白色翳障、漫掩黑睛混而不清，故名。其症有赤、白两类，色赤者忌紫脉漫爬，色白者忌光滑如磁，皆属难治。正如明·傅仁宇在《审视瑶函》所说："此症谓漫珠皆一色之障，世之患者最多，有赤白二症。赤者嫌其多赤脉，白者畏其光滑。"此多为邪毒浊瘀凝聚于内，肝肺风热引发于外，病及风、气二轮。病发初期，其治宜疏风清肺，清肝泄热；其后宜滋肾养肝，化湿泻浊，散瘀疏翳。本例患者为梅毒性角膜实质炎，其父早年曾患下疳服用过"丹药"。本人初发病时曾在本市某医院五官科检查确诊，并做血液检验，康氏反应阳性。注射油剂青霉素及砷剂等药物治疗未效。来我处就诊时，见白睛抱轮红赤（睫状充血），黑睛灰白，翳障漫掩，不见瞳神，中医谓之混睛障症。系邪毒蕴伏于内，肝肺风热引发于外，犯及风、气二轮，病在肺、肝。用四花解毒汤疏风清肺，清肝泄热。此为家传治黑睛因风、因火、因毒致生翳障之方。方中金银花、连翘清热解毒，祛邪明目；黄芩、栀子、大黄、龙胆草苦寒泻火，泄热明目；菊花养肝明目；密蒙花清肝明目；赤芍、牡丹皮凉血散瘀，活血明目；荆芥、防风辛温散邪，疏风寒之郁滞，清利头目；蔓荆子、蝉蜕体轻而浮能升散，疏风热之外袭，退翳明目；甘草调中。诸药合用，共奏清热解毒、疏风祛邪、明目退翳之功。服后目赤睛痛悉减，治见初效。大便已溏，不宜再下，故前方去大黄，加土茯苓以助金银花、连翘清热解毒之力，续服5剂。三诊时两眼充血显著减轻，角膜周边云翳渐薄，呈圈状透明。治虽见效，但邪毒羁留日久，肝肾阴虚精乏，权衡利弊，治宜攻补兼施，故予地黄散加减调服。此为《审视瑶函》所载治混睛障的养阴清热，明目退翳方。方中生地黄、犀角（水牛角代）、玄参、牡丹皮、赤芍滋阴清热，凉血散瘀；金银花、黄连、大黄、生甘草清热行滞，燥湿涤浊；羌活、白蒺藜祛风和肝，舒郁明目；熟地黄、当归、首乌、枸杞子、女贞子、旱莲草滋肾补肝，益血明目；菊花、密蒙花、蝉花、谷精草、木贼草清肝养肝，疏翳明目。本方以蝉花易蝉蜕更利作散食用，此属虫生真菌，类似虫草，功能疏风清热，养肝明目退翳。以此散剂久服调之，病情日渐好转，角膜混浊逐渐从周边部向中心消散。服药期间，时有便溏纳减，乃苦寒滋腻之药伤及脾胃，运化失司，故其服用上方之时，间以东垣升阳益胃汤加减调之。待胃纳转佳，仍续服原散剂。后以益气聪明汤加减煎服，兼用杞菊地黄丸益气升清，滋肾养肝明目，邪去正安，终竟全功。

90. 干燥综合征　干眼症（目涩症　阴虚燥热，目失濡养）

【诊治实录】

唐某，女，49岁，四川省巴中市平昌县兰草乡人。2010年9月20日初诊。

患者两年前始觉两眼干涩不适，灼痒羞明，口干咽燥，在当地治疗无效，又到县城及达州市等地医院检查，诊断为干眼症，治疗无好转。后在省城某三甲医院检查，诊断为干燥综合征。曾间断服用西药及点眼治疗年余，病情时轻时重，缠绵不已，遂来我处诊治。患者早年曾胎孕四次，已育两女，去岁绝经。无类风湿关节炎或其他结缔组织病病史。

刻诊：面色黯黄，频频眨眼，咽干声嘶，夜间尤甚。时见闭目而语，两眼干涩，觉有异物，灼痒羞明。结膜充血，角膜表面不泽。两颊呈对称性肿大，唇紫皴裂。头昏乏力，心烦失眠，时有短暂潮热，腰腿酸软，大便干燥，溺色黄。舌红少津，脉弦细数。此阴虚燥热，目失濡养。予调营敛肝饮加减。

处方：当归 15g，白芍 20g，川芎 10g，阿胶 15g，五味子 15g，枸杞子 20g，麦冬 30g，沙参 20g，酸枣仁 20g，陈皮 10g，生地黄 30g，黄柏 10g，大枣 10g，火麻仁 30g，肉苁蓉 30g。水煎服，2 日 1 剂，5 剂。

二诊（2010 年 9 月 30 日）：服上方后，眼干涩痛痒略减，大便按时得下，余症同前，前方加菊花 20g，密蒙花 20g，续服 5 剂。

三诊（2010 年 10 月 15 日）：眼涩羞明显著好转，问对时不再闭目应答，咽干声嘶及潮热诸症悉减，睡卧渐安。舌红少津，脉弦细而弱。治当滋肾养肝，益气生津。予景岳左归饮加减。

处方：熟地黄 20g，山萸肉 15g，山药 20g，枸杞子 20g，西洋参 20g，麦冬 30g，五味子 15g，石斛 15g，玄参 15g，密蒙花 10g，菊花 10g，夏枯草 15g，浙贝母 15g，炙甘草 10g。水煎服，5 剂。

另予景岳左归丸加减作丸：熟地黄 150g，山萸肉 80g，枸杞子 80g，山药（蒸）80g，龟胶（蛤粉炒）60g，鹿胶（蛤粉炒）60g，菟丝子 100g，怀牛膝 80g，女贞子（炒）80g，茺蔚子（酒炒）80g，沙苑子（酒炒）80g，人参 100g，麦冬 100g，五味子 80g，紫河车 150g，肉苁蓉 150g，菊花 80g，浙贝母 100g。混合研末，炼蜜为丸。每服 10g，服中药煎剂时每日 1 次，单独服本丸时，每日 3 次。

服上方期间，病情日渐好转。2 个月后来我处复诊，未见眨眼闭目，眼睑开阖自如。结膜无充血，角膜光滑透明。唇色润，无皴裂，口干咽燥亦减，续服完原先所做蜜丸后停药，随访 1 年，未再复发，病愈。

【临证思辨】

干燥综合征又名斯耶格兰综合征，是一种以侵犯唾液腺和泪腺为主的慢性炎症性自身免疫性疾病。临床上以口、眼干燥或有鼻、咽、气管、支气管、阴道及皮肤干燥为特征。分原发性和继发性两类。原发性只有口、眼等干燥症状，而继发性除口、眼干燥症状外，常伴有类风湿关节炎或其他结缔组织疾病，如系统性红斑狼疮、硬皮病、皮肌炎、多发性肌炎等。其发病年龄多为40～60岁之女性。本病往往呈缓解与加剧交替，缠绵难已，自然病程可达数年至数十年之久。西医治疗主要是消除诱因、免疫调节或替代疗法，但其疗程太长且疗效不易稳定。

本病属中医燥证、痹证、虚劳等病范畴，多为元阴不足，气血津液匮乏所致，皮、肉、筋骨及眼、耳、口、鼻诸窍失于濡养，而见口干、咽干、眼干、皮肤干燥诸症；或见月经量少，甚则闭经。故《素问·阴阳应象大论》说"燥胜则干"，若风寒湿三气杂至合而为痹，血脉无以濡润诸窍，亦可致燥。《素问·痹论》说："痹或痛，或不痛，或不仁，或寒，或热，或燥，或湿。"虚劳多为禀赋不足，后天失养，久病不复，脏腑亏损，积劳成疾，而致津枯血燥。本例为原发性干燥综合征。患者系绝经期妇女，曾多次孕产，精血亏耗，时值天癸方竭之际，任脉虚，太冲脉衰少，元阴不足，目失濡养，虚火上炎，上干清窍，故见眼红干涩、口干咽燥诸症，用调营敛肝饮加减为治。此方系清·费伯雄《医醇賸义》所用养肝补血、柔肝、敛肝之方。因"肝开窍于目""目得血而能视"，故应养血柔肝，滋燥明目。加沙参、五味子、麦冬增其养阴敛津之力，添肉苁蓉、火麻仁滋肾润肠以解津枯便秘之患，菊花、密蒙花养肝清肝祛目赤之殃，生地黄、黄柏滋阴清相火。以此方增损服之近月，病情好转，眼涩羞明、咽干声嘶及潮热诸症悉减。继以滋阴补肾、益精培元、养肝清肝之左归饮加减煎服，兼用左归丸加减为丸调之，治疗未逾百日，终竟全功。

91. 交感性眼炎（物损真晴 肝火夹痰浊上逆，郁闭清窍）

【诊治实录】

李某，女，39岁，农民。1978年12月13日入院。

患者于6天前做农活时，右眼被竹签刺伤，伤眼剧痛、出血、流泪，不能睁眼。在当地公社卫生院治疗，注射青、链霉素，服止痛药，视力更加减退，遂送入本院。患者既往病史无特殊，亦未患过其他眼病。入院检查：视力，右眼 20cm 手动，左眼 0.6，戴 -2.00DS. 1.0-1。右眼睑浮肿、痉挛，球结膜轻度水肿，睫状充血；角膜缘 11 点处有一约 5mm 之斜行裂口，横跨角巩膜；虹膜睫状体脱出嵌顿，表面洁净；角膜后 K.P.（＋），Tyndall 氏现象（＋），瞳孔向颞上方偏移呈梨形，晶状体表面有少许色素颗粒附着，玻璃体混浊（+++），眼底窥视不清；左眼前节正常，屈光间质清晰；视盘颜色正常，边界清楚，颞侧有灰白色弧形斑；黄斑部色暗，中心凹光反射不清。诊断为：右眼球穿孔伤，虹膜睫状体炎，玻璃体混浊；左眼屈光不正。入院第二天，即行右眼角巩膜缝合术，术中将脱出之虹膜切除，以生理盐水冲洗睫状体，还纳眼内。术后给予大剂量抗生素、激素、维生素等，6 天拆线。术后伤口愈合良好，视力仍同术前。继续中药治疗，以桃红四物汤加减活血化瘀，杞菊地黄丸滋肾养肝，病情日趋好转。伤眼睫状充血减轻，视力右眼 1m 数指，左眼 0.6。于 1979 年 1 月 12 日出院。

患者返家后，于 1979 年 1 月 30 日突然左眼视力减退，并逐渐出现流泪、畏光、眼眶疼痛及耳鸣等症状。遂于 1979 年 2 月 13 日再次入院。眼部检查：双眼视力均为光感。右眼睫状充血（＋），尤以角巩缘 11 点位为甚；角膜后 K.P.（＋），Tyndall 氏现象（＋）；瞳孔向颞上方移位，对光反射消失；晶状体表面有色素颗粒附着，玻璃体混浊（+++），眼底窥视不清。左眼睫状充血（＋），角膜后有细小沉着物，房水呈雾状混浊，虹膜纹理不清；瞳孔呈药物性开大，3 点处虹膜后粘连，玻璃体混浊（＋），视盘充血、水肿，边界不清；视网膜静脉充盈、纤曲，乳头周围及后极部视网膜呈灰白色水肿，周边部有散在性黄白色渗出物（1/4 ～ 1/2PD），中心凹光反射消失。诊断为交感性眼炎。用大剂量激素、抗生素、维生素及地巴唑等，并持续散瞳，治疗一周无好转，遂改用中药治疗。除激素逐渐减量使用外，其余西药均停用。

中医四诊所见及辨证施治：右眼刺伤 50 余天，两眼相继视矇，白睛抱轮红赤，黄仁污秽，瞳仁欹侧、展缩失灵，眼胀头痛，烦躁易怒，眩晕耳鸣，口苦，溺赤热，大便干燥，舌红边有紫点，苔黄微腻，脉弦数。此为物损真睛，风毒内侵厥阴，肝火夹痰浊上逆，郁闭清窍。治宜清热解毒，平肝泻火，利湿化痰通络。

处方：龙胆草、焦山栀、黄芩、当归、木通、车前子、桃仁各 10g，柴胡、夏枯草各 15g，生地黄 20g，金银花 24g，土茯苓 60g，甘草 10g。水煎服。

二诊（1979 年 2 月 27 日）：前方已服 3 剂，视朦如前，头痛睛胀略减，耳鸣如潮，阵发眩晕，五心烦热，夜寐不安。证属风毒夹肝火上逆颠顶，内扰神明，玄府郁闭。予《审视瑶函》生犀角丸加减。

处方：犀角（水牛角代）（锉末）6g，石决明（煅）15g，当归 10g，甘杞子 15g，麻黄 6g，防风 10g，楮实子 12g，夏枯草 20g，青皮 6g，田七 6g。水煎服。

三诊（1979 年 3 月 4 日）：服上方 5 剂后，视力显著好转，右眼 30cm 数指，左眼 1m 数指。效不更法，仍守原方增损，续服 7 剂。

四诊（1979 年 3 月 13 日）：右眼视力 1m 数指，左眼视力 0.1，两眼睫状充血消退；左眼角膜后 K.P. 减少，瞳孔缩小（已停滴阿托品眼液），玻璃体轻度混浊，视盘周围及后极部水肿减轻。头昏耳鸣，口苦咽干，舌红苔薄黄，脉弦细。证系肾阴亏虚，肝经郁热，络脉瘀阻。予《审视瑶函》清肾抑阳丸加减煎服。

处方：当归、草决明、黄柏、知母、赤芍、玄参各 10g，生地黄 20g，甘杞子 15g，茯苓、寒水石、淫羊藿各 10g，独活 6g，田七 6g，黄连 6g。

服 5 剂后，患者耳鸣减轻，精神转佳，视力更趋好转。尔后，一直以此方增损，并于每晚服石斛夜光丸 1 粒（9g）至 1984 年 4 月 12 日。视力检查：视力右眼 0.06，左眼 0.6，戴 –2.00DS.1.0–1。

1979 年 4 月 22 日，患者因感冒又觉头痛睛胀、雾视，两眼轻度睫状充血，遂再用生犀角丸加减煎服。5 剂后，眼痛充血迅即消退，视力好转，仍用清肾抑阳丸加减方及石斛夜光丸至 1979 年 5 月 21 日出院。出院检查：视力，右眼 0.06，左眼 0.6，戴 –2.00DS. 1.0–1。右眼玻璃体混浊（++），眼底情况仍窥视不清。左眼外部正常，角膜后 K.P.（–），房水闪光阴性，屈光间质清晰，视盘边界清楚，视网膜平坦，水肿消失，下方周边部可见散在色素沉着，黄斑部亦有细小色素颗粒沉着，中心凹光反射欠清。随访 3 年，未再复发。

【临证思辨】

交感性眼炎系眼外伤后的一种严重并发症，在中医眼科书中尚未见其相关叙述，拟属于"物损真睛"之范畴。因其伤及风轮、黄仁、瞳神，症见白睛抱轮红赤，瞳神欹侧、紧小，神水不清，旬日之后病及健眼，相继视朦，甚则双眼失明，缘经络相系、左右相通尔。因其常兼头痛、眼胀、耳鸣、口苦、脉弦诸症，中医辨证属风毒内侵，厥阴受邪，玄府郁闭。本例患者发生交感性眼炎后，先见肝胆湿热之象，故以龙胆泻肝汤加减，抑火热之炎上，导湿热以下行，平暴盛之势，寓战胜抚绥之义；继以《审视瑶函》生犀角丸加减，方中麻黄、防风疏风散邪，利气宣肺以行卫；当归、犀角（水牛角代）清热解毒，养血宁心以和营；枸杞子、楮实子滋肾养肝益精血；石决明、夏枯草清肝解郁能明目；三七活血化瘀；青皮利气行滞。诸药合用，共奏疏风解毒、清热平肝、活血散结之功，使脉气调匀，脏腑安和，玄府通利，邪去正安，目得精明矣。此为《审视瑶函》载可治"瞳神欹侧症"用方，欹侧即瞳孔歪斜不正，多为眼内葡萄膜炎所致虹膜粘连。其形"或如杏仁、枣核、三角、半月也。乃肾胆之神膏所损，瞳孔将尽矣"。故用此方治之。正如《审视瑶函》生犀角丸方后所云，能治"五行应变，气血两虚，荣卫凝滞，以致肝肾脏受风邪，瞳神歪斜内障"。本例患者服此方十余剂后，抱轮红赤尽消，神水清莹，视力转佳。出院前，又因感冒致病情反复，再用此方仍获佳效。后以滋肾养肝，清热明目，化瘀通络之药调之。症虽复杂，但如能谨守病机，辨明标本，递次进药，疗效亦甚显著。

92. 重症肌无力 案1（胞垂 脾胃虚弱，肾精匮乏）

【诊治实录】

夏某，男，14岁，重庆市北碚区某校学生，2006年8月6日初诊。

患者一年前右上睑下垂，四肢乏力，渐至左睑亦随之下垂。曾在重庆某三甲医院诊断为重症肌无力，给予西药胆碱酯酶抑制剂及肾上腺皮质激素治疗，病情有所好转。但药物减量后，眼睑下垂如故，又在当地服中药治疗，效不明显，遂来我处诊治。

刻诊：患者面黄体瘦，发枯不荣，精神萎靡，语言尚清；双上睑下垂，睁眼时上睑缘在瞳孔中央，眼位正常，时有复视；四肢乏力，晨轻暮重；午后须头倾仰视，始能见物；晨起喜唾，纳差，便溏不爽，小便清长，手足心热，脉沉细弱。新斯的明试验阳性，诊断为重症肌无力（眼肌型）。中医辨证属脾胃气虚，肾精不足。治宜从脾论治，兼及肝肾。予补中益气汤加减。

处方：生晒参15g，白术10g，黄芪30g，当归10g，升麻10g，陈皮6g，柴胡6g，紫河车20g，补骨脂10g，益智仁10g，蔓荆子10g，葛根15g，炙甘草6g。水煎服，2日1剂，10剂。

二诊（2006年8月24日）：患者精神转佳，唾止纳增，眼睑下垂好转，午前睑下缘升至瞳孔上缘，午后下垂至瞳孔中央，手足心热未减。病有转机，续用前方煎服，再进10剂。另予中药制作蜜丸，徐进缓图。

处方：生晒参100g，黄芪200g，紫河车100g，当归60g，白术60g，柴胡（蜜炙）40g，升麻（蜜炙）40g，葛根60g，蔓荆子60g，补骨脂60g，砂仁60g，制鳖甲100g，鸡内金60g，甲珠40g，炙甘草40g，蜂蜜1000g。炼蜜为丸，丸重10g，每服1丸，1日3次。

2006年11月1日，其父电告，丸药已经服完，病情大有好转，西药已经停用。上午眼睑正常，午后上睑略有下垂，要求再做丸药服用。遂按前方再加工1料寄去，可续服2个多月，此后病情未再出现较大反复。该患者治疗时间前后约一年半，共服煎剂40余剂，丸剂4料而获愈。3年后其父电告，患者病愈后学业日进，已考入某大学学习。

【临证思辨】

本案系重症肌无力眼肌型病例，患者曾在重庆某三甲医院确诊，后西药治疗一年，病情时轻时重，停药或减量即见上睑下垂如故。初诊时，患者面黄肌瘦、发枯不荣、纳差便溏、手足心热、脉沉细弱，属脾虚气弱，肾精匮乏。先天不足，后天失养，故筋疲肌弱、弛长痿软。治用补中益气汤加减，补脾升清，填精培元。方中参、芪、术、草补脾益气；升麻、柴胡升阳举陷，兼疏肝郁；当归、紫河车、补骨脂养血填精益本元；益智仁补肾固精，缩溺摄唾；蔓荆子、葛根助升麻、柴胡升清气；陈皮理气和胃。诸药合用，补脾益肾，升阳举陷，养血柔肝。服之初效，再以丸药缓图。本方为前方去益智仁加入鳖甲、甲珠、鸡内金、砂仁等药炼蜜为丸。治何如此？因本病虽为脾肾两虚，但手足心热，发枯不荣，大便稀薄而黏滞，是虚中夹实，肠胃宿有积滞之候。宗河南省名中医郑颉云教授治痞病之法，加入三甲（即鳖甲、甲珠、鸡内金）养肝潜阳、化积行滞助脾胃升清降浊之力，益肝胃疗筋疲肌软之患。服之身体日健，病情日减，终以愈疾。

93. 重症肌无力 案2（睑目 肝阴不足，筋痿不荣）

【诊治实录】

张某，女，50岁，四川省巴中市巴州区人。2011年12月28日初诊。

患者因阵发性双睑下垂伴四肢无力一年多，曾在各级西医医院治疗，诊断为重症肌无力，服用溴吡斯的明等西药治疗，病情无显著好转，遂来我处求治。

刻诊：双上睑无力、下垂至瞳孔中央，头倾仰视，神清语朗，时见面肌抽动，双手微颤，行走无力，眩晕耳鸣，睡眠欠佳，脘胀呃逆，时有腹痛。已绝经两年，每遇情绪焦虑或抑郁悲戚，病即加重，双睑下垂更甚，手颤肢软难行，舌边红，苔薄白，脉弦细。血压130/82mmHg，新斯的明试验阳性。此为肝阴不足，风气内动，筋惕肉瞤，痿躄失用。治当养肝调营，健脾益肾。予调营敛肝饮加减。

处方：当归10g，白芍30g，川芎10g，酸枣仁20g，枸杞子20g，阿胶10g（烊化），茯神20g，北五味子10g，天麻15g，钩藤20g，全蝎10g，制首乌15g，山药20g，地龙15g，僵蚕10g，陈皮6g，木香6g，炙甘草6g。水煎服，2日1剂，5剂。

二诊（2012年1月10日）：眩晕耳鸣略减，手颤及面肌抽动渐轻，双睑下垂如前，晨轻暮重，尤于郁怒后迅即发作，双眼垂闭不能视物。舌边红，苔黄微腻，脉弦细数。治宜清胆和胃，养肝息风。予温胆汤加减。

处方：竹茹 10g，姜半夏 10g，茯苓 10g，茯神 20g，陈皮 6g，枳实 10g，酸枣仁 20g，制首乌 20g，龙骨 20g，牡蛎 20g，天麻 15g，僵蚕 10g，地龙 20g，全蝎 10g，炙甘草 10g。水煎服，2 日 1 剂，5 剂。

三诊（2012 年 1 月 30 日）：前方已续服 10 剂，双睑下垂显著好转，午前几如常人，午后略见下垂，腹胀呃逆亦瘥，仍有耳鸣手颤。病势已减，治用蜜丸缓图。予《圣济总录》黄芪丸加减。

处方：黄芪 150g，蒺藜子 60g，干生地黄 150g，山萸肉 30g，制首乌 60g，天冬 30g，麦冬 30g，菊花 30g，独活 60g，秦艽 30g，防风 60g，茯神 30g，柴胡 60g，栀子仁 60g，枳壳 60g，白术 60g，槟榔 60g，白花蛇 30g，全蝎 60g，蜈蚣 5 条，炙甘草 30g。上药依古法炮制，混合研末，炼蜜为丸，每粒 10g，每次嚼服 1 粒，1 日 3 次。嘱原用西药溴吡斯的明逐渐减量，直至停用。

四诊（2012 年 3 月 4 日）：西药已于 1 个月前停用，中医治疗 3 个月，病情日渐好转，眼睑开阖基本正常。午后仍感四肢乏力，时有头晕耳鸣，睡眠欠安，舌边红，脉弦。嘱停服中药一周，复查全血及肝肾功能。

五诊（2012 年 3 月 12 日）：日前已做全血及肝肾功能检查，均无异常，已停药 8 天，未见病情反复，遂再拟前方，制作蜜丸调服，每次 10g，一日 2 次。

3 个月后，其女来告，母病已瘥，双眼开阖正常，上睑未再下垂，微有手颤，余无他恙。仍用前方再做蜜丸 1 料，每日服用 1 丸，以资巩固。后随访半年，未再复发。

【临证思辨】

本患者为重症肌无力眼肌型，其临床表现除有上睑下垂、四肢无力，晨轻暮重等症外，尚有如下临床特征：一是眩晕、耳鸣、手颤、面肌时有抽动，脉弦细；二是患者时值更年期，情绪焦躁，善悲易怒，眼睑及相关肌肉无力，常因情志异常诱发或加剧；三是腹胀便溏，时腹自痛。病位主要在肝，兼及脾肾，为肝阴不足，脾肾两虚，风气内动，故其治首用调营敛肝饮加减。此方系清代名医费伯雄在《医醇賸义》书中为养血调营，柔肝敛肝之用。方中当归、川芎、阿胶、首乌、酸枣仁补血养肝以调营；枸杞子、五味子、白芍补肾益精以敛阴；山药、甘草健脾益中气；天麻、钩藤、僵蚕平肝能息风；全蝎、地龙通络善解痉。诸药合用，共奏养肝调营、补脾益肾、息风解痉之功，故服之病减。二诊时情绪不宁，痰湿中阻，故用温胆汤加天麻、全蝎、地龙、龙骨、牡蛎清胆和胃，平肝潜阳，祛风解痉，服后病情大有好转。治虽见效，但此病最易反复，故其治仍当以养肝息风为主，兼行补脾益肾、通络解痉之法缓缓图之，用黄芪丸加减炼蜜为丸。此方系《圣济总录》治"睢目"用方。"睢目"即指上睑下垂、面目向上之状。原黄芪丸方下云："治血气不足，胞睑下覆睛轮，垂缓难开，又名睢目。"方中生地黄、首乌、山萸肉、二冬滋阴补肾能益肝，柴胡、栀子、枳壳、槟榔理气解郁能疏肝，白花蛇、全蝎、蜈蚣息风解痉能平肝，蒺藜子、防风、秦艽祛风舒筋能和肝，黄芪、甘草补脾益气，升阳举陷。诸药合用，能滋肾养肝，息风解痉，益气举陷。故服此方后，病情日渐好转。该患者虽为重症肌无力，但每次发作常与精神情志变化相关。尤其在暴发性情志异常如大怒、大惊、焦躁后，眼睑下垂、四肢乏力诸症迅即发作或加重，故用疏肝解郁、养肝理脾、滋肝益肾的治疗方法，切中病机，终获效验。

94. 重症肌无力　案3（睑废　脾肾亏虚，精血不足）

【诊治实录】

袁某，女，5岁半，四川省南江县碾盘乡人。2006年3月8日因左眼不能睁开1个多月来诊。

患者两年前曾患重症肌无力（眼肌型），在我处治疗后，临床治愈。1个月前双上睑下垂，晨轻暮重，渐至不能睁眼。在当地医院给服溴吡斯的明及强的松治疗，右眼好转，左上睑仍然下垂。

刻诊：神清，语能应答，面色微红，体瘦，3岁前尚不能行走。发枯不荣，左上睑下垂、覆及瞳仁下缘，右上睑轻度下垂，头倾仰视，行走无力，午后尤甚，手心热，渴喜冷饮，胃纳欠佳，二便自调。舌红苔薄白，脉弦细而弱。新斯的明试验阳性，诊断为重症肌无力。系脾肾亏虚，气阴不足。治用六味地黄丸加减。

处方：熟地黄 20g，山萸肉 6g，山药 15g，牡丹皮 6g，茯苓 6g，泽泻 6g，黄芪 20g，生晒参 6g，枸杞子 15g，紫河车 15g（研服），北五味子 6g。煎取 800mL，每服 100mL，1 日 3 次，5 剂。原所用溴吡斯的明及强的松等逐渐减量，直至停用。

二诊（2006 年 3 月 20 日）：服上方后，左眼睑裂较前开大，饮食渐增，手心热减，舌红苔薄，脉弦细而弱。续用前方加升麻、葛根、蔓荆子各 6g，煎服法同前。

三诊（2006 年 4 月 20 日）：患者西药已停用半月，双眼开阖正常，饮食尚可，未再饮冷，手心热去，二便自调。仍以滋补肝肾为主，兼顾气阴为治。

处方：熟地黄 100g，山萸肉 60g，山药 60g，牡丹皮 40g，茯苓 40g，泽泻 40g，黄芪 150g，生晒参 60g，枸杞子 60g，紫河车 100g，升麻 20g，葛根 20g，蔓荆子 20g，杭巴戟 40g，菟丝子 60g，鹿角胶（蛤粉炒）30g，龟胶（蛤粉炒）30g。

上药混合研末，炼蜜为丸如绿豆大，每次 6g，1 日 3 次。服中药期间，每月定期在当地医院检查肝肾功能及全血，若有异常，应立即停药，并及时来诊。

半年后，其父来告，患者双眼开阖正常，眼睑未再下垂，行走自如，已照前方在当地医院制作小蜜丸 2 剂续服，以资巩固。每月定期复查肝肾功能及全血均示正常，随访 3 年，未再复发。

【临证思辨】

本例为重症肌无力复发患者。患者先天不足，后天失养，3 岁时尚不能行走，齿迟不生，为小儿"五迟"之证。《张氏医通》云："皆胎弱也，良由父母精血不足，肾气虚弱，不能荣养而然。"两年前，曾因双上睑下垂而来我处诊治，服滋补肝肾、益气养血之剂，渐至病瘥。1 个月前病又复发，症见体瘦发枯、左眼上睑下垂、头倾仰视、手心觉热、渴喜冷饮、胃纳不佳、脉弦细弱。此为肝肾不足，气阴两虚之候，故用六味地黄丸滋阴补肾，紫河车、枸杞子益精培元，黄芪、人参补气，五味子敛津。服之病减，续用前方加升麻、葛根、蔓荆子，助参、芪益气升清。煎服 10 剂后，双眼开阖正常。仍以滋补肝肾兼益气阴为法，做小蜜丸调服，以此缓图。方中熟地黄、山萸肉、菟丝子、杭巴戟滋补肝肾，紫河车、枸杞子、鹿角胶、龟胶益精培元，人参、黄芪、山药补脾益气，升麻、葛根、蔓荆子助参、芪以升清，牡丹皮制山萸肉之温，茯苓化山药之涩，泽泻防熟地黄之腻。诸药合用，能益精培元、补气升清、肝脾肾三阴并治，而获效验。

95. 脑外伤后遗上睑下垂（上胞下垂 痰瘀阻络，筋弛肉缓）

【诊治实录】

何某，男，55 岁，四川省巴中市巴州区渔溪乡农民。因右上睑下垂 1 个多月，于 2009 年 12 月 29 日来诊。

患者 50 天前不慎从房上跌下，当即昏迷不醒，急送本市某西医医院住院治疗。完善各项检查后诊断为脑挫裂伤，颅骨骨折伴硬膜下血肿、颅内出血，右动眼神经麻痹。经开颅清除血肿、支持、抗感染等综合治疗后，病情好转出院。但右上睑下垂不能睁眼，西医治疗罔效，遂来我处求治。

刻诊：神清寡言，面黄不泽，视力尚可（右 0.5，左 0.6）。右睑垂覆蔽目，不能睁眼，眼球斜向外下，运转不灵，瞳孔开大约 6mm，光反应消失；双眼屈光间质清晰，视盘无充血水肿，边界清楚，视网膜动脉稍细，静脉迂曲，黄斑部中心凹光反射不清。掰开右睑双眼视物，复象顿生，头昏目眩。咽干口燥，尤以夜间为甚。饮食尚可，二便自调，舌紫暗、边有瘀点，苔薄黄，脉弦细涩。此为头伤后瘀血阻络，气不能煦，血不能濡，肌无以柔，目无以荣。当以活血通络为要，予通窍活血汤加减。

处方：麝香 0.2g（另包冲服），桃仁 10g，红花 10g，川芎 10g，赤芍 10g，土鳖虫 10g，水蛭 6g，虻虫 6g，全蝎 10g，地龙 15g，大枣 15g，生姜 10g，老葱（切碎）3 根。上药除麝香外，余药入黄酒 250g，加水至 2000mL，煎取 1000mL。每服 200mL，麝香分次冲服。1 日 3 次，10 剂。

二诊（2010 年 1 月 19 日）：右眼睑开阖自如，眼球轻度外斜，内转受限，瞳孔较前缩小约 4mm，光反应灵敏。双眼视物仍有复象，头昏目眩，步态不稳，但较中药治疗前显著减轻。胸闷纳差，舌暗红、边有瘀点，苔白微腻。治用通窍活血汤合温胆汤加减。

处方：麝香 0.2g（冲服），桃仁 10g，红花 10g，川芎 10g，赤芍 10g，茯苓 15g，姜半夏 10g，陈皮 10g，枳实 10g，竹茹 10g，全蝎 10g，地龙 15g，水蛭 6g，虻虫 6g，土鳖虫 10g，生姜 10g，老葱（切碎）3 根，黄酒 250g。煎法同前，麝香分次冲服。5 剂。

三诊（2010 年 4 月 15 日）：病情日渐好转，患者又自行将前方续服 5 剂。今日来诊，见患者右眼睑开阖自如，眼球运转灵活，光反应灵敏，双眼瞳孔等大，视力：右 0.8，左 0.8。双眼视物无复象。饮食睡眠亦佳，唯觉肩臂及右手指麻木隐痛，屈颈时更为明显。舌质淡红，苔薄白，脉弦细涩。予黄芪桂枝五物汤加减。

处方：黄芪 60g，桂枝 20g，赤芍 20g，鸡血藤 20g，海风藤 20g，络石藤 20g，忍冬藤 20g，全蝎 10g，地龙 20g，生姜 10g，大枣 10g。水煎服，5 剂。

后家人来告，患者肩臂及右手指麻木已瘥，能从事家务及农活。随访两年，眼病未再复发，已随其子女外出务工，身无他恙。

【临证思辨】

脑挫裂伤是一种严重的脑外伤，是指头部因外伤所致脑实质的损害。伤后出现单侧瞳孔散大，光反射消失，上睑下垂，眼球外斜不能向内、上、下方向运转，是动眼神经损伤致相关眼肌麻痹。因动眼神经支配着提上睑肌、上直肌、内直肌、下直肌、下斜肌及瞳孔括约肌。一旦损伤，即可出现同侧相关眼肌麻痹。本例患者为跌伤头部致脑挫裂伤、动眼神经损伤，导致同侧眼部出现多种病证，属中医伤科"跌、仆、闪、挫"及眼科"上胞下垂""瞳神散大""坠睛"等病范畴。头部跌伤，脑为之挫，"脑为元神之府"，一旦受损，不但神明失用，昏蒙窍塞，且因血凝气滞，络阻筋弛，变生睑纵不收、珠失运转诸症。其基本病机为因伤致瘀，清窍不利，故其治疗宜活血化瘀以通其闭，选用王清任通窍活血汤加减。方中桃仁、红花、赤芍、川芎活血化瘀为君；麝香芳香开窍，全蝎、地龙通络解痉，土鳖虫、虻虫、水蛭能吸、能啮、能消，散血凝攻积久之滞，通血脉发九窍之灵，共襄为臣；姜、枣调和营卫为佐；老葱通阳入络为使；证治相宜，病见初效。再诊时，右睑虽启闭自如，但眼球仍斜向内，运转不灵，行则头昏目眩，胸闷纳差，舌暗红、边有瘀点，苔白腻，是瘀血未尽兼有痰湿之征。治于前方中加入温胆汤，活血开窍，兼化痰湿，服之病瘥。后因肩臂酸痛及手指麻木，为气虚血滞兼受风寒痹阻。故予《金匮要略》黄芪桂枝五物汤益气通阳，和营行痹；加入海风藤、鸡血藤、忍冬藤、络石藤等，四药皆藤，性善走窜，能舒筋活络、宣痹止痛祛顽麻。全蝎、地龙通络解痉，服后肩臂及手指痛痒诸症悉退，病愈。随访两年，身无他恙，已随其子外出务工。

96. 玻璃体混浊　**案 1**（云雾移睛　湿热蕴阻，痰浊郁积）

【诊治实录】

患者，男，40 岁，住院号 06645。因右眼视物不清伴有黑影移动 1 个月，于 1986 年 8 月 2 日来我院就诊。门诊以"右眼玻璃体混浊"收治入院。

患者 1 个月前右眼觉有黑影飘浮，视力渐减，头昏目眩，失眠，胸闷纳差，口苦，溺黄，舌红，苔黄微腻，脉弦滑。眼部检查：视力右 4.5，左 4.8，双眼外部正常。用 1% 去氧肾上腺素散瞳：右眼玻璃体呈尘状混浊，视盘稍充血，边界模糊，乳头周围视网膜水肿混浊，动脉变细，静脉扩张纡曲，A ： V=1 ： 2，视网膜上多处散在黄白色斑，大小为 1/5 ～ 1/2PD，视网膜周边部呈青灰色。左眼玻璃体可见少许细点状混浊，视盘边缘较模糊，视网膜血管正常，黄斑部中心凹光反射消失，视网膜可见散在黄白色硬性渗出点。西医诊断：右眼渗出性视网膜脉络膜炎；左眼陈旧性视网膜脉络膜炎；双眼玻璃体混浊。中医辨证为湿热蕴阻，痰浊郁积。治当清热利湿，开郁散结。方用猪苓散加减。

处方：猪苓、车前仁、苍术、萹蓄、木通、滑石、焦栀各 10g，金银花 30g，土茯苓 60g，狗脊、夏枯草、白花蛇舌草各 15g，酒大黄 6g。水煎服，5 剂。

二诊（1986 年 8 月 8 日）：眼前黑影减轻，视力：右 4.7，左 4.9。前方去酒大黄，加生地黄、牡丹皮、玄参各 15g。续进 5 剂，右眼玻璃体混浊减轻，视网膜渗出物大部吸收。视力：右 4.9，左 5.0。患者时觉头晕耳鸣。此为肝肾亏虚，失于濡养。治宜滋肾养肝，兼化痰湿。

处方：菟丝子、生地黄、女贞子各 20g，枸杞子、牡丹皮、玄参、楮实子、石决明各 15g，石菖蒲 6g，穿山甲珠 10g（研服）。水煎服，共 10 剂。同时兼服内障复明丸，出院。

继续门诊治疗，1 个月后来院复查，视力：右 5.0，左 5.1，双眼屈光间质清晰，视网膜渗出物吸收，眼底基本正常。随访 3 年未复发。

97. 玻璃体混浊　案 2（云雾移睛　湿热蕴阻，阴虚肝郁）

【诊治实录】

何某，男，38 岁，某地质队干部。患者因两眼自觉黑影飘动，视物不清半月，于 1979 年 8 月 15 日入院。

刻诊：头昏，心烦，胸闷，纳差，小便灼热色黄，舌苔薄黄，脉弦细而滑。眼外部正常，视力：右 0.2，左 0.2。玻璃体呈雾状混浊。中医辨证为湿热蕴阻，痰浊郁积。法当清热利水，开郁散结。方用猪苓散加减。

处方：猪苓 15g，车前子 15g，夏枯草 15g，苍术 10g，萹蓄 10g，木通 10g，滑石 10g，山栀 10g，狗脊 12g，香附 12g，酒大黄 6g。

服 3 剂后，眼前无黑影晃动，视力：右 0.7，左 0.8。前方去酒大黄；加生地黄 15g，玄参 15g，再进 3 剂。

视力：右 0.9，左 1.0。黄苔已去，夜间耳鸣。此混浊未已，而阴虚之象渐露。宜滋水养肝，兼化痰湿，处方：菟丝子、薤仁、石决明各 10g，生地黄 20g，茯苓、猪苓、石菖蒲各 10g，牡丹皮、枸杞子、玄参、玄精石各 12g。水煎服。共服 10 剂。

视力：右 1.2，左 1.5。屈光间质清晰，眼底基本正常，痊愈出院。随访 3 年，未复发。

【临证思辨】

玻璃体混浊是指玻璃体内出现不透明体，它不是一个独立的眼病，而是眼科常见的体征之一。其主要症状为患者自觉眼前似有形态各异之黑影移动及不同程度的视力障碍。玻璃体为透明的凝胶体，主要由胶原和透明质酸组成。由于玻璃体本身无血管及神经组织，新陈代谢极其缓慢，其营养及代谢是通过邻近组织扩散来完成的。玻璃体混浊分生理性和病理性两类，除少数系体外性异物外，大多为其邻近组织炎症、出血或玻璃体退行性改变所致。中医即据其自觉症状称之为"云雾移睛""蝇翅黑花""黑影如蝇症"等，多属胆、肾、肝之病变，而以胆为重心。眼之玻璃体古称"神膏"，《审视瑶函》云："此膏由胆中渗润精汁，升发于上，积而成者，方能涵养瞳神。"此种精汁"乃先后二天元气所化，先起于肾，后施于胆，而后及乎瞳神也"。《灵枢·天年》曰："五十岁，肝气始衰，肝叶始薄，胆汁始灭，目始不明。"肝胆精微，营运脉中，升发于上，滋养神水，溉濡神膏。若热郁肝肺，络滞湿遏；或风火相搏，热伤络脉；或湿热蕴阻，痰浊凝聚；或脾虚肝郁，运化失输，均可导致气机逆乱，疏泄失常，清浊相干，胆中精汁无以升运，目失濡养致使眼内津液的滋生、运化、排泄发生障碍，导致水湿留滞，痰浊凝聚，气血瘀阻而发生本病。若肝肾亏虚，精血耗涩，玄府不和，神膏失养，亦可罹患。《审视瑶函》谓本病"乃玄府有伤，其源皆属胆肾"，即此理也。《眼科集成》亦引龚云林语："此症乃肾水不能济肝木，肝血无以养胆汁，以致虚热内生，扰动清净之气，故行动举止则神光荡漾，而现此黑影之状，如蝇之飞也。"案1、案2均系本病湿热蕴阻、痰浊凝聚之证型，故其治疗总以清热利湿、开郁行滞为先。方用《审视瑶函》猪苓散加减，此方由八正散去瞿麦、甘草加猪苓、苍术、狗脊而成，有清热、利湿、泻浊之功，能导肝肾邪热以下行，助胆中精汁之升运，养清净之廓，滋润神膏。对西医学认为眼内炎症所致浆液性渗出物浸入玻璃体而呈雾状混浊者，随症加减，收效最速，《银海精微》谓此方能"顺其肝肾之邪热"，为治"蝇翅黑花"第一方。其功效可能与加速房水新陈代谢及减轻眼球血管膜炎症反应有关。用此方加减令云雾（混浊）渐减后，继之当以滋肾养肝，兼化痰湿为治。方用《眼科集成》补肾丸加减，原方由枸杞子、菟丝子、楮实子、生地黄、玄精石、石决明、牡丹皮、茯苓、薏仁、泽泻、石菖蒲等药组成。功能补肾益肝，清热化浊。加穿山甲珠通窍行滞，玄参降火滋阴，能助诸药扶正祛邪，明目利窍之力，故获效验。

98. 玻璃体混浊　案3（云雾移睛　热郁肝肺，络滞湿遏）

【诊治实录】

孟某，男，45岁，农民。患者因眼前黑影飘动1个月，眼前视物不清约10日，于1981年10月30日入院。

视力：右0.1，左0.06；双眼睑浮肿，睫状充血，瞳孔缘有少量灰白色渗出物附着；玻璃体呈细点状及条索状混浊；头痛睛胀，眉棱酸楚，恶风，口干不欲饮，舌红苔黄腻，脉弦数。西医诊断为急性虹膜睫状体炎，玻璃体混浊。中医辨证为热郁肝肺，络滞湿遏。先宜发散，宣郁泄热，以疏壅滞。方用八味大发散加减。

处方：麻黄12g，羌活10g，防风10g，蔓荆子10g，白芷10g，藁本10g，川芎10g，桃仁10g，僵蚕10g，车前子10g，红花6g，生姜30g。

服3剂后，头痛目赤大减，口苦微渴，黄苔未尽。治宜清肝泻胆，利湿降浊。方用龙胆泻肝汤加减。

处方：柴胡15g，生地黄15g，龙胆草10g，栀子10g，黄芩10g，木通10g，车前子10g，泽泻10g，草决明10g，金银花20g，酒大黄6g，甘草3g。

上方随症增损共服10剂。视力：右0.9，右0.8，眼外部正常，玻璃体仍有少许混浊。予知柏地黄汤加浙贝母、牡蛎、郁金滋阴清热散结。服7剂后，视力：右1.5，左1.2，屈光间质清晰，眼底正常，痊愈出院。随访年余，未再复发。

【临证思辨】

此为急性虹膜睫状体炎所致玻璃体混浊。中医辨证为热郁肝肺，络滞湿遏。因其风寒客表，热郁于里，故用《眼科宜书》八味大发散加减，祛风散寒，宣郁泄热，"火郁发之"。服后头痛目赤大减，外邪虽解，里热未已，继以龙胆泻肝汤清泄肝胆湿热，寓战胜抚绥之义。病瘥，视力增进。后以知柏地黄汤加减，滋阴补肾，清热散结，调治月余，终以愈疾。

99. 玻璃体混浊 案4（云雾移睛 肝郁脾虚，气滞湿阻）

【诊治实录】

赵某，男，24岁，工人。1981年7月1日初诊。

右眼视力减退旬日，自觉眼前有黑影飘浮，日趋增多。视力：右0.2，左1.0；右眼外部正常，玻璃体有尘状及絮状混浊，视网膜静脉充盈、迂曲。症见胸闷胁痛，嗳气频频，食则腹胀，便溏，纳差，舌苔薄白，脉沉弦而细。此为肝郁脾虚，气滞湿阻。予逍遥散加减。

处方：柴胡15g，白芍12g，当归、白术、苍术、香附、茯苓、郁金、羌活、猪苓、鸡内金各10g，山楂肉15g，甘草3g。

上方进5剂，诸症悉减。原方去白芍、猪苓，加怀山药、菟丝子、淫羊藿。再服7剂。视力：右1.2，左1.2，停药。随访一年，未再复发。

【临证思辨】

患者为视网膜络脉病变而致玻璃体混浊，症见胸闷胁痛、腹胀便溏，证系脾虚肝郁，气滞湿阻。故予逍遥散加减疏肝解郁，消积行滞，除湿化浊。服之病减，续用原方增损，去白芍之酸敛以益脾，减猪苓之耗津以顾肾；加山药、菟丝子、淫羊藿补脾肾，益气涩精。治在肝、脾、肾，应在膏、脂、血，目得其养，故获清莹。

100. 玻璃体混浊 案5（云雾移睛 阴虚火旺，痰浊凝聚）

【诊治实录】

姚某，男，38岁，农民。患者因左眼视物障碍1个月，于1981年9月26日入院。

右眼于幼时跌伤头部后渐至失明。1个月前，左眼觉有黑影飘动，视力减退。某医院诊断为右眼视神经萎缩，左眼玻璃体混浊。治疗一旬无好转，渐至生活不能自理。症见头晕耳鸣，口唇干燥，心烦易怒，夜寐不安，腰酸，便秘，舌红少苔，脉沉弦而细。视力右眼手动，左眼 1m 数指。中医辨证为肾阴不足，虚火上炎，痰浊凝聚。此为虚中夹实，当先开通玄府，疏泄肝胆。药用：枳壳、郁金、槟榔各 20g，香附、夜明砂各 15g。服 3 剂后矢气频频，左眼视力 0.1，病情略有好转。今气机已畅，当从滋阴降火之法，宗清肾抑阳丸加减。

处方：生地黄、熟地黄、枸杞子各 15g，茯苓、白芍、黄柏、知母、草决明、当归、桃仁各 10g，寒水石、石决明各 12g，黄连、三七各 6g。

服 7 剂后，眼前黑影缩小，视力右眼手动，左 0.6。继进驻景丸加减方煎服 10 剂，诸症悉退。视力：右 0.06，左 1.5，屈光间质清晰，痊愈出院。随访两年，左眼视力正常。

【临证思辨】

患者为左眼玻璃体混浊。症见头晕耳鸣，心烦易怒，唇口干燥，夜寐不安，腰酸痛，大便秘，舌红少苔，脉沉弦细。此为阴虚火旺，痰浊凝聚，玄府郁遏。虚中夹实，当先疏瀹开闭，治用《眼科宜书》治内障所载行气解郁方，即香附、郁金、枳壳、槟榔，加夜明砂活血散瘀，清热明目，开通玄府。服后左眼视力增至 0.1，治见初效。续用《审视瑶函》清肾抑阳丸，滋阴清热，养肝明目。加桃仁、三七活血散瘀，黄连清心除烦。服之视力更有好转，左眼已增至 0.6。后以驻景丸加减补益肝肾，养血明目，调治月余，诸症悉退，左眼视力恢复至 1.5，病愈出院。

101. 中心性浆液性脉络膜视网膜病变（视直如曲　脾虚不运，气液郁积）

【诊治实录】

李某，男，28 岁，教师。1987 年 5 月 8 日初诊。

患者左眼自觉有黑影遮挡、视力减退一周。发病前因工作操劳，精力不支，渐觉眼球疲劳，左眼视物模糊，视正反斜，视直如曲。某医院诊断为左眼"中心性浆液性脉络膜视网膜病变"。用西药治疗，收效甚微。视力：右眼 1.0，左眼 0.5；左眼外部正常，屈光间质清晰；视盘色泽正常，边界清楚；黄斑部水肿，有椭圆形反光晕轮，中心凹光反射消失。中医辨证为脾胃虚弱，三焦失枢，气液郁积。当以开通玄府，运利水津为要。予小柴胡汤加减，使"上焦得通，津液得下，胃气因和"，脏腑之精微上注，清浊不相乖逆。

处方：柴胡 12g，党参 10g，黄芩、法半夏、苍术、茯苓各 10g，甘草 6g。水煎服。

4 剂后视力好转，右眼 1.0，左眼 0.9。前方加肉桂（冲服）、黄芪各 10g，继服 5 剂。视力：右眼 1.2，左眼 1.0；眼底基本正常。后予杞菊地黄丸与补中益气丸交替服用 1 个月，以资巩固。随访 2 年，未再复发。

【临证思辨】

本例是三焦失枢，玄府闭塞，气液郁阻之证候。玄府即腠，是气液出入的"孔穴"，司气液之开阖，为枢；三焦主持诸气，为气液运行道路，溉濡五脏六腑，为渎。玄府与三焦在结构上相互联系，功能上相互影响，共同完成气液的输布运行。本例是眼底黄斑水肿，为玄府郁闭，气液不能周灌，故视物变形。予小柴胡汤调畅气机，疏理三焦，敷布精微，目即光明矣。

102. 特发性脱髓鞘性球后视神经炎（暴盲　精血亏虚，痰浊瘀阻，玄府闭塞）

【诊治实录】

孙某，女，41 岁，住四川省巴中市巴州区后河桥街。因左眼视力减退 20 天，加重 7 天，于 2012 年 9 月 24 日来诊。

患者一年前曾因"呕吐、眩晕伴四肢麻木"及"眩晕、复视伴下肢麻木"两次在省城某三甲医院住院治疗，诊断为"脱髓鞘脑炎""视神经脊髓炎谱系疾病（NMOSD）"。治疗好转出院。回家后继续服用糖皮质激素等西药。定期到省城原经治医院复查，均诊断为 NMOSD。20 天前左眼视力急剧减退，原经治医院诊断为急性球后视神经炎，行糖皮质激素冲击治疗无好转，遂来我处中医治疗。

刻诊：体态丰腴，脸圆似满月。眩晕，耳鸣，呕清涎，步态不稳，四肢乏力，麻木，尤以下肢为甚，胸胁烦满，胃纳不佳。月经稀发，时有停经，2～3个月始潮，经量少，色紫暗，舌质淡紫，苔白微腻，脉弦缓。血压130/80mmHg，眼科检查：右眼5.0，左眼无光感；眼前节及眼底均未见异常。证系精血亏虚，痰湿蕴阻，玄府闭塞。予程钟龄《医学心悟》半夏白术天麻汤加减。

处方：半夏10g，白术15g，天麻20g，茯苓15g，陈皮10g，郁金15g，枳壳20g，槟榔20g，香附15g，全蝎15g，僵蚕15g，甘草6g，大枣10g，生姜6g。水煎服，2日1剂，5剂。

原西医医院所用泼尼松，仍每日晨服6片（30mg），服中药期间，泼尼松每5天减少1片，直至服完，其余西药悉皆停用。

二诊（2012年10月5日）：左眼视力好转，能在1m数指。头痛眩晕，复视，步态不稳，身体困重，下肢麻木，舌脉同前。改用东垣半夏白术天麻汤加减。

处方：半夏10g，白术10g，天麻20g，人参15g，茯苓10g，泽泻10g，陈皮6g，干姜10g，苍术10g，黄柏（盐水炒）6g，神曲10g，黄芪20g，紫河车20g（研服），全蝎10g，地龙20g，胆南星6g，僵蚕10g，大枣10g。水煎服，2日1剂，3剂。

三诊（2012年10月12日）：左眼视力增进，VOD5.0，VOS4.4。头痛减轻，双眼视物有复象，眩晕如前，未再呕涎，下肢麻木，右手前臂有紧绷感。舌质淡紫，苔薄白，脉弦细，续用前方煎服。另予明目珠还散加减。

处方：晒山参60g，炒白术60g，紫河车100g，肉苁蓉60g，菟丝子（盐水炒）60g，楮实子（酒炒）60g，珍珠20g，枸杞子100g，海狗肾2条，密蒙花30g，牡丹皮60g，全蝎60g，地龙60g。研极细末，每服3g，白菊花茶送服，1日3次。

四诊（2012年10月22日）：视力更有提高，VOD5.0，VOS4.8。头痛已痊，原所服泼尼松已减至每日 1 片。仍有眩晕复视，下肢麻木重滞，步态不稳，舌质紫暗，苔薄白，脉弦细。续服明目珠还散，另予杞菊地黄汤合牵正散加减。

处方：熟地黄 20g，山萸肉 15g，山药 20g，茯苓 10g，牡丹皮 10g，泽泻 10g，枸杞子 20g，菊花 10g，全蝎 10g，僵蚕 10g，白附子 10g，菟丝子 20g，女贞子 20g，楮实子 10g，紫河车 20g（研服）。水煎服，5 剂。

五诊（2012 年 10 月 31 日）：左眼已恢复至发病前水平，VOD 5.0，VOS 4.9。眩晕显著减轻，双眼视物仍有复象。四肢未再麻木，行走有力。月经后期，经量较前增多，经色紫暗，舌脉同前。续服明目珠还散。泼尼松已停用 3 天。

六诊（2012 年 11 月 28 日）：双眼视力正常，未再出现眩晕复视，四肢活动自如。治疗中除续服明目珠还散外（可服 80 余天），另予大补元煎加减。

处方：人参 20g，当归 15g，山萸肉 15g，熟地黄 20g，枸杞子 20g，山药 20g，杜仲 10g，紫河车 20g（研服），怀牛膝 20g，炙甘草 10g。水煎服，间断服用。

七诊（2013 年 1 月 9 日）：中药散剂已经服完，未再有眩晕、复视之症，四肢有力、活动自如，饮食量少，间有腹胀便溏，舌质淡红，苔薄白，脉弦细。前所用方，滋腻之药较多，有碍脾胃运化，予东垣升阳益胃汤加减。

处方：人参 15g，炒白术 15g，黄芪 30g，半夏 10g，陈皮 6g，茯苓 10g，泽泻 6g，防风 6g，羌活 6g，独活 6g，柴胡 6g，黄连 6g，白芍 10g，炙甘草 6g，山药 20g，大枣 10g，生姜 6g。水煎服，3 剂。

嘱患者服此 3 剂后停药观察，如有不适，即来告知。停药半年，患者身无其他不适，后到省城原经治医院复查，各项检查指标未见异常。随访一年，未再复发，病愈。

【临证思辨】

特发性脱髓鞘性视神经炎是常见的视神经炎类型，实际上是脊髓脱髓鞘疾病累及视神经急性炎症，为视神经脊髓炎。可表现为肢体感觉功能障碍，眼痛或眼球转动痛，发为急性视神经炎或球后视神经炎，视力呈急剧下降至光感或黑蒙，偶伴眼外肌麻痹及复视。临床上因脱髓鞘疾病引起视神经炎较为多见，据北京中医药大学张瑜报道，曾对 63 例初诊为视神经炎的患者进行治疗，有 44 例（占 69.84%）符合视神经炎的临床诊断，而其中 32 例符合特发性脱髓鞘性视神经炎的临床和实验室特点（占视神经炎患者 72.7%）。2014 年美国神经病学会（AAN）及国际 NMO 诊断小组（IPND）建议将 NMO 合并入视神经脊髓炎谱系疾病（NMOSD）。目前因其病因不明，西医治疗方法虽多，但疗效不一，且其复发率甚高，是一种严重威胁视力的眼病。

中医根据其临床表现及证候，属于暴盲、眩晕、虚劳等病范畴。其病因病机多系痰、湿、虚、瘀。急性期为痰浊瘀阻，玄府郁闭，目失神光；慢性期为肝肾亏虚，髓海不足，目失濡养。其治疗：早期宜舒郁化浊，开通玄府；后期宜培元益精，养肝明目。本例患者已在某三甲西医医院两次住院治疗，确诊为脱髓鞘疾病。先是脱髓鞘脑炎，后是急性球后视神经炎，皆为视神经脊髓炎（NMO）谱系疾病（NMOSD）。经用糖皮质激素冲击疗法未效，遂来我处中医诊治。初诊时查左眼黑蒙，眩晕耳鸣，呕吐涎沫，四肢麻木，月经稀发量少，舌淡紫，苔白微腻，脉弦缓。病系暴盲，为精血亏虚，痰浊瘀阻，玄府闭塞。急当疏瀹气机，化痰通络，开通玄府，故用程氏半夏白术天麻汤加减。方中半夏、陈皮、茯苓、甘草化痰利气，白术运脾化湿，天麻、全蝎、僵蚕息风解痉，郁金、枳壳、槟榔、香附舒郁行滞，破气开闭，姜枣调和营卫。服后左眼见光，能在 1m 内数指，未再呕涎，余症同前。此脾胃虚弱，元气亏损已久，故中阳不运，痰湿阻遏，清浊相逆，发为头痛、眩晕、耳鸣、四肢麻木酸软。遂改投东垣半夏白术天麻汤。此方以半夏、天麻为君，最为紧要。东垣在《脾胃论》中云："此头痛苦甚，谓之足太阴痰厥头痛，非半夏不能疗；眼黑头眩，风虚内作，非天麻不能除。"此方实为六君子汤合二陈汤加减而成。故能健脾除湿，化痰通络，益气培元，标本兼治。服后病情更有好转，左眼视力已增至 4.4，头痛亦减。续用此方，另予明目珠还散加减为末，菊花茶调服。此方系本人 20 世纪 60 年代执业时，曾记录一则包寅嘉、孙樟斌治疗急性视神经炎之验方（《中医杂志》1962 年 5 期所载包寅嘉、孙樟斌的文章，即明目珠还散治疗急性视神经炎的初步报告）。本人数十年来用此方加减治疗因肝肾亏虚所致视神经炎，临床多有效验。方中人参、白术、紫河车补脾益气以培元，菟丝子、肉苁蓉、海狗肾补肾温阳以固精，枸杞子、楮实子养肝明目，菊花、密蒙花清肝明目，珍珠镇心明目，牡丹皮清肝散瘀。其中紫河车、海狗肾均为血肉有情之品，最能益元温肾，补髓填精。故服用本方后，左眼视力显著提高。后根据其证候，兼服杞菊地黄汤合牵正散加减，养肝明目，祛风定眩；大补元煎加减滋阴补肾，益气培元；东垣升阳益胃汤加减健脾益气，兼清湿热。明目珠还散加减所做散剂，共服 80 余天。肝、脾、肾同治，汤剂与散剂并施，其效相得益彰。左眼视力迅速恢复至发病前水平，未再出现头痛眩晕及肢体麻木，行动自如。停药半年，身无其他不适，经原治疗医院复查，各项检查指标均已正常，随访一年多未再复发，病愈。

103. 急性球后视神经炎 案1（暴盲 肝郁气滞，玄府闭塞）

【诊治实录】

袁某，男，30岁，巴中市兴文乡农民。因双眼失明 7 天，于 1964 年 4 月 3 日来诊。

患者既往体健。一周前午后，双目突然视力减退，不红不肿，当晚即行动困难，次日完全失明，遂送往本市某西医医院住院治疗，诊断为急性球后视神经炎，病因不明。治疗一周罔效，患者自动出院，寻余诊治。

刻诊：双眼不辨三光，白睛不红肿，黑睛光滑无云翳，瞳孔略见扩大约 4mm，展缩失灵，眼底正常。患者发病前三日，曾因家事不遂，郁郁寡欢，夜不能寐，头痛眩晕，眼球胀痛、牵引痛，胸胁胀满，口苦纳差。舌质微红，苔薄白，脉弦细数。此属暴盲，为肝郁气滞，玄府闭塞。治当疏肝理气，开通玄府。遂遵《眼科宜书》治内障所用解郁破气法加减。

处方：枳壳 30g，郁金 20g，香附 20g，槟榔 30g，三七 10g（研服）。水煎服。

服 2 剂后，患者两眼始有光感。续服 2 剂，眼球后痛、牵引痛减轻，双眼视力手动。继予逍遥散加减。

处方：柴胡 15g，当归 10g，白芍 20g，白术 15g，茯苓 15g，枳壳 15g，栀子 10g，牡丹皮 15g，郁金 20g，香附 10g，夏枯草 20g，甘草 6g。水煎服。

3 剂后，双眼视力增至 1m 数指、能辨人。后予滋肾养肝法，拟东垣滋阴地黄丸加减。

处方：生地黄 15g，熟地黄 15g，天冬 10g，黄芩 10g，人参 15g，黄连 10g，枳壳 10g，五味子 10g，紫河车 15g（研服），枸杞子 20g，全蝎 10g，地龙 10g，甘草 6g。水煎服，5 剂。早晚各服石斛夜光丸 1 粒（9g）。

视力日渐好转，如是调理月余，双眼视力恢复至 0.6，停药。随访 10 年，患者仍能从事病前的木工及农业劳动。

【临证思辨】

患者因暴盲在县城西医医院住院 7 天，诊断为急性球后视神经炎，西药治疗无效，前来我处求治。患者家居农村，暂住在县城离我诊室不远的一家旅店就医。旅店的外堂是一个能容几十人休闲的热闹茶馆。那些喝茶的人每天看到这个人被带进带出，最后竟完全复明，行如常人。这一神奇的中医疗效，一传十，十传百，不胫而走，迅速在巴城引起轰动，连同另几例危急重症患者的治愈，使我在县城的医望获得很大提高。从此，前来求医者络绎不绝，时年 23 岁。回想当年，年轻气盛，甚少顾忌，真是初生牛犊不畏虎。但其临证思维尚能做到遵法勿逾矩，执方未拘泥，进退有序，攻补相宜，故获效应。

急性球后视神经炎是以眼底基本正常而视力显著障碍为其特征，常伴有眼球压痛、牵引痛及瞳孔扩大、视野改变等临床症状及体征。由于受侵犯的部位不同，球后视神经炎可分为轴性视神经炎、视神经周围基质炎、横断性视神经炎等类型。引起急性球后视神经炎的病因十分复杂，主要是各类炎症、血管性疾病和肿瘤。此外，某些自身免疫性疾病如系统性红斑狼疮、wegener 肉芽肿、behcet 病、干燥症、结节病等，均可引起视神经的非特异性炎症。有 1/3 ～ 1/2 的患者根本查不出病因。

急性球后视神经炎的早期诊断一般较为困难，因大部分患者的眼底都无特殊改变，易与其他各种视力减退、眼底正常的眼病相混淆。对于球后视神经炎的正确诊断，主要是注意视力、视野等方面的改变，并且排除其他可能引起这种变化的病变，如与青光眼、颅内肿瘤、癔症性黑蒙、中心性浆液性脉络膜视网膜病变等病相鉴别。现代采用视觉诱发电位（VEP）检测，对急性球后视神经炎的早期诊断具有较高的参考价值。

急性球后视神经炎属中医暴盲、瞳神散大等病范畴，皆为玄府失和所致。正如金元时期刘河间在《素问玄机原病式·火类》中所说："玄府者，玄微府也。然玄府者，无物不有。人之脏腑、皮毛、肌肉、筋膜、骨髓、爪甲，至于世之万物，尽皆有之，乃气出入升降之道路门户也。人之眼、耳、鼻、舌、身、意、神识能为用者，皆由升降出入之通利也。有所闭塞者，不能为用也。若目无所见，耳无所闻……悉由热气怫郁，玄府闭密而致。气液、血脉、荣卫、精神不能升降出入故也。"玄府病理变化主要是开阖不利，气之升降出入失调和津液运行障碍，使相应的组织器官发生功能及结构的改变。本病初期多实，为肝郁气滞或肝火上炎，令玄府闭塞；后期多虚或虚中夹实，为肝肾亏虚，玄府自闭；或脾胃虚弱，玄府失枢；或阴虚火旺，玄府郁遏。本例患者为西医医院已检查确诊双眼急性球后视神经炎，发病前因家事烦扰，先是头痛胁胀，继之暴盲，为肝郁气滞，致令玄府不和乃至闭塞。治当疏肝理气，解郁行滞。选用《眼科宜书》破气散（本人暂定方名，即枳壳、郁金、香附、槟榔）加减，以疏气机，散郁火，行津液，通玄府。服之病有转机，续用逍遥散加减，疏肝解郁，养血和营，助气液之升降以利玄府。后用东垣滋阴地黄丸加减，兼服石斛夜光丸，滋肝肾，益精气，清郁热，利窍明目。调治月余，视力渐复。由于对此病的治疗遣方有序，标本兼顾，药证相宜，故获痊愈。

104. 急性球后视神经炎　案2（暴盲　肝郁化火，玄府闭塞）

【诊治实录】

李某，男，18岁，四川省巴中市化成乡农民。1965年3月20日初诊。

患者于10天前双眼视力减退，在当地服中、西药治疗3天无效，视力渐减，不辨三光。遂送县城西医医院五官科住院，完善各项检查，诊断为"双眼急性球后视神经炎"，经使用激素抗炎冲击及抗菌、神经营养支持等综合治疗6

天，视力无改善，拟转省城上级医院治疗。出院后，患者及其家人冀望中医能救，遂来我处就诊。

刻诊：双眼视力光感，指测眼压 Tn，结膜无充血，角膜光滑透明，瞳孔开大约 4mm，无光反应，屈光间质清晰，眼底大致正常。患者自幼性格急躁，发病前因婚姻事宜与家人争执吵闹，渐至头痛失眠，眼球胀痛，眼球转动或用手触压时球后有酸胀感。胸胁满闷，口苦纳差，二便自调。舌红苔薄白，脉弦滑数。此属暴盲，为肝郁化火，气机逆乱，玄府闭塞，致令清窍不利，目失光华。急当疏肝解郁，降火行津，以利玄府。予《眼科宜书》破气散加减。

处方：香附 20g，枳壳 30g，槟榔 30g，郁金 20g，白蒺藜 20g，三七 10g（研服），车前子 20g（包煎），楮实子 20g，茺蔚子 20g。水煎服。

上方服 3 剂后，右眼始有光感；续服 3 剂，双眼见光，胸次亦开，矢气频作，渐能饮食。查双眼视力均为 1m 数指。继用逍遥散合熟益巴戟汤加减。

处方：当归 10g，白芍 20g，柴胡 15g，茯苓 10g，苍术 10g，白术 10g，薄荷 6g，熟地黄 20g，益智仁 20g，杭巴戟 20g，紫河车 20g（研服），白蒺藜 20g，车前仁 20g（包煎）。水煎服。

服上方 3 剂后，病情更有好转，双眼视力均为 0.15，无需家人扶助，独自来诊。续服 10 剂，双眼视力增至 0.3。后以驻景丸加减调服。

处方：熟地黄 20g，菟丝子 15g，茺蔚子 15g，楮实子 20g，五味子 15g，车前子 20g（包煎），枸杞子 20g，杭巴戟 20g，益智仁 20g，人参 15g，紫河车 20g（研服）。水煎服，10 剂。

兼用石斛夜光丸，早晚各服 1 粒（9g）。如是调治月余，右眼视力恢复至 0.8，左眼 0.6。停药，随访 5 年，眼病未再复发，并已结婚育子。

【临证思辨】

本案亦为急性球后视神经炎。起病为肝郁气滞，肝火上炎，玄府闭塞所致。选用《眼科宜书》破气散加味：方中香附、枳壳、槟榔、郁金、蒺藜破气舒郁；三七、茺蔚子活血凉肝；楮实子、车前子利水行津。诸药合用，气郁得舒，火郁得发，血郁得行。气血津液，升降运行，玄府开通，目得光华。继以逍遥散合熟益巴戟汤加减，养血疏肝，益精明目。熟益巴戟汤是《眼科宜书》

治内障眼病方。方中熟地黄补血益髓，杭巴戟温肾益元，益智仁温脾固精。三药相伍，意在补肾固先天之本以培元，温脾扶后天之本以摄精。加紫河车血肉有情之品，助熟地黄、益智仁、巴戟天培土填精之功，白蒺藜助逍遥散疏肝解郁之力，故服之视力日渐好转。后以驻景丸加减并用石斛夜光丸补肝肾，培精元，滋阴和阳，疏瀹气机，利窍明目，调治月余而竟全功。

105. 癔症性黑蒙（暴盲　肝气郁结，神光失用）

【诊治实录】

黄某，女，40岁，四川省巴中市玉堂乡8村3社农民。2007年9月26日初诊。

患者双眼失明7天，曾在某市级医院住院治疗。双眼检查：无光感，眼底未见异常。治疗无好转，遂转上级医院住院治疗，出院后来我处求治。

刻诊：双眼视力黑蒙，瞳孔光反应迟钝。双眼前节及眼底均正常。细问病史，患者系单身独居多年，丈夫外出务工，弃家不归，数年杳无音讯。本人随已嫁之女居住，在某食店打工为生，终日郁郁寡言，不愿与人交谈。7天前突然双目失明，行走困难，神清体健，情绪低落，食少懒言，二便自调，脉弦缓，舌淡苔薄白。诊断为暴盲（癔症性黑蒙）。为肝气郁结，玄府闭塞所致。此《眼科宜书》所谓"内障是气""气闭胆口"为病。予破气汤合越鞠丸加减。

处方：枳壳20g，郁金20g，香附20g，槟榔20g，川芎15g，苍术20g，栀子10g，神曲20g。水煎服，5剂。

二诊（2007年10月8日）：服上药后，患者略有视力，为眼前手动。悲戚多泣，喜呵欠，自觉手足冷。此肝胃气滞，阳热内郁，郁久伤神之候。宜养心除烦，兼疏肝郁。遂以甘麦大枣汤合四逆散治之。

处方：淮小麦100g，炙甘草20g，大枣30g，柴胡15g，白芍20g，枳实20g，炒酸枣仁30g。水煎服，5剂。

三诊（2007年10月18日）：病情大有好转，视力双眼均为2m数指，面黄纳差，夜卧不安。予定志丸合甘麦大枣汤。

处方：人参 20g，远志 6g，石菖蒲 6g，茯神 20g，淮小麦 100g，大枣 30g，炙甘草 20g。水煎服，5 剂。

四诊（2007 年 11 月 2 日）：患者已能自行来诊。视力双眼均为 0.2，食少心悸，睡眠不安。予归脾汤合甘麦大枣汤。3 剂。

五诊（2007 年 11 月 10 日）：患者双眼视力均为 0.8，行走自如，多梦易醒，时觉心悸。予酸枣仁汤加龙骨、牡蛎。3 剂后停药。后其女来告，患者已病愈返家，身体安和。

【临证思辨】

本例患者系癔症性黑蒙，为转换性感觉障碍。癔症是一种因社会心理因素引起的记忆、意识、运动、感觉等发生障碍的一种病态。由于癔症的含义太多且不确定，国际上已取消癔症这一病名，而改称"分离性障碍"和"转换性障碍"。前者以精神障碍为主，后者则以躯体功能障碍（运动、感觉）为主。本例患者为转换性感觉障碍。中医谓之暴盲，属中医郁证范畴。系肝郁气滞，玄府郁闭，七情所伤致病。

此例患者，病虽在眼，其本在脏，其应在神，病及心与肝脾。盖心主神明，神明失用；肝主疏泄，气机郁滞；脾主运化，津血不周。中医的治疗原则是疏肝解郁，利气散结，养心宁神。故首用越鞠丸合破气汤，疏肝理气，解郁除烦。再诊时见悲伤哭泣，躁扰不安，多欠伸，手足寒。此肝胃气滞，阳热内郁，虚烦上扰所致。遂改用四逆散合甘麦大枣汤，疏肝解郁，养心宁神，病情迅速好转。后随病情，选用定志丸、归脾汤、酸枣仁汤等方，均加入甘草、淮小麦、大枣三味养心除烦，调肝益脾。盖心主神明，为五脏六腑之大主，精神之所舍也。此言之神，应为广义之神，是人体生命活动的外在表现，自然也包括人的精神、意识、思维活动及其所反映的聪明智慧。本病为癔症性黑蒙，历时达 40 余天，实属少见。中医按郁证治疗，心与肝脾同治，终竟全功。

106. 视网膜中央静脉阻塞（暴盲　痰瘀阻络，郁闭清窍）

【诊治实录】

苟某，男，47 岁，巴中市人。左眼视力突然减退 5 天，于 2010 年 10 月 6 日来诊。

5 天前，晨起发现左眼视力减退，不辨五指。在本市某医院检查为左眼中央静脉阻塞、眼底出血。住院治疗无好转。患者素有慢性支气管炎、高血压及高脂血症，肥胖超重（91kg），常服降压、降脂类西药至今。

刻诊：视力左眼手动，右眼 5.0。左眼玻璃体积血，眼底窥不进；右眼前节未见异常，眼底大致正常。血压 140/92mmHg。症见面色青紫，臃肿肥胖，纵腹垂腴，行动迟缓。气喘息粗，胸腹满闷，胁肋隐痛。大便黏滞不爽，日三四行，溺色黄。舌质红，边有瘀点，苔黄微腻，脉弦缓。证系湿热蕴阻，痰火上逆，络脉瘀滞，玄府闭塞。治当清肝泄热，解郁行滞，开通玄府。予丹栀逍遥散加减。

处方：柴胡 15g，当归 10g，白芍 20g，茯苓 10g，陈皮 10g，法半夏 10g，枳壳 15g，郁金 15g，香附 10g，槟榔 15g，焦栀 10g，牡丹皮 15g，三七 6g(研服)，琥珀 6g（研服），甘草 6g。水煎服，2 日 1 剂，3 剂。

二诊（2010 年 10 月 11 日）：病有转机，左眼视力为 1m 数指，痰喘息艰如前，腹胀胁痛略减，大便逼坠不实，舌红苔微腻，脉弦濡缓。予黄连温胆汤加减。

处方：黄连 15g，茯苓 15g，陈皮 10g，法半夏 10g，枳壳 15g，竹茹 10g，郁金 15g，香附 10g，槟榔 15g，三七 6g（研服），琥珀 6g（研服），葶苈子 10g，大枣 10g，甘草 10g。水煎服，2 日 1 剂，3 剂。

三诊（2010 年 10 月 20 日）：左眼视力增至 4.2，玻璃体混浊减轻，眼底窥视不清。痰喘渐平，胸腹仍觉满闷，大便已实。予桃红四物汤合二陈汤加减。

处方：生地黄 20g，当归 10g，赤芍 20g，川芎 10g，桃仁 10g，红花 10g，

茯苓 15g，陈皮 6g，法半夏 10g，山楂 50g，虎杖 20g，三七、琥珀各 6g（研服）。水煎服，2 日 1 剂，3 剂。

四诊（2010 年 11 月 6 日）：前方已续进 6 剂，左眼视力增至 4.5，右眼5.0。左眼玻璃体混浊更见减轻，视网膜中央静脉迂曲，颞下方视网膜可见少许斑片状出血，黄斑部结构紊乱，中心凹光反射不清。痰喘已平，胸次渐开，胃纳尚可。手足心热，睡卧不安。舌红紫暗，边有瘀点，脉弦细。证为肾阴亏虚，痰瘀阻络。予杞菊地黄汤合桃红四物汤加减。

处方：枸杞子 20g，菊花 10g，生地黄 20g，山萸肉 15g，山药 20g，牡丹皮 15g，泽泻 10g，茯苓 15g，桃仁 10g，红花 10g，当归 10g，赤芍 15g，川芎10g，女贞子 20g，旱莲草 15g，虎杖 20g，山楂 50g，全蝎 10g，地龙 15g，水蛭（酒炒）6g，虻虫（酒炒）6g，土鳖虫（酒炒）10g。水煎服，2 日 1 剂，5 剂。

服上方后，左眼视力日进，肥胖渐减，血压稳定。尔后，仍以此方增损治疗，至 2010 年 12 月 2 日检查：右眼视力 5.0，左眼 4.8；左眼玻璃体有少许点状混浊，视网膜出血吸收。痰喘已平，面色荣润，行动自如，肥胖已减，体重由原来的 91kg 减为 85kg，遂停药自调。

【临证思辨】

此例为眼内视网膜中央静脉阻塞致眼底出血案。本病多与眼底动脉硬化、静脉内膜增厚有关，常伴有原发性高血压、高脂血症、肾炎或糖尿病。因视盘筛板部动、静脉腔较窄，其相互交叉处有增生鞘膜存在，所以静脉阻塞之部位，主要在筛板处或动静脉交叉部。其特征为视网膜水肿、出血，静脉迂曲，怒张，视力骤然减退。出血多时，可致玻璃体呈棕黄色颗粒混浊，甚则检眼镜下一片漆黑，无法窥视眼内情况。

本病属中医眼科"暴盲"范畴，多为火热熏灼，痰湿蕴阻，络道闭塞，血溢脉外所致。初诊时见左眼暴盲，面色紫暗，形体肥胖，痰喘息粗，胸满胁痛，大便黏滞，小便色黄，舌有瘀点，苔黄腻。证系湿热蕴阻，痰火上逆，络脉瘀滞，玄府闭塞，为气滞、火郁、痰阻、血瘀所致。朱丹溪论郁，气为六郁之首。因肝主疏泄，调畅气机，无论痰、湿、血、瘀，总以利气为先，故用丹栀逍遥散疏肝解郁，开通玄府；加枳壳、郁金、香附、槟榔破气行滞，以利血行。《眼科宜书》载此四药治内障诸症，认为"内障是气""气闭胆口"。本人对气血痰湿郁阻络道所致内障之属于实证者，每多随症加入方中，殊有效验。二陈、丹栀逍遥散降上逆之痰火。三七、琥珀化血中之瘀凝。服之视力增进，病有转机。二诊时见痰湿未减，喘息更甚，用黄连温胆汤加减，清化痰热，利气行滞。方中有二陈汤燥湿化痰，理气和中；竹茹、黄连开郁，除胸中之烦热；葶苈子苦降，泻肺中之痰壅；郁金、香附、枳壳、槟榔利气行滞；三七、琥珀活血化瘀；大枣、甘草益气补脾。诸药合用，意在祛肺胃之痰热，疏气血之郁阻。服后痰喘渐平，玻璃体混浊渐减，左眼视力增至4.2。三诊时，用二陈汤合桃红四物汤加减，清化痰湿，活血化瘀；加三七、琥珀助化瘀行滞之力，山楂、虎杖增降浊化湿之功。此方续服6剂，痰喘平，胸次开，舌苔去，左眼视力增至4.5，视网膜可见少许斑片状出血。其后所见痰瘀未尽，阴虚之象已露。故予杞菊地黄汤合桃红四物汤补益肝肾，活血养血以滋目；全蝎、地龙、水蛭、虻虫、土鳖虫入络搜剔，破血逐瘀以开闭；女贞子、旱莲草养阴益血能宁络，虎杖、山楂化瘀行滞最消积。守此方增损，调理月余而竟全功。

　　本案为眼底出血从郁论治之病例。在诊治过程中，运用现代检查手段，通过检眼镜及其他仪器所见之征象，作为望诊之延伸；以中医的基本理论为指导，辨证施治。对眼内视网膜中央静脉阻塞所致溢血，何以从郁论治？因郁之为病，非一病之专名，应是一种综合征。郁证应是由于情志怫郁，气机郁滞所引起的诸多疾病的总称。凡因情志不舒、气机郁滞而致血瘀、痰凝、食积、火郁，乃至脏腑不和引发种种疾病均属之。正如王安道所说："凡病之起，多由于郁。郁者，滞而不通之义。"朱丹溪亦云："血气冲和，万病不生。一有怫郁，诸病生焉。"故创气郁、湿郁、痰郁、热郁、血郁、食郁六郁之说。六郁之中，以气郁为先，为六郁之首。往往是气先郁，湿、痰、热、血、食随之而郁为病。本病虽为眼内视网膜中央静脉阻塞，其治仍以调畅气机为先，行气活血；再予化痰清火，化瘀通络，消积化滞，补肾养肝之法随证治之，以竟全功。《眼科宜书》提出"内障是气"，内障眼病应以破气行滞为先，是有其理论基础的，并为实践证明确有其效的一种治疗方法。

107. 视网膜色素变性伴眼底出血（高风雀目　肝肾亏虚，玄府郁闭）

【诊治实录】

陈某，女，77岁，四川省巴中市巴州区人。因双眼视力减退20多年，加重一周，于2002年3月20日来诊。

患者20年前因视力减退伴有"夜盲"曾在省城某三甲医院检查，诊断为"视网膜色素变性"，服西药无明显好转。以后未再治疗，病情逐渐加重，夜晚看不见东西，白天视物模糊，能见范围越来越小。在家生活尚能自理，外出行走则需人扶助。一周前"感冒"咳嗽，加之因家事怄气，视力骤减，不能辨物，遂由家人陪同前来我处就诊。

刻诊：身高体胖，满头白发。头昏头痛，胸胁烦满，不思饮食，视物不清，口苦咽干，二便自调，舌质红，苔薄黄，脉弦数。血压160/90mmHg。眼科检查：视力右眼眼前数指，左眼手动；眼压右眼20.2mmHg，左眼18mmHg。视野呈向心性缩小；双眼睑结膜、角膜正常，虹膜纹理清晰，晶体后极部皮质有星状混浊，左眼较右眼为甚；视盘呈蜡黄色萎缩，边界清晰；视网膜动脉变细，网膜有多数散在性骨细胞状黑色素斑，黄斑部中心凹光反射不见；右眼颞下方有少量斑片状出血。诊断为：①双眼视网膜色素变性；②双眼视神经萎缩；③右眼底出血；④双眼初期白内障；⑤高血压病。中医学认为，本病属暴盲、高风雀目内障、圆翳内障等病范畴。证系肝肾亏虚，气郁化火，玄府闭塞。当以疏肝理气，开通玄府为要。予丹栀逍遥散加减。

处方：柴胡15g，当归10g，白芍20g，茯苓15g，白术10g，牡丹皮10g，栀子10g，枳壳20g，夏枯草20g，郁金20g，槟榔20g，香附10g，三七10g（研服），炙甘草6g。水煎服，2日1剂，5剂。

二诊（2002年4月2日）：胸满胁痛减轻，渐能饮食。时作头痛，夜卧不安。舌质红，苔薄黄，脉弦细。眼科检查结果同前。予《审视瑶函》调气汤加减。

处方：生地黄 20g，当归 10g，白芍 20g，香附 10g，枳壳 10g，黄柏 10g，知母 10g，茯苓 15g，茯神 15g，陈皮 10g，沉香 10g，三七 6g（研服），阿胶 10g，旱莲草 15g，甘草 6g。水煎服，2 日 1 剂，5 剂。

三诊（2002 年 4 月 16 日）：右眼视力好转，头痛已瘥，睡卧亦安。眼科检查：视力右眼 1m 数指，左眼手动；右眼底出血减少，左眼同前。继用驻景丸加减。

处方：生地黄 20g，当归 10g，菟丝子 20g，枸杞子 20g，五味子 15g，楮实子 20g，茺蔚子 15g，菊花 15g，女贞子 20g，旱莲草 15g，车前子 15g，枳壳 10g，郁金 10g，白芍 20g，川芎 10g，牡丹皮 15g，三七 6g（研服），石决明 20g。水煎服，2 日 1 剂，5 剂。

四诊（2002 年 4 月 28 日）：视力增进，自诉已恢复至本次发病前状况。在家能生活自理，外出行走仍需人搀扶。眼科检查：视力右眼 0.05，左眼手动；右眼底出血消散，左眼底检查结果同前。本拟停药终止治疗，但患者及其家人恳请继续治疗，冀望视力再能提高，要求将中药做丸或研末调服，缓图治效。

处方：熟地黄 150g，当归 60g，黄芪（蜜炙）150g，紫河车 150g，菟丝子（蒸熟后盐水炒）150g，楮实子（酒炒）80g，制首乌 100g，女贞子（炒）80g，旱莲草 80g，枸杞子 80g，茺蔚子（酒炒）80g，夜明砂（酒炒）100g，人参 80g，山药（蒸熟）100g，三七 60g，谷精草 60g，草决明 80g，蕤仁 80g。混合研末，每服 5g，1 日 3 次。

嘱患者服用 1 个月后，须停药 5 天，再予续服；服药 3 个月后，应查血常规及肝肾功能。服药期间，身体如有其他不适，请及时告知。半年后患者独自来诊，服药至今，眼病更有好转。查视力：右眼 0.1，左眼 1m 数指，暗适应亦较前好，复查血常规及肝肾功能未见异常。患者已能生活自理，独自上街买菜，更令我惊奇的是原来的满头白发，竟有部分转青，精神矍铄，身无他恙。续用此方 1 料为丸后停药。视力：右眼 0.12，左眼 1m 数指。随访 6 年，仍能上街购物，生活自理。

【临证思辨】

视网膜色素变性是一种遗传性、慢性、进行性视网膜退变，是遗传性视觉损害与致盲最常见的原因之一。临床表现是夜盲、视神经萎缩或并发青光眼、白内障，终致失明。西医治疗方法虽多，但效果均差。中医谓此为"高风雀目内障"，《沈氏尊生书》谓其病"生成如此，并由父母遗传"而来。本病多系元阳不足，精气不荣，玄府不利所致。临床上以肝肾亏虚，精血衰少，与脾虚不运，清阳不升两种类型为多。《审视瑶函》称此病为"阳衰不能抗阴之病"。本例患者于20年前起病，初为夜盲伴视力减退，曾在当地医院及省城某三甲医院检查，确诊为视网膜色素变性，服药无明显好转，遂放弃治疗。渐至视力更减、视野更窄，仅能在家行动。来我处诊治前一周，因家事郁怒，视力骤减，不能辨物。中医学认为此属暴盲，为肝郁化火、灼伤络脉、玄府闭塞所致。与原所患高风雀目之病不同，其治应有标本缓急之分。此时当以疏肝解郁、开通玄府为要，故予丹栀逍遥散加减治之。方中柴胡疏肝解郁；牡丹皮、栀子清肝散郁；枳壳、香附、槟榔破气行滞；三七、郁金活血开郁；当归、白芍养血柔肝；白术、茯苓、甘草健脾培土。诸药合用，共奏解郁疏肝、利气活血、开通玄府之功。继用《审视瑶函》调气汤加减，原方为傅氏治暴怒瞳散用方。本例患者虽未见其瞳神散大，但郁怒伤肝、化火损目、玄府郁闭之理则同。方中当归、白芍、生地黄、阿胶养血柔肝；香附、枳壳、陈皮、沉香行气疏肝；黄柏、知母、旱莲草滋肾凉血清相火；茯苓、茯神利水渗湿宁心神；三七活血化瘀；甘草益气和中。服后病情好转，视力增进。但疏肝理气之药久用耗气伤津，此时宜以补肾养肝为治，以固其本，故予《银海精微》驻景丸加减。方中菟丝子、枸杞子、五味子、楮实子、女贞子、旱莲草补肾养肝，益精明目；当归、白芍、生地黄、川芎补血和血，养血明目；菊花、石决明养肝平肝明目；枳壳利气行滞可疏肝；车前子清热利水能明目。上方服后，视力恢复至本次发病前状况，生活已能自理。至此拟终止治疗，一是考虑患者原有疾病为视网膜色素变性，且至晚期，此为遗传性神经上皮细胞发育不全所致营养性衰竭，中药未必有效；二是患者年事已高，服药时间太长恐致诸多不良反应。虽经详释，但患者及其家人执意不从，要求用中药做丸或研末调服，冀望再效。婉辞难拒，只能尽力为之。窃思此病原为"高风雀目内障"，系由"父母遗传"而来。多为肝肾亏虚、脾虚不运，治在肝肾与脾，故自拟高风雀目方研末调服。方中熟地黄、菟丝子、枸杞子、女贞子、楮实子补肝益肾以滋目；人参、黄芪、紫河车、山药补脾益气以抗阴；当归、首乌益血养肝明目；决明子、谷精草、蕤仁疏风清肝明目；茺蔚子、夜明砂、三七活血散瘀明目。是方扶先天之本以益气，培后天之源以生精，能滋补肝肾、填精培元、健脾益气、通利玄府。治在肝脾肾，充在精气血，故服之精血生、目渐明、发转青；渐能独自外出购物，生活自理，患者及其家人心愿足矣。至于患者部分白发转青，可能为治疗眼病所用补肝肾、益精血药物带来的相关治疗效应。因肾藏精，其华在发，精足则发荣；肝藏血，发为血余，血充则发滋。故见此效。

108. 神经性耳鸣（耳鸣　脾胃虚弱，上气不足，清窍不利）

【诊治实录】

王某，男，41岁，巴中市某公司职员。因耳鸣伴阵发性头痛一年多，于1988年4月15日来诊。

患者1年前始觉右耳鸣响，偶作头痛。日后耳鸣逐渐加重，渐至夜不能寐，记忆力减退。曾到多家西医医院检查，诊断为神经性耳鸣（非颤动性耳鸣），听力正常，西药治疗罔效。找中医治疗，效亦不显，病情时轻时重，遂来我处求治。

刻诊：神疲，面容萎靡，目窠下微肿。耳鸣如蝉，夜间尤甚，时作头痛。纳差脘痞，食后腹胀，大便时溏。舌苔薄白，脉弦细而弱。此气虚耳鸣，系脾胃虚弱，运化无力，清阳不升，玄府不利所致。予益气聪明汤加减。

处方：生晒参15g，制黄芪30g，升麻10g，葛根30g，蔓荆子10g，白芍20g，黄柏（盐炒）10g，蝉蜕6g，全蝎6g，川芎10g，龙齿30g，石菖蒲10g，炙甘草6g。水煎服，2日1剂，3剂。

二诊（1988年4月22日）：耳鸣减，未再头痛，睡卧稍安。仍心下痞满，纳差便溏。续用益气聪明汤加减治疗。

处方：生晒参 15g，制黄芪 30g，升麻 10g，葛根 20g，蔓荆子 10g，白芍 20g，黄连 10g，神曲 15g，蝉蜕 6g。全蝎 6g，龙齿 30g，石菖蒲 10g，山药 30g，炙甘草 6g。水煎服，2 日 1 剂，5 剂。

三诊（1988 年 5 月 6 日）：耳鸣显著好转，精神转佳。痞消胀减，饮食增进，二便自调。舌质淡，苔薄白，脉弦细。仍予益气聪明汤加减，做成蜜丸服用。

处方：生晒参 100g，制黄芪 150g，山药 100g，升麻 50g，蔓荆子 50g，葛根 100g，白芍 60g，黄精 60g，全蝎 60g，蝉蜕 40g，龙齿 100g，石菖蒲 50g，地龙 60g，紫河车 100g，砂仁 60g，炙甘草 30g。上药依古法炮制，混合后研末，炼蜜为丸。每服 10g，日服 3 次。

3 个月后患者来告病愈，停药。随访 1 年，未再复发。

【临证思辨】

本例患者为脾胃虚弱，不能运化水谷，清浊升降失司所致。其上，因清阳不升而见头痛耳鸣；其中，因脾阳不运而见腹满脘痞；其下，因脾虚湿困，无以泌别而见便溏。正如《灵枢·口问》所云："故邪之所在，皆为不足。故上气不足，脑为之不满，耳为之苦鸣，头为之苦倾，目为之眩。中气不足，溲便为之变，肠为之苦鸣。下气不足，则乃为痿厥心悗。"故用益气聪明汤健脾益气，升清利窍。方中人参、黄芪、炙甘草益元补脾胃之气；升麻、葛根、蔓荆子升清阳而利孔窍；黄柏、白芍滋肾敛阴而平肝木；全蝎、蝉蜕、川芎祛风通络行气血；石菖蒲开窍，龙齿安神。故首诊用之即效。二诊续用前方，黄柏易黄连，加神曲，消痞和胃除中满；山药补脾涩精止泻痢。三诊时，病情已显著好转，仍用益气聪明汤加减，原方加紫河车填精益元，助参、芪补脾肺之功；地龙解痉通络，增全蝎利孔窍之力。不用黄连、黄柏，恐久服苦寒伤胃；为丸缓图，以竟全功。

益气聪明汤为明·王肯堂《证治准绳》方。因其补脾益气，能升清阳利头面诸窍，故善治内障目昏、耳鸣耳聋，与李东垣《脾胃论》用药章法相近。后世不少医家著述，如清·吴仪洛《成方切用》、清·汪昂《汤头歌诀》及现代许多医著在引用此方时，均误列为李东垣《脾胃论》方。考东垣诸书，未见此方，恐以讹传讹，特此提及，待明者辨之。

109. 复发性口腔炎（口糜　脾胃湿热，浸淫溃腐）

【诊治实录】

黄某，男，34 岁，2004 年 5 月 8 日初诊。

患者口腔反复发生溃疡糜烂两年多。曾在省城某三甲医院治疗，诊断为复发性口腔炎，长期服中西药治疗无明显好转。每隔 3～7 天，口腔黏膜即有新生溃疡发生，常累及唇舌。患者面色暗黄，表情痛苦，时时以纸拭口角流涎。口腔黏膜有多处大小不等之黄白色溃疡，周围多有红晕。心下痞满，口中气秽，舌苔白，脉弦细数。此胃中郁热，脾虚湿蕴，湿与热合，腐溃浸淫。宜苦辛开降，调脾胃，清郁热，升清降浊。予甘草泻心汤加减。

处方：生甘草 30g，黄芩 15g，黄连 10g，干姜 10g，半夏 10g，水牛角 50g（先煎），人参 15g，大枣 10g，升麻 10g。水煎服，3 剂。

另用冰硼散每日撒布患处。

二诊（2004 年 8 月 10 日）：口腔溃疡已愈，仍用前方随症加减，继服 10 剂，未再诊治。随访半年未复发。

【临证思辨】

本例虽为复发性口腔溃疡，但脾开窍于口，故治在中焦。心下痞满、口秽纳差，是寒热郁阻中焦；升降失司，清浊相逆，湿热蕴蒸，上逆而为口糜。属甘草泻心汤证，与《金匮要略》狐惑病有相似之处，故效《金匮要略》同名之方。甘草用生，意在补中泻火；加升麻入肝，水牛角入心，增解毒泻火之力。辛开苦降，消痞和胃，解毒化腐而安，故能获愈。

110. 灼口综合征　案 1（舌痛症　湿热蕴阻，胃火上炎）

【诊治实录】

何某，女，68 岁，住四川省巴中市。患者因舌及口腔烧灼样疼痛半年，加重 3 个多月，于 2013 年 2 月 25 日来诊。

患者曾在省城某三甲医院检查治疗，诊断为灼口症。西药治疗无明显好转，又在当地多处就医，服中西药罔效。有腰突症行小针刀手术史及慢性胃炎，无糖尿病、贫血、结缔组织病及其他全身性器质病变。

刻诊：舌及口腔黏膜呈烧灼样疼痛，以舌尖及右侧为甚，晨起疼痛稍轻，早餐后逐渐加重，至晚上睡前灼痛难忍。偶见牙龈出血，口苦，心下痞满，呃后可暂获舒缓。大便干燥已两日未解，溺色黄。舌红，苔薄黄，脉沉细濡数。此为湿热蕴阻中焦，腑气不通，胃火上炎为患。予温胆汤与大黄黄连泻心汤、犀角地黄汤加减合方而治。

处方：茯苓 10g，陈皮 10g，法半夏 10g，枳实 10g，水牛角 30g，生地黄 20g，白芍 20g，牡丹皮 15g，黄连 15g，黄芩 20g，大黄 20g，甘草 10g。

先取黄连、黄芩、大黄三味，用沸水 500mL，浸泡约 20 分钟后去渣，取汁约 400mL。余药加水 1500mL，煎取 800mL，加入前药汁混合。每服 200mL，1 日 3 次，5 剂。

二诊（2013 年 3 月 8 日）：服上方后，大便已通，心下痞消，舌痛减轻。近日夜间手胀不能握，双腿不适难安，心烦失眠，晨起眼睑微见浮肿。查生化及小便常规未见异常。口苦，小便黄。舌红，苔薄黄，脉弦细。此肝气郁结，肾水不济，心火上炎，心肾不交。予滋水清肝饮加减。

处方：柴胡 10g，当归 10g，白芍 15g，栀子 10g，牡丹皮 15g，生地黄 20g，山萸肉 10g，山药 20g，茯苓 10g，茯神 20g，泽泻 10g，木通 6g，淡竹叶 10g，灯心草 15g。加水 1600mL，煎取 1200mL。每服 200mL，1 日 3 次，5 剂。

三诊（2013 年 3 月 27 日）：服前方后，舌及口腔黏膜灼痛显著减轻，偶有舌尖微痛。夜间腿不适亦减，渐能安睡，晨起未见眼睑浮肿。仍有口苦，心烦。前方加水牛角、黄连，续服 5 剂。

四诊（2013 年 4 月 7 日）：前述诸症悉减，舌痛已瘥。夜间多梦易醒，白天神疲心悸。舌红，脉细数。此心气不足，阴虚内热未已。予天王补心丹加减。

处方：丹参 20g，人参 15g，玄参 15g，生地黄 20g，麦冬 20g，天冬 20g，酸枣仁 20g，柏子仁 20g，五味子 10g，当归 10g，远志 5g，茯神 20g，黄连 10g，琥珀 6g（研服）。加水 1800mL，煎取 1200mL。每服 200mL，1 日 3 次，5 剂。

2013 年 5 月 6 日患者家人来告，前方已续服 10 剂。舌痛已愈，停药。随访一年，未再复发。

【临证思辨】

灼口综合征，又名灼口症、舌痛症等，是指发生在舌及其他口腔黏膜，以烧灼样疼痛为主要症状的一种疾病，常不伴有明显口腔损害体征。病因复杂，其诱发因素除局部口腔病变外（如牙残根、残冠及真菌感染等），多与全身因素如更年期综合征、糖尿病、菌群失调及神经精神性疾病等有关。其发病机制不明，以女性患者为多。中医学认为，本病的临床表现主要为舌痛。其病位在舌，其本在心，并与肝、肾、脾、胃密切相关，多为阴虚、肝郁、胃热所致。舌为心之苗，《素问·阴阳应象大论》云："南方生热，热生火……在脏为心……在窍为舌。"《素问·至真要大论》云："诸痛痒疮，皆属于心……诸逆冲上，皆属于火。"故本病的基本病机是火热灼伤舌络。《灵枢·经脉》云："（肝脉）循喉咙之后，上入颃颡……肝者，筋之合也；筋者，聚于阴气，而脉络于舌本也。"肾脉"循喉咙，夹舌本，是主肾所生病者，口热舌干咽肿，上气嗌干及痛"。脾脉"属脾络胃，上膈夹咽，连舌本，散舌下……注心中。是动则病，舌本强……是主脾所生病者，舌本痛……唇舌者，肌肉之本也"。中医学认为本病的病因病机主要是肝郁化火，灼伤舌络；肾阴亏虚，相火妄行；湿热蕴阻，胃热熏灼。故其治疗总以疏肝解郁，清胃泻火，养阴宁神为法。发于机先，治以缓图，以平为期，冀可愈疾。本例患者舌灼痛半年，中西药治疗罔效。初诊时见舌痛难忍，口中涎多，心下痞满，呃逆，口苦，大便两日未解，舌红，苔薄黄，脉沉细濡数。应是阴虚水枯于下，湿热蕴阻于中，火热熏灼于上，灼伤舌络，故舌痛难已。病及上下内外，虚实相兼，治当权衡，故予温胆汤与大黄黄连泻心汤及犀角地黄汤加减合方而用。方中温胆汤化中焦湿热而安胃，犀角地黄汤散血中瘀热以宁心，大黄黄连泻心汤清胃中邪热能消痞。大黄、黄连、黄芩不与诸药同煎而以沸水浸泡取汁，是遵仲景之法，取其气而薄其味，意在泄热以消痞，非泻下而荡实。诸药合用，相得益彰，故能解痰热之扰烦，抑心火之炎上，散血中之瘀阻，令胃中和，心气宁，阴阳平。二诊时，心下痞消，大便得通，舌痛亦减，唯夜间手胀不能握，腿极不适，难以安静，心烦不眠。西医谓此为不安腿综合征，系肝气郁结，肾水亏虚，心火上炎所致。治用清·杨乘六所辑《医宗己任编》所载滋水清肝饮加减。方中丹栀逍遥散清肝解郁，养血除烦；地黄汤滋阴补肾，壮水之主。加木通、淡竹叶、茯神、灯心草清心利小便，导邪热下行以宁神。三诊时舌痛显著减轻，夜能安卧，觉口苦心烦。仍以养阴清肝为法，续用前方加水牛角、黄连，助清热凉血之力。四诊时舌痛已瘥，诸症悉退，故以天王补心丹加减滋水宁心，调之旬日病愈，未再复发。

本人中医临床已逾半个世纪，灼口症患者并非鲜见。大多为中老年女性患者，其基本病机多为肝郁、肾虚、胃热致火热灼伤舌络。其肝郁化火者，多用丹栀逍遥丸加减；肾阴亏虚，相火妄行者，用知柏地黄汤加减；胃热熏灼，升扰舌络者，用清胃散加减；阴虚湿热者，多用甘露饮加减治之。上述诸症用方，可酌加水牛角以济药力。因水牛角一味，为犀角之代用药，入心胃，最擅清热凉血，心主血，开窍于舌，舌痛证候虽较繁多，但其病本总是在心、在血。李时珍在《本草纲目》中云："犀角能泻肝凉心，清热解毒……疗诸血及惊狂斑痘之证。"故本病在其辨证施治时，如能酌加犀角（水牛角代）以为导引，则更能与诸药相得益彰，其效更捷。

111. 灼口综合征　案2（舌痛症　肝郁化火，热灼营阴）

【诊治实录】

王某，女，65岁，四川省平昌县兰草乡农民。因反复发生舌根部烧灼样疼痛一年多，于2013年6月19日来诊。

1年前曾因舌根部及舌右侧灼痛，在当地治疗无效，到省城某三甲医院检查后诊断为灼口症，疗效不佳，病情时轻时重。3个月前舌痛加剧，口腔黏膜出现白色条纹，并逐渐增多，再次到省城原就诊医院检查并做病损黏膜组织活检，诊断为口腔扁平苔藓（网纹型）、灼口症。中西药治疗罔效，遂来我处诊治。

刻诊：舌痛日久，反复缠绵，甚则如火熏灼，口腔黏膜有灰白色线状条纹，左颊静脉迂曲，黏膜无溃疡糜烂。一年前因家事不遂，心烦失眠，躁扰易怒。手心热，口干苦，不欲饮水。胃纳尚可，大便秘，小便黄，舌质紫暗，苔薄黄，脉弦滑。此为肝郁化火，煎灼营阴。予犀角地黄汤合大黄黄连泻心汤加减。

处方：水牛角 30g，细生地黄 30g，白芍 20g，牡丹皮 20g，玄参 20g，大黄 6g，黄连 10g，黄芩 15g。

先取黄连、黄芩、大黄三味，以沸水 500mL 浸泡约 20 分钟，去滓取汁 400mL；余药加水 1000mL，煎取 600mL，与前浸泡药汁混合。每服 200mL，1 日 3 次，7 剂。

二诊（2013 年 7 月 26 日）：舌痛减轻，两颊黏膜灰白色条纹颜色渐淡。睡眠欠安，五心烦热，舌质紫暗，苔薄黄，脉弦细数。此为肾阴亏虚，心火上炎，灼伤舌络。予天王补心丹加减。

处方：人参 15g，玄参 15g，丹参 20g，茯神 20g，五味子 10g，当归 10g，远志 6g，麦冬 20g，天冬 20g，生地黄 30g，黄连 10g，酸枣仁 15g，柏子仁 15g，水牛角 30g，赤芍 20g，牡丹皮 15g。水煎服，1 日 3 次，2 日 1 剂，10 剂。

三诊（2013 年 8 月 26 日）：舌痛已瘥，偶有灼感，颊黏膜灰白色条纹隐隐可见。口苦心烦，饥不欲食，小便黄。舌质紫暗，苔白微腻，脉弦细而濡。此阴虚兼湿热证，予甘露饮加减。

处方：生地黄 20g，熟地黄 20g，茵陈 15g，枳壳 15g，石斛 15g，麦冬 20g，天冬 20g，黄芩 10g，水牛角 30g，茯苓 15g，白蔻仁 15g，牡丹皮 15g，栀子 10g，甘草 10g，灯心草 10g。水煎服，1 日 3 次，2 日 1 剂，7 剂。

四诊（2013 年 9 月 27 日）：未再舌痛，右侧颊黏膜隐隐可见灰白色细小条纹，无涩痛不适。睡眠渐佳，胃纳亦可。五心烦热，午后及夜间尤甚。小便热涩不爽，色黄，舌质暗红，苔薄黄，此为阴虚相火妄行，湿热下注膀胱。予知柏地黄汤加减。

处方：生地黄 20g，山萸肉 15g，茯苓 15g，泽泻 10g，牡丹皮 15g，山药 20g，黄柏 10g，知母 10g，水牛角 30g，赤芍 20g，灯心草 15g。水煎服，2 日 1 剂，7 剂。

此后患者未再服药。于 2013 年 12 月 13 日患者因感冒头痛来诊。诉舌未再痛，已近半年。右颊黏膜灰白色条纹仍隐隐可见。无其他不适。随访年余，灼口症未再复发。

【临证思辨】

灼口综合征伴口腔扁平苔藓是两个互相关联又各自独立的病症，两者均系病因不明的难治性疾病，有关专家将后者列为癌前期病变。灼口综合征（BMS）又名灼口症、舌痛症，是指发生在舌及其他口腔黏膜的以烧灼样疼痛为主要症状的一种疾病，常不伴有明显的口腔损害体征；而口腔扁平苔藓（OLPS）是一种慢性浅表性皮肤黏膜炎性疾病。黏膜常呈白色条纹状、树枝状或网状改变，病损形态呈多样性。两者病因均不甚明确，一般认为与神经、精神障碍、内分泌、免疫、感染、微循环障碍等因素及某些全身疾病（如糖尿病、高血压、消化功能紊乱等）有关。发病机理，目前倾向于免疫学说，细胞介导的局部免疫应答紊乱在 OLPS 的发生发展中有着重要作用。口腔扁平苔藓若反复感染，溃疡糜烂经久不愈者，容易发生癌变。

本例患者先是舌灼痛一年多，在省城某三甲医院诊断为灼口综合征，治疗效果不佳。3 个月前又见口腔两颊黏膜有白色条纹，后逐渐增多，渐成网状，无疼痛不适，到省城原经治医院检查，并取病变黏膜组织活检，诊断为口腔黏膜扁平苔藓（网纹型）、灼口症。带药返家治疗月余，扁平苔藓稍有好转，但舌痛更甚，遂来我处治疗。中医学认为，患者舌痛及口腔扁平苔藓病虽为二，其理则一。病在口舌，发于心脾。皆由肝郁化火，犯胃伤脾，下耗肾阴，上灼口舌所致。初诊时见舌痛甚剧，口腔黏膜虽有白色网状条纹，但无溃疡糜烂及疼痛不适。诉口苦，心烦，易怒，溺黄，便秘；舌色紫暗，苔薄黄，脉弦滑。为肝胃火炽，热灼营阴，升扰舌络。治当气营两治，用大黄黄连泻心汤合犀角地黄汤加减。清胃泻心，抑火热之炎上；滋阴凉血，息营中之燔灼。服之舌痛诸症悉减。继用天王补心丹加减，滋阴降火，宁心安神。调治月余，舌痛渐瘥，口腔黏膜病损亦减。后见口苦心烦，饥不欲食，舌紫暗，苔白微腻，脉弦细而濡，为阴虚兼脾胃湿热之征，遂用《太平惠民和剂局方》甘露饮加减与服，滋阴泻火，清中焦湿热。此方创自洁古老人，清·吴仪洛在《成方切用》中释："因胃中湿热下流归坎，则水源浊泛……若原有胃火，而又夹肝木之势者，竟以原方加牡丹皮、山栀等味，亦不无效也。"故用上方加牡丹皮、栀子入心肝，清肝泻火除心烦；水牛角入心胃，清热凉血宁心神。服后未再舌痛，口腔黏膜病损亦减，睡眠渐佳。四诊时患者诉午后潮热心烦，小便热涩不爽。此为肾阴亏虚，湿热下注膀胱。故用知柏地黄汤滋阴降火，"壮水之主，以制阳光"，加水牛角、赤芍凉血散瘀通心络，灯心草清心利尿宁心神。服之月余，舌痛瘥，诸症悉减。随访年余，未再复发。

跋

继 2016 年拙著《急难重症中医临证思辨录》付梓后，迄今已逾六载。本人虽年过八旬，但对中医事业仍情有独钟，孜孜汲汲，惟患者为重，救治为要，病瘥为安，虽苦亦乐。临床中我亲眼看到中医对许多疑难重症的特殊疗效，令我倍感欣慰，深知中医传承任重道远。故在中医临床带教及诊疗之余，将本人执医 60 多年的医学感悟及临床验案系统整理，在已出版发行的《中医理论临床纵横谈》《急难重症中医临证思辨录》基础上，增添了更多的医论、医话及疑难重症验案，编纂成册，较为全面地反映本人的学术观点及临床经验，供业内人士中医临床、教学及学术研究时参考。

本书完稿后，如释重负，掩卷沉思，喜忧参半。喜在有生之年，幸得各级政府及卫生行政主管部门领导的关怀重视，提供了人、财、物的大力支持，建"名医工作室"，使我能心无旁骛、传承医术、带教育人、整理医文、聿著方书，所历一个甲子的临床点滴经验及医学心悟得以传承；所忧者，中医在面临科技迅猛发展与西医日新月异的形势下，不少中医人认识迷茫、失去自我，不能更有作为！本书编写的初衷，就是通过对中医学理论和临床实践的论述，看到中医学中生命科学的本质。从其宇宙观、方法论的哲学高度阐释中医学的医学模式及其辩证唯物主义的科学思想，并选择一些中医治疗危急重症，特别是现代难治性疾病的案例中，看到中医的优势和潜力，提高对中医的认识，坚定对中医的信念，增强捍卫中医的勇气。坚持在临床医疗中突出中医特色，争取最佳治疗效果。中医应在不断发展着的科学技术、变化着的社会条件及自然环境中与时俱进，发扬光大，有所作为。

中医的优势在哪里？我认为中医优势虽多，但主要反映在两个方面：一是有其独特而完整的理论体系，并能有效地指导临床。中医的理论构建及学术特征是以天人合一、以人为本、整体观念、形神统一的认识论为基础，以辨证施治、三因制宜的方法论为核心的一种生态医学模式，它是研究人的生存状态、影响因素以及人们对自然、社会适应性的科学，是整体把握生命规律、辨证地分析生命活动，融生命现象与自然规律于一体，探求其预防、保健、治疗的方法，其理论充满着辩证唯物主义的科学思想。古往今来，无论疾病如何千变万化，中医总能在其理论的指导下，探索其源，洞悉其理，精选其治，万病悉能在其掌控之中。二是简、便、效、廉的治疗方法。中医的生命力在于临床疗效，疗效是检验医学真理的唯一标准，有效而廉价，为病家所企盼，医者何乐而不为，这正是中医优势所在。

这些优势，我们本应善加利用、更好发挥，以彰显中医特色及其价值。可是，有的中医却失去自我，丢掉优势。如诊疗方法，重在查病，疏于辨证。各种高、精、尖现代检查，唯恐疏漏，用药以西药为主，以中药为辅，或中药西用，中药比例不及十分之一，按西医诊断之病使用固定中医套方，中医辨证多失精准，临证迷茫，其治焉能取效！长此以往，优势尽失，中医不"中"，失去自我，中医如何生存，学术如何发展，岂不发人深思，令人警觉！

造成中医这种状况的原因有认识、体制及学术等方面的问题，其有关内容我已在拙著《中医理论临床纵横谈》一书述及，在此不赘。我认为，在其诸多因素中，体制上的某些缺失是制约中医发展的瓶颈，有关部门应予重视。其主要问题是中医医院的发展方向及其补偿机制。1982 年，党中央、国务院在湖南省衡阳市召开中医工作会议（称"衡阳会议"），吹响了振兴中医的号角。党中央、国务院鉴于当时中医面临的严峻形势，举全国之力，振兴中医，挽救国粹。要求各省、市（县）都要建设成立中医医院，作为中医医疗、教学、科研的业务指导中心和人才培养基地。四川省各级党政领导及部门在振兴中医工作中，成绩显著。几十年来，全国各地的中医医院均有长足发展，但亦有不少中医医院为了生存，较多地注重经济效益，逐渐西化，不采用以中医药为主的治疗方法防治疾病，失去了中医的特色及优势。如不痛下决心，认真整治，再过几十年，恐怕中医真的要回归民间，退出国家医疗体制，这不正是某些对中医持有偏见的学者所希望见到的结果吗？

言及中医的补偿机制，我想先介绍本书所载一位患者中、西医的治疗经过。患者何某，女，55岁，系巴中市郊区农民，因持续高热半月不退，曾在本市某医院住院治疗后来我处就诊。半月前，西医诊断为糖尿病继发感染、上呼吸道感染，虽经各项理化检查及血菌培养，未能找出感染源。因血象不高，疑为病毒性感染，已使用各种抗菌、抗病毒药物及中药荆防败毒散、小柴胡汤等方治疗，热势不减，遂自动出院，来我处求治。经检查后，中医诊断为外感发热，邪居膜原，湿遏热伏。用吴又可达原饮加减与服2剂，当晚高热即退，后予蒿芩清胆汤清化余邪，以竟全功。所用中药费用，总计百余元，而之前的住院检查及西药治疗费用为7561.65元，加上住院前后曾在私人诊所输液服药5天，药费2000余元，总计西医治疗费用已逾万元。西医费用约为中医费用的100倍！我曾以本案为例，在本院业务学习时做病案讨论。大家一致认为，中医治疗发热性疾病优势明显，只要辨证准确，效如桴鼓，病者获益，更为国家节省医疗费用。但中医的价值何从体现，如此廉价执医，谁来补偿？中医、西医的收费标准极不合理，价值与价格严重背离，违背了社会主义市场经济中最起码的公平原则。本人曾在报纸杂志上撰文呼吁，可否参照国外部分国家的办法，在制定疾病诊断及疗效标准后，实行单病种统一收费办法，不管治疗成本多高，只认效果，收费一致。这是中医最具竞争力的优势。既有利于中医事业的健康发展，又能较好地遏制当前那些在诊治中创收、攀高、求新、滥施检查、过度用药的不良风气，节约卫生资源，促进卫生事业健康发展。

但是，实行单病种统一收费，目前困难较多，这是一项复杂的系统工程，需要国家多个部门的参与论证，才能制定出既有利于国家统筹管理，又能满足患者治疗需要的政策法规。我认为，当前较为可行的办法，一是国家加大对中医的投入，二是对真正采用中医药治疗的病种及住院患者，国家财政可实行单项补助，作为对真正以中医药治病医院的补偿。让中医医院获得发展，也让那些坚守中医、救死扶伤的中医人既能守业，又能生存。

我们这些在各行各业的"四零"后幸存者，是经历了我们国家三个伟大时代的拓荒人，最能理解也最珍惜我们今天来之不易的太平盛世。我要感谢党和国家的正确领导，感谢广大人民群众对中医的信任和支持，感谢家中亲人们的关爱和付出。我已故妻子周艳华同志，是一名优秀的中医儿科医生，她德艺双馨，相夫教子，默默奉献，在我们婚后的 50 多年里，与我同甘共苦，相濡以沫。是她，支持了我的工作，成就了我的事业，助我"三立"之修为，我的一切成果，都浸润着她的心血。此书的问世，是她生前的夙愿，也是我对她在天之灵的最好慰藉。

本书即将付梓，我怀着感恩之心，写了这篇跋文。

张玉龙
2023 年 1 月

参考文献

［1］王庆其，王键，迟华基，等.内经选读［M］.北京：中国中医药出版社，2003.

［2］凌一揆.中药学［M］.上海：上海科学技术出版社，1985.

［3］陶功定，张维骏.医易生态医学［M］.太原：山西科学技术出版社，2007.

［4］刘渡舟.伤寒论临证指要［M］.2版.北京：学苑出版社，1991.

［5］清·柯韵伯.伤寒来苏集［M］.上海：上海科学技术出版社，1959.

［6］熊曼琪，王庆国，关庆增，等.伤寒学（新世纪全国高等中医药院校规划教材）［M］.北京：中国中医药出版社，2003.

［7］李其忠.中医基础理论纵横分析［M］.北京：人民卫生出版社，2006.

［8］金·刘完素.素问玄机原病式［M］.南京：江苏科学技术出版社，1985.

［9］明·傅仁宇.审视瑶函［M］.上海：上海科学技术出版社，1959.

［10］张玉龙.论玄府学说及其在眼的运用［J］.四川中医，1989，7（9）：7-8.

［11］曾乐山.中国哲学.第十辑［M］.上海：生活、读书、新知三联书店出版，1983.

［12］清·周学海.读书随笔［M］.北京：中国中医药出版社，1997.

［13］王明艳，周坤福，徐力，等，分子生物学与中医药研究［M］.上海：

上海中医药大学出版社，2000.

　　［14］刘燕池，宋天彬，张瑞馥，等.中医基础理论问答［M］.上海：上海科学技术出版社，1982.

　　［15］张登本，皮明钧，祁守鑫，等.中医学基础［M］.北京：中国中医药出版社，2003.

　　［16］明·张景岳.类经［M］.北京：人民卫生出版社，1957.

　　［17］清·唐容川.血证论［M］.上海：上海科学技术出版社，1959.

　　［18］王永炎，李明富，戴锡孟，等.中医内科学［M］.上海：上海科学技术出版社，1997.

　　［19］北京中医学院.中医各家学说讲义［M］.上海：上海科学技术出版社，1964.

　　［20］姚芳传，王克威.精神科查房手册［M］.南京：江苏科学技术出版社，2003.

　　［21］柳振清，陈静医，杨金英.实用精神科手册［M］.天津：天津科学技术出版社，2000.

　　［22］郑颉云.儿科证治简要［M］.郑州：河南人民出版社，1964.

　　［23］中国中医药报.哲眼看中医［M］.北京：北京科学技术出版社，2005.

　　［24］赵棣华，郁文骏，刘正才，等.内经新识［M］.成都：四川人民出版社，1980.

　　［25］上海第一医学院.医用药理学［M］.北京：人民卫生出版社，1977.

　　［26］侯家玉.中药药理学［M］.北京：中国中医药出版社，2002.

　　［27］韦伟国.头孢塞肟纳静脉滴注致急性心衰［J］.药物不良反应杂志，2002，4（1）：43.

　　［28］吴笑春.药源性疾病诊治手册［M］.北京：人民军医出版社，2005.

　　［29］陈新谦，金有豫，汤光，等.新编药物学［M］.北京：人民卫生出版社，2003.

　　［30］吴松寒.木通所致急性肾功能衰竭2例报告［J］.江苏中医，1964

（10）：12.

［31］王辉武，王志坦，杨国汉.中药临床新用［M］.北京：人民卫生出版社，2001.

［32］雷载权，张廷楷.中华临床中药学［M］.北京：人民卫生出版社，1998.

［33］张家礼.金匮要略［M］.北京：中国中医药出版社，2004.

［34］李思，刘英奇，王士昌，等.临床医学问答（上）［M］.北京：人民卫生出版社，1979.

［35］范永升，张冉良，李敬孝，等.金匮要略［M］.北京：中国中医药出版社，2003.

［36］赵堪兴，杨培增.眼科学［M］.北京：人民卫生出版社，2008.